全国中医药行业高等教育"十三五"规划教材

全国高等中医药院校规划教材（第十版）

药学文献检索

（新世纪第二版）

（供药学、药物制剂、制药工程、中药学等专业用）

主　编

章新友（江西中医药大学）

副主编

刘　辉（成都中医药大学）　　　　高日阳（广州中医药大学）

苏晓宇（福建中医药大学）　　　　王柳萍（广西中医药大学）

编　委（以姓氏笔画为序）

王福东（湖南中医药大学）　　　　王静波（浙江中医药大学）

刘成广（湖北中医药大学）　　　　江　培（哈尔滨商业大学）

杨立勇（贵阳中医学院）　　　　　李启勇（云南中医学院）

折改梅（北京中医药大学）　　　　张　勇（江西中医药大学）

张卫明（南京中医药大学）　　　　张文学（宁夏医科大学）

郭　妍（黑龙江中医药大学）　　　崔元珞（天津中医药大学）

漆胜兰（安徽中医药大学）

中国中医药出版社

·北　京·

图书在版编目（CIP）数据

药学文献检索 / 章新友主编 . —2 版 . —北京：中国中医药出版社，2017.6（2022.1重印）

全国中医药行业高等教育"十三五"规划教材

ISBN 978 – 7 – 5132 – 4098 – 7

Ⅰ . ①药… Ⅱ . ①章… Ⅲ . ①药物学—情报检索—中医药院校—教材
Ⅳ . ① R–058

中国版本图书馆 CIP 数据核字（2017）第 060737 号

请到"医开讲 & 医教在线"（网址：www.e–lesson.cn）
注册登录后，刮开封底"序列号"激活本教材数字化内容。

中国中医药出版社出版

北京经济技术开发区科创十三街31号院二区8号楼

邮政编码　100176

传真　010-64405721

三河市同力彩印有限公司印刷

各地新华书店经销

开本 850×1168　1/16　印张 21　字数 523 千字
2017 年 6 月第 2 版　2022 年 1 月第 3 次印刷
书号　ISBN 978 – 7 – 5132 – 4098 – 7

定价　58.00 元
网址　www.cptcm.com

服务热线　010-64405510
购书热线　010-89535836
微信服务号　zgzyycbs

微商城网址　https://kdt.im/LIdUGr
官方微博　http：//e.weibo.com/cptcm

淘宝天猫网址　http：//zgzyycbs.tmall.com

全国中医药行业高等教育"十三五"规划教材

全国高等中医药院校规划教材（第十版）

专家指导委员会

名誉主任委员

王国强（国家卫生计生委副主任　国家中医药管理局局长）

主 任 委 员

王志勇（国家中医药管理局副局长）

副主任委员

王永炎（中国中医科学院名誉院长　中国工程院院士）

张伯礼（教育部高等学校中医学类专业教学指导委员会主任委员
　　　　天津中医药大学校长）

卢国慧（国家中医药管理局人事教育司司长）

委　　　　员（以姓氏笔画为序）

王省良（广州中医药大学校长）

王振宇（国家中医药管理局中医师资格认证中心主任）

方剑乔（浙江中医药大学校长）

左铮云（江西中医药大学校长）

石　岩（辽宁中医药大学校长）

石学敏（天津中医药大学教授　中国工程院院士）

卢国慧（全国中医药高等教育学会理事长）

匡海学（教育部高等学校中药学类专业教学指导委员会主任委员
　　　　黑龙江中医药大学教授）

吕文亮（湖北中医药大学校长）

刘　星（山西中医药大学校长）

刘兴德（贵州中医药大学校长）

刘振民（全国中医药高等教育学会顾问　北京中医药大学教授）

安冬青（新疆医科大学副校长）

许二平（河南中医药大学校长）

孙忠人（黑龙江中医药大学校长）

孙振霖（陕西中医药大学校长）

严世芸（上海中医药大学教授）

李灿东（福建中医药大学校长）

李金田（甘肃中医药大学校长）

余曙光（成都中医药大学校长）

宋柏林（长春中医药大学校长）

张欣霞（国家中医药管理局人事教育司师承继教处处长）

陈可冀（中国中医科学院研究员　中国科学院院士　国医大师）

范吉平（中国中医药出版社社长）

周仲瑛（南京中医药大学教授　国医大师）

周景玉（国家中医药管理局人事教育司综合协调处处长）

胡　刚（南京中医药大学校长）

徐安龙（北京中医药大学校长）

徐建光（上海中医药大学校长）

高树中（山东中医药大学校长）

高维娟（河北中医学院院长）

唐　农（广西中医药大学校长）

彭代银（安徽中医药大学校长）

路志正（中国中医科学院研究员　国医大师）

熊　磊（云南中医药大学校长）

戴爱国（湖南中医药大学校长）

秘 书 长

卢国慧（国家中医药管理局人事教育司司长）

范吉平（中国中医药出版社社长）

办公室主任

周景玉（国家中医药管理局人事教育司综合协调处处长）

李秀明（中国中医药出版社副社长）

李占永（中国中医药出版社副总编辑）

前　言

为落实《国家中长期教育改革和发展规划纲要（2010-2020年）》《关于医教协同深化临床医学人才培养改革的意见》，适应新形势下我国中医药行业高等教育教学改革和中医药人才培养的需要，国家中医药管理局教材建设工作委员会办公室（以下简称"教材办"）、中国中医药出版社在国家中医药管理局领导下，在全国中医药行业高等教育规划教材专家指导委员会指导下，总结全国中医药行业历版教材特别是新世纪以来全国高等中医药院校规划教材建设的经验，制定了"'十三五'中医药教材改革工作方案"和"'十三五'中医药行业本科规划教材建设工作总体方案"，全面组织和规划了全国中医药行业高等教育"十三五"规划教材。鉴于由全国中医药行业主管部门主持编写的全国高等中医药院校规划教材目前已出版九版，为体现其系统性和传承性，本套教材在中医药教育史上称为第十版。

本套教材规划过程中，教材办认真听取了教育部中医学、中药学等专业教学指导委员会相关专家的意见，结合中医药教育教学一线教师的反馈意见，加强顶层设计和组织管理，在新世纪以来三版优秀教材的基础上，进一步明确了"正本清源，突出中医药特色，弘扬中医药优势，优化知识结构，做好基础课程和专业核心课程衔接"的建设目标，旨在适应新时期中医药教育事业发展和教学手段变革的需要，彰显现代中医药教育理念，在继承中创新，在发展中提高，打造符合中医药教育教学规律的经典教材。

本套教材建设过程中，教材办还聘请中医学、中药学、针灸推拿学三个专业德高望重的专家组成编审专家组，请他们参与主编确定，列席编写会议和定稿会议，对编写过程中遇到的问题提出指导性意见，参加教材间内容统筹、审读稿件等。

本套教材具有以下特点：

1. 加强顶层设计，强化中医经典地位

针对中医药人才成长的规律，正本清源，突出中医思维方式，体现中医药学科的人文特色和"读经典，做临床"的实践特点，突出中医理论在中医药教育教学和实践工作中的核心地位，与执业中医（药）师资格考试、中医住院医师规范化培训等工作对接，更具有针对性和实践性。

2. 精选编写队伍，汇集权威专家智慧

主编遴选严格按照程序进行，经过院校推荐、国家中医药管理局教材建设专家指导委员会专家评审、编审专家组认可后确定，确保公开、公平、公正。编委优先吸纳教学名师、学科带头人和一线优秀教师，集中了全国范围内各高等中医药院校的权威专家，确保了编写队伍的水平，体现了中医药行业规划教材的整体优势。

3. 突出精品意识，完善学科知识体系

结合教学实践环节的反馈意见，精心组织编写队伍进行编写大纲和样稿的讨论，要求每门教材立足专业需求，在保持内容稳定性、先进性、适用性的基础上，根据其在整个中医知识体系中的地位、学生知识结构和课程开设时间，突出本学科的教学重点，努力处理好继承与创新、理论与实践、基础与临床的关系。

4. 尝试形式创新，注重实践技能培养

为提升对学生实践技能的培养，配合高等中医药院校数字化教学的发展，更好地服务于中医药教学改革，本套教材在传承历版教材基本知识、基本理论、基本技能主体框架的基础上，将数字化作为重点建设目标，在中医药行业教育云平台的总体构架下，借助网络信息技术，为广大师生提供了丰富的教学资源和广阔的互动空间。

本套教材的建设，得到国家中医药管理局领导的指导与大力支持，凝聚了全国中医药行业高等教育工作者的集体智慧，体现了全国中医药行业齐心协力、求真务实的工作作风，代表了全国中医药行业为"十三五"期间中医药事业发展和人才培养所做的共同努力，谨向有关单位和个人致以衷心的感谢！希望本套教材的出版，能够对全国中医药行业高等教育教学的发展和中医药人才的培养产生积极的推动作用。

需要说明的是，尽管所有组织者与编写者竭尽心智，精益求精，本套教材仍有一定的提升空间，敬请各高等中医药院校广大师生提出宝贵意见和建议，以便今后修订和提高。

国家中医药管理局教材建设工作委员会办公室

中国中医药出版社

2016 年 6 月

编写说明

药学文献检索是高等中医药院校药学类本科专业的一门必修课程，通过本课程的学习，旨在强化药学人才的信息意识，培养其分析和利用药物文献的能力，使他们能够充分利用即有的药学信息资源，在以后的新药研究、药品开发、药品监督管理、决策和产品定位中把握方向。

《药学文献检索》是全国中医药行业高等教育"十三五"规划教材，在国家中医药管理局统一规划、宏观指导下，由全国中医药高等教育学会、全国高等中医药教材建设研究会具体组织实施。全书在新世纪全国高等中医药院校规划教材《药学文献检索》一书的基础上，由全国17所高等中医药院校从事文献检索研究、具有多年教学经验的教师，结合该学科的最新发展和课程建设等情况，联合修订编写而成。本书可供药学、药物制剂、制药工程、中药学等专业学生使用，也可作为药学工作者的参考用书。

全书共分10章，分别介绍药学文献检索基础、药学信息的获取、传统药学文献资源与检索、电子药学文献资源与检索、药学专利文献的利用、药学竞争情报的利用、药学文献信息的应用和药学文献与论文写作等章节，另有药学信息数据挖掘和网络药学信息安全（带"*"号）供选修。本书力求与药学的教学、科研和生产实践相结合，在保证教材的科学性、系统性前提下，重点介绍药学信息的获取与利用，以及药学文献与论文写作方法等。每章后面有小结，以便学生课后复习，书后还附中外文药学主要期刊、药学文献检索主要工具及数据库等资料。

本教材数字化工作是在国家中医药管理局中医药教育教学改革研究项目的支持下，由中国中医药出版社资助展开的。该项目（编号：GJYJS16155）由章新友负责，全体编委会共同参与完成。

本书在编写过程中得到了全国高等中医药教材建设研究会、中国中医药出版社和江西中医药大学领导的关心和支持，以及全国各兄弟院校领导和同行的帮助，在此一并表示感谢。为使教材日臻完善，希望广大读者和教师提出宝贵意见，以便再版或重印时修订提高。

《药学文献检索》编委会

2017年1月

目 录

第一章　药学文献检索基础

第一节　药学文献检索概述

一、药学文献的概念

（一）信息、知识、情报与文献

1. 信息　信息一词在中国历史文献中最早见于唐代诗人季中《暮春怀故人》的"梦断美人沈信息，目穿长路倚楼台"诗句中，英文是 information。20 世纪中叶以后其本质才不断被揭示，并被引入哲学、信息论、系统论、控制论、传播学、情报学、管理学、通信、计算机科学等领域。信息作为日常用语是指音信、消息。每个人每天都在不断地通过感觉器官从外界接受信息。

信息作为一个科学术语，广义指事物属性的表征，狭义指系统传输和处理的对象，最早出现于通信领域。20 世纪 20 年代，哈特莱在探讨信息传输问题时，提出了信息和消息在概念上的差异。

我们认为：信息是被反映事物属性的再现。信息不是事物本身，而是由事物发出的消息、指令、数据等所包含的内容。一切事物，包括自然界和人类社会都会产生信息。

（1）信息的属性：所谓信息的属性，是指信息本身所固有的性质。作为特殊形态的客观事物，信息主要有以下性质。

①普遍性：信息充满着广袤的宇宙，是物质固有的普遍属性。信息不仅存在于人类社会，也存在于自然界。人与人之间、机器之间、人机之间、动物之间、植物之间、细胞之间等，都可以进行信息交流。

②客观性：就世界的整体而言，信息统一于物质世界，信息的根源是物质世界。信息的存储、传播依靠物质和能量，它无所谓始，也无所谓终，它与整个物质世界共存。

③中介性：就物质世界的层次来看，信息既区别于物质又区别于精神。它的内核不是具体的物质和能量，尽管有些信息是通过文字、图像等具体物质形式表现出来的，但它本身却没有质量，也不占有空间。我们见到的占有空间的并不是信息本身，而是存储和携带信息的物质载体。同时它也不像意识那样依赖于人脑存在，故不具有主观性，它是介于物质世界和精神世界之间过渡状态的东西，人们通过信息来认识事物。

④增殖性：随着事物的不断变化，信息将不断扩充，人们对事物的认识也将不断深入。

⑤传递性：信息可以在时间上和空间上从一点传递到另一点，可以通过语言、动作、文献、电话、电报、广播、电视、通信卫星、电子计算机等进行传递。

⑥可储性：信息可以收集、加工、整理、筛选、归纳、综合，并可以通过记忆和各种载体

记载下来。

⑦转换性：只要信息的含义、内容不变，其存在形式可以相互转换，如专业论著、技术标准等可以转换成生产工艺、具体产品等。

⑧可知性：信息是可为人们感知的，但由于人们认识水平的差异性，对于同一事物，不同的人对其认识可能不同。

⑨共享性：信息可以多方向、多层次传播，为人们所共享，但不失去其内容，与实物交易不同。

（2）信息的功能：信息的功能是多方面的，下面仅从三个主要方面进行阐述。

①帮助人们全面认识宇宙的发展：信息扩大了人们对世界的科学认识，揭示了客观世界层次和要素新的一面，有助于人们认识宇宙发展中进化与退化的辩证统一关系。

②帮助人们消除认识的不确定性：可以用来消除人们在认识上的某种不确定性，其消除不确定性的程度与信息接受者的思想意识、知识结构有关，人类认识就是不断地从外界获取信息和加工信息的过程。

③是人类可利用的资源：同物质、能量一样，信息是一种资源。物质提供材料，能量提供动力，信息则提供知识、智慧和情报。

（3）信息的类型与载体：信息的类型可以从不同的角度划分。按其形成的领域可分为自然信息和社会信息；按其存在的状态可分为瞬时信息和保留信息；按其表现的形式可分为文字信息、图像信息、语音信息等。

信息本身不是实体，必须借助于一定的载体才能表现、传递和利用。载体是信息得以保存的物质实体。从古代的甲骨、金石、锦帛、竹简到现今的纸张、感光材料、磁性材料，信息的载体和存储技术已发生数次质的飞跃。为人类存储、检索和利用信息提供了极大的方便。

在人类步入信息社会的时代，信息同物质、能量一起构成人类社会的三大资源。物质提供材料，能量提供动力，信息提供知识和智慧。因而，信息已成为促进科技、经济和社会发展的新型资源，它不仅有助于人们不断地揭示客观世界，深化人们对客观世界的科学认识，消除人们在认识上的某种不确定性，而且还源源不断地向人类提供生产知识的原料。

2.知识　知识是人们在改造世界的实践中所获得的认识和经验的总和。从信息的观念看，知识来源于信息，是信息的一部分。人类在认识世界和改造世界的过程中，不断接受客观事物发出的信息，经过大脑的思维加工，形成对事物本质及其运动规律的认识，这就是将信息转化为知识的过程。人类在获得知识后，再将这些知识用来指导实践，又能创造新信息，获得新知识。如此反复循环，便可使信息愈来愈纷繁，知识愈来愈丰富，认识不断提高和深化。

（1）知识的类型：知识有个人知识和社会知识之分。个人知识是个人具有的专用知识，与社会知识相对应。个人知识存在于个人大脑、笔记或书信中，只有个人才能加以利用。个人知识主要来自两方面：一是根据愿望学习吸收社会已有的知识；二是通过总结经验、分析研究，创造发现的新知识。个人知识不断为社会知识补充新的内容，个人创造的新知识一旦进入社会交流系统，就成为社会知识。社会知识是社会系统集体拥有的知识。社会知识存在于文献中，也存在于人类社会的口头传说中。社会知识是人类知识的基本部分，一个团体或社会的所有成员能够通过文献等不同媒介自由地获得社会知识。个人知识的不断创新发展丰富了社会知识，社会知识又是个人知识的丰富源泉。

根据国际经济合作发展组织（Organization for Economic Cooperation and Development，OECD）的定义，人类现有的知识可分为四大类：

① Know what（知道是什么）——关于事实方面的知识。

② Know why（知道为什么）——关于自然原理和规律方面的知识。

③ Know how（知道怎么做）——关于技能或能力方面的知识。

④ Know who（知道归属谁）——关于产权归属的知识。

（2）知识的属性：所谓知识的属性是指知识本身所固有的性质，主要表现是：

①意识性：知识是一种观念形态的东西，只有人的大脑才能产生它、识别它、利用它。知识通常以概念、判断、推理、假说、预见等思维形式和范畴体系表现自身的存在。

②信息性：信息是产生知识的原料，知识是被人们理解和认识并经大脑重新组织和系列化了的信息，信息提炼为知识的过程称之为思维。

③实践性：社会实践是一切知识产生的基础和检验知识的标准，科学知识对实践有重大指导作用。

④规律性：人们对实践的认识，是一个无限的过程，人们获得的知识在一定层面上揭示了事物及其运动过程的规律性。

⑤继承性：每一次新知识的产生，既是原有知识的深化与发展，又是更新的知识产生的基础和前提，知识被记录或被物化为劳动产品后，可以世代相传和利用。

⑥渗透性：随着知识门类的增多，各种知识可以相互渗透，形成许多新的知识门类，形成科学知识的网状结构体系。

（3）知识的作用：知识在人类社会的发展中起着巨大的作用。

①知识是文明程度的标志：衡量一个国家、一个民族文明程度的高低，主要看其创造、吸收、掌握和应用知识的能力。

②知识可以转化为巨大的生产力：劳动者素质的提高、工具的进步、劳动对象的扩大、经济的发展，都是知识推动的结果。

③知识是建设精神文明的动力：知识是科学教育的内容，能促进人类智能的改善。

3. 情报

（1）情报的概念：情报与信息在英文中为同一个词，均为 information，但信息的外延比情报广，信息包括情报。情报是人们在一定时间内为一定目的而传递的具有使用价值的知识或信息。情报是一种普遍存在的社会现象，人们在物质生产和知识生产的实践活动中，源源不断地创造、交流与利用各种各样的情报。

（2）情报的属性：所谓情报的属性是指情报本身固有的性质。主要表现在以下几方面：

①知识性与信息性：情报必须具有实质内容，凡人们需要的各种知识或信息，如事实、数据、图像、信息、消息等，都可以为情报的内容。没有内容的情报是不可能存在的。

②动态性：无论多么重要的成果，人们不知道其存在就不能成为情报。情报处于运动状态中，用户主动搜集情报；情报机构采用先进载体和手段主动传递、研究情报，促使更多的静态知识成为动态情报。

③效用性：人们利用情报是为了获得实际效益，在多数情况下是为了竞争，同一情报因时间、地区、对象不同呈现出的效益也不同；情报针对性越强，越能促进人们达到目的。

④社会性：情报来源于人类社会的实践和认识活动，存储于社会系统，并为社会广泛地选择利用。

⑤语言性：情报必须通过自然语言和人工语言进行表达和传播，正是由于情报的语言性，才使它能够记录在各种载体上。

⑥可塑性：在情报的加工整理过程中，既可概括归纳，使之精炼浓缩，又可补充综合，使之系统全面。

⑦时间性：特定情报只有在合适的时间内传递和利用才会产生更大效用，随着时间的推移，情报的效用性也会随之降低。

（3）情报的功能：在信息社会中，情报将发挥越来越重要的作用，其功能主要包括三个方面。

①启迪思维，增长知识，提高人们的认识能力。

②帮助决策，协调管理，节约各项事业的人力、物力和财力。

③了解动向，解决问题，加快人们各项活动的进程，以便在信息社会的竞争中获胜。

4. 文献

（1）文献的概念："文献"一词在中国最早见于孔子的《论语·八佾》中，其含义千百年来几经变化：汉代郑玄解释为文章和贤才；宋代朱熹释之为典籍和贤人；宋末元初的马端临理解为书本记载的文字资料和口耳相传的言论资料；近现代的一些工具书又将其解释为"具有历史价值的图书文物资料"和"与某一学科有关的重要图书资料"；1983年颁布的国家标准《文献著录总则》将其定义为"记录有知识的一切载体"。在国外，"文献"一词最早是由法国的保罗·奥特勒于1905年提出来的，尔后逐渐在一些国家使用，初期含义不尽一致，后来也逐渐趋于统一。现大多认为文献是各种知识或信息载体的总称。

文献由三项基本要素构成：第一是知识性，这是文献的灵魂所在；第二是载体材料，即可供记录知识或信息的物质材料，如龟甲、兽骨、竹木、帛、金石、泥陶、纸张、胶片、胶卷、磁带、磁盘、光盘等；第三是记录方式，即用文字、图形、代码、符号、声频、视频等方式和技术手段把知识或信息记录在一定物质载体上。知识、载体、记录方式三位一体，不可分割，缺少三者之一都不能成为文献。

（2）文献的属性：所谓文献的属性，是文献本身所固有的性质，可概括为4个方面。

①知识信息性：这是文献的本质属性，知识是文献的实质内容，没有记录下任何知识或信息内容的纸张、胶卷、磁带不能称之为文献；离开知识信息，文献便不复存在。传递信息、记录知识是文献的基本功能。人类的知识财富正是借助文献才得以保存和传播的。

②物质实体性：载体是文献的存在形式，人们头脑中的知识无论多么丰富，只要没有记录在一定的物质载体上，就不能称其为文献。文献所表达的知识信息内容必须借助一定的信息符号、依附一定的物质载体，才能长时期保存和传递。

③人工记录性：文献所蕴含的知识信息是通过人们用各种方式将其记录在载体上的，而不是天然加载在物质实体上的。

④动态发展性：文献并非处于静止状态，而是按新陈代谢的规律运动着。随着人类记录水平的提高，信息交流的频繁，文献的数量日趋庞大，形式日益多样；与此同时，文献的老化速度也在加快。生命周期日益缩短，形成了有规律的运动。

（3）文献的功能：文献的功能主要体现在以下几个方面。

①存储知识信息：文献是知识的物质存在形式，是积累和保存知识的工具，人类所有的知识成果都只有记录于文献，才能保存和流传；文献的产生是人类文明史上的重要里程碑，人们正是通过文献了解相关学科信息，通过文献得悉某一科技成果或创造发明诞生于何时，被记录在何种科技文献之中等具体情况。

②传递知识信息：文献能帮助人们克服时间与空间上的障碍，传递和交流人类已有的知识和经验，促进知识信息的增加和融合，增进人们思想感情的联系和交流，成为人类知识信息交流的重要途径。

③教育和娱乐功能：通过阅读文献，人们可获取科学文化知识，掌握专业技能，提高认识水平和基本素质，还可以娱乐消遣，陶冶情操，丰富精神生活，提高创造能力。

（二）信息、知识、文献与情报之间的关系

信息、知识、文献和情报是四个既有区别又互相联系的概念，四者的关系如图 1-1 所示。

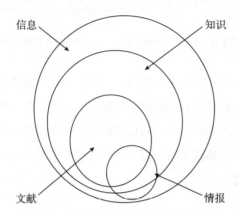

图 1-1　信息、知识、情报和文献的关系

信息包含了知识、文献和情报。其中，知识是人类大脑对低级和高级信息进行加工形成的有用的高级信息；文献则记载着经过加工的高级信息，但文献不是信息的全部；情报传递着能为人类所接受的一切有用的信息，可以是未经加工的低级信息，也可以是经过加工的高级信息。

知识是人类对各种信息认识和加工形成的精神产品，是人的大脑对大量信息通过思维重新组合的、系统化的信息集合，即高级信息；而信息仅仅是人类大脑加工形成知识的原料。人类既要通过信息来认识世界、改造世界，又要根据所获得的信息组成知识。知识是已经被人类所认识的一部分信息，迄今尚有许多信息未被人类所认识。

文献是一种具有特殊存在形式的信息，是固化在载体上的知识；但并不是所有的知识都已经记录在文献中。文献是传递交流信息、知识和情报的主要媒介，是最重要的情报源，然而文献不是情报的全部。

情报不仅是在传递中为人类所接受和利用的知识，也可能是为人类所感知、接受和利用的信息。情报不是全部的信息、知识和文献，而是经过筛选后能满足特定需要的信息、知识和文献。情报可来自口头、实物，但更多的是来自于文献。

由此可见，信息、知识、情报和文献四者各自具有不同的内涵，但这四者之间有密切的联系。

信息、知识、情报、文献之间的相互转换关系，如图 1-2 所示。

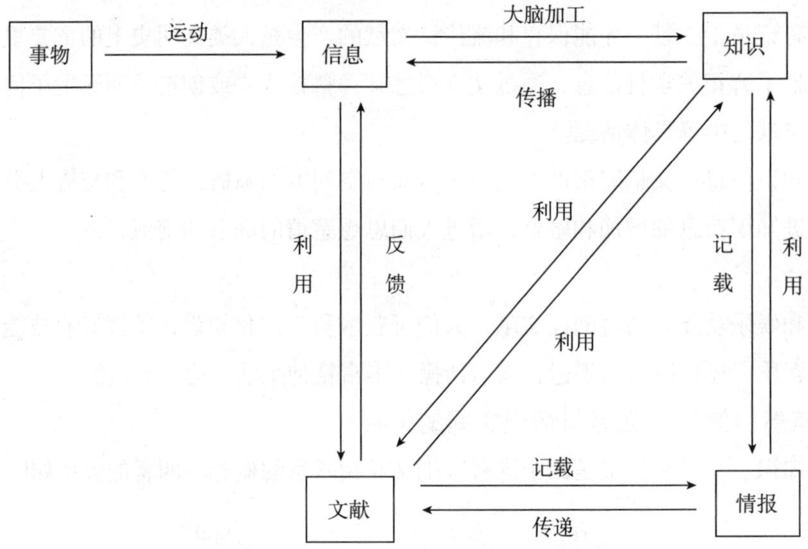

图 1-2　信息、知识、情报、文献的相互转换关系

由图 1-2 可以看出，事物由运动产生信息，信息经过大脑的加工可以形成知识，知识被载体所记录可以形成文献，文献被有目的地传递使用可以产生情报，情报可经过反馈形成新的信息。从图中还可看出，信息或知识被有目的地使用也能产生情报，情报经利用和传递也可形成知识，情报被载体所记载也会形成文献，信息被接受也可直接产生情报。

（三）药学文献的类型

1. 以文献载体形式划分

（1）印刷型：通过铅印、油印和胶印、木版印、激光排版等印刷方式，将知识固化在纸张上的一类文献。例如，图书、期刊及各种印刷资料。这是一种有着悠久历史的传统文献形式，至今仍广为应用。它的主要优点是便于阅读、传递，便于大量印刷，成本低；缺点是信息存储密度低、分量重、体积大、收藏空间大、保存期短、管理困难。

（2）缩微型：它是以感光材料为载体，通过光学摄影方式将文献的影像固化在感光材料上形成的一类文献。常见的缩微型文献有缩微平片和缩微胶卷两种。这种文献的优点是体积小，信息存储密度高，易传递、易保存；缺点是文献加工困难，阅读时必须借助缩微阅读机或利用缩微复印机，不便于信息的查询、利用和自动化处理。

（3）声像型：也称视听型，是指通过特定设备，使用声、光、磁、电等技术将信息转换为声音、图像、影视和动画等形式，给人以直观、形象感受的知识载体。这是一种非文字形式的文献，如唱片、录音带、电影胶片、幻灯片等。这种文献的特点是信息存储密度高，形象直观、生动、逼真，使人能闻其声，观其形。但使用时需要借助一定的设备，成本高，不易检索和更新。

（4）电子型：原称计算机阅读型，是通过计算机对电子格式的信息进行存取和处理。即采用高技术手段，将信息存储在磁盘、磁带或光盘等一些媒体中，形成多种类型的电子出版物。常见的是各种已录有内容的磁带、磁盘和光盘。这种文献的存储、阅读和查找利用都须通过计算机才能进行，所以既有信息量大、获取速度快、查找方便、易于编制二次文献的优点，又有必须使用设备才能阅读的缺点。在当今电脑较为普及的情况，电子型文献的利用已呈现逐渐上升的趋势，尤其是相关专业数据库的建立，相对于过去的手工检索工具是一种质的飞跃。

（5）多媒体型：它是一种崭新的文献载体：它采用超文本（hypertext）或超媒体（hypermedia）方式，把文字、图片、动画、音乐、语言等多种媒体信息综合起来，在内容表达上具有多样性与直观性，并且有人机交互的友好界面。因此多媒体具有前几种文献载体的优点，发展特别迅速。

2. 以文献加工程度划分　依内容性质和加工程度的不同，文献可分为以下四个级别。

（1）零次文献：未经出版发行的或未进入交流领域的最原始的文献。如手稿、个人通信、原始记录，甚至包括口头言论等。

（2）一次文献：是以著者本人取得的成果为依据撰写创作并公开发表或出版的各种文献，如论著、论文、技术说明书等。一次文献是文献的主体，是最基本的信息源，是文献检索的对象。其特点是论述比较具体、详细和系统化，有观点、有事实、有结论，内容丰富，参考价值大。一次文献是以科研生产活动的第一手成果为依据而创作的文献。是我们利用的主要对象。

（3）二次文献：二次文献是图书情报工作者将大量的、分散的、无序的一次文献，按一定的方法进行加工、整理、浓缩，把文献的外表特征和内容特征著录下来，使之成为有组织、有系统的检索工具，如目录、题录、文摘、索引等。二次文献是一次文献的集约化、有序化的再次出版，是贮藏、利用一次文献的主要的、科学的途径。其特点是只对一次文献进行客观的罗列，而不对其内容作学术性的分析、评论或补充。

（4）三次文献：根据二次文献提供的线索，选用大量一次文献的内容，经过筛选、分析、综合和浓缩而重新再度出版的文献，如各种述评、进展报告、动态综述、手册、年鉴和百科全书等。其特点是相关学科的信息量大。

从零次文献、一次文献、二次文献到三次文献，它是一个由分散到集中，由无组织到系统化，由博而约的对知识信息进行不同层次的加工过程。一次文献是二次、三次文献最基本的信息源，是文献信息检索和利用的主要对象；二次文献是一次文献的集中提炼和有序化，它是文献信息检索的工具，故又称之为检索工具；三次文献是把分散的零次文献、一次文献、二次文献，按照某一特定的目的进行综合分析加工而成的信息成果，是高度浓缩的文献信息，它不仅是我们利用的一种重要情报源，也是对检索工具的必要补充。

另外，文献还可以以出版形式进行划分，将在第二章的文献信息源中介绍。

二、药学文献检索的意义

（一）促进药学文献资源的开发

历代流传保存下来的和目前不断涌现的药学文献，是一个巨大的知识宝库，是一种重要资源。掌握了文献检索的方法和技能，就可以充分地开发利用这些资源，在药学的海洋中有目的地、迅速地获取信息。

（二）提高药学科学研究的效率

文献数量过分庞大和迅速增长，加重了药学人员搜集信息的负担。美国曾对科技人员（化学界）工作时间分配的调查结果表明，科技人员在一项研究工作的全过程中用于计划思考的时间占7.7%，用于收集信息和发表成果的时间占50.9%，用于试验与研究的时间占32.1%，用于数据处理的时间占 9.3%。如果有完善的检索设施和周到的检索服务，无疑会节省科研人员的大量时间，腾出更多的精力搞研究，提高科研效率。药学研究效率的提高同样也受益于文献检索。

（三）避免重复性劳动

整个科学技术史表明，积累、继承和借鉴前人的研究成果是科学技术发展的重要前提，没有继承就不可能有创新。在药学研究工作中，任何一个项目从选题、试验研究，到成果鉴定，每一步都离不开信息。只有通过检索，充分掌握了有关信息，知道哪些工作前人已经做过，哪些目前正在做，进展情况如何，才能避免重复，少走弯路，保证研究工作在尽可能高的层次上起步，并获得预期的效果。相反，如果继承和借鉴工作做得不好，就容易造成重复研究。

三、药学文献检索语言

（一）检索语言的概念

检索语言是根据文献检索的需要创造的人工语言，是在文献标引、文献检索工作中用来描述文献外部特征或文献内容特征及检索提问的一种专门语言。它能使文献存贮者和检索者达到同样理解，实现存取统一，其实质是表达文献主题的一系列概念标识。

文献检索包括存贮和检索两个部分。存贮是指编制检索工具和建立检索系统；检索则是利用这些检索工具和检索系统来查找所需的文献，连接文献存贮与检索这两个密切相关过程的正是检索语言。当存贮文献时，文献标引人员首先要对各种文献进行主题分析。即把文献包含的主题内容分析出来，使之形成若干能代表文献主题的概念，再用检索语言的标识把这些概念表示出来，然后纳入检索工具或检索系统。当检索文献时，检索人员将检索课题进行主题分析，明确其涉及的检索范围，形成若干能代表文献需要的概念，并把这些概念转换成检索语言的标识，然后从检索工具或检索系统中找出用该标识标引的文献。

由此可见，在文献存贮和文献检索的过程中，检索语言起着规范和转换作用及知识组织和知识表示作用。因此，检索语言是检索系统的重要组成部分，它是沟通存贮和检索两个过程及让标引人员和检索人员双方思想交流的桥梁。

（二）检索语言的种类

检索语言按其构成原理可以分为多种类型，常见的主要是分类检索语言和主题检索语言两大类。

分类检索语言又称为分类法系统。国际上最广泛使用的《杜威十进分类法》和国内最广泛使用的《中国图书馆分类法》（简称《中图法》），属于分类检索语言。

主题检索语言又称为主题法系统，主要分为标题语言、单元词语言和叙词语言三种。国内医药行业影响最大的叙词表——《医学主题词表》（MeSH）及《中医药学主题词表》属于主题检索语言。

由于每一种检索语言在词汇控制的类型、程度及实施手段等方面的差异，分别形成了分类检索语言和主题检索语言各自不同的结构、功能和特点。因此，如果对分类语言和主题语言有计划地实施统一的词汇控制，则可以对不同的检索语言之间实现兼容和互换，从而建立一种全新的检索语言。

1. 分类检索语言   分类检索语言是用等级列举的方法，层层纵横依次展开文献类目的一种人工检索语言，它是一种传统的分类语言。分类检索语言的依据是各种体系分类法或分类表。体系分类法是一种直接体现知识分类的等级概念的标志系统，它以科学分类为基础，以文献内容的学科性质为对象，运用概念划分与综合的方法，按照知识门类的逻辑次序，从总体到部分，从一般到具体，从简单到复杂，进行层层划分。每划分一次，产生许多类目；逐级划分，就产生许多不同级别的类目。所有不同级别的类目，层层隶属，形成一个严格有序的知识分类体系。每个类目都用分类号作分类标志，每个分类号是表达特定知识概念的词汇，从而展开成层累制的编号体系。《中图法》就是这种体系分类。

（1）分类语言的优缺点

①分类法符合人们认识事物的规律和处理事物的习惯，因此容易被人们接受。

②体系分类是按学科、专业集中文献，能系统地揭示文献内容特征，从学科或专业的范围检索文献，能够满足族性检索的要求，获得较高的查全率。

③体系分类是按知识门类的逻辑次序形成直线性等级关系，这一点不容易反映当代学科相互交叉渗透而出现的多元概念的知识文献，故不易准确标引和检索主题概念复杂的文献。

④由于受类目数量的限制，不能满足检索专业性较高的文献，故查准率不高。

⑤分类语言是一种先组式的标引语言，不能随时修改、补充。因此，当新兴学科和边缘学科一旦出现，往往编排在意想不到的类目下，造成检索上的困难。

⑥由于使用不同的分类号，在检索文献时，要将检索的主题内容转换成学科或专业名称，从大类到小类一层一层地查找，还要经过学科转换成分类号，再转成学科的过程，这样，不但慢而且容易出错，造成误标、误检，影响检索效率。

总的来说，体系分类语言比较适合于单一学科的专题文献检索，而不适合于多学科的主题和多维概念的情报检索。

（2）分类检索步骤

①分析课题内容，明确其学科属性。

②查阅检索工具的分类目次表，根据分类号（或分类名）确定需查检的类目，记录选定的类目所在页码。

③逐条阅读所确定类目下的文献著录，根据文献题目或文摘等提供的信息再次进行筛选，确定所需文献。

④抄录选定的文献题录或文摘。

⑤根据文献题录或文献所提供的线索获取原始文献。

2. 主题检索语言　　主题检索语言也叫描述检索语言，它是用自然语词作为检索标识系统来表达文献的各种属性的概念，具有表达能力强、标引文献直接、专指度较深等特点。主题性检索语言主要包括关键词语言、标题词语言和叙词语言三种，是检索工具中最常用的检索语言。

（1）关键词语言：所谓关键词，是指那些出现在文献的标题（篇名、章节名）以至摘要、正文中，对文献主题内容具有实质意义的语词，亦即对揭示和描述文献主题内容来说是重要的、带关键性的那些语词（可作为检索入口）。

关键词语言是适应目录索引编制过程自动化的需要而产生的。它与标题词和叙词同属于主题语言系统，都是以自然语言的语词做标识。但标题词语言、叙词语言都是对自然语言的语词经过严格规范化处理的，而关键词语言则基本上不作规范化处理，或者说仅作极少量的规范化处理。

概括地说，关键词语言是将文献原来所见的，能描述其主题概念的那些具有关键性的词抽出来，不加规范或只作极少量的规范化处理，按字顺排列，以提供检索途径的语言。

关键词是从文献的标题或正文中抽出来的自然语词，所以没有关键词表，而有控制抽词范围的非关键词表（禁用词表）。在电子计算机自动抽词的情况下，凡是非关键词表中未列出的词，都可作为关键词。而列入非关键词表的词都是些无实际检索意义的词，包括冠词、介词、连词、感叹词、代词、某些副词、某些形容词、某些抽象名词（如理论、报告、试验、学习等）、某些动词（如连系动词、情态动词、助动词）。

（2）标题词语言：标题词语言是在分类语言的基础上发展起来的。分类语言用代码标识符号代表文献学科主题内容，使用起来不直接。为了克服这一缺点，标题词语言直接用规范化语词对文献主题内容的概念进行标引，使检索者和存储标引人员一目了然。所谓标题（subject heading，意为主题标识）是指用以简略地表达文献主题的词语，是完全受控的一种主题标识。

标题词语言由主标题、副标题、说明语三部分构成。

①主标题：它是能表达文献核心内容的主题概念。一般由经过控制的自然语言中的词、词组和短语来充当，主标题是从主题途径检索文献的检索入口词。

②副标题：它是从某一特定方面对主标题进行说明、限定，并经过规范化的词、词组或短语。其基本作用是对主标题的以下方面进行限定说明。副标题所表达的是文献主题的某个部分、某一应用方面、研究对象和方法性质、场所以及文献类型。

③说明语：它是用来进一步详细说明和限定主标题、副标题的内容等方面的词、词组和短语，它由未经控制的自然语言表达，但不纳入词表正文，而是排在主标题、副标题之下。

标题词的词汇由标题词的选择标准、标题词的词义、标题词的词形、专指度及标题词词间关系控制。

（3）叙词语言：叙词是在标题词和关键词基础上发展起来的，叙词和关键词语言是目前使用较多的两种检索语言。叙词语言是规范性的后组式语言，但其与上述的检索语言不同的是，它既包括了单个的词，也包括了词组，它可以用复合词表达主题概念，是概念组配。叙词语言拥有规范性语言与后组式语言之优势，既在用词上达到统一，又有较好的灵活性，它与其他类型的检索语言相比，是一种多功能的较完善的检索语言，能大大提高文献检索的查准率和查全率。

（4）主题检索步骤

①分析主题内容及其相互关系。

②查询主题词表明确主题词。

③通过副主题词表的查询确定主题词的具体方面，以明确副主题词。

④根据主题词与副主题词的搭配形式查找相关工具书的主题索引，或相关数据库的主题检索途径。

⑤根据主题索引中提供的流水号逐期索取文献题录或文摘，并依据内容决定取舍。

⑥索取原始文献。

另外，按照检索语言中所使用语词的受控情况，检索语言又可分为规范语言（controlled language）和非规范语言（uncontrolled language）。

规范语言，又称为受控语言或人工语言（artificial language），是采用经过人工控制了的规范性词语或符号作为检索标志，来专指或网罗相应的概念，这些规范化的标志能较好地对同义词、近义词、相关词、多义词及缩略词等概念进行规范。比如"肉苁蓉"这个概念有多个同义词：淡大芸、苁蓉等，人工语言则规定只能用其中一个词来表示所有"肉苁蓉"的概念，假如人为规定的词是"肉苁蓉"，那么无论原始文献中作者使用的是哪一个词，检索者只需用"肉苁蓉"就能将所有肉苁蓉的文献查找出来。因此，使用规范化的词能相对提高检索的效率，但对检索者和情报存储人员在选词上要求比较严格。在前面所述的标题词语言、叙词语言等都是规范性语言。

非规范语言，又称为非受控语言或自然语言（natural language），是采用未经人工控制的词语或符号作为检索标志，通常所说的自由词、关键词就属此类。一般当某些特定概念无法用规范词准确表达，或新出现的词语（如"非典"）还未来得及被规范化时，都需要使用非规范词。这类词语有较大弹性和灵活性，检索者可以自拟词语进行检索。在机检中，非规范词的应用比较广泛。但这类语言对一词多义、多词一义的词语，检索就相对困难些。在后面所述的关键词语言就是一种非规范语言。

（三）《中国图书馆分类法》简介

1. 基本结构 《中国图书馆图书分类法》（简称《中图法》）由书目文献出版社出版，1975年出版第 1 版，到 2010 年已经出版第 5 版。《中图法》属于一种等级体系分类语言。它以各门学科的特点和规律为基础，按照知识门类的逻辑次序，将学科划分为五个基本部类、二十二个基本大类。《中图法》的五个部类为：马克思主义、列宁主义、毛泽东思想，哲学，社会科学，自然科学，综合性图书。

（1）基本部类、22 个基本大类

马克思主义、列宁主义、毛泽东思想……A 马克思主义、列宁主义、毛泽东思想、邓小平理论

哲学………………………………………B 哲学、宗教

社会科学…………………………………C 社会科学总论

D 政治、法律

E 军事

F 经济

G 文化、科学、教育、体育

H 语言、文字

I 文学

J 艺术

K 历史、地理

自然科学…………………………………N 自然科学总论

O 数理科学和化学

P 天文学、地球科学

Q 生物科学

R 医药、卫生

S 农业科学

T 工业技术

U 交通运输

V 航空、航天

W 环境科学、安全科学

综合性图书……………………………Z 综合性图书

　　再以这 22 个大类为基础，从总到分，从一般到具体，层层划分，逐级展开为二级类目，从而构成了《中图法》的简表。简表再进一步层层展开，最终形成等级分明、次第清楚的详细分类表（简称详表）。这样就形成了一套完整的分类体系。

　　在《中图法》中的分类标记符号，又称为分类号，它是用来代表各级类目名称的代号，用以标记每一个类在分类体系中的位置，表达类目之间的先后次序。

　　《中图法》的标记符号是采用汉语拼音字母与阿拉伯数字相结合的混合制号码。用汉语拼音字母顺序来表示 22 个基本大类的序列。在字母之后用数字表示大类下类目的划分。数字的设置采用小数制。分类号的位数一般能够表达其概念的大小，号码较短的代表较大、泛指的概念，号码较长的通常是专指的概念。当一个类号数字超过三位时，为使号码清楚、醒目，用小圆点"."作为相隔符号，起易读、易记作用。根据类目的不同等级给予相应的不同位数号码，它不仅能表示类目的先后次序，还能表示类目的等级及其相互关系，这就是层累制，又叫等级标记制。它的特点是层层隶属，等级分明，下一级类目必须包括其上一级类目的号码，同一级类目的类号前几位必须相同。从分类号上可以看出类与类之间关系，反映类目表的结构特点。《中图法》基本上遵循层累制的编制原则。

　　（2）简表：简表是在基本部类的基础上进一步分划出来的基本大类，主要为第一、二级类目。基本大类多为独立学科，或由相关密切的学科组成，它是整个分类法的骨架，起着承上启下的作用，反映的是分类法的分类概貌。

　　（3）详表：详表由各级类目组成，是分类法的主体，也是文献分类标引和分类检索的依据。在结构和内容上，它是由简表扩展而成。详表之中，类目间的排列遵循一定的原则，反映了学科间的联系。

　　2.《中图法》的药学类目及其查找　　医药、卫生类图书是医学、药学、卫生学图书的总称。其中药学一般包括生药学、药理学、药剂学等学科。掌握了分类法体系结构和图书内容的学科性质，在图书馆查找资料时，既省时、省力，又能迅速、准确找到所需资料。要查找某一类或某一本书时，先根据书的具体内容找到基本部类和基本大类。例如：查找《实验药理学》一书，这本书属于自然科学基本部类下的医药、卫生大类，其下列有许多二级类目：

R1	预防医学、卫生学	R74	神经病学与精神病学
R2	中国医学	R75	皮肤病学与性病学
R3	基础医学	R76	耳鼻咽喉科学
R4	临床医学	R77	眼科学
R5	内科学	R78	口腔科学
R6	外科学	R79	外国民族医学
R71	妇产科学	R8	特种医学

R72 儿科学　　　　　　　　　　　　R9 药学

R73 肿瘤学

实验药理学属于二级类目里的"R9 药学"，但二级类目并不是它确切的位置，它下面又可划分数个三级类目如下：

R91 药物基础科学

R917 药物分析

R918 药物设计

R92 药典、药方集（处方集）、药物鉴定

R93 生药学（天然药物学）

R94 药剂学

R95 药事管理

R96 药理学

R97 药品

R99 毒物学（毒理学）

三级类目中实验药理学编入 R96 药理学，而 R96 又可划分数个四级类目如下：

R961 药物的性质和作用

R962 化学药理学

R963 生化药理学

R964 精神药理学

R965 实验药理学

R966 分子药理学

R967 免疫药理学

R968 遗传药理学

R969 临床药理学

《实验药理学》一书的分类号为 R965，如果想查找药理学方面图书馆都有些什么书，就在 R96 类号里查找，因为分类法具有凡能分入下一级类目的书，一定要具有其上一级类目的属性的特点。

（四）《医学主题词表》简介

《医学主题词表》（Medical Subject Headings，简称 MeSH），由美国国家医学图书馆编辑出版，1960 年出版第一版。自 1963 年开始，美国国家医学图书馆每年要对词表内容进行修改、补充和调整。《医学主题词表》有两种版本，一种是《医学主题词注释字顺表》（Medical Subject Headings Annotated Alphabetic List，简称 MeSHAAL），专供标引、编目和联机检索使用。另一种版本即《医学主题词表》，是指导使用《医学索引》和《医学累积索引》主题部分的工具。《医学主题词注释字顺表》由中国医学科学院医学信息研究所翻译成中文版，在我国使用非常广泛。MeSH 和 MeSHAAL 在收词范围、编排结构、使用方法等方面都完全一样，只不过是后者在某些主题词条目下列有一些注释。《医学主题词表》又包括字顺表、树状结构表和副主题词表三个部分。

1. 字顺表

（1）字顺表中的词汇类型：字顺表包含的词汇类型有款目词、主题词、特征词和非主题词等。这些词均按字顺排列。在 1991 年前字顺表包括的词汇有：款目词、主要叙词、次要叙词、特征词和非主题词等。在 1991 年所有的次要叙词全部升为主要叙词，即主题词，所以字顺表中不再有次要叙词。

①主要叙词（major descriptor）：是一种从来不以 see under 参照出现的主题词，机检时用作主题词检索文献，在《医学索引》中也能用作主题词检索文献。

②次要叙词（minor descriptor）：是一种较专指的主题词，在词表中用"属"（see under）归入某一个主要叙词，而在该主题词下用"分"（XU）表示它们之间的从属关系。用次要叙词标引的文献只用于计算机检索。在印刷本即时通讯（instant messenger，简称 IM）中，不收录次要叙词，有关次要叙词的文献，要在其上位类的主题词下查找。自 1991 年不再有次要叙词。

③款目词（entry terms）：MeSH 表中收入一部分不用作主题词的同义词或近义词，称为款目词，字顺表中用（see）和（X）参照指导读者使用正式主题词。

④特征词（check tags）：如 Animal、Human、Male、Child、Preschool 等用于表达文献中涉及的特定内容，如动物、人类、性别、年龄组、文章类型等，通常用于计算机检索时作为特别限定条件使用。

⑤非医学主题词（Non MeSH）：不用于标引和检索，只用于组织树状结构表，用来表达词之间的逻辑等级关系。

（2）字顺表的参照系统

①用代参照：用"see"（用）和"X"（代）表示，凡是词与词之间为同义或近义关系者，用此项参照。

②属分参照：用"see under"（属）和"XU"（分）表示，是表示上下位概念的包含与被包含关系的一种参照。它自 1991 年随次要叙词一同被取消。

③相关参照：用"see related"（参）和"XR"（反参）表示，是用以处理两个以上主题词在概念上彼此之间有某种联系或依赖的关系。两者可以互相参考，因而在各自的主题词下列出 see related 或 XR，指引检索者从一个主题词去参考相关的其他主题词（在这些主题词下均收录有相关文献，以扩大检索范围，达到全面检索的目的）。

2. 树状结构表　树状结构表又叫范畴表，它是将字顺表中所有的主题词和 Non MeSH 词按其学科性质、词义范围的上下类属关系，分别划分为 15 个大类，依次用 A ～ N、Z 代表。它是字顺表的辅助索引，帮助了解每一个主题词在医学分类体系中的位置，便于通过其上下级主题词的从属关系，扩大或缩小检索范围。它将字顺表中互不联系的主题词通过主题词所属学科体系和逻辑关系，加上一些必要的非主题词（Non MeSH）组成树枝一样的等级结构。

在每一个大类中主题词和 Non MeSH 词逐级排列，按等级从上位词到下位词，最多可达 7 级。用逐级缩排方式表达逻辑隶属关系，同一级的词按字顺排，第一级树状结构号均为一位数字，第二级以下结构号均用与级相等段的数字表示，中间用圆点隔开。一般来说，一个词归入一个类给一个号，但事实上有些主题词具有双重或双重以上的属性，这些词可能同时属于两个或多个类目，在其他类目亦给出相应的树状结构号，从而可以查出该词在其他类目中的位置。但是这些结构号只保留三级号码，三级以后的号码省略不写。

树状结构表的作用：

（1）可帮助从学科体系中选择主题词：树状结构表是按学科体系汇集编排的术语等级表，检索时若找不到适当的主题词，可根据检索课题的学科范围，在结构表中查到满意的主题词。

（2）可帮助进行扩检和缩检：在检索过程中如需要扩大或缩小检索范围，可根据树状表中主题词的上下位等级关系选择主题词。需要扩大检索范围时，选择其上位概念的主题词；需要缩小检索时，选择其下位概念的主题词。

（3）可帮助确定词的专业范围：在检索时树状结构表可以帮助确定词的专业范围，手检时便于确定主题词与副主题词的搭配。

3.副主题词表 《医学主题词表》专门列有与主题词配合使用的副主题词表。副主题词的重要作用之一是对主题词起进一步的限定作用，通过这种限定把同一主题不同研究方面的文献分别集中，使主题词具有更高的专指性。

副主题词表具有以下性质：

（1）专指性：每一个副主题词的使用范围仅限于它后边括号内的类目，并不是说任何副主题词和任何主题词都能组配使用。

（2）动态性：副主题词表每年随着主表的修订再版也在不断地修改变化，增加一些新的副主题词或删掉一些旧的副主题词，或者对某一副主题词的适用范围做一些修改和调整。

（五）《中国中医药学主题词表》简介

《中国中医药学主题词表》，由中国中医研究院（现中国中医科学院）中医药信息研究所编制，中医古籍出版社 1996 年 12 月出版。这是我国第一部中医药专业词表，其以独特的学术内涵和广泛的兼容性为中医药学在国内外的推广和应用创造了重要条件，提供了技术保证。

《中国中医药学主题词表》是一部规范化的、动态检索语言叙词表，它既适用于中医药学文献数据库的标引、检索和组织手工检索主题索引，也适用于中医药学书籍的主题编目，还可起到专业汉英词典的作用。其选词原则是：①选用在中医药学文献中经常出现，有一定使用频率的名词术语。②入选词应是词形简练，词义明确，一词一义，通过概念组配能表达特定的主题。③选用一定数量的泛指词，使词间具有上下位关系。④选用一些先组词以避免过多组配。⑤ MeSH 词表已收载词的处理原则：MeSH 词表中的中医药词汇尽量收全，该表的西医药词一般不收；与 MeSH 词表同形之词加"△"符号以便识别。在参项中如参照本表未收的 MeSH 词则在该词后加（M）。

《中国中医药学主题词表》由字顺表、树形结构表、副主题词表、出版类型表、附表和索引表 6 部分组成。新版词表共收录正式主题词 5806 条，入口词 1131 条。

1.字顺表 字顺表又称主表，为本词表的主体部分，其收录全部正式主题词及入口词，是文献标引和检索的主要依据。它按汉语拼音字母顺序排列便于检索，以主题词中的单字为单位拼写汉语拼音。同音字按字形集中，首字音形相同者按第二字拼音排列，第二字相同时，按第三字排，依此类推。词中出现括号、连字符、逗号等符号时，不影响排序。其正式款目如下所示：

汉语拼音→ ren dong teng

主题词名称→忍冬藤

主题词英译名→ CAULIS LONICERAE

树形结构号→ TD27.115.10.505

TD27.125.350

标引注释→为忍冬科植物忍冬的干燥茎叶；属清热解毒药和祛风湿药

历史注释→ 95；1987–1994 忍冬

检索注释→用忍冬检索 1995 前文献

参照项→ C 忍冬

代参照项→ D 金银藤

2. 树形结构表　树形结构表又称范畴表，其根据中医药学学科体系，将全部主题词按学科门类划分，排列于 14 个类目 59 个子类目，该表明确地显示了每一个正式主题词之间的上下位关系及属分关系，是标引和检索时选用专指主题词的有力工具，也便于从学科角度选用主题词，还可供进行扩展检索之用。各类目采用 MeSH 相应的号码，其前冠以 T（Traditional）组成双字母数字号码，各类目之下列出隶属于该类目的全部主题词，按主题词的属分关系逐级展开，呈树状结构。各词的词树号以最高一级类目的词号为首，下连数字组成，按级分段，以"."分隔。根据树形结构号的分段可以显示主题词的级别。举例如下：

第一级 药用种子植物　　　　　TB6+

第二级 被子植物　　　　　　　TB6.10+

第三级 双子叶植物　　　　　　TB6.10.15+

第四级 五加科　　　　　　　　TB6.10.15.605+

第五级 人参属　　　　　　　　TB6.10.15.605.20+

第六级 人参△　　　　　　　　TB6.10.15.605.20.10

3. 副主题词表　分为专题副主题词表和编目副主题词表两类。

（1）专题副主题词表：收录副主题词 93 个，其中 11 个为中医药学方面的副主题词，82 个为 MeSH 副主题词，在标引和检索时用副主题词限定主题词，使主题方面更加专指。每个副主题词都规定了明确的定义和范围，对其允许组配的主题词类目作了严格的限定。此外对中医药学方面的副主题词，按上下位关系，以拼音顺序列出中医药学副主题词树形结构表，以利于作扩展检索及标引时减少概念相似副主题词的使用。具体示例如下：

汉语拼音→ sheng chan he zhi bei

副主题词名称→生产和制备

副主题词英译名→ production & preparation

副主题词英文缩写→ SZ

允许组配的主题词类目→［TD］

副主题词定义或范围→与中草药、中成药、剂型等主题词组配，指其生产、加工、炮制和制备，如为中草药的炮制，应组配主题词"炮制"。（1987）

（2）编目副主题词表：收录资料类型副主题词 51 条，地理副主题词 79 条，语音副主题词 24 条，可供中医药学书籍编目使用。

4. 出版类型表　收录 MeSH 词表中文献出版类型 50 个，按汉语拼音顺序排列，供标引和检索使用。

5. 附表　收录了医学家姓名 59 条，按汉语拼音顺序排列，本表供书本式检索工具书编制及主题编目使用，在数据库的标引时按附表中医学家姓名格式填入标引工作单中的主题姓名项内，在检索时可以使用此附表。

6.索引表　是主题词的索引，包括汉语拼音索引、汉字笔画索引、英汉对照索引、中草药及药用动植物拉（英）汉对照［即拉丁文（英文）与汉语对照］索引五个索引表。

四、药学文献检索途径

选择检索途径是文献检索的关键性问题。文献检索途径是同文献的特征密切相关的。文献特征主要包括文献外部特征和内容特征两个方面。文献外表特征主要是指图书的书名、期刊的刊名、著者姓名，以及会议录名称和其他特种资料名称等。文献内容特征主要是指学科分类和文献主题等。而文献检索工具中的文摘、目录、索引正是对文献特征进行描述，并按一定方式组织而成的产物。因此选择文献检索途径实际上就是选择和使用相应的检索工具，通过各种检索标识进行文献检索。检索标识的确立是依据检索工具的不同特征来确定的。例如以题名著者为途径的题名索引、目录、著者索引等，是以各种字序法和音序法为检索标识，以文献序号和分类法为检索途径，则以字母、符号及阿拉伯数字为检索标识；以主题、关键词为检索途径，则以文字为检索标识。

检索途径与检索语言密切相关，其相互关系如图1-3所示。

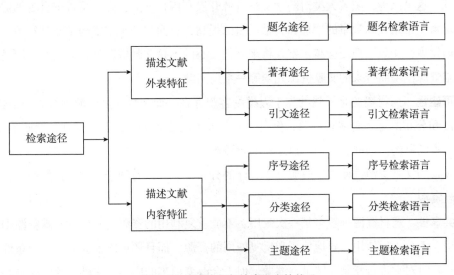

图1-3　检索途径与检索语言的关系

第二节　药学文献资源的特点

一、文献资源的概念

文献资源是人类社会发展的产物。人类在改造自然界和社会的实践活动中，获得了来自客观世界的各种信息，这些信息经过人脑的提炼和加工，逐渐转化为知识。知识对人类社会的发展有着不可估量的作用。这是因为，知识一旦形成，并与劳动者结合起来，就可从潜在的生产力转化为直接的和现实的生产力，创造日益丰富的社会物质财富，从而推动人类社会的进步和发展，知识就成为人类社会发展的驱动力。资源，主要是指生产资料和生活资料的自然来源，人类通过不断发现、开发和利用自然资源，不断创造物质财富，为人类提供衣、食、住、行，使人类得以生息、繁衍，使社会不断发展。从知识也能为人类创造物质财富，并能成为人类社会发展驱动力来讲，知识也是一种资源，是一种智力资源。

但知识必须依赖一定的物质载体才能存在。这种新的物质载体就是文献。显然，文献当中就蕴藏着人类创造的智力资源。随着文献数量的不断增加和文献负载知识功能的不断加强，文献就积累、存储了人类的所有知识，文献就成为人类知识的"宝藏"。同时，人类在改造自然界和社会的过程中，通过去不断开发和利用人类的知识"宝藏"，借鉴前人的经验和同代人的成果，不断创造物质财富，又促进了社会的进步发展。由此可见，文献已经成为人类社会发展的一种不可缺少的资源。文献不断积累、存储的过程，也就是文献资源不断积累、存储的过程。文献积累的数量越多，延续的时间越长，文献资源也就越丰富。从这个意义上说，文献资源是迄今为止积累、存储下来的文献集合。

二、药学文献资源的特点

1. 再生性　药学文献资源不像生药材资源那样随着开发和利用的深入而逐渐枯竭，而是具有再生性。这是因为，随着人类对药学文献资源开发利用程度的提高，反过来会更加促进药学知识的增殖，带来文献数量的增加和文献质量的提高，从而进一步丰富药学文献资源。人类社会越向前发展，文献资源便会越丰富。将来人们关心的不是文献资源枯竭的问题，而是要去解决因文献资源剧增而带来的文献资源冗杂等一系列问题。

2. 可建性　药材资源是天然的先于人类的客观存在，而药学文献资源则是人类去创造的，它的生产和分布既是一种客观现象，但更受制于人类的主观努力，明显受到社会政治、经济、文化诸因素的制约。因此，人们可以通过文献资源建设，采取选择、组织、布局等手段，改造和优化冗杂的文献资源，使文献资源处于有序的分布状态，以有利于人们有目的地去充分开发利用文献资源。

3. 共享性　药材资源一般多是一次效用，不能重复利用的资源，而药学文献资源则是可以同时使用、不分先后使用、异地使用和反复使用的资源。而且还可以根据需要，在条件允许的情况下，随时对它进行复制、转录、缩微，但不会改变原来的内容。文献资源的这种共享性的内在依据，不但为人类在更大范围内进行信息交流创造了条件，更向人们表明，文献资源应该属于全人类，人人有权共享全世界的文献资源。

4. 效益性　文献资源的效益性特点表现在时间性和潜在性两个方面。自然资源只有被开发，才能产生效益，但对它的开发一般不受时间早晚的限制。如对药物的开发，早些时间开发或晚些时间开发都不会影响本身效益的发挥。但文献资源则不同，有些文献资源由于其所含信息和知识具有较强或很强的时间性，若不及时开发利用，就会降低或丧失开发效益。而与此相反，有些文献资源的开发效益具有潜在性，其开发效益未必马上就能显示出来，但若干年后可能就有很高的使用价值，那时，将它开发利用，就会产生很大的开发效益。

文献资源的这些特点向我们说明，文献资源是取之不竭的，但要结合其共享性和效益性等特点，通过文献资源建设去优化文献资源，以更有利于人们去开发利用文献资源。

5. 累积性 文献资源的多寡不是先天固有的，而是经过后天不断积累的结果，今天丰富的文献资源离不开历史上各个时期存下来的各类文献资料，它是古代私人藏书家、官方藏书楼及近现代图书馆、各类文献收藏机构保存下来的人类文明的集合。

6. 价值潜在性 文献资源的价值实质是文献载体所含知识内容的价值。它在被开发利用之前，这种价值潜在于载体之中，不为人们所见；它在开发利用之后，这种价值间接体现于某种产品、某种成果、某种思想、观念或行为之中，具有隐现性。知识含量越多的产品价值越高，文献资源被开发利用得越好，物质成果和精神成果就越丰富，文献资源的价值是随着文献资源的开发程度而发生变化的。

三、药学文献资源的作用

人类对文献资源重要作用的认识是随着社会的发展而不断深化的。在生产力低下、科学技术落后的古代社会，人类不可能从"资源"的角度去认识文献，因此，对文献资源的作用也就无从认识。即使到了现代，人类也更多地将文献划归为意识形态的范畴，对文献资源作用的认识也只是处于朦胧阶段。只有当科学技术成为第一生产力和信息时代到来的今天，人们才深刻认识到文献资源的重要作用。

1. 提供决策依据 人类为创造更多的社会物质财富，就需要制定各种相应的战略措施和政策。在决策之前，就需要利用经过加工、分析、评价了的药学文献资源中有用的信息，从中吸取正确的东西，摒弃不正确的东西，为药学科学决策提供依据。

2. 展示最新成果 当今社会，人类的科学技术成果层出不穷。通过药学文献资源可以向人们充分展示这些药学技术成果，帮助人们了解当代世界药学技术的发展动向，借鉴别人的研究成果和经验，避免重复劳动，使药学研究和现代技术获得更快的发展，以更好地发挥药学技术对社会和经济的推动作用。

第三节 药学文献资源的利用

一、药学文献资源利用概述

药学文献资源主要有印刷型文献资源和电子文献资源两大类，其中印刷型文献资源包括图书和期刊，电子文献资源包括光盘数据库和网络数据库。药学文献资源按语种可分为中文和外文两种，外文文献通常以英文为主。

（一）图书资源的利用

图书是出版物的主要类型。药学图书的内容比较成熟和精练，阐述比较全面、系统，是各专业图书馆收藏药学印刷型文献的主要文献资源之一。其藏书通常是按学科分类排架的，读者了解并熟悉图书分类及排架规则，将会大大提高查找图书的效率。

为了进一步区分内容相同的图书，还要在原分类号的基础上为每种图书取书次号。书次号通常有顺序号和著者号两种，可以用字母、数字或字母数字混合表示。顺序号以图书入藏先后次序从小到大取号；著者号则有多种取法，有的取著者姓名的四角号码，有的取著者姓名的汉

NOTE

语拼音首字母，有的则按某种号码表取号。每本图书都有一个索书号，它是由分类号和书次号组成的，是图书排架和读者查找图书的依据。经过图书分类和排架，内容相同的图书就被集中在一起。图书通常是按图书分类法的学科顺序、根据书次号依次排列的，按文种分别置于中外文书库。

读者借阅图书时，先进行书目检索，了解图书的基本内容，如索书号、书名、作者、出版时间等，然后根据以上信息去查找图书。目前图书馆已经普遍采用计算机书目检索系统，读者不仅可以在图书馆进行本地检索，还可以通过 Internet 进行远程查询。计算机书目检索是通过图书馆的联机公共检索目录（online public access catalog，简称 OPAC）来查询馆藏文献的，一般与 Internet 联网的图书馆都有 OPAC 系统供读者使用。每个图书馆采用的书目检索系统虽然各不相同，但提供的图书检索点基本一致，主要有书名、作者、主题、分类、关键词、书号等途径。OPAC 还可以进行多种逻辑组配检索，如书名 – 作者，在相同书名很多时可用这种方法；分类 – 主题或主题 – 分类，当读者不熟悉分类法或查较小的类目时可采用这种方法。

（二）期刊资源的利用

期刊是一种定期或不定期连续出版的、有连续序号的出版物。根据出版周期的不同，可分为年刊、半年刊、季刊、双月刊、月刊、半月刊、旬刊、周刊等。它出版周期短、论文发表快、反映最新学术动态及时，学术研究的最新成果常常首先在期刊上发表。期刊发行量大，影响面广，对科研工作有较大的参考价值，是药学专业人员的重要信息源。根据期刊报道的内容，可分为以论著为主的学术性期刊，如《中国药学杂志》；以检索文献线索为主的检索性期刊，如美国《化学文摘》；以知识性、趣味性为主的科普期刊如《家庭用药》等几种类型。

与借阅图书一样，读者借阅期刊时，也要先检索馆藏期刊目录，确定图书馆是否收藏有想借阅的期刊。如果有，可去相应的阅览室或期刊库查找，一般按刊名字顺即可找到所需期刊；如果图书馆缺藏，可再检索期刊联合目录，查找收藏单位，然后可以通过图书馆的馆际互借服务获得所需的资料，或者读者自行前往借阅复印。

（三）电子文献资源的利用

电子文献是电子出版物（electronic publication）的统称，又称数字资源，是随着计算机技术、多媒体技术和通信技术的日益发展而出现的一种文献类型。电子文献是指以数字代码方式将图文声像等信息存储在磁、光、电介质上，通过计算机或者具有类似功能的设备阅读使用，用以表达思想、普及知识和积累文化，并可复制发行的大众传播媒体。媒体形态包括软磁盘（FD）、只读光盘（CD-ROM）、交互式光盘（CD-I）、图文光盘（CD-G）、照片光盘（Photo-CD）、集成电路卡（IC Card）、网络等，其中以光盘和网络最为常见。电子文献具有海量信息、更新迅速、使用方便等优点，已成为文献收藏单位主要的收藏对象之一。

电子文献可分为盒装型和网络型两大类。前者是将磁盘、光盘等加以包装后，以传统的发行方式发行，读者可借助计算机或其他阅读器进行阅读，后者是以互联网为基础，文献信息存储在网络中，读者可以通过网络直接阅读或者下载到本地计算机上再阅读。根据文献类型、服务方式的不同，可分为电子图书、电子期刊、数据库。

二、国内外药学文献资源的利用

（一）药学图书文献资源的利用

药学图书文献资源以图书馆收藏的药学图书为主，图书馆拥有数以万计的文献，必然要按一定的方法组织排列，使无序的文献转变为有序的藏书体系，使每一种文献在这个体系中有一个固定的排列位置。馆藏图书通常是按学科分类排架的，即按学科知识的系统性使内容相同的图书集中在一起，性质相近的联系在一起，性质不同的予以分开，便于读者按自己的学科专业查找图书。具体地说，藏书排架的依据是图书分类法，图书馆根据分类法组织藏书排架，确定图书排架位置的是每一种图书的索书号。所谓索书号由分类号、书次号相辅助区分号组成。国内药学专业图书馆馆藏图书的分类排架以《中图法》的分类方法为标准的居多，其药学文献的图书主要集中于"R9 药学"的分类号下。

（二）药学期刊文献资源的利用

1. 药学常用期刊 期刊俗称为杂志，是一种定期或不定期的连续出版物。一般有固定的刊名和出版形式，有连续的卷期号、年月或其他顺序号，内容有多个栏目，每期有多个作者的文章。其特点是内容新颖，出版周期短，信息量大，约占整个信息量的 70%，我们检索和利用的专业文献的大部分来自期刊。同时，它是一个学术争鸣的园地，也是一个了解学术发展的窗口，通过它可了解各家在这一领域的不同观点看法、研究方法和技术成果。

常用的药学期刊：

（1）药学学报：1953 年创刊，由中国药学会和中国医学科学院药物研究所主办。主要内容包括药理学、天然药物化学、合成药物化学、药物分析学、生药学、药剂学与抗生素学等方面的研究论文、综述、简报、简讯、述评、学术动态等。

（2）中国药学杂志：1953 年创刊，由中国药学会主办。主要发表药学科研论著，报道科研动态，介绍基础理论业务技术和有关知识。辟有院士笔谈、专家笔谈、综述、论著、重大新药创制、药物与临床、新药述评、药学史、药学人物、药事管理、学术讨论等专栏。

（3）中国药理学报：1980 年创刊，由中国药理学会和中国科学院上海药物研究所共同主办。报道药理学的研究论文，包括防治各种疾病的药物、计划生育药物、毒物和具有生物活性物质的疗效、毒性、代谢、方法作用原理等。

（4）中国医药工业杂志：1970 年创刊，1988 年第 19 卷前刊名为《医药工业》，由上海医药工业研究院、中国药学会、中国化学制药工业协会主办。着重介绍化学合成药物、生化药物、药物制剂及药物研究、药物分析、药理、临床等方面的内容。

2. 药学期刊查找工具 查找期刊有两个目的：浏览本专业期刊，了解最新动态信息；通过检索工具查到线索后获取原文。前者只要找到某类专业期刊即可，而后者则需进一步找到期刊中的某一特定论文。药学期刊的查找可通过以下三类工具进行：

（1）期刊出版目录：由国家主管部门或大型出版社编制，主要反映期刊的出版情况。

（2）馆藏期刊目录：由某一图书馆或情报部门编制的本部门的期刊及其他相关资料的目录。通过查找馆藏目录，可了解某一图书馆是否有所需期刊及该刊的存放位置。馆藏目录主要有刊名、主题、分类三种目录。

（3）期刊联合目录：汇集全国或某一地区、某一部门若干图书馆所收藏期刊的目录，将分散各馆的书刊联成一体，通过联合目录可了解到哪些地区或哪些部门收藏有所需期刊。联合目录通常按刊名字顺排列，在刊名下列出收藏地点及入藏起止时间，起文献保障的作用。因此，在本部门或本地缺刊的情况下，它是查找原文的有力工具。

3. 国外药学期刊利用

（1）Scrip：World Pharmaccutical News（国际药学新闻）：1971年创刊，报道世界各国药物生产、使用、消费方面的情况及简讯，其特点是报道迅速，是影响较大的反映药物信息的快讯型期刊。

（2）Arzneimittel-Forschung（Drug Research）（药物研究）：1951年创刊，刊载有关药物研究方面的论文，主要包括药物应用、药剂配制以及药剂改进等。

（3）Journal of Pharmaceutical Sciences（药物科学杂志）：1912年创刊，刊载药物实验研究论文和评论，报道药物标准和制药技术方面的进展。

4. 药学期刊文献资源查找方法　查找药学期刊论文的依据通常有刊名、出版时间、卷期或其他序号及起止页码，以上几项称为文献出处，可通过检索工具查得或从引用文献获得。由于查得的刊名通常是缩写的形式，因此要利用检索工具提供的引用期刊目录或其他期刊目录查出缩写全称，根据各种期刊目录决定查找的地点和位置，根据出版时间及卷期号将期刊找出，然后根据起止页码找出所需论文，此时应核对论文标题及著者，才能确定是否为所需论文。

（三）药学标准文献资源的利用

标准化是一项极为重要的技术政策。它是保证产品可靠、性能先进、造价经济、使用合理的直接手段，又是促进技术进步、生产专业化与协作化及实现科学组织生产的前提条件。

所谓标准是指技术标准，就是针对产品和零部件、原材料、生产过程、试验方法、产品质量、计量单位等等制定的一种必须执行的具有法律性质的文件。

药学领域的标准主要是药典及有关的药品标准、药品规范，但是在药学研究及生产过程中，必须要涉及其他许多如试剂、原料、单位、术语的标准，因此药学工作者不仅要熟悉药典和药品规范，也必须要了解和懂得关于标准的知识以及标准文献的查索方法。

1. 标准种类

（1）按标准的使用范围分类

①国际标准：适用于国际的、经国际标准组织通过的标准，或在一定情况下经从事标准化活动的国际组织所通过的技术规格，如国际标准化组织（International Organization for Standardization，简称ISO）及许多国际性专业委员会制订的标准。

②区域性标准：适用于世界某一区域的、经过区域性标准化组织通过的标准，或在一定情况下经从事标准化活动的区域性组织通过的标准。

③国家标准：经全国性标准组织通过的、适用于一个国家的标准。

④行业标准：由国家有关行政主管部门发布的适用于全国某一行业的标准。

⑤企业标准：一个企业或部门批准并适用于本企业或部门的标准。

（2）按其内容分类

①基础标准：在一定范围内作为其他标准的基础被普遍使用且具有广泛指导意义的标准，如有关术语、词汇、符号、编号、绘图、定义、命名、标志和单位等方面的标准。

②制品标准：如有关制品的形状、尺寸、材料、质量、性能、要求、分类和公差等方面的

标准。

③技术标准：对标准化领域中需要协调统一的技术事项所制订的标准。

④管理标准：对标准化领域中需要协调统一的管理事项所制订的标准。

⑤方法标准：以试验、检查、分析、抽样、统计、计算、测定、作业等各种方法为对象制订的标准。

⑥术语标准：对专用术语制订的标准。术语标准中一般规定术语、定义（或解释性说明）和对应的外文名称。

⑦工程建设标准：对基本建设中各类工程中的勘察、规划、设计、施工、安装、验收等需要协调统一的事项所制订的标准。

2. 标准代码　目前，各国的标准都有各自的代号，熟悉和掌握这些代号，对查找各国的标准甚为重要，主要国家的标准代号见表1–1。

表1–1　主要国家及其标准代号

国名	代号	国名	代号
美国	ANSI	荷兰	NEN
澳大利亚	AS	希腊	NHS
英国	BS	挪威	NS
加拿大	CSA	智利	NTS
丹麦	DS	芬兰	SFS
中华人民共和国	GB	瑞典	SIS
阿根廷	IRAM	意大利	UNI
印度	IS	西班牙	UNE
日本	JIS	瑞士	VSM
比利时	NBN	法国	NF

我国标准编号由三部分组成，标准代号流水顺序号 – 年代号，如：GB1588–2001。我国标准代号是由汉语拼音的首字母组成的，与药学有关的：化学工业部颁布的化工标准，其代码是HG；卫生部颁布的卫生标准，其代码是WS。

3. 标准类文献的检索工具　查找标准文献，可以使用下面的工具：

（1）《国外标准资料报道》：1971年创刊，月刊，1983年以前由中国科技情报所编辑，1984年起由中国标准化综合研究所出版。主要报道该所馆藏的各种标准资料，内容有：国外标准资料、国外标准译文题录、国外标准化期刊论文索引、国外标准化专著等。

（2）《标准化通讯》：双月刊，由国家标准总局技术标准出版社编辑出版。该刊每期都载有新颁发的国家标准和新颁发的新标准两栏。

（3）《中华人民共和国工农业产品国家标准目录》：技术标准出版社1974年出版。

（4）《中华人民共和国国家标准和部标准目录》：技术标准出版社1977年出版。

（5）《中国国家标准汇编》：中国标准出版社出版。将公开发行的全部现行国家标准分为若干分册陆续出版，按国家标准的顺序号编排，在一定程度上反映了我国标准化事业发展的基本情况和主要成就。

NOTE

（6）《各国标准对照手册》：中国科技情报所翻译，科学技术文献出版社出版，共6卷。第1卷化学标准，第2卷电气、电子标准，第3卷机械标准，第4卷材料标准，第5卷安全标准，第6卷钢铁标准。

（7）《国外标准化动态》：月刊，1983年以前由中国科技情报所编辑，科学技术文献出版社出版，1984年以后改由中国标准化综合研究所出版。它主要介绍国外标准化的消息、动态及组织管理等方面的经验。

（8）《国外工业标准译文目录》：第三机械工业部301研究所1980年编辑出版。

（9）《ISO国际标准目录》：1981年中国科学技术情报研究所翻译出版，共收录4235件标准。这是查找ISO（国际标准化组织）标准的重要工具。利用该目录查找ISO标准时，从标准号查找较简单，因为该目录正文是按标准号顺序排列的。如果不知道标准号，则可通过该目录所附的分类表和分类索引查找。

三、科技信息与市场信息的利用

（一）科技信息的利用

1. 药品企业经营决策中的科技信息利用　企业经营决策是对企业的经营目标和实现目标的手段做出选择，是决定企业全局的重大问题，是企业决策中最主要的内容。企业经营决策过程，实际上是企业科技信息的利用过程，经营决策的正确与否直接由企业经济与科技信息利用好坏程度所决定。

要提高企业经济与科技信息的利用程度，必须提高企业信息质量和决策者的决策能力。企业经济与科技信息是决策的依据，决策能力是决策的关键，没有高质量的企业科技信息，再高级的决策者也难以发挥作用，也不能转化为最佳的决策方案。企业经营决策者主要是企业的领导人，因此，企业的领导者在经营决策过程中，除要努力提高自身的决策素质之外，还要充分运用经营决策中质量较高的各种信息。一般说来，企业经营决策中的信息利用要掌握好两个环节。

（1）要全方位地利用，科学地综合企业各类信息，形成各种不同的方案：在做出企业经营决策前，应该全方位地利用各种不同的意见、办法、方案，大家把意见、办法和方案提出来以后，通过相互之间的讨论、交换、修改、补充，很多意见、办法、方案都可以得到充实和完善，特别是通过不同意见的讨论，还可以纠正谬误，消除分歧，集思广益，取长补短，这正是巧妙运用信息的一种重要形式，是决策民主化的表现，也是决策科学化的基础。

（2）要深入地利用企业经济与科技信息，反复地对比企业各类信息，选择最佳方案，果断做出决策，并付诸实施：这是整个决策过程中最重要的环节。方案提出来并作过对比分析后，就应该做出决断，绝对不能议而不决、谋而不断，否则，就延误了时间，错过机会，给企业造成不必要的损失。能不能当机立断，关键在于企业主要领导人。企业主要领导人的重要职能就是抓好决策。

2. 药品企业计划活动中的科技信息利用　计划是对未来工作的一种安排、设计，是企业领导者搞好经营管理的重要手段。企业对有关问题做出决策，选定实施方案以后，要靠周密的计划来具体落实。科学、合理地制订计划，是现代化大生产的客观要求，是提高企业经济效益的保证。企业计划活动在企业中有不可低估的作用。

　　然而，计划活动与企业信息关系密不可分，能否保证计划的科学性与是否有效的利用企业科技信息有直接的联系。计划的科学性体现在计划的可靠性、正确性上，计划的正确性、可靠性表现在与客观实际是否相符合上。要使计划与客观实际相符合，就必须有大量及时、准确、可靠的企业信息作基础，信息不灵，情况不明，就很难制订出科学的计划来。因此，要使计划具有科学性必须从对企业经济与科技信息的利用抓起。

　　企业计划活动中的信息利用与经营决策中的信息利用要求是不完全相同的。一是计划要求的企业信息更具体、详细。因为企业计划大致包括目标、方针、措施等内容，要使这些内容落到实处往往需要具体地对企业的人、财、物、时间、空间的使用做出设计和安排。如果直接为制订计划服务的有关信息太笼统、太抽象，就会使设计和安排缺少依据。所以，计划活动所需要的信息要适当详细具体一些。二是计划要求的企业经济与科技信息具有专业性、针对性。这与制订计划要求的企业信息更详细更具体有关。企业计划的种类很多，层次性更加明显，几乎涉及各部门、各单位甚至个人。尽管企业的生产计划、经营计划、技术开发计划、人员安排计划有一定的内在联系，但各自的内容截然不同，专业性、针对性强。所以，在计划活动中利用信息一定要注意这一特点。三是计划活动中企业信息用户主要不是企业领导者，而是企业计划部门和其他有关部门。

　　3. 药品企业科技开发中的科技信息利用　　企业技术开发就是企业把科学技术转化为生产力的创新过程。能否有效地开展企业技术开发是关系到企业生存和发展的大事，现在越来越被人们所重视。

　　企业技术开发同样离不开企业信息，特别是企业科技信息。企业技术开发成功与否与企业科技信息灵不灵，准不准有非常直接的联系。首先，搞技术开发，必须了解先进的科学技术。如果不了解先进科学技术的状况和发展动向等企业科技信息，就谈不上用先进的技术代替落后的技术，用先进的工艺和设备取代落后的工艺和装备。其次，要掌握企业内外关于技术开发的各种环境和条件'。如果没有掌握住并研究透企业内外的实际情况，不从实际出发，盲目地进行技术开发，即使是有先进的科学技术，也达不到理想的效果。再次，掌握技术开发的形式、方式和手段等方面的企业信息，以解决如何进行技术开发的问题。

　　企业在科学技术开发中的信息利用特别需要注意以下两个问题：

　　（1）树立"拿来主义"思想，充分利用前人的科技成果：把别人的科技成果变成自己的财富，用于生产，可以避免走弯路，能够节省研究、设计和试制时间，节省费用。我国过去在这方面吃的苦头是比较多的，不少企业利用所谓的"达到国际先进水平"或"达到国内先进水平"的成果，往往是别人十几年甚至几十年前就研究过并已经解决了的问题，造成了极大的浪费。

　　（2）技术开发也要综合利用各种各样的企业科技信息：企业技术开发的最终目的是为了研制和生产出满足市场需要的质优价廉的新产品，以创造好的效益。从一个产品的研究或试制到批量生产，再到市场上销售和得到社会承认是一个十分复杂的过程，其中一个环节套着一个环节，不管哪一个环节没有达到预想的效果就可能影响整个过程。这就要求我们在利用企业科技信息时，除注意充分利用科技信息以外，还必须综合利用经济、社会、市场、管理、政策法规、自然地理、企业竞争等多方面的信息。不综合利用各种企业信息给我们的教训也不少。例如，某企业需要进口比较先进的设备，恰好某国提供了信息，可以供给此种设备而且价格比较优惠，比国际市场上同类设备便宜2%，于是，该企业高高兴兴地付出外汇，购进了机器。后来，他们就发现一个问题，即设备、原材料和维修所需的零部件，必须全部依赖某国长期供货，而某国却随时可以提高该原材料和零部件的价格，有时甚至故意刁难。对这种长期依靠"洋米"（进口原材料和零部件）喂"洋鸡"（进口设备）的被动情况，为什么当初考虑不足呢？"前事不忘，后事之师"。总之，利用片面信息要吃苦头的。

（二）市场信息的利用

市场信息的利用，是市场信息动态运行的最后一道环节。企业对信息的收集、加工整理以及存储、传递等一切活动，其最终目的全在于利用。市场信息的利用，指的是企业把市场信息用于企业经营管理过程中，使信息间接为企业带来经济效益和社会效益的过程。

1.药学市场信息利用的意义　"买卖未做，信息先行"，这一现代经营管理的基本常识已愈来愈被广大企业的决策者和经营者所认识。利用市场信息，对于发挥信息资源的作用，改善企业经营管理，提高企业经济效益，有着重要的意义。

（1）利用市场信息能够实现信息的使用价值，为企业带来效益和财富。信息要为人类造福，必须通过人类对信息的有效利用，使信息作为实现现实生产力的结合因素渗透到生产和流通活动之中，间接地为企业带来效益和财富。

（2）市场信息的利用能够实现信息的增值，产生信息的放大效应，使信息在空间上传递、在时间上延续，从而为人类带来更大的效用。

（3）市场信息的利用能够不断提高企业的科学技术水平，促进产品更新。实现产品更新是企业活力的具体体现。通过对商品科技和市场营销信息的推广和利用，使企业在市场竞争的外部环境中能够不断开发出新的产品，以满足消费者日益增长和变化的需求。

2.药学市场信息在药品企业决策经营中的利用　企业经营决策是市场经营活动的核心，而信息则是制定决策的依据。进行决策，必须掌握大量的市场动态信息，才能为正确决策提供可靠根据。市场信息是决策的基础和前提，决策是市场信息的结晶。

现代企业决策大体包括四个阶段，即：确定目标、拟订方案、选定方案、决策实施。在第一阶段中，企业需要广泛地收集有关决策对象的各种基本信息，并进行加工和分析；之后，要对收集的信息进行归纳、推理、判断、找出事物的内在规律性，即拟订方案阶段；方案的选定就是进行不同方案所需条件和信息资料、数据的论证工作，从而确定最优决策模型；最后，还要利用信息反馈，以检验、调整和修正决策，确保目标的实现。

在利用市场信息进行企业经营决策中，进行不同种类的决策使用市场信息的类型是有区别的。企业经营决策包括日常经营管理决策、战术性决策、战略性决策。

3.药学市场信息在药品企业规划中的利用　计划是企业管理的重要职能。要科学地制订企业计划，就必须掌握计划的预期环境，这就要求掌握和利用大量的市场信息。市场信息在计划职能中的作用，主要表现在以下方面：

（1）利用信息作为计划工作的依据：制订计划所需要的信息，来自于企业内部和外部两方面，要求更详细具体，定量化更高，专业性更强，以便对企业所处环境进行分析。

（2）不同类型的计划，需要选择不同类型信息：计划按其内容的重要性，可分为战略型和职能型，按时间可分为长期、短期、中期计划。战略计划一般为长期计划，主要需要全面的、具有战略性和预期性的信息；而短期计划还需要更多的历史和现时的数据资料信息。

（3）形成预测信息：预测信息是在对现有信息资料分析研究基础上经过加工、过滤而升华的信息，它是对未来的一种科学判断，是计划工作的基础。

4. 药学市场信息在药品企业管理控制中的利用 控制是管理的基本职能之一。企业控制职能的任务在于保持、维护和改进生产经营管理，使之按照最佳轨道运行，以实现企业目标。市场信息是控制的前提，也是整个控制过程赖以实现的基础。一般来说，任何市场信息的收集、加工与传递，都是为了进行有效的企业控制，任何企业控制与调节，也都需要大量的市场信息。

信息在企业控制活动中的应用主要表现在：①提供事前控制的标准信息，对企业管理过程进行有计划的控制；②利用反馈信息，作为控制过程衡量工作成效、调整偏差的依据；③提供即时反馈信息，以适应管理控制过程的需要；④提供前馈信息，对管理过程进行前馈控制，以掌握管理控制的主动权。

另外，企业管理过程的控制是一个多层次、多因素的复杂控制过程。为了发挥信息在企业管理中的作用，实现对企业管理过程的有效过程，必须具备如下条件：①要有控制系统和被控制系统；②要建立控制的基本程序；③要有健全的信息反馈系统；④加快反馈回路信息传递的速率。

四、网络药学信息的利用

（一）专业网络中药学信息的利用

1. NLM 中的药学信息 美国国立医学图书馆（National Library of Medicine，NLM）是世界上最大的医学图书馆，收录有生物医学和健康关怀等各方面资料，包括书籍、期刊、技术报告、手稿、缩微胶片、声像资料、数据库等，以促进医药科学的发展，提高公众的健康水平。NLM 中提供了各种各样的药学信息数据库，主要包括以下六种。

（1）MEDLINE 数据库：MEDLINE 数据库是由 NLM 建立的国际性综合生物医学信息书目数据库，是当前国际上最权威的生物医学文献数据库。内容包括美国《医学索引》（Index Medicus，IM）的全部内容和《牙科文献索引》（Index to Dental Literature）、《国际护理索引》（International Nursing Index）的部分内容。包含了超过 5000 种期刊、1600 万条文献记录。

（2）AIDSDRUGS 数据库：该数据库收集有关艾滋病和艾滋病病毒的药物资料。

（3）NCI-3D 数据库：该三维结构数据库包含了美国癌症研究所（NCI）的 120000 余种物质的二维和三维信息。

（4）TOXNET 数据库：毒理学网络数据库（TOXNET）提供了包括有害物质数据库（HSDB）、毒理学在线（TOXLINE）、化合物别名和结构数据库（ChemIDplus）、发育和生殖毒理学（DART）、化学物环境毒物学评价（TRI）、风险信息集成系统（IRIS）、化学致癌研究信息系统（CCRIS）、基因突变毒理学（GENE-TOX）等数据库。收录了从 1900 年至今的大量化合物的生化、药理、生理、毒理效应的相关数据。

TOXNET 中使用频率最高的数据库是 TOXLINE、HSDB 和 ChemIDplus。TOXLINE 数据库是有关药物和化学物质的毒理学、药理学、生理学等内容的文献型数据库，是常用的药学文献数据库之一。HSDB 数据库是关于化学物质对人类和动物的毒性、安全、使用及评价的文献专题数据库。ChemIDplus 数据库包含了 NLM 中引用的所有化学结构和命名，共包含 380000

种化合物，其中有化学结构的共 100000 多种；用户可以通过化合物名称、CAS 登记号码、分子式、分类号、编码或结构查询化合物。

（5）MedlinePlus 数据库：该数据库是 NLM 开发的医药信息检索数据库，包括三个部分：Health Topics、Drugs & Supplements 和 Videos & Tools。该数据库提供的信息广泛，具有一定的权威性，其中药物信息部分包括了《美国药典药物信息分册》中的 9000 多种处方药和零售药。其宗旨是为患者提供医药信息，内容通俗易懂，也可作为医务人员的参考。

（6）Clinical Trials.gov 数据库：美国临床试验数据库是目前全球最大的临床试验数据库，收录了来自全世界的 93000 多个实验。其主要宗旨有两方面：①向患者、医疗卫生人员和社会大众提供临床试验信息的查询服务；②向医学科研人员和机构提供临床试验注册服务。

2. Rxlist 中的药学信息   Rxlist（网上处方药物索引）建立于 1995 年，是美国的一个在线处方药物查询网址，其数据库含有 5000 种以上药物。Rxlist 网站以药剂师和医生的文章及美国食品和药品管理局等权威网站为依据，不断地对处方药物信息进行更新，信息时效性强，可靠性高。它的一大特点是列出了美国处方药市场每年度前 200 个高频使用药（Top200），占美国处方中处方药出现次数的 2/3。对其品种的分析，可以给国内医药工业研究人员带来很多启发。同时，该网站对具体药物又有极为详细的介绍，在医院药师面对更新快速的新药市场时，可以有个同样更新速度的处方药物手册支持查询。

（1）Rxlist 的检索方式：利用 Rxlist 查找药物信息可以通过两种途径进行，分别介绍如下：

1）字顺表检索。字顺表中按照英文字母 A–Z 的顺序列出了网站收录药物的商品名和通用名，可以直接点击药物名称进入查看。

2）关键词检索。该检索具备强大的搜索功能，可以搜索 Rxlist 药物专论上所有品种。访客可以输入药品的商品名、常用名、疾病症状、副作用等，甚至药名片断（词尾模糊部分用 * 代替，但 * 不可用于词头）进行检索。该搜索还支持传统 Boolean 语言（如 and, or, not）。对于医院药师而言，如此方便的搜索功能可使他们在面对不同提问要求时（如患者讯问某药有何用，某病用何药），可以迅速查到相关资料。

（2）Rxlist 具体药物的信息内容：Rxlist 对某种药物的信息记录项目齐全，信息十分丰富，通常包括下列几项：概括性描述（包括作用、作用原理、结构式、分子式、分子量、性状、溶解情况以及该药剂型、剂量等）、临床药理（包括详细作用机理、药物动力学和药物代谢、特殊人群药动学差异、临床试验具体细节、临床试验结果等）、适应证、剂量和用法、包装信息及贮藏要求、警告、禁忌、注意事项、副作用、药物相互作用、过量和患者报告等。

3.WHO 中的药学信息   世界卫生组织（World Health Organization，简称 WHO）是联合国专门机构，成立于 1948 年 4 月 7 日，总部设立在瑞士日内瓦，下设三个主要机构：世界卫生大会、执行委员会及秘书处。WHO 的宗旨是"使全世界人民获得可能的最高水平的健康"。

WHO 总部有关药品方面由诊断、治疗和康复技术处管理。其诊断、防治疾病药物方面的主要工作有：①制订药物政策和药物管理规划：要求各国采取行动，选择、供应和合理使用基本药物约 200 种。②药品质量控制：编辑和出版国际药典，主持药品的统一国际命名以避免药品商品名称的紊乱，出版季刊《药物情报》通报有关药品功效和安全的情报。③生物制品管理：制订国际标准和控制质量，通过其合作中心向会员国提供抗生素、抗原、抗体、血液制剂、内分泌制剂的标准品，支持改进现有疫苗和研制新疫苗。④药品质量管理：制定并经

1977 年世界卫生大会通过《药品生产和质量管理规范》（简称 WHO 的 GMP），《国际贸易药品质量认证体制》（简称 WHO 的认证体制，1975 年制定）两个制度，大会建议并邀请各会员国实施和参加。

（二）公共网络中药学信息的利用

1. 谷歌　谷歌（Google，网址为 http：//www.google.com）是由两位斯坦福大学的博士生 Larry Page 和 Sergey Brin 于 1998 年 9 月在美国硅谷创建的高科技公司。他们设计的谷歌搜索引擎，旨在提供全球最优秀的搜索引擎。通过其强大、迅速而方便的搜索功能，在网上为用户提供准确、详细、符合他们需要的信息。

目前，谷歌搜索引擎已是全球最大的搜索引擎，其以快速而又准确的搜索功能著称，提供多达几十种语言的界面供全球用户使用，因此在世界范围内广受欢迎。其中对于药学工作者来说最实用的莫过于谷歌学术（Google Scholar）。通过谷歌学术可以比专业的药学检索工具检索到更多类型的文献，但其缺点是不易获取原始文献。其次谷歌图片（Google Image Search）也可以用于药学科研人员的检索，例如检索索拉非尼的结构式，只需在谷歌图片中检索 "Sorafenib" 即可查到相关信息。

2. 百度　百度（网址为 http：//www.baidu.com）是国内最大的商业化全文搜索引擎，占国内 80% 的市场份额。其功能完备，搜索精度高，除数据库的规模及部分特殊搜索功能外，其他方面可与当前的搜索引擎业界领军人物 Google 相媲美，在中文搜索支持方面有些地方甚至超过了 Google，是目前国内技术水平最高的搜索引擎。

百度目前主要提供中文（简 / 繁体）网页搜索服务。使用百度搜索引擎，输入标准编码的繁体中文或简体中文，都可以同时搜到繁体中文和简体中文网页，并且搜索结果中的繁体网页摘要信息会自动转成简体中文，方便阅读。如无限定，默认以关键词精确匹配方式进行搜索。百度搜索引擎不区分英文字母大小写，所有的字母均当作小写处理。搜索引擎并不理解网页上的内容，只会找出含有输入的全部关键词的网页。百度的搜索功能包括：①简单搜索功能：直接输入检索关键词查询即可。②高级搜索功能：能够对多个搜索词的词间关系、搜索网页的生成时间、文档格式、关键词位置，以及是否在指定网站中搜索等方面进行限定。

小结一

1. 信息、知识、情报和文献的概念及四者之间的相互联系和转换关系，列举了药学文献的常见类型。

2. 文献检索步骤的实施，检索语言是关键，而对检索语言的把握，以能表述文献内容特征的分类检索语言和主题检索语言为最常用，外部特征的检索语言作为补充，检索方法以及检索途径是对检索语言具体运用的体现。

3. 对图书、期刊、标准等文献资源的利用等具体内容进行了介绍，并对如何利用新兴的网络信息资源为药学专业信息服务做了相关阐述。

NOTE

第二章　药学信息的获取

第一节　药学信息获取原则

信息无处不在，无时不有。信息存在于自然界，也存在于人类社会，信息来自物质世界，也来自精神领域。在信息社会的框架正在形成和完善的今天，药学信息正在对药学科学的发展产生越来越大的影响，同时也改变着药学研究方向、药学教育、药物治疗应用的运作模式，改变着人类健康活动的传统观念。随着人类的进步，社会的发展，药学科学发展迅猛，药学信息数量剧增，流速加快，而且信息的半衰期缩短，信息老化、污染与分散问题也日益严重。为获得有价值的药学信息，在获取药学信息时，必须坚持以下基本原则。

一、主动、及时原则

信息传播的一个重要原则是主动、及时，也就是时效性原则。药学信息也是如此，它的时效性很强。信息采集要跟上发展变化的形势，就必须积极主动地搜集，及时发现、及时取得、及时处理信息。只有主动出击，才能及时获取药学信息，及时反映药学发展的最新动态，方能使信息的效用得到最大限度发挥，为人类的生存发展做出更大贡献。

采集药学信息的人员要有敏锐的信息意识和强烈的竞争意识，以及高度的自觉性、使命感、洞察能力和快速反应能力；要有较高的网络查询和信息搜集、分析研究的能力；要有过硬的药学基础知识，熟悉各种药学信息采集途径，并能掌握先进的药学信息采集技术和方法。

对迫切需要的信息，要千方百计地及时搜集，对他人未知的信息，要善于发现其中的效用，这样就能快速、准确、充分地搜集所需要的最新药学信息。

二、真实、可靠原则

真实可靠的药学信息是进行药学研究和选题的重要保证。在药学信息采集过程中必须坚持实事求是的原则，搜集真实、可靠、准确的信息。

坚持严肃认真的工作作风、实事求是的科学态度，必须脚踏实地、深入实际，切忌捕风捉影，主观臆断。采用科学严谨的采集方法，将搜集的信息进行严格核实、检测、筛选，对各类药学信息源的信息含量、实用价值和可靠程度等进行深入细致地比较分析、弄清虚实、去粗取精、去伪存真。另外，要尽量减少信息交流渠道的手续，减少采集过程中受到的干扰。

三、针对、适用原则

药学学科分支众多，研究方向广泛，内容繁杂，搜集药学信息应紧紧围绕自己的研究方向、科研课题。在药学信息的需求上，有针对性、有层次、有类型、有重点、有选择地采集利用价值较高的、适合当时和当地环境条件的信息，做到有的放矢，要明确药学信息采集的目的，目的性明确，收集的药学信息才能专而有用，才能提高效率，避免或减少盲目性。对所采集到的信息的用途，药学信息需求人员的研究方向、任务、目的、水平和环境等条件应该明确，这是保证信息适用性的重要条件，以满足药学信息人员需求并带来明显社会效益和经济效益为原则。

四、系统、连续原则

药学信息的搜集要用全面、发展、联系的观点来看待信息之间的相互联系，力求所获得的信息具有一定的系统性、连续性、完整性。

所谓全面是指搜集者要把与研究课题有关的重要药学信息尽可能地搜集齐全，包括国内的、国外的，公开的、内部的，现在的、过去的，文献型的、非文献型的；所谓系统，是指围绕课题搜集一系列具有内在联系的、能反映课题研究的各个方面和发展全过程的药学信息。系统地搜集药学信息，并不是要求贪多求全，累赘重复，而是要反映课题的全貌，有利于揭示问题本质。

药学信息采集的系统、连续，就是指药学信息采集空间上的完整性和时间上的连续性，即从横向角度，要把与某一药学课题有关的分散无序的资料搜集齐全，才能对该药学课题形成比较完整、全面的了解和认识；从纵向角度，要对同一药学课题在不同历史时期、不同阶段的发展变化情况，利用累积型的检索工具进行搜集、加工、整理后获取较为全面的有影响信息，以反映事物的真实全貌。药学信息采集的系统、连续原则是药学信息整理的基础，只有全面、系统、连续地搜集药学信息来源，才能有所侧重、有所选择、有所比较、有所分析，产生有序的药学信息流。

五、经济、适度原则

现代药学信息环境十分复杂，我们要防止滥采信息，获取药学信息的方式必须是经济的，费用低而效率高，防止造成人力、财力和物力上的浪费，又要防止有用的信息遗漏，防止真伪不明的药学信息混杂在一起，从而使重要信息湮没于大量无用信息之中。因此，在药学信息采集工作中必须坚持适度、适量原则，利用科学方法和手段采集，讲求效果。一般来说，采集的药学信息在满足需要的前提下，必须限定在适当的数量范围内，能最大限度地发挥其作用，保证药学信息质量好，成本低，即不能超过药学信息使用者的吸收利用能力。另外，也要从使用方便的角度，考虑选择合适的药学信息源如各种数据库即电子信息源，还要考虑药学信息采集途径、方式和手段，以及应采集的药学信息数量与载体形式等，提高药学信息采集工作的经济效益和社会效益。

六、计划、预见原则

药学信息搜集工作既要立足于现状，满足当前研究需求，又要照顾未来的发展，要求采集人员具有一定的超前意识和前瞻性，为未来药学研究发展打下坚实基础，为今后的研究确定发展方向。我们要广辟信息来源，有计划、有侧重地搜集具有前瞻性的药学信息和对未来发展有重要指导意义的预测性信息，以提高预测的可靠性和准确性。

NOTE

药学信息的采集工作要持之以恒，日积月累，把药学信息搜集作为一项长期的、连续不断的工作，从业人员的选择、信息源的确定、搜集的方法都要做到心中有数，合理安排，在科学预测性的基础上做到灵活性与计划性的统一。

第二节　药学信息获取途径

信息源顾名思义就是信息的来源。人们在科研活动、生产经营活动和其他一切活动中所产生的成果和各种原始记录，以及对这些成果和原始记录加工整理得到的成品都是信息的源泉。信息源内涵丰富，它不仅包括各种信息载体，也包括各种信息机构；不仅包括传统印刷型文献资料，也包括现代电子图书报刊；不仅包括各种信息储存和信息传递机构，也包括各种信息生产的机构。

联合国教科文组织出版的《文献术语》（Terminology of Documentation）把其定义为：个人为满足其信息需要而获得信息的来源，称为"信息源"。

一切信息来源于自然界，来源于人类社会。"人"自身既是信息的来源，也是使用者。对药学信息源来说，自然界和人类一切与药物有关的社会实践活动都是药学信息的最终"源头"。

一、从信息源获取信息的途径

从信息源的角度出发获取药学信息，通常包括个人信息源、实物信息源、文献信息源、数据库信息源和组织机构信息源。

（一）个人信息源

又称口头信息源，在情报学领域称之为"零次文献"。通过口头交流或动作传授形式进行传播、直接作用于人的感觉器官的非文献型的知识信息即个人信息源。人们不断地创造、传播和使用各种最新信息。人们从交谈、讨论、听取演讲或报告、参观或观摩、沙龙、公关活动中获取相关的信息。个人信息源在药学信息交流、传播系统中具有重要的地位和作用，尤其那些具有丰富药学实践经验的药学专家、学者和行政管理人员，把他们积累多年的大量的药学经验、药学信息传授给后人，发扬光大。他们占有着大量的药学信息资源，又是药学信息的宝库，不断地创造、生产、传递最新的药学信息，同时他们占有学识、地位上的绝对优势，经常与外界有着广泛的接触和联系，成为药学信息的凝聚点和发射源。

1. 个人信息源的特点

（1）及时性：通过与药学专家、学者直接接触、交流、观摩、演讲报告的形式，能够最迅捷、准确地获取最新的药学信息。

（2）新颖性：同行交谈的信息内容多为对方未知或不清楚的事物，其内容往往具有较强的新颖性，是他人所未发现和使用过的信息，是独具特点，能反映出事物个性的药学信息，有时甚至可以得到一些不宜公开的内部信息。

（3）强化感知性：面对面地获取最新而又不能马上公开的信息，除接收到语言信息外，还可根据信息发出者的声调、表情、语气、身体语言及环境气氛等感受其"言外之意"，进行推理和判断，加深理解。

（4）瞬时性：口头信息生存时间短、更新速度快，信息价值与提供时间长短成反比，提供时间越短反映的情况越真实，描述得越清楚，信息价值就越高；时间越延误，价值越小。因此，必须将信息记录在其他信息载体上方可长期保存。

2. 个人信息源的缺点

（1）信息容易失真：口头信息在传递过程中，会自觉或不自觉地察言观色并对发言者传递来的信息进行改进和语义的转换。

（2）主观随意性：人们在口头信息交流过程中，往往按照自己的好恶、兴趣，对信息进行加工取舍，或根据个人意志对客观事物进行曲解和割裂。这种主观随意的评价容易导致药学信息失真，科研成果的流失。

（3）信息保管困难：非记录性决定了口头信息是难以保管的。

（4）信息传播范围小：由于受众面小，信息传播范围有限。

（二）实物信息源

实物信息源是指某种实际存在的物品所揭示出来的信息，如药草标本、原药材、代谢产物、人工合成的化合物。实物信息是没有加工的信息，用户只能根据需求去细心地、有目的地搜集、加工、整理、分析和利用。

药学的研究对象是药物和一切可能具有生理活性和治疗作用的物质。无论是原药材、代谢产物还是人工合成化合物等，均可视为实物信息源。实物信息源给药学工作者提供了充分认识药物的物质条件。

1. 实物信息源的特点

（1）直观性：实物的最大优势就是形象、直观、生动、全面、系统。它能提供全方位、多角度、立体的信息，根据各自的需要进行科学实验分析和科学研究，总结出可借鉴的信息。

（2）真实性：实物信息源是客观存在着的东西，如生药、原药材、代谢物、合成物，药学专家、药学工作者可以从中获取第一手的完整可靠的药学信息，掌握各种有价值的实验数据信息，指导生产实践活动，因此，具有较高的真实性和可信度。

（3）隐蔽性：实物信息源中包含的药学信息往往是潜在的、隐蔽的，不易被完全发现，因此要求药学工作者必须具有强烈的信息意识、认真细致的研究分析，用敏锐的视角在药学实践中潜心研究，找出具有规律性的信息，提高科研分析问题的能力和水平。

（4）零散性：实物信息源的时空分布广泛、散乱、混杂，无一定规律可循，因此很难对其进行加工整理，要把传递中杂乱无序的信息整理成有序状态，控制信息的流速和流向，以满足人们的特定需求。

2. 实物信息源的缺陷 ①信息挖掘困难；②信息收集、保管、传播困难；③容易引起知识产权纠纷。

（三）传统文献信息源

传统文献信息源是指用一定的记录手段，将系统化的药学信息内容储存在纸张、胶片、磁带、磁盘和光盘等物质载体上而形成的一类信息源。按照药学文献的物质载体形式，可以把文献分为印刷型文献、缩微型文献、声像型文献和机读型文献。按照文献信息加工的程度，可以把文献分为一次文献、二次文献、三次文献、零次文献；按照出版形式，可分为图书、期刊、报纸、专利文献、学位论文、标准文献等。药学文献是药学信息交流系统中最重要的成分之一。

1. 文献信息源

（1）图书：是指用印刷或手抄方式把原文或图表加以再现、装订成册、篇幅较多的、不定期出版物。包括有专著、丛书、论文集、工具书、教科书、参考书等，每种图书都有一个中心主题或系统论述。是记录和保存知识、表达思想、传播信息的最古老、最主要的文献，它的信息承载量大，便于存放、携带，可不受空间、时间和设备限制。它是综合、积累和传递知识的一种重要文献信息源。

图书的内容比较成熟、全面、系统、完整。尤其是科技图书，一般是对已发表的科研成果、生产技术、科技知识和经验，或某一知识领域进行系统论述或总结之后重新组织编写而成的。图书的出版周期较期刊长，其报道信息在时间上比期刊论文和专业学科文献要晚些。

近年来，电子图书大量面世，且数据量越来越大，内容十分丰富，通过计算机就能方便快捷地获得相关药学图书的信息。

（2）期刊：是一种有固定名称的连续出版物，定期或不定期连续刊行，每期载有不同著者、译者或编者所编写的文章，用连续的卷期和年月顺序编号出版，每期的内容不重复。是一种的重要的信息来源。

期刊是信息的重要载体，信息是期刊的生命力所在，没有信息的期刊就没有生命力。期刊有很强的时效性，各种信息较图书早 2～3 年，并且有连续性、检索方便的特点，能历史地、系统地反映某一学科领域科研课题的开发过程，成为人们寻找研究上的新发现、新思想、新见解、新问题的首要信息源。也是当前信息情报的主要信息源。

与图书相比，期刊出版发行速度快，报道的内容新颖，可以及时了解科研动态、前沿信息和进展情况以拓宽思路，汲取有用的成果。多种信息源的调查表明，科技期刊的利用率最高。期刊的特点是：品种繁多，内容丰富多样，出版周期短，报道及时、迅速，流通面广泛，连续性强，能及时反映各国的科学技术水平。期刊全文数据库为期刊的利用带来极大的方便，受到越来越多用户的欢迎。

（3）报纸：是新闻的主要载体，它的出版周期最短。是一种特殊形态的期刊，以新闻报道和时事评论为主，此外也登载学术论文和科普文章。

报纸内容新、涉及面广、读者多、影响大。及时性、新闻性是报纸的主要特征，能及时了解社会各个方面的信息。通过报纸可以了解社会的当前信息和即将发生的事情，能及时反映各国的科学技术水平。

报纸信息零乱、材料分散、知识不系统，是一种难以保存和累积的信息文献。

（4）科技报告：是科研工作成果或进展的研究报告和技术报告，一般都有编号，供识别报告类型使用。科技报告大致可以分为基础理论研究和生产技术两大类，所反映的科研水平和成果比期刊论文快，且内容新颖、详尽、专深、具体、完整、可靠，是科研过程的真实记录，能反映一个国家在某一学领域的科技水平，许多尖端学科的研究信息首先就反映在科技报告之中。

科技报告具有保密性，发行是受控制的，一般以单行本形式出版，只有公开与解密的科技报告，流传范围较广。

（5）学位论文：按国际标准化组织的定义：学位论文是指作者为取得专业资格的学位而提

出的介绍他本人的研究发现或某种结论的文献。学位论文质量较高，它们带有一定的独创性，探讨的问题比较专业、深奥，对问题的阐述较为系统详细，其参考价值不亚于科技报告，因此是一种重要的信息源。

（6）会议文献：是指在国际或各国国内各种专业学术会议和科学技术研究会议上宣读的论文和报告。在会上交流的文献常常反映出科学技术的最新成就和发展趋势，探讨的问题专业领域集中、针对性强、内容专深。科技工作者都把学术会议视作重要的信息交流场所，收集和传递各种最新信息。会议文献是了解国际和各国的科技水平、动态及发展方向的重要信息资源。

（7）专利文献：是专利制度下的产物，它是一种受法律保护的文献。专利文献是科技工作者极为重要的信息源。专利文献涉及的技术内容比较广泛，从日常的生活用品到高科技领域，面广量大。

（8）政府出版物：政府出版物是指各国政府部门以及所属机构发表、出版的文献。一类是行政性文件；另一类是科技文献。通过政府出版物，可以了解该国家的科技发展动态、政策法规、经济政策的演变和科技策略等状况。

（9）产品资料：产品资料是指各国厂商或经销商为介绍或推销产品而印发的商业宣传品。其数据可靠、技术成熟，有详细的外观照片和结构图，直观性强。使用周期短，需及时收集。

（10）标准文献：标准文献有狭义和广义之分。狭义指按规定程序制订，经公认权威机构批准的一整套在特定范围内必须执行的规格、规则、技术要求等规范性文献。广义指与标准化工作有关的一切文献，包括标准形成过程中的各种档案、宣传推广标准的手册及其出版物、揭示报道标准文献信息的目录、索引等。

标准文献具有约束力、实效性、针对性等特点。技术标准在科学上是可信的，在技术上是可行的，对各国的科技发展和生产技术活动进步起到了很重要的作用。对产品更新换代、改进工艺水平、提高产品竞争力很有帮助，是了解一个国家的发展和生产水平的重要信息源。

（11）档案文献：档案文献是指国家机关、社会团体及组织在从事政治、军事、经济、科技、文化、宗教等活动以及个人从事社会活动中所形成的具有保存价值的各种形式的历史记录。档案材料形式复杂，内容繁多，具有原始性特点，其客观的记录真实地反映了历史。档案文献的可靠性和稀有性使其具有特殊的使用价值。

2. 电子信息源 电子信息源即以数据的形式，把文字、图形、图像、声音等多种形式的信息存放在光性物质和磁性物质等非印刷型介质上，再以光信号、电信号的形式传输，通过相应的计算机和其他外部设备显现出来的一种信息源。

电子信息源的特点是：在 Internet 上使用电子信息的费用低、信息更新的速度快，由于网络信息系统采用链接方式，检索范围大大拓宽，能检索的信息不单是以文献信息为主，同时还提供多种信息服务，如 E-mail、Telnet、WWW 和 BBS 等。目前世界上资料最多、门类最全、规模最大的信息库就是 Internet，它是人们检索信息的极为重要来源。

电子信息源的类型：电子数据可以分为模拟信号存储的数据和数字信号存储的数据，因此，也就有模拟信息源和数字信息源。模拟信息源就是通过广播、电影、电视和录像等以模拟信号来传输的信息；数字信息源是电子信息源的主体部分，在这里，电子信息源主要是指数字信息源。

（1）光盘出版物信息源：光盘是一种用激光来记录和再现信息的高密度存储介质。光盘具有容量大、体积小、重量轻、价格低，可同时存储声音、图像、文字，携带、邮寄方便等众多优势，使信息处理、传播、检索和利用的模式发生了根本性的变化。

（2）联机网络信息源：网络资源十分丰富，价格低廉，并有许多是免费的，因此，用户乐于从网上检索、获取信息，通过共用网络来享受全球的信息资源。

（3）电子出版物信息源：所谓电子出版物，指以电子方式或机读方式生产和发行的出版物。通过电子计算机等输出设备和电信网在视频终端上显示出来。当前的电子出版物有电子期刊、电子报纸、电子图书、电子地图、电子名录、数字声音 CD 和数字图像 VCD、DVD 等，另外还有书目数据库、数值数据库、事实数据库和全文数据库等。

（4）非出版物电子信息源：它主要指的是电子新闻、电子邮件、电子布告和电子论坛等。

3. 药学文献信息源的特点

（1）系统性：药学文献所记载的信息内容，往往是经过人脑加工的知识型信息，是药学工作者经过一系列的理论研究和实践活动后，进行选择、比较、评价、分析、归纳、概括，并以特有的形式表述出来的信息加工产物。因此大多比较深入，易于表达抽象概念和理论，更能反映事物的本质和规律。

（2）稳定性：药学文献信息是通过文字、图形、音像或其他代码符号固化在纸张、化学材料或磁性材料等物质载体上的，在传播使用过程中具有较强的稳定性，不易变形，不失真，从而为药学活动的认知与决策提供了准确可靠的依据。

（3）易用性：利用药学文献信息源时不受时空的局限，用户可根据个人需要随意选择自己感兴趣的内容，决定自己利用药学文献的时间、地点和方式。遇到问题可以有充分的时间反复思考，并可对照其他文献进行补充印证。

（4）可控性：药学文献信息的管理和控制比较方便。信息内容一旦被编辑出版成各种文献，就很容易对其进行加工整理，控制其数量和质量、流速和流向，达到药学文献信息有序流动的目的。

（5）时滞性：由于药学文献生产需要花费一定的时间，产生报道时差，因而出现了文献时滞问题。药学文献时滞过长将导致文献内容老化过时，丧失其作为信息源的使用价值。

（四）数据库信息源

所谓数据库是统一管理的数据的集合，它能为各种用户所共享，具有最小冗余度，数据间联系密切，而又具有较高的数据独立性。根据 ISO/DIS5127 号标准（文献与情报工作术语）数据库定义为："至少有一种文档组成，并能满足某一特定目的或某一特定数据处理系统需求的一种数据集合。"它能以最佳方式、最大的共享和最少的重复为多种应用服务，因而是计算机信息管理的基本资源。

1. 药学信息数据库分类　按相关药学信息的数据形式，可把药学信息数据库分为如下几类。

（1）参考数据库：能指引用户到另一信息源获取原文或其他细节的数据库，包括书目数据库（如题录库、文摘索引库、图书馆机读目录库）和指南数据库。

（2）源数据库：能直接提供所需原始资料或具体数据的数据库，包括数值数据库、全文数据库、术语数据库和图像数据库。

（3）混合型数据库：能同时存多种类型数据库的数据库。随着数据库管理系统技术的不断发展，药学信息数据库的存储容量越来越大，检索能力越来越强，开发越来越简易，使用越来越方便。

2.药学信息数据库特点 药学信息数据库作为一种新型信息源有以下特点。

（1）多用性：药学信息数据库是从整体观点来组织数据，采集的内容丰富，资料来源具有权威性，内容可靠，存储量大。它充分考虑了多种应用的需求，为药学人员提供多种检索途径，方便使用。

（2）动态管理性：数据库系统随时更新数据库，传输速度快，时差短，对新的信息能及时进行建库便于扩充修改、检索、统计、备份和恢复等多种管理。

（3）技术依赖性：数据库的实现是以计算机运算速度快和容量大、存储能力强为基础，与数据库系统开发与管理技术的进步紧密相连。即使数据库药学信息源内容新颖，检索效率高，且不受距离限制，但如果没有发达的信息技术基础，数据库信息源就不可能产生和发展，也不可能得到广泛普及和运用。

（五）组织机构信息源

组织是社会有机体充满生命活力的细胞，各级各类组织机构主要是通过内外信息交换来发挥其控制功能，从而实现组织目标。药学组织机构也不例外，它们既是药学信息的大规模集散地，也是发布各种药学专业信息的主要源泉。这类药学信息源主要有以下特点：

1.权威性 药学组织机构或从事规划研究开发，或从事监督管理，或从事生产经营，往往是专门开展某一方面的药学工作权威机构。是经过法定机构组织认定的活动，对每项工作的研究都达到当代较高的水准，产生的文献信息规范标准，因此它们产生发布的药学信息相对集中有序，也比较准确可靠，具有一定的权威性，给公众有一种安全感和可信度，值得高度重视。

2.垄断性 有些药学组织机构由于保守或者是竞争等方面的原因，常常把本部门所拥有的信息资源看成是自己的私有财产而不愿对外公开形成垄断。对这类组织机构，如果没有完善的信息公开制度作保证，很难进行信息采集工作，就更难实现信息资源共享。

二、药学信息的特征检索途径

药学信息检索的途径是提取药学文献信息源的外部与内部特征形成的，又称为检索点或检索入口。根据药学文献信息源所具有的物质属性与价值内涵，可将信息源特征分为外表特征和内容特征。

药学文献信息源的外表特征指的是从构成文献信息源的载体的外表上标记的可见的特征构成，如文献题名、责任者、出版时间、出版地、出版版次等著录项，分别构成相应的检索途径：题名（书名、刊名、篇名等）形成题名途径；责任者（著者、译者、编者、专利权人、出版机构等）形成责任者途径；号码（ISBN、标准号、专利号、报告号、索取号等）形成号码途径；文献引文形成引文途径。

药学文献信息源的内容特征指的是由分析构成药学文献信息源的信息内容要素的特征与学科属性形成的，主要形成分类、主题两种检索途径，主题途径中运用较广的有主题词途径和关键词途径，国内使用的医学主题词表有两种：美国国立医学图书馆的《医学主题词表》（《MeSH》），以及中国中医研究院（现中国中医科学院）中医药信息所出版的《中国中医药学主题词表》；分类途径中以《中国图书馆分类法》为依据。

NOTE

（一）文献信息的外表特征的检索途径

1.题名途径　题名是表达、象征、隐喻文献内容及特征的词或短语，是文献的标题或名称，它是以书刊名称或论文篇名编成的索引作为文献信息检索的一种途径。如果已知书名、刊名、篇名，可以此作为检索点，利用书（刊）名目录、篇名索引等按题名编排的检索工具进行检索，查出所有特定名称的文献。

题名途径一般较多用于查找图书、期刊、单篇文献。检索工具中的书名索引、会议名称索引、书目索引、刊名索引等均提供了由题名检索文献的途径。它通常按字序或音序编制。因此，使用方法与查字典之方法相同。

题名一般是特指的、专有的，只要确认题名，直接进行检索非常方便。题名途径是一种重要的检索途径，图书书名是《图书在版编目数据》国家标准（GB/T 12451-2001）中明确规定了的四大检索途径之一。

利用题名途径检索应注意以下3个问题。

（1）排检规则：中文字顺排检方法有多种，应留意检索系统采用何种方法，如汉语拼音、偏旁部首、四角号码等。英文字顺排列较为简单，但应对冠词、连词、介词等忽略不计。

（2）简称缩写：一些检索工具编制时为了节省篇幅，常对刊名、书名进行缩写。若能掌握一般的简写规则，将对理解检索系统中的刊名、书名简写有所帮助。

（3）与著者同名的问题：在根据检索结果去索取原始文献时有可能会碰到与著者名相同的问题。

利用题名检索中医药图书（尤其是古代中医药图书）时，书名要准确，因为相当数量的医籍名称非常相似，存在著者名相同书名不同和著者名不同书名相同的问题，即"同名异书"和"同书异名"的现象。

2.著者途径　著者是指对文献内容负责或做出贡献的个人或团体，包括著者、编者、整理者、译者。是根据文献著（编、译）者的名称查找文献的途径，习惯称著者途径。

许多检索系统备有著者索引、机构（机构著者或著者所在机构）索引，以著者为线索可以系统、连续地掌握他们的研究水平和研究方向，由于同一著者所撰写的文献在内容上往往有所关联，检索者也容易记住本领域的一些重要著者，可以依著者索引迅速准确地查到特定的资料。著者途径是一种较常用的检索途径。著者也是《图书在版编目数据》国家标准（GB/T 12451-2001）中明确规定了的四大检索点之一。

著者途径的特点是：专业研究人员一般各有所长，尤其是某些领域的知名学者、专家，他们发表的作品具有相当的水平或代表该领域发展的方向，通过作者线索，可以系统地发现和掌握他们研究的发展，可以查找某一作者的最新论著。

3.序号途径　序号途径是按照文献信息出版时所编的号码顺序来检索文献信息的途径。许多文献具有唯一性或一定的序号，如国际标准图书编号（ISBN）、文摘号、专利号等。根据各种序号编制成了不同的序号索引，在已知序号的前提下，利用序号途径能查到所需文献，满足特性检索的需要。利用序号途径，需对序号的编码规则和排检方法有一定的了解，往往可以从序号判断文献的种类、出版的年份等，有助于文献检索的进行。序号途径一般作为一种辅助检索途径。

4.分子式途径　这是以化学物质的分子式作为检索标识来检索文献信息的一种途径。使用的检索工具是"分子式索引"。从"分子式索引"中查出化学物质的准确名称，然后再查"化学物质索引"。该途径主要在美国《化学文摘》中使用。

5. 引文途径　文献所附参考文献或引用文献，是文献的外表特征之一。利用引文而编制的索引系统，称为引文索引系统，它提供从被引论文检索文献的一种途径，称为引文途径。反映了某个作者历年来发表了哪些文献，而且也反映了该作者的每篇文献又被哪些作者引用，从而又发表了哪些文献。比较常用的检索工具有美国的《科学引文索引》（SCI）。利用引文索引可以了解某作者的某篇文献被引用的情况，评价文献价值，扩大检索范围。

6. 其他途径　其他途径是指时序途径、地序途径、生物分类索引、属类索引、环系索引、化学物质途径等。读者可根据待检课题的特点和选用的检索工具灵活掌握使用。

总之，以文献的外部特征为途径进行检索，最大优点是它的排列与检索方法以字顺或数字为准，比较机械、单纯，不易错检或漏检。因而适用于查找已知篇名（书名、刊名）、作者姓名或序号代码的文献，可直接判断该文献的有或无。

（二）文献信息的内容特征的检索途径

1. 分类途径　分类途径是一种根据文献的内容特征，利用分类目录或分类索引查找文献的途径。分类检索途径在我国具有悠久的历史。许多目录大多以分类方法编排，主要按照信息内容的学科属性，运用概念划分与归纳的方法形成各级分类，从而组织信息形成一种有序化的知识体系，为用户提供从学科属性查找的途径就是分类途径。其优点在于科学、系统、满足"族性检索"，查全率高。但查找信息的其他属性和查找知识的横向联系时，此途径非常不便，并且对用户的要求较高，从而限制了此途径的广泛应用。

利用此途径来实现信息的查询有三种情况：一是用户首先通过查找各种分类法的分类详表或类目索引获得相关线索（类目名或类号）再进一步检索，如利用检索工具或利用各种馆藏目录；二是通过选择数据库提供的输入框的下拉菜单分类限制；三是通过门户网站和搜索引擎的分类类目浏览选择来实现的。

目前在我国通用的分类法主要是《中国图书馆图书分类法》（简称《中图法》）。《中图法》是国家推荐统一使用的分类法，使用范围最广泛。国外影响较大的有《杜威十进制分类法》、《国际十进分类法》和《美国国会图书馆图书分类法》。

体系分类索引是指利用文献的体系分类法所建成的索引系统。利用这一途径检索文献，首先要明确课题的学科属性、分类等级，获得相应的分类号，然后逐类查找。按分类途径检索文献便于从学科体系的角度获得较系统的文献线索，即具有族性检索功能。它要求检索者对所用的分类体系有一定的了解；熟悉分类语言的特点；熟悉学科分类的方法，注意多学科课题的分类特征。分类途径同样是《图书在版编目数据》国家标准（GB/T 12451-2001）中明确规定了的四大检索点之一。

2. 主题途径　以规范化的词汇来表达文献内容的主题，这种词汇称为主题词，主题途径是指用户根据所确定的主题词或关键词，利用主题词表和主题索引实施检索的途径。

主题途径是依据文献资料内容的主题特征进行文献检索，利用各类主题目录和索引进行检索的途径。主题途径在我国的使用没有像分类途径那样普及。主题目录和主题索引就是将文献按表征其内容特征的主题词组织起来的索引系统。利用主题途径检索时，只要根据所选用主题词的字顺（字母顺序、音序或笔画顺序等）找到所查主题词，就可查得相关文献。主题途径具有直观、专指、方便等特点，不必像使用分类途径那样，先考虑课题所属学科范围、确定分类号等。主题途径表征概念较为准确、灵活，不论主题多么专业都能直接表达和查找，并能满足多主题课题和交叉边缘学科检索的需要，具有特性检索的功能。通过主题途径获得的信息专指性强，但查全率较低，对用户的检索知识要求高。主题途径是《图书在版编目数据》国家标准（GB/T 12451–2001）中明确规定了的四大检索点之一。

3. 关键词途径　该途径是按照文献题目或内容中具有实际意义并能表述文献的主要内容、起关键作用的词或词组按照关键词的字顺在检索系统中使用的检索途径。关键词与主题词不同之处在于关键词是未经过规范化的，是不能作为选择和控制的自然语言。读者只需选用几个学术名词即可按字顺检索文献。

三、药学信息获取方式分类

药学信息的获取方式取决于文献信息的交流方式。药学信息交流主要有正式交流和非正式交流两种方式，因此文献信息的获取方式也主要有两种：

（一）正式交流渠道获取

文献信息用户通过出版发行系统、图书馆系统、情报（信息）所系统、档案馆系统、信息咨询公司、广播电台、电视台等文献信息机构获取文献信息，其中对出版系统主要是通过订购方式获取文献信息，对其他系统主要是通过文献信息检索、咨询、外借、阅览、复制等方法获取信息。

（二）非正式交流渠道获取

是指文献信息用户直接向文献信息的生产者获取文献信息。主要有以下几种获取方法：

1. 直接索取　可直接向其生产者或编撰者索取，如药学产品目录、药学书刊，从中获得药学文献信息。

2. 相互联系　参与药学专业间的相互联系，通过书信往来或参加各种沙龙、庆典活动获得药学文献信息。

3. 参加学术会议　学术会议是该学科人才和信息最集中的地方，是活跃的学科前沿。它们反映了各专业的最新成果、水平和趋势。因此参加药学会议了解和获取最新药学信息是很好机会，也是了解国际动态和发展趋势的重要信息来源。例如医学学术研讨会、经验交流会、技术鉴定会、产品展销会、展览会、药学信息发布会、科技交流会等，参加这些会议还可以建立单位间及个人间的文献信息交流网络。

4. 互赠互换　与兄弟院校、科研院所进行资料的互赠互换，或与国内外朋友、同仁进行资料的交换，也可获得有关药学文献信息。

5. 访问考察　通过参观访问或现场考察、参观展览会、实验室以及观看示范表演等，能直接了解研究单位、生产单位或经销单位的具体情况，获取有价值的新产品、新设备、新工艺、新方法等信息。除文字记录外，有时还可以拍摄照片、录像录音，参观中医药科技展览会，医疗器械、中成药、名贵药材和保健品等的展销会，由此得到的药学文献信息比较详细、可靠、及时，也比较直观生动。

6. 委托搜集　有些本地难以得到的药学文献信息或内部药学文献资料，可委托参加学术会议的同志收集会议文献信息；委托赴国外考察的同事、亲朋好友、记者、访问学者、工程技术人员、华侨朋友以及国际友人进行文献信息的收集；委托有关单位帮助搜集，如文献信息机构、咨询服务单位、出版发行单位等。这些机构信息源广泛，技术先进，经验丰富，所以收集的文献信息针对性强、价值高。

7.参加网络活动　目前从中央到地方，以至各个企业，都成立了有关的信息组织机构，在横向和纵向上进行联合，组成了各类信息网络。通过参加这些网络组织的活动或有关会议，可获得政府及各行业的各种政策、法规、条例以及药学文献信息。

8.利用机构团体　通过各级部门、科研单位、高等院校、各种学术团体和社会团体信息交流，可获取到所需的药学文献信息。

四、药学信息检索的传统方法

文献检索有多种方法，可根据课题的检索要求，以及文献资源状况和检索机构的条件来确定。

（一）常用法

常用法又称为工具法或直接法，是直接利用文献检索工具来查找文献的方法。在检索工具的选择上，一般应根据课题内容首先利用综合性的检索工具，然后使用专业性的检索工具，两者结合，可提高查全率和查准率。常用法根据时间的范围可分为顺查法、倒查法、抽查法。

1.顺查法　是以检索课题的起始年代为起点，按时间顺序由远及近、从旧到新地检索文献的方法。直至查到满足要求的文献信息为止，这种方法一般能满足查全的要求，检出的文献信息能反映课题的发展全貌。查找前需摸清课题提出的背景及其简略的历史情况，了解和熟悉问题概况，然后选用适宜的检索工具，从课题发生的年代开始查起，直至查到的文献信息够用为止。优点是查全率高，缺点是需明确查找课题的起始时间，如若时间不准确，耗时较多，所得文献量大，则有可能出现漏检。

2.倒查法　是一种逆时间顺序，由近及远、由新到旧地查找文献的方法。这种方法多用于新开课题或有新内容的老课题，需要的是近期发表的文献，以便掌握最近一段时间该课题所达到的水平以及研究动向，其所需文献以近期文献为主。因此，一旦掌握了所需的文献信息即可中止检索。此方法优点是节约时间，灵活性大，检索效率高。缺点是漏检率高，不能满足查全的要求。

3.抽查法　是针对研究课题发展特点，抓住学科发展迅速、发表文献较集中，重点检索文献高峰期文献信息的方法。由于学科发展高峰时期，文献数量远远高于其他时期，文献发表数量增加，新的观点、新的理论也会在这个时期产生，因此抽查法能以较少的检索时间获得较多的文献信息。使用此法必须以熟悉学科发展特点为前提，否则，将会导致文献的漏检和误检。

（二）追溯法

追溯法又称为回溯法，是直接利用原始文献所附的参考文献由近及远进行追溯查找的方法。此法直观、方便，不断追溯可查到某一专题的大量参考文献。这是在没有检索工具或检索工具不全的情况下扩大信息源的一种好方法，但这种方法检索效率低、查全率低、漏检率高。使用方法是：首先选定几篇（几部）质量较高的文献，尤其是综述性文献，然后按照其所附参考文献出处进行追溯检索，而所查到的原始文献的参考文献常常又成为被追溯的对象。

（三）综合法

综合法又称为循环法、分段法或交替法，是常用法和追溯法两种方法的综合。既利用检索工具又利用文献后边的参考文献进行追溯，两种方法交替使用，直到满足读者需要为止，它可达到较高的查全率和查准率。此法的优点是充分利用手中仅有的检索工具和原始文献，达到这两种文献资源之间在文献上的互补，避免因检索工具的不全或缺年收藏情况。缺点是两种方法时间衔接不当会造成漏检。

实际课题的检索选用哪一种方法，要根据具体情况而定。一是根据课题研究的需要，二是所能利用的检索工具和检索手段。在检索工具书刊比较丰富的条件下，可以利用常用法；在获得针对性很强文献的条件下即可利用追溯法获得相关性较强的文献；获悉研究课题出版文献较多的年代即可利用抽查法。总之，只有视条件的可能和课题的需要选用相应的检索方法，才能迅速地获得相关的文献，完成课题检索的任务。

第三节　现代药学信息获取方法

随着现代信息技术在社会各个领域广泛渗透和运用，人类已置身于以数字化、网络化为特征的信息时代。信息的数字化、网络化带来了信息生产、传输的空前便捷，也导致信息量的急剧增长。特别是网络信息的分散、无序、动态变化等特性以及信息的庞杂与特定需求之间的矛盾，给人们搜集与利用信息增加了困难与不便。因此掌握计算机文献检索，是从庞大的信息资源中获取所需信息的重要方法，也是现代药学信息检索的主流。

一、计算机文献检索基础

（一）计算机文献检索的含义及发展历程

1. 计算机文献检索的含义及特点　计算机文献检索就是利用计算机技术对文献进行存储与检索。存储时，将大量的文献信息以一定的格式输入到计算机系统中，加工处理成可供检索的数据库。检索时，将符合检索需求的提问式输入计算机，在选定的数据库中进行匹配运算，然后将符合提问式的检索结果按要求的格式输出。

随着计算机技术、通信技术和网络技术的迅猛发展，计算机文献检索服务已成为信息检索服务中最重要的方式，与传统的手工文献检索相比，计算机文献检索具有以下特点：

（1）检索速度快：手工检索需要数日甚至数周的课题，计算机检索只需数分钟至数小时。

（2）检索途径多：除手工检索工具提供的分类、主题、著者等检索途径外，还能提供更多的检索途径。如篇名、全文途径等。

（3）更新快：尤其是国外的计算机检索工具，光盘多为月更新或周更新，网络数据库甚至为日更新。

（4）资源共享：通过网络用户可以不受时空限制，共享服务器上的检索数据库。

（5）检索更方便灵活：可以用逻辑组配符将多个检索词组配起来进行检索，也可以用通配符、截词符等进行模糊检索。

（6）检索结果可以直接输出：可以选择性打印、存储或 E-mail 发送检索结果。有的还可以在线直接订购原文。全文数据库还直接提供原文全文。

2. 计算机文献检索的发展历程　从 1954 年美国海军军械试验站首次将计算机应用于情报检索试验以来，到如今的多元化全面发展，计算机情报检索经历了以下五个阶段。

（1）脱机检索阶段（1954～1964 年）：20 世纪 50 年代初、中期，由于计算机尚处于第一代电子管时期，用于情报检索有很大的局限性，因此几乎没有实用系统，有的还只是内部的实验性或半实验性系统。此阶段计算机检索是单人操作，分批输入用户的检索要求和输出检索结果（批量检索）。

（2）联机检索阶段（1965～1972 年）：这一阶段，出于第三代集成电路计算机的产生与发展和高密度海量贮存器——硬磁盘及磁盘机的出现，再加上数字通讯技术的发展和分组交换公用数据通信网的普及，使得信息检索从脱机批处理阶段进入联机检索阶段。单台计算机通过通讯线路可连接多个检索终端，利用分时技术，若干个用户可同时直接和主机以"对话"方式进行检索。

在这一时期，比较有代表性的检索系统有：Dialog 系统和 MEDLARS 系统。但因计算机网络主要是通过电话线路联结，因而联机检索受到地区的限制。

（3）国际联机检索的发展与普及阶段（1973 年至今）：这一时期，由于第四代计算机的出现以及卫星通讯技术和光纤通讯技术的实用化，使得计算机情报检索冲破时间和空间的限制，为快速全面地获取全球性科技情报资料和经济信息提供了非常方便的条件，从而极大地提高了情报资料的可获得性和利用价值，充分实现了人类情报资源的共享。

（4）光盘检索系统阶段（1985 年至今）：联机检索发展到 20 世纪 80 年代，随着社会对情报需求的日益增长，数据库生产和服务的市场越来越大。1985 年，出现 CD-ROM 数据库，因其使用方便，存储量大，不受检索时间、通信费用、打印篇数的严格限制而深受读者欢迎。

（5）Internet 检索阶段（1990 年至今）：Internet 简称"因特网"，是一个全球性的信息系统。从网络通信技术的角度来看，Internet 是一个以 TCP/IP 通讯协议连接各个国家、各个部门、各个机构计算机网络的数据通信网；从信息资源的角度来看，Internet 是一个集合各个专业、各个领域、各种资源为一体的供网上用户共享的信息资源网。因特网提供的信息涉及数万个各类数据库，并有文字、数据、图像和声音等多种媒体形式。在 Internet 上的科技信息资源占全部信息资源的 20% 以上，受到广大科技工作者的重视，传统的一些数据库服务商都纷纷通过因特网来提供服务。

因特网是世界上最大的互联网络，它的产生、发展和应用反映了现代信息技术发展的最新特点，涉及了电子、物理、软硬件、通信、多媒体等现代技术领域。

（二）计算机检索系统的构成

计算机文献检索系统主要由计算机硬件、软件、数据库构成。

1. 硬件　计算机硬件是指进行信息输入、输出、存储、运算和传递的实体（包括以计算机为中心的一系列机器设备），它可以是大、中、小型计算机，也包括打印机、电源设备、通信设备及网络系统等外围设备。其中影响检索系统功能的是 CPU 的运算速度、内外存容量。

2. 软件　计算机软件又叫计算机程序，是指控制计算机进行各种作业的一系列指令和进行"人机对话"及各种数据的存储和传输的"翻译"规则。计算机软件包括系统软件和应用系统软件等。

3. 数据库　数据库是以特定的组织方式将相互关联的数据集合、存储的总汇。它将各种数据中的信息单元经过有序处理、组织，可以按通常的方法进行维护和检索。是计算机检索系统的核心。数据库分为如下类型：

（1）数值数据库（numeric database）：存储有关科研数据、数值，包括各种统计数据、实验数据、临床检验数据等。如美国国立医学图书馆编制的化学物质毒性数据库 RTECS，包含了 10 万多种化学物质的急慢性毒理实验数据。

（2）书目数据库（bibliographic database）：二次文献数据库，存储大量一次文献和三次文献，为检索者提供文献出处。检索结果是文献的线索而非原文，是科研人员检索相关文献的常用工具。特点是收录文献数量大，文献检索标识准确、完整、规范，提供的检索途径多，主要用于文献检索，仅能提供文献的线索。

（3）事实数据库（fact database）：存储有关人物、机构、课题研究动态等一般事实性资料信息的数据库，包括指南、名录、大事记等参考资料。详细介绍某人或某机构的过去、现状、主要研究领域等文本性信息。美国医生数据咨询库 PDQ（Physician Data Query）为典型的事实数据库，为医生提供肿瘤诊断、治疗、预后、临床研究等详细资料，相当于一部有关肿瘤的百科全书。

（4）全文数据库（full-text database）：由出版商或代理商建立并发行，为检索者提供文献原文全文。数据库存储的是原始文献的全文，有的是印刷版的电子版，有的则是纯电子出版物，如《中国学术期刊（光盘版）》。特点是仅收录该出版商出版或代理商代理的少量期刊，建库目的主要是提供期刊全文，文献检索功能弱，检索标识不规范、标引深度浅，提供的检索途径少，基本上仅有关键词检索而无主题词检索，检索的准确性较差。

（5）超文本数据库（hypertext database）：存储声音、图像和文字等多媒体信息。如美国的蛋白质数据库 PDB（Protein Data Bank），该数据库可以检索和观看蛋白质大分子的三维结构。

（三）计算机文献检索技术

检索技术，一般指用来对标引标识与提问标识进行类比、匹配和逻辑运算的技术。

在检索过程中，一个课题往往需要用多个检索词来描述其含义，而这些检索词间需要用一定的语法规则来规定，才能完整地描述检索要求。检索词之间的关系通常是用布尔逻辑算符、位置算符和截词符等算符来描述的。

1. 布尔逻辑算符　利用布尔逻辑算符进行检索词的逻辑组配，是现代大多数信息检索系统支持的一种检索语言。常用的布尔逻辑算符有三种：逻辑或、逻辑与和逻辑非。许多计算机检索系统，包括绝大部分搜索引擎，允许用户利用这些逻辑算符组配检索词形成检索提问式，系统将检索提问式与自己存贮的记录进行匹配，当两种相符时该记录即为命中结果。也就是说，布尔逻辑算符的作用，是将代表单一概念的检索词组配在一起以充分表达信息需求，系统根据算符要求进行逻辑运算以输出更为准确的检索结果。

（1）逻辑或（用"OR"或"+"表示）：逻辑或是反映概念之间并列关系的一种组配，可扩大检索范围、增加输出量，以免漏检。A OR B，表示文献或信息只要含有 A、B 两个检索项中的任一项都可命中，其逻辑关系如图 2-1a 所示。用逻辑或可以扩大文献的检索范围，防止漏检，以提高文献的检全率。这种组配方法常用于连接两个或两个以上同义或近义的检索词，包括连接英、美不同的词形。

a. A OR B

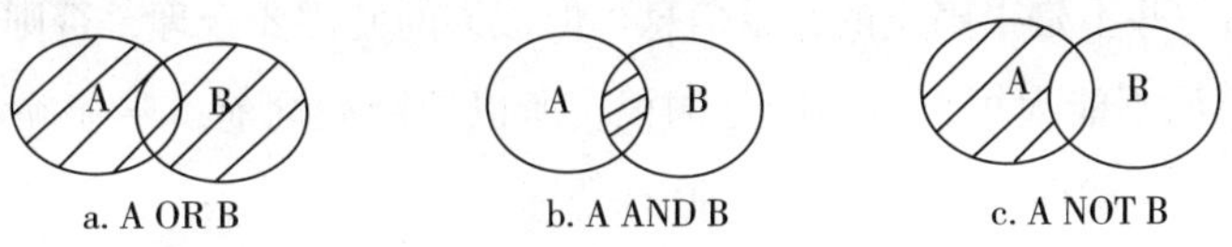

b. A AND B

c. A NOT B

图 2-1　几种布尔逻辑算符的关系

（2）逻辑与（用"AND"或"*"表示）：逻辑与是反映概念之间交叉和限定的一种组配。A AND B，表示数据库中既含有 A 概念又含有 B 概念的文献才被命中，其逻辑关系如图 2-1b 所示。用逻辑与可以逐步缩小文献的检索范围，提高文献命中的准确性。

（3）逻辑非（用"NOT"或"-"表示）：A NOT B，表示在数据库中，在命中含有 A 概念的文献集合里，去除同时含有 B 概念的文献，其逻辑关系如图 2-1c 所示。逻辑非也是一种缩小检索范围的概念组配方法，但并不一定能提高文献命中的准确性，往往只是起到减少文献输出量的作用，在联机检索中可以降低检索费用。

布尔逻辑算符是计算机检索过程中广泛采用的一种方法，在各检索词之间合理地、综合地运用逻辑运算是提高文献命中准确性和文献查全率的基本方法。在网络信息检索中，几乎所有的搜索引擎都会提供一定的逻辑运算功能，不过运算符以及空格的使用有很大的不同，用户在使用时一定要多加注意才能起到应有的作用。其运算优先次序一般为："NOT""AND""OR"，括号中先运算。

2. 位置算符　布尔逻辑算符只是规定几个检索词是否需要出现在同一记录中，不能确定几个词在同一记录中的相对位置。所以单靠布尔逻辑算符往往不足以表达复杂的概念。当需要确定检索词的相隔距离时，可以使用位置算符。

位置算符用于表示词与词之间的相互关系和前后次序，通过对检索词之间位置关系的限定，可以进一步增强选词指令的灵活性，提高检索的查全率与查准率。常用的位置算符有：

（1）W 算符（With）：通常写作 A（nW）B，表示词 A 与词 B 之间至少可以插入 n 个其他的词（包括禁用词），同时 A、B 保持前后顺序不变。

（2）N 算符（Near）：通常写作 A（nN）B，表示词 A 与词 B 之间至少可以插入 n 个其他的词，同时 A、B 不必保持前后顺序。

（3）S 算符（Subfield）：通常写作 A（S）B，表示 A 与 B 必须同时在同一个句子中或同一子字段内出现，但次序可随意变化，且各个词之间可加任意个词。

（4）F 算符（Field）：通常写作 A（F）B，表示 A 与 B 必须同时出现在同一记录字段中，如同时出现在篇名、关键词、文摘等字段中，两词次序、A 与 B 间加词个数不限。

（5）C 算符（Citation）：通常写作 A（C）B，表示 A 与 B 必须同时出现在同一记录中，不限定词序和字段。

3. 截词符　截词符又称为统配符，它的作用是对单元检索词进行加工修饰，使其功能更完善。截词检索主要是利用检索词的词干或不完整的词形进行非精确匹配检索，凡含有词的这一部分的所有字符或字符串的文献信息，均被认为是命中结果。截词方法可单独使用，也可与其他方法配合使用。

截词检索是一种常用的检索技术，尤其在西方检索中更为常见。合理地使用截词检索，能提高查全率，有效地防止漏检；可以扩大检索范围；可以简化检索式的构造或检索步骤，节省

NOTE

时间，也可以检出一些不是很确定的文献信息。但截词的使用要合理，否则会造成误检，特别是无限截词，所用词不能太短，更不能是词根。所以使用截词前，不能确定的最好查一下字典。根据截断的位置，截词可分为以下几种形式：

（1）无限截词：常用表示符号为"*"，一个无限截词符可代表多个字符，表示在检索词的词干后可加任意个字符或不加字符。常用于检索同一类词。如 media*，表示要检索的词在 media 后可有零到任意多个字母出现。

（2）有限截词：常用表示符号为"？"，一个有限截词符只代表"无"或一个字母。如 media？，可表示 Media 或 mediaa 或 mediaz 等。两个有限截词符代表"无"或两个字母。

截词符在不同的检索系统中使用的指定符号不同。

（四）计算机文献检索的一般步骤

1. 检索需求分析　课题分析是文献检索的基础，分析是否全面透彻，是本次检索能否取得成功的关键。分析课题，首先应分析文献需求，确定检索要求。

文献需求是检索的出发点，是否满足文献需求也是判断检索效果的标准。文献需求不同，检索要求不同，对检索效果的评价标准也不同。比如如果是为申请专利、公布某一重要发现或开始一项新的研究而进行检索的话，对查全率的要求就很高，必须全面收集相关信息，需要进行回溯检索，如果漏查了重要信息可能导致重复劳动，白白浪费大量的时间、经费和精力。在工作中遇到某一关键问题需要解决，比如计算机操作中遇到某一疑难问题无法继续操作时需要检索的话，查准率的要求就比较高，只要能帮助解决这一问题，一个或几个检索结果就足够了；另外，想了解本领域的最新动态，对新颖性的要求往往高于查全率和查准率，在制定检索策略时必须把检索结果的新颖性放在首位加以考虑。

分析课题，主要是分析该课题的学科范围主题内容，了解背景知识和课题涉及的各种名词术语及其相互关系，确定检索结果的时间范围、文献类型和需要的数量等等。

2. 选择检索系统　目前检索系统种类繁多，各具特色，它们的收录范围各有侧重。只有平时了解常用检索系统所涉及的学科和主题，收录的时间范围、文献类型、文献来源、国别、语种、读者对象、更新周期，系统中文献著录格式或记录格式，以及检索途径、指令系统、系统支持的运算符、检索结果输出的方法和格式等各个方面的特点，检索时才能准确选用。选择检索系统，必须在课题分析的基础上，根据课题的特点进行，选择标准主要包括信息需求、检索目的等，必要时应选用多个检索系统。

3. 确定检索途径和检索方法　一般计算机检索系统都提供多种检索途径，包括分类、主题、著者、机构、题名等，检索时可以根据需要结合起来使用，以提高查全率；各种检索方法也可以综合运用，以期达到较好的检索效果。

4. 编制检索式　检索词要准确、全面地表达课题内容，不能太大也不能太小；如果检索系统使用的是规范化检索语言，应当依据该检索系统采用的词表或分类法，将需要检索的概念用规范化的语言表达出来，这样才能保证提问标识与系统的标引标识相一致，系统如果是采用自然语言标引的，应当尽量全面地选取相关的词与词组作为检索词，以免漏检。

当检索课题包含较复杂的主题内容时，应明确所需检索的概念及其相互关系，在确定检索词后，根据检索词之间的关系，用系统支持的算符以及提供的各种选项，将这些检索词组配起来形成检索提问式，以充分表达信息需求。

5. 检索与调整检索策略 在检索过程中，需要不断调整检索策略，当经过前述检索步骤获得检索结果时，应判断检索是否已达到检索目的。对检索结果不满意，应调整检索策略，重新检索，直至得到满意的结果。如果检索结果数量过多或过少，应在前次检索结果的基础上缩小或扩大检索范围。

6. 索取原始文献信息 信息检索的结果可以分为两种，一种是检索系统中存贮有文献信息全文，如全文数据库，可以选用包含全文的输出格式，又如搜索引擎检索结果中含有链接，用户可以直接到相关的网站或网页上去，查看信息的详细内容；另一种检索结果不包含全文，而只有引导用户查找文献信息的线索，这种检索系统的用户，如书目、文摘检索系统的用户，往往还要通过其他途径索取原文。

二、联机药学文献检索

联机检索，是指信息用户利用终端设备，通过国际卫星通信网络，与世界上任何国家的大型计算机检索系统相连接，远距离进行"人机对话"，从信息检索系统存储的数据库中检索出所需信息的过程。

联机检索起步于 20 世纪 60 年代中期，蓬勃发展于 20 世纪 70 年代。目前全球联机信息检索系统有 200 多个，较著名的有 DIALOG、OCLC、QUESTEL、ORBIT、STN、MEDLINE、ESA-IRS、INFOLINE、JICST 系统等 10 多个较大型的国际联机检索系统，这些系统提供约数十亿条信息记录，包括目前世界 2/3 以上专业领域的文章，以及金融、商业、产品和新闻等信息。

联机检索的服务方式主要有以下几种：

（1）定题信息提供（SDI，Selective Dissemination of Information）：这种服务是由检索系统工作人员将用户信息需求转换成一定的检索提问式，并将确定的提问式存入计算机中，信息检索系统定期从新的文献信息中为用户检索，并按用户指定的格式为用户加以编排和打印。利用 SDI 服务，用户可定期获得所需要的最新信息，及时掌握同类专题的动态和进展。

（2）专题回溯检索（RS，Retrospective Search）：这是用户对检索系统中累积多年文献资料的数据库进行检索，查找特定时间范围以内或特定时间以前的文献，通常采用联机检索方式进行。RS 服务的结果一般要求切题，但又无大的遗漏，尽量做到省时、省费用。通过 RS 进行专题查询或情报调研时，可全面系统地了解有关文献的线索。

（3）联机订购原文：联机检索的结果通常是一些文摘或题录形式的二次文献形式。用户通过阅读这些二次文献了解大致的内容，然后根据这些文献线索查找全文。

（4）电子邮件（E-mail，Electronic Mail）订购：联机系统开展此项业务，以满足用户与系统之间，用户与各机构之间，用户与用户之间发送、接收、存储各种信息的需要。每个系统用户都拥有一个 E-mail 地址，联网系统有参加电子邮政的名单。输入接受者的 E-mail 地址和通信内容，接受者在数秒钟内便可接收到本需耗时几天的信件。

三、网络药学文献检索

（一）Internet 简介

Internet 即计算机国际互联网，是一个把分布于世界各地不同结构的计算机网络用各种传输介质互相连接起来的网络。中文译名有因特网、英特网、国际互联网等。组成 Internet 的计算机网络包括局域网（LAN）、城域网（MAN）、广域网（WAN）。Internet 所采用的标准协议是 TCP/IP。

Internet 是一个面向公众的社会性免费组织，通过网络实现资源共享。这就是 Internet 得以在很短的时间内迅速发展的原因。任何机构、任何人都可以将自己拥有的且愿意让他人共享的信息上网，世界各地的人们都可通过 Internet 进行信息交流和资源共享。

因此，掌握 Internet 工具的使用是我们获取信息资源的重要途径。

（二）网络信息资源的类型

网络信息资源是通过计算机网络可以利用的各种信息资源的总和。Internet 的资源非常丰富，其信息不仅包括目录、索引、全文等，还包括程序、声音、图像等各类文件和多媒体信息；信息内容包括社会、经济、政治、军事、科技、文化、教育、国际贸易、娱乐等。

网络信息资源可以按不同的方式分类，按所对应的非网络信息资源来划分，大致有以下几类：

1. 图书目录　大多数图书馆都在 Internet 上提供图书目录供用户检索，包括美国国会图书馆在内的著名公共图书馆、大学图书馆及学术机构的馆藏机读书目数据库，通过网络对外开放。

2. 电子书刊　电子书刊指在网络环境下可以阅读的书刊，它包括在网络环境下编辑、出版、传播的书刊和印刷型书刊的电子版。目前网上有几万种不同语种的报纸，几万种期刊，其中很多向用户免费提供。

3. 数据库　如今有数万种数据库通过互联网直接为用户提供信息检索服务，这些数据库的内容涉及不同领域、不同专业，且许多是提供免费使用的。许多国际联机检索系统都开设了与 Internet 的接口，用户通过远程登录或 WWW 进行付费检索，例如著名的 Dialog、STN、OCLC 等国际联机检索系统。

4. 参考工具书　许多传统的和现代的参考工具书都已进入互联网，如大不列颠百科全书、牛津大辞典等等。

5. 其他类型的信息　除上述几种类型的信息之外，电子邮件、电子公告、新闻组、用户组也成为信息交流的重要渠道，并成为网络信息资源的重要组成部分。

（三）网络信息检索工具——搜索引擎

Internet 是一个几乎覆盖全球的网络之网络，已经成为信息的海洋，在网上寻找信息犹如大海捞针，进行信息检索变得十分困难。为了适应检索需求，许多机构开始开发能在广域网环境下工作的信息检索工具。因此人们自然会想到要发明或使用一些网络检索工具。在此背景下，网络信息检索工具应运而生，情报检索领域也产生了一个重要的分支学科——网络信息检索。而搜索引擎则是众多网络信息检索工具中最常用的一种检索工具。

搜索引擎是利用自动搜寻软件在因特网上搜索各类新网址及网页，利用自动索引软件对网页进行标引，建立拥有成万上亿条记录的数据库，并提供网上信息资源的导航和检索的网站。使用搜索引擎进行信息检索的结果丰富多彩，既可以是一般信息线索（例如虚拟图书馆的书目在线检索），也可以是原始信息全文；既可以是一般文本信息，也可以是图、文、声、像、动画等聚于一体的多媒体信息；其检索范围广、信息量大、信息更新速度快，非常适用于特定主题词的检索。

在使用搜索引擎检索时，检索框内输入的检索词或表达式，与逻辑运算符、空格（作用同"逻辑与"）、逗号（作用同"逻辑或"）、括号（作用是在括号中的优先执行）、引号（作用是把在其中的多个词被认成一个短语）等符号正确组合编制，以期得到最佳的搜索结果。

搜索引擎数目众多，常用的有 Google（http：//www. google. com）、雅虎（http：// www. yahoo. com）、百度（http：//www. baidu. com）、新浪（http：//www. sina. com. cn）、搜狐（http：//www. sohu. com）等。选择几个搜索引擎经常使用，便于熟悉其检索功能及使用方法，以提高自己的检索效率。

小结二

1. 药学信息资源的获取原则、途径和方法，分析了药学信息资源在新形势下必须坚持的原则，讨论了药学信息资源的主要内容及优缺点。

2. 信息源中文献信息源概念及其主要类型及检索途径。

3. 现代药学信息获取的方法，主要是计算机检索系统的构成、计算机文献检索技术，以及网络药学文献和药学专利信息检索常用工具等内容。

第三章　传统药学文献资源与检索

第一节　传统药学文献检索

一、重要参考工具书

（一）参考工具书的概念

参考工具书是指按照一定的需要广泛汇集某一学科或某一方面的基本知识或资料，以特定的编排形式和检索方法专供查阅的特定类型的图书。如词典、百科全书、年鉴、手册、名录、药典、表谱、专著、教科书等各类图书。

参考工具书是在一次文献基础上进行归纳、总结、浓缩和提炼，并采用特殊的编排方法。所含信息单元互为独立，措词简明扼要，提供尽可能多的检索途径，检索方便、快捷。而普通图书提供较系统深入的知识内容，注重可读性。参考工具书与普通图书相比具有参考性、概述性和易检性等特点。

"工欲善其事，必先利其器"，参考工具书是我们探索科学知识，进行教学、科研、生产的利器。在科技进步日新月异的现代社会，知识的广博无限性与人们学习时间的有限性的矛盾越来越突出，所以人们更要利用好参考工具书，利用它比较成熟的基本知识和较为可靠的数据信息以及快速便利的检索途径，有效地提高人们学习和工作的效率。

（二）参考工具书的排检方法

参考工具书的排检方法主要有字顺排检法和内容排检法。

1. 字顺排检法　西文参考工具书相对而言简便易学，其字顺排检法主要按照检索词的西文字母顺序编排。中文的字顺排检法比较复杂，主要有笔画法、部首法、号码法和汉语拼音字母排检法。

（1）笔画法：根据组成汉字的笔画数目由少到多的排检方法，同笔画数按照笔形顺序排检。如《中国药学大辞典》《中国医学大辞典》《全国医药产品大全》等都采用此法。

（2）部首法：根据汉字的结构特征，按照部首、偏旁的相同部分归类。汉字 90% 以上为形声字，目前我国的大型语文性词（字）典，如《汉语大词典》《汉语大字典》《辞源》《辞海》等均采用此法。

（3）号码法：依照特定的取号方法将一个汉字的笔形变换成号码，再按号码数由小到大排汉字，曾经影响最大的就是王云五发明的四角号码法。

（4）汉语拼音字母排检法：按照所设计的拼音字母顺序排检汉字。从近代开始就有人采用音标法设计音标符号给汉字注音，常用的拼音方案有：威妥玛拼音方案、注音字母方案、国语罗马字拼音方案、汉语拼音方案，其中汉语拼音方案已成为国际上通用的汉字拼音标准。我国使用的是汉语拼音字母排检法，所谓汉语拼音字母排检法就是用《汉语拼音方案》中拼音字母给汉字（以普通话读音为准）注音，再按照注音字母顺序排检汉字，如《汉英医学大词典》等。

2. 内容排检法 包括分类排检法、主题排检法、时序法和地序法。

（1）分类排检法：将工具书所收载的知识材料按其内容性质、学科属性分门别类地加以归并和排列的一种排检方法。按照分类标准不同，主要分为两大类型：

①事物性质排检法：指按照事物的性质分类编排，古代的类书、政书，现代的年鉴、手册多采用此法。如《中国卫生年鉴》（2013 年），共分"重要会议报告""政策法规""工作进展""军队卫生工作""省、自治区、直辖市卫生工作""学术团体和群众团体"等 10 个部分。此法缺点就是存在着人类对事物的认识的局限性和差异。例如蝙蝠在古代工具书中列入虫类，而我们知道，蝙蝠并不是昆虫。

②学科系统排检法：指按照知识的学科属性归类，按照学科体系编排的方法。它主要用于编排书目、索引、百科全书等。例如《中国国家书目》按照《中国图书馆分类法》编排，《中国医学百科全书》按照自己拟定的分类表编排。

（2）主题排检法：根据描述文献主题内容的规范化名词术语主题词进行排检的方法。一个主题可涉及不同的学科领域，因此可弥补分类排检法的不足。规范化的主题词可根据《汉语主题词表》《医学主题词表》和《中国中医药学主题词表》（上、下册）等来确定。按照主题法编排的工具书，通常都附有本书的主题词表，读者可根据检索的内容主题，选用最规范的主题词。

（3）时序法：时序法是按时间顺序排列文献资料的方法。这类文献资料一般包括文献的写作、发表和出版年代，某一具体历史事件的产生、发展，人物的生卒年及生平活动，以及不同历法的年月日之间的关系。按这种方法编排的工具书主要是年表、历表和专门性表谱等。

如《中外历史年表》《中西回史日历》《中华人民共和国大事记》《中国历史人物生卒年表》等。时序法的特点是线索清晰、检索方便，查找资料时，应先确定事件所发生的年月或人物所处的年代，也可根据有关工具书查出具体时间，再按年代顺序依次查检。

（4）地序法：地序法是根据所查资料内容地理位置的顺序或地区次序进行编排的方法。按地序法查检，只需根据某一地名或某一资料所在的地区，即能准确查到所需资料。现代行政区划的类别顺序是：国－省－直辖市－行政区－县－乡（镇），古代行政区划的类别顺序是：省－府－州－厅－县－乡。

（三）参考工具书的类型

参考工具书的类型通常是按照出版形式的体例来划分的，主要包括词（字）典、百科全书、年鉴、手册、图表谱、名录等。本书将就药学专业的代表性工具书加以介绍。

1. 药典（Pharmacopoeia） 是一个国家制定药品质量标准的法典，药品标准是药品生产、供应、使用和监督管理部门共同遵循的法定依据。制定药品标准对加强药品质量的监督管理、保障用药安全有效、维护人民健康起着十分重要的作用。

（1）《中华人民共和国药典》：《中华人民共和国药典》（Chinese Pharmacopoeia，简称 ch. P），是我国的药品标准和法典，始自 1930 年出版的《中华药典》。1949 年中华人民共和国成立后，即编订了《中华人民共和国药典》（简称《中国药典》），先后出版了 1953 版、1963 版、1977 版、1985 版、1990 版、1995 版、2000 版、2005 年版、2010 年版、2015 年版共 10 个版次，另外还有 2002 年增补本、2004 年增补本、2005 年增补本和 2010 年增补本。现行药典为 2015 年第 10 版，由第十届药典委员会编辑出版，2015 年版药典共分四部，新增药典四部源于《药品通则》和《药用辅料》。2015 年版药典共收载药物 5608 种，其中新增 1082 种。一、二、三部共同采用的附录分别在各部中予以收载，并进行了协调统一。2015 年版药典还出版了英文版。

该药典索引部分为以汉语拼音顺序排列的中文药品名索引和以英文字母顺序排列的英文药品名索引。

（2）《美国药典》：《美国药典》（Pharmacopoeia of the United States of America，简称 USP）。是美国政府对药品质量标准和检定方法做出的技术规定，也是药品生产、使用、管理、检验的法律依据。由美国政府所属美国药典委员会（The United States Pharmacopoeia Convention）编辑出版。USP 于 1820 年出第一版，1942 年以后每 5 年出一次修订版，2002 年以后每年出一次修订版，到 2015 年已出至第 38 版。

《美国处方集》（National Formulary，简称 NF）。主要收载《美国药典》尚未收入的新药和新制剂。1888 年第一版，每 5 年出一次修订版，1975 年 15 版起并入 USP，但仍分两部分，前面为 USP，后面为 NF。《美国药典》最新版为 USP38–NF33。

《美国药典》的组成项目有：前言、一般注释、药典目录、通用章、食品补篇通用章、试剂、处方集目录及附表。正文药品名录分别按法定药名字母顺序排列，各药品条目大都列有药名、结构式、分子式、分子量、CAS 登记号、成分和含量说明、包装和贮藏规格、鉴定方法、干燥失重、炽灼残渣、检测方法等常规项目，正文之后还有对各种药品进行测试的方法和要求的通用章节及对各种药物的一般要求的通则和常用试剂、各种用表。

可根据药品名称英文字母目录或药典后所附的 USP 和 NF 的联合索引查阅本药典。在线检索网址为：http：//www.usp.org/。

（3）《英国药典》：《英国药典》（British Pharmacopoeia，简称 BP），是英国药品委员会（British Pharmacopoeia Commission）的正式出版物，是英国制药标准的重要来源。1864 年首版，早期每 5 年左右修订一次，其间出版补编本，现每年修订一次，最新版本为 2016 年版（2015 年 8 月出版）。

该药典由六卷本组成。其中Ⅰ、Ⅱ卷为药用物质，组成项目有：注意事项、前言、英国药典委员会、欧洲药典委员会、内容介绍、一般注意事项、专论、红外参比光谱。记载药物的名称、分子式、分子量、结构式、化学名称、CAS 登记号、物理常量、试验含量测定、杂质检查及规格标准等。Ⅲ卷包括制剂总论和专论。Ⅳ卷包括草药、草药制剂和草药产品在顺势疗法制剂生产中使用的物质、血液制品、免疫制品、放射性药物制剂及外科材料等。Ⅴ卷为红外对照图谱。Ⅵ卷为英国兽药典（兽医药品部分），各条目均以药品名称字母顺序排列，内容包括药品性质、制法、血产品、免疫产品、电磁药品制法及外科材料等部分。

《英国药典》不仅作为英国的药品法典，而且也被加拿大、澳大利亚、新西兰、斯里兰卡和印度等国家采用。

《英国药典》书后附有全部内容的关键词索引，在线检索网址为：http：// www. pharmacopoeia. org. uk/。

（4）《日本药局方》：《日本药局方》（也称为《日本药典》）（The Japanese Pharmacopoeia，

简称 JP ），由日本药局方编集委员会编纂，由厚生省颁布执行。1892 年首版，分两部出版，第一部收载原料药及其基础制剂，第二部主要收载生药，家庭药制剂和制剂原料，日本药典最新版是第十五改正版。《日本药局方》还配套出版《日本药局方解说书》，它对正文中的通则和各种实验方法加以注解，对各种药品的名称、来源、制法、代谢、药效、副作用、毒性、配伍、制剂、适应证、文献以及生药的产地、成分等作详细说明，目前最新版本为 JP17（ 2016 年版 ）。

《日本药局方》附有日文和英文不同语言的关键词索引，在线检索网址为 http: //jpdb. nihs. go. jp/。

2. 医药手册　手册是以简明、缩略方式汇集某一领域的基本知识、参考资料或数据参考书。一般主题明确、信息密集、资料可靠、实用性强。通常以简要叙述或图解等简明的表达方式收集相关的事实、数据、公式、相关文献及操作规程等具体资料，针对某一专门学科或专业而编写的参考书。

（1）《默克索引》:《默克索引》（ The Merck Index ），由美国制药巨头默克公司编辑出版，1889 年首版，现行版为 2013 年出版的第 15 版。最早是 Merck 公司的药品目录，现已成为一部在国际上享有盛名的化学药品、药物和生理活性物质的综合性"百科全书"。全书分正文和附录两部分，正文收录化学品、药品和生物制品 1 万多种，附录收录 30 多种实验室用表和有机人名反应。正文条目以文摘形式著录，每个条目包括：编号（流水号）、标题、化学名称、商品代号、商品名、分子式、分子量、元素百分比、重要参考文献、化学结构式、各种物理常数、衍生物组成及其理化性质、用途及综述文献，其正文按照标题名称字顺编排。

《默克索引》书后附有化学物质登记号索引、分子式索引、药名交叉索引，现已可用计算机检索，查找方便快捷，并且《默克索引》著录的化学名称和化学物质登记号与《美国化学文摘》中完全一致，为联合查找带来很大的方便。

《默克索引》收载药物范围广泛，对药物的描述详细，但偏重药物基础，有关治疗方面的说明比较粗略，在线检索网址为 http: //www. marck. com/index. html。

（2）《马丁代尔大药典》:《马丁代尔大药典》（ Martindale the Extra Pharmacopoeia ）由英国大不列颠药物学会（ The Pharmaceutical Society of Britain ）的药物科学部（ Department of Pharmaceutical Science ）所属的药典出版社（ The Pharmaceutical Press ）编辑出版的一部非法定药典。因其编者 Milliam Martindale 而得名。从 1883 年第一版起，最新版为 2014 年的第 38 版。全书分为三个部分，第一部分为医院制剂，按药物作用类别分类；第二部分为辅助药物部分，按字顺排序；第三部分为专利药物部分。书末附有厂商索引、药物临床用途索引和总索引。该参考书收录了 6000 多篇药物专论、18 万种专利制剂、700 种疾病治疗顾问、54000 条索引和 43 个国家的 20000 多家生产商的信息。可方便快捷地检索药品的用法与剂量、剂型、药物的稳定性和配伍禁忌、副作用及预防、分子式、同义药名、制造商及商品名信息。

该参考书编排包括分类目次、前言、缩写表和数据表、目录、正文、索引。索引比较完善，查找方便。查找方法有以下三种：①按照药物的作用机制、治疗范围及化合物类别分类的药物临床用途索引查找。②按正文中厂名简称字顺排列的厂商索引查找。③按药名的字顺排列的总索引查找。

（3）《有机化合物数据手册》:《有机化合物数据手册》（ CRC Handbook of Data on Organic Compounds ），第一版名为《理化手册》（ Handbook of Chemistry & Physics ），创刊于 1914 年，

原为霍奇门主编，从第二版开始（1985 年）改为《有机化合物数据手册》，由美国化学橡胶公司出版，分为两册，每年修订一次。收集了 3 万余个有机化合物，并按字顺排列各化合物及其数据表。其内容主要包括编号、名称、折射率、分子量、分子式、熔点、沸点、密度、晶型、颜色、旋光度、溶解度等。书后附有光谱资料、结构式、有机化合物的熔点索引、有机化合物的沸点索引、分子式索引。

3. 图录表谱　图录是以图像形式揭示事物的工具书，表谱是以编年或表格形式记载事物发展的工具书，图录表谱的最主要特点就是简明清晰和直观形象。

（1）《中国常用中草药彩色图谱》（修订本）：由吴家荣、邱德文主编，2004 年 2 月贵州科技出版社出版。该书收载中草药 606 种，分植物、动物、矿物药三大类，每类按照自然的分类系统排列。该书图文并茂，介绍了所列中草药的产地、形状、化学成分、功效和主治。该图谱非常系统、全面和实用。

（2）《Sadtler 标准光谱图集》：《Sadtler 标准光谱图集》（Sadtler Standard Spectra Collection），由美国费城萨德勒研究公司（Sadtler Research Laboratories，Inc.）编辑出版，1956 年创刊。该光谱图集被誉为目前世界上最庞大的连续出版的光谱汇集，并采用活页形式，便于除旧增新。该图集对每一个化合物记录都非常详细，包括样品来源、纯度、测试参数和条件（熔点、浓度、洗手槽的厚度和长度等），并附有该化合物的化学名称、结构式、分子式、分子量、熔点、沸点等。常用的光谱图集有：Sadtler 标准红外光谱（棱镜）、Sadtler 标准红外光谱（光栅）、Sadtler 标准紫外光谱、Sadtler 标准 NMR 波谱、Sadtler 标准 ^{13}C 光谱，此外还出版篇幅较小的专业性汇集，如 Raman 参考光谱、荧光参考光谱、热差分析等。

（3）《CRC 有机化合物光谱资料及物理常数汇集》：《CRC 有机化合物光谱资料及物理常数汇集》（atlas of spectral data and physical constants for organic compounds，CRC），1973 年第一次出版，收集了 8000 多种有机化合物的物理常数及光谱数据（红外、紫外、核磁共振及质谱）。该书由光谱、主要数据及索引三部分组成。主要数据由表来表示，表的分栏有化合物名称、经验式、结构式、CA 登记号、Wiswesser 线式（WLN）、熔点、沸点、折光率、光谱数据及参考文献。光谱用数值来代替图谱，并分别说明文献来源。

该工具书的检索系统非常完备，几乎占了全书三分之一的篇幅。主要的索引有 IUPAC 名称索引、同义词索引、经验式索引、分子量索引、熔点及沸点索引、化学结构及亚结构（WLN 表示）索引，为更好地使用化学结构索引，该参考书在主表后还附有 CRC 化合物编号 – 结构式对照表。另外还可用光谱（来源）号码索引和光谱数据索引来检索光谱资料。

二、期刊式检索工具

（一）期刊式检索工具的概念

所谓检索工具是按一定的学科或一定的主题进行收集、整理，并给以文献检索标识，及时报道的二次文献，用于存储、查找和报道档案信息的系统化文字，描述工具是目录、索引、指南等的统称。而有长期固定的刊名，定期连续出版的检索刊物，称为期刊式检索工具。如美国医学索引、中文科技资料目录等。

期刊式检索工具报道文献以近期为主，能及时反映新发表的科研资料，并具有连贯性，卷期之间衔接紧密，无中断及重复。

（二）重要的期刊式检索工具及简介

1.《中文科技资料目录》《中文科技资料目录》（简称"中目"），是我国出版的大型题录型科技文献检索刊物，迄今为止按学科共出版 34 个分册，医药卫生、中草药、医学分册是其中查找国内医药文献的三个分册。

（1）《中文科技资料目录：医药卫生》:《中文科技资料目录：医药卫生》简称《中目：医药卫生》于 1963 年 4 月创刊，由中国医学科学院医学信息研究所编辑、出版和发行。原刊名为《全国医学科学技术联合目录》，1984 年以前为双月刊，现为月刊。其收录了国内公开发行和内部发行与医学及与医学相关的期刊、汇编及学术会议资料 1000 余种，每期报道题录 60000 余条。

1）编排结构:《中目：医药卫生》按照《中国图书资料分类法》分类编排，每期内容按学科分为 26 大类，300 多个小类。每期正文前有检索功能的"分类目次"，列出分类号、类目名称和页码。

2）著录：正文（题录部分）按分类目次的类目次序排列，各类题录前标明类号和类名。著录项目只记录文献的外部特征，如标题、作者、原文来源等。现以期刊的著录格式示例如下：

0035290[①]颈椎后路钢板内固定的应用解剖学[②] / 谢宁[③]（第二军医大学长征医院）[④]---// 中国临床解剖学杂志[⑤]，–2000，（1）：–5–7[⑥]

注释：①题录号，前两位 00 为年号，其后 5 位数字为题录顺序号，每年从 00001 起累积编号；②论文标题；③著者，两个以上著者只著录第一著者，后加"---"；④著者单位；⑤刊名；⑥出版年、期、起止页码。

译文和综述的著录格式与期刊论文基本相同，仅在论文标题后用中括号标出"译"或"综述"。

3）索引:《中目：医药卫生》的检索途径主要是主题途径和分类途径。

主题途径采用主题索引进行检索。每期的主题索引位于正文之后，该索引前附有主题索引首字字顺表。当年最后一期为年度主题索引。主题采用《医学主题词注释字顺表》《中医药学主题词表》进行文献标引。每篇文章有一个或多个规范化的词或词组作为主题词。主题索引按主题词汉语拼音字母顺序排列，同音字以四声区别，同声字按笔画多少区别，第一字相同时，按第二、三字拼音字顺排列。并采用了主题词、副主题词组配，副主题词也按汉语拼音字母顺序排列。主题索引示例：

A[①]

阿

阿司匹林[②]——副作用[③]   02670283[④]

　　　　　——药效学　　　0283403008

阿托品　——治疗应用　　01166801438

注释：①主题词汉语拼音顺序字母；②主题词；③副主题词；④题录顺序号。

分类途径是以学科分类中的类目为检索标志，利用分类目次的指引，从正文中查找所需文献题录。自 1987 年以后，《中文科技资料目录》增加了学科分类类名索引，将本期学科分类类名按字顺排列，每一类名后均注明分类号，可供读者查对。采用分类途径需要收集比较全面的资料或对所查课题的学科属性关系了解，才能较好地利用此法。例如检索心动过速诊断方面的文献：

首先按汉语拼音字顺从"学科分类类名索引"找到文献所在类目；再根据类号从"分类目次"中找到该类目的页码；最后找到与该课题相关的所有题录。结果如下：

R5 内科学→R54 心脏、血管（循环系统）疾病→541 心脏疾病→541.7 心律失常→541.71 心动过速------（80）

（2）《中文科技资料目录：中草药》:《中文科技资料目录：中草药》简称《中目：中草药》，由天津药物研究院和中国药学会共同编辑，科学技术出版社出版，创刊于 1977 年，现为双月刊。《中目：中草药》收录文献条目以期刊为主，兼收药学会议资料。除报道中药学各有关类目外，注重相关交叉学科、新兴学科的研究文献。收录期刊以医药学为主，兼收化学、生物学、农林科学、综合自然科学的期刊。收录期刊 1300 种。平均每年文献报道率达 98%，是报道中草药文献最全的检索刊物。

《中目：中草药》分册与医药卫生分册的分类、结构、编排和著录格式基本相同。检索途径主要有分类索引和主题索引，检索方法与医药卫生分册相同，每期后面还附有按照汉语拼音的首字母顺序排列的药名、方剂名和制剂名索引。

2.《国外科技资料目录：医学》《国外科技资料目录》简称《外目》，是我国出版的检索国外科技信息的题录式系列刊物。按学科分为 39 个分册。《国外科技资料目录：医学》是其中一个分册。创刊于 1959 年，月刊。由中国医学科学院医学信息研究所编辑、出版和发行。

该刊主要收录了英、法、德、日、俄文医学期刊 500 余种，包括 WHO 推荐的核心医学期刊 200 种，WHO 出版物 10 种，还有美国《医学索引》未收录的期刊 64 种（日文、俄文），以及少量特种文献。每年收录文献题录约 6 万条。本刊将文献题名译成了中文。为我国医疗科研人员查找国外医学文献提供了方便。

《国外科技资料目录：医学》的编排结构和检索方法与《中目：医药卫生》相同。

3.《中国药学文摘》《中国药学文摘》(Chinese Pharmaceutical Abstracts) 简称为 CPA，为国家食品药品监督管理总局信息中心编辑出版，创刊于 1982 年，1984 年以季刊形式正式发行，1985 年以双月刊出版发行，现为月刊，收集国内 700 多种医药期刊以及会议论文和部分内部刊物的资料，以文摘、题录等形式报道。每期报道量约 2400 条，每年报道超过 30000 条，是检索中文药学方面文献的重要检索工具。

CPA 采用类似《美国化学文摘》的分类和编排方法，总体分为 12 大类，70 小类。每期附有主题索引和外文药名索引组成的期索引，每 12 期一卷，每卷出版累积主题索引和外文药名索引。主题索引以主题词的汉语拼音排列，外文药名索引以英文药名的英文字母顺序排列，各主题词或药名项下附有说明词及文摘号，可以指引读者根据文摘号查出相关文摘。

4. 美国《科学引文索引》

（1）美国《科学引文索引》概况：美国《科学引文索引》(Science Citation Index) 简称 SCI，由美国费城的科学情报研究所（Institute of Scientific Information）(简称 ISI) 编辑出版，创刊于 1961 年，创刊时为年刊，1966 年改为季刊，1979 年至今为双月刊。此外，还出版年度累积索引和 5 年的累积索引，自 1988 年起出版光盘版。

SCI 所涉及的专业范围广泛，综合报道性强。收录了世界 40 多个国家 150 多个学科的重要自然科学刊物，多达 3500 余种，报道了生命科学、医学、生物、行为科学、物理、化学、农业和工程技术等多学科领域文献及其引文。

SCI 编排体例新颖，检索途径多样。其创始人美国发明家加尔菲德（Eugene Garfield）创造了一种新型的题录式检索工具，通过"引文"关系找出科学动态内部结构的网络图，体现了各学科之间的交叉、渗透和影响，覆盖了世界上最有影响的研究成果，为科研开辟了新的检索途径。SCI 现已成为世界上最权威的检索刊物之一。

（2）SCI 功能及作用：在科学著述活动中，作者往往要直接或间接地引用他人的著述，以提供文章的佐证，来加强论述的可信度，这就形成了科学文献的引用和被引用的链式关系。如图 3-1 所示，在文献 B 中提到或描述了文献 A，并以文后参考文献或注释的形式列出文献 A 的出处。这时，我们称文献 A 为文献 B 的引文，称文献 B 为文献 A 的引证文献。引文通常也称为被引文献或参考文献，引证文献通常也称为来源文献。以被引文献的著者（被引著者）为标目构成引文索引；以来源文献的著者（来源著者）为标目构成来源索引。

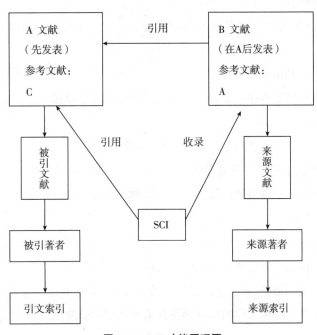

图 3-1 SCI 功能原理图

SCI 精选了全世界自然科学领域最高水平核心期刊中的优秀论文作为其来源文献，以其所列的参考文献作为被引文献，并以此编制来源索引和引文索引。因此，这两种索引具有较高的权威性，既能比较客观地评价来源著者的学术水平，又能揭示某一学科的继承与发展关系，所以 SCI 这两种索引有着其他检索工具无法替代的独特作用。

（3）SCI 索引及著录格式：SCI 一年出版六期，每期分为 A、B、C、D、E、F 六册。其中 A、B、C 三册是引文索引；D 册是来源索引；E、F 册是轮排主题索引。

1）引文索引（Citation Index）：引文索引分为著者引文索引、团体著者引文索引、匿名引文索引、专利引文索引等。

著者引文索引：著者论文被他人引用情况。引文著者姓名字顺排（姓前名后）、发表时间先后顺序排、引文出处、来源著者姓名字顺排、来源文献出处。示例如下：

　　①ANSARI AH

　　②89　　　　　③AM J OBSTET GYNEC 103 511

　　　　　　　　④PENNILA IM ⑤HORMONE MET 8 299 98⑥R

　　　90　　　　　FERTILITY STERILITY 21 873

　　　　　　　　STRUVE FA OBSTET GYN 33 741 98

　　注释：①引文著者姓名，只列第一作者。②被引文献出版年份。③被引文献出处：刊名（缩写）、卷、页码。④来源著者姓名。⑤来源文献出处：刊名缩写、卷、页码、出版年。⑥来源文献类型，此处 R（Review）表示综述。其他：B（Book review）表示书评；D（Discussions）表示讨论；BI（Bibliography）表示书目；C（Correction）表示校正；K（Chronology）表示大事年表；L（Letter）表示通讯；M（Meeting Abstracts）表示会议论文摘要；N（Note）表示按语；W（Computer Review）表示计算机评论。

　　团体著者引文索引：团体机构名称缩写排、出版物名称缩写字顺排、发表时间先后顺序排、来源著者姓名字顺排。

　　匿名引文索引：引文出版物名称缩写字顺排、出版年卷先后顺序排、来源著者姓名字顺排。

　　专利引文索引：专利说明书被引用情况。专利号数字升序排、专利发布年先后顺排、发明人及国别、来源著者姓名字顺排、来源文献出版物名称缩写字顺排。

　　2）来源索引（Source Index）：

　　团体索引：按来源著者所属国家、城市、机构名称字顺排。

　　地理部分：按著者工作单位所在地的地名字顺排。先排美国各州州名，再按字顺排其他国家国名、城市名字顺排、逐级列出该地的机构名称（大学、研究所）、分支机构（系、医院、实验室等）、著者姓名字顺排、文献出处。

　　机构部分：地理部分的辅助索引。机构名称字顺排、国（州）名、城市名字顺排。

　　来源著者索引：将引文索引中所列的所有来源著者姓名（包括合著者姓名）按字顺逐条排列。第一著者下列文献详细题录信息；非第一著者 see（参见）第一著者，并列出原文出处；匿名著者的文献按来源出版物名称缩写字顺排在来源索引的最前面。示例如下：

　　①CHEDID A

　　②BUNDEALL.AE MENDENHA.CL–

　　③INHIBITION OF HEPATOCARCINOGENESIS BYADRENOCORTICOTROPIN IN AFLATOXIN B1–REATED RATS

　　④A2694

　　⑤*J NAT CANC* 58（2）：339–349 98⑥46R

　　⑦UNIV CINCINNATI，COLL MED，DEPT PATHOL，CINCINNATI，OH 45267，USA

　　⑧CHENG LC

　　see ⑨ROGUS EM BIOC BIOP A 464 347 98

　　注释：①来源著者姓名。②合著者姓名，最多列 9 人。③文献标题。④ISI 期刊登记号。⑤来源期刊刊名（多为缩写，斜体）、卷（期）、起止页码、出版年份。⑥参考文献篇数（若无用 NOR 表示）。⑦第一著者通讯地址。⑧非第一著者姓名。⑨原文出处。

3）轮排主题索引（Permuterm Subject Index）：将来源索引中所报道的来源文献题名中能表达文章内容特征的具有实质意义的词抽出，组成一条文献的标目，这些词按字顺轮流位于标目的首位，位于标目首位的词称为主要词，其余词按字顺排于其下，称为配合词。主要词与其他配合词分别组成"词对"，每个词对后列出来源著者姓名。根据著者姓名可再去查找来源索引，从而获得该来源文献的完整题录。

第二节　重要药学文献

一、美国《化学文摘》

（一）概况

美国《化学文摘》（《Chemical Abstracts》，《CA》），创刊于 1907 年，由美国化学协会（The American Chemical Society）下设的化学文摘服务社（Chemical Abstracts Service，CAS）编辑出版。《CA》至今已走过了百余年的漫漫历程，在世界化学化工文献编辑与整理方面做出了巨大的贡献，被誉为"打开世界化学化工文献宝库的钥匙"。

《CA》是世界上最具影响的三大化学文摘之一，另外两种是德国《化学文摘》和前苏联《化学文摘》。1969 年，创刊最早且颇具名气的德国《化学文摘》并入《CA》，此后，《CA》的发展也更加迅速。美国《化学文摘》已经成为世界上化学、化工及相关学科最重要、应用最广泛的检索工具，它具有以下的特点：

1. 收录文献范围广，数量大　《CA》报道范围涵盖了世界 160 多个国家和地区，56 种文字，17000 多种化学及化工相关期刊的文献，29 个国家和两个国际专利组织的专利文献。每周出版一期，一年共报道 70 余万条化学文摘，占全球化学化工文献总量的 98%。《CA》广泛收录了化学、化工方面的文献，生命科学是其报道的重点，其中也包括生物医学、针灸、经络、植物化学、药理、毒理、药物、药物合成等方面的内容。

2. 索引完备，检索途径多　《CA》索引体系已相当完善，包括 3 种期索引、5 种卷索引、5 种累积索引、3 种指导性索引以及资料来源索引等。回逆累积索引把各种索引纵向贯通，有利于对某一课题进行回顾检索。光盘版本"CA on CD"和网络版"SciFinder Scholar"的出现，使检索效率大大提高。

3. 报道速度快，出版时差短　从 20 世纪 60 年代开始，CAS 采用计算机参与文摘和索引的编辑工作，使《CA》出版时差大大缩短，一般在 3～4 个月，大部分英文书刊当月就可以报道，网络数据库则每天更新。

（二）出版情况

《CA》在创刊初期为半月刊，一年共出版 24 期为一卷。1961 年 55 卷改为双周刊，全年出 26 期为一卷。从 1962 年 56 卷起，再次改版，仍为双周刊，改为每 13 期为一卷，每年出两卷。从 1967 年 66 卷起至今，《CA》为周刊，每卷 26 期，每年出二卷。在出版周期变革的同时，《CA》的类目也几经变化，具体变化情况见表 3-1。

NOTE

表 3–1　《CA》历年刊载类目变化表

年份	卷号	出版周期	每年卷数	每卷期数	类目
1907～1944	1～38	半月刊	1	24	30
1945～1960	39～54	半月刊	1	24	31
1961	55	双周刊	1	26	31
1962	56～57	双周刊	2	13	73
1963～1966	58～65	双周刊	2	13	74
1967～1981	66～95	周刊	2	26	旧 80
1982～现在	96～	周刊	2	26	新 80

（三）结构编排

每期《CA》都由分类目次、文摘正文、辅助索引构成，通常称为期索引。期索引最前面是分类目次表，可以了解《CA》当期出版的类目情况。其后是文摘正文部分，占有很大篇幅，是期索引的主体。在文摘正文后附有辅助索引，它是为检索本期文摘来服务。

卷索引和累积索引是对期索引的重新编排和整理，只有索引，没有文摘。

1. 分类目次　《CA》按照学科进行编排，被划分为五个部分，每个部分又划分成若干个类目，共计 80 个类目，见表 3–2。

表 3–2　80 个类目英汉对译表

Biochemistry Sections（生物化学部分）

（1）Pharmacology（药理学）

（2）Mammalian Hormones（哺乳动物激素）

（3）Biochemical Genetics（生化遗传学）

（4）Toxicology（毒物学）

（5）Agrochemical Bio–regulators（农业化学的生物调节剂）

（6）General Biochemistry（普通生物化学）

（7）Enzymes（酶）

（8）Radiation Biochemistry（放射生物化学）

（9）Biochemical Methods（生化方法）

（10）Microbial，Algal，and Fungal Biochemistry（微生物、藻和真菌生物化学）

（11）Plant Biochemistry（植物生物化学）

（12）Non–mammalian Biochemistry（非哺乳动物生物化学）

（13）Mammalian Biochemistry（哺乳动物生物化学）

（14）Mammalian Pathological Biochemistry（哺乳动物病理生物化学）

（15）Immunochemistry（免疫化学）

（16）Fermentation and Bio–industrial Chemistry（发酵和生物工业化学）

（17）Food and Feed Chemistry（食品和饲料化学）

（18）Animal Nutrition（动物营养）

（19）Fertilizers，Soils，and Plant Nutrition（肥料、土壤和植物营养）

续表

（20）History，Education，and Documentation（历史、教育和文献工作）

Organic Chemistry Sections（有机化学部分）

（21）General Organic Chemistry（普通有机化学）

（22）Physical Organic Chemistry（物理有机化学）

（23）Aliphatic Compounds（脂肪族化合物）

（24）Alicyclic Compounds（脂环族化合物）

（25）Benzene.Its Derivatives，and Condensed Benzenoid Compounds（苯及其衍生物、稠苯化合物）

（26）Biomolecules and Their Synthetic Analogs（生物分子及其合成类似物）

（27）Heterocyclic Compounds（One Hetero Atom）[杂环化合物（一个杂原子）]

（28）Heterocyclic Compounds（More Than One Hetero Atom）[杂环化合物（多个杂原子）]

（29）Organometallic and Organometalloidal Compounds（有机金属化合物和有机准金属化合物）

（30）Terpenes and Terpenoids（萜和萜烯类）

（31）Alkaloids（生物碱）

（32）Steroids（甾族化合物）

（33）Carbohydrates（糖类）

（34）Amino Acids，Peptides，and Proteins（氨基酸、肽和蛋白质）

Macromolecular Chemistry Sections（大分子化学部分）

（35）Chemistry of Synthetic High Polymers（合成高聚物的化学性质）

（36）Physical Properties of Synthetic High Polymers（合成高聚物的物理性质）

（37）Plastics Manufacture and Processing（塑料制造与工艺）

（38）Plastics Fabrication and Uses（塑料制品与应用）

（39）Synthetic Elastomers and Natural Rubber（合成弹性体和天然橡胶）

（40）Textiles and Fibers（纺织物和纤维）

（41）Dyes，Organic Pigments，Fluorescent Brighteners，and Photographic Sensitizers（染料、有机化学颜料、荧光发光剂和摄影光敏剂）

（42）Coatings，Inks，and Related Products（染料、油墨及有关产品）

（43）Cellulose，Lignin，Paper，and Other Wood Products（纤维素、木质素、纸及其他木材制品）

（44）Industrial Carbohydrates（工业碳水化合物）

（45）Industrial Organic Chemicals，Leather，Fats，and Waxes（工业有机化学制品、皮革、脂肪和石蜡）

（46）Surface-Active Agents and Detergents（表面活性剂和洗涤剂）

Applied Chemistry and Chemical Engineering Sections（应用化学与化学工程部分）

（47）Apparatus and Plant Equipment（仪器和工厂设备）

（48）Unit Operations and Processes（单元操作和工艺过程）

（49）Industrial Inorganic Chemicals（工业无机化学制品）

（50）Propellants and Explosives（推进剂和炸药）

（51）Fossil Fuels，Derivatives，and Related Products（矿物燃料、衍生物和相关产品）

（52）Electrochemical，Radiational，and Thermal Energy Technology（电化学、辐射化学和热能技术）

（53）Mineralogical and Geological Chemistry（矿物化学和地质化学）

（54）Extractive Metallurgy（提炼冶金学）

续表

（55）Ferrous Metals and Alloys（黑色金属与合金）

（56）Nonferrous Metals and Alloys（有色金属与合金）

（57）Ceramics（陶瓷）

（58）Cement，Concrete，and Related Building Materials（水泥、混凝土和相关建筑材料）

（59）Air Pollution and Industrial Hygiene（空气污染与工业卫生）

（60）Waste Treatment and Disposal（废水处理和清除）

（61）Water（水）

（62）Essential Oils and Cosmetics（香精油与化妆品）

（63）Pharmaceuticals（药物）

（64）Pharmaceutical Analysis（药物分析）

Physical，Inorganic，and Analytical Chemistry Sections（物理化学、无机化学和分析化学部分）

（65）General Physical Chemistry（普通物理化学）

（66）Surface Chemistry and Colloids（表面化学与胶体）

（67）Catalysis，Reaction Kinetics，and Inorganic Reaction Mechanisms（催化、反应动力学和无机反应机理）

（68）Phase Equilibriums，Chemical Equilibriums，and Solutions（相平衡、化学平衡与溶液）

（69）Thermodynamics，Thermochemistry，and Thermal Properties（热力学、热化学与热性能）

（70）Nuclear Phenomena（核现象）

（71）Nuclear Technology（核技术）

（72）Electrochemistry（电化学）

（73）Optical，Electron，and Mass Spectroscopy and Other Related Properties（光学、电子学和质谱仪及其他有关性质）

（74）Radiation Chemistry，Photochemistry，and Photographic and Other Reprographic Processes（辐射化学、光化学以及摄影和其他光拷贝过程）

（75）Crystallography and Liquid Crystals（结晶学和液晶）

（76）Electric Phenomena（电现象）

（77）Magnetic Phenomena（磁现象）

（78）Inorganic Chemicals and Reactions（无机化学制品及其反应）

（79）Inorganic Analytical Chemistry（无机分析化学）

（80）Organic Analytical Chemistry（有机分析化学）

其中与药学专业关系最为密切的是 1 ～ 20 类目、30 ～ 34 类目、60 ～ 64 类目。即：生物化学部分；有机化学部分的萜和萜烯类、生物碱、甾族化合物、糖类、氨基酸、肽和蛋白质；应用化学与化学工程部分的药物、药物分析、香精油与化妆品、水及废水处理。分类目次表可以使读者了解本期的类目名称。

从 1967 年 66 卷起，《CA》为周刊，单周与双周出版的类目不同。单号期是出版第一和第二部分（1 ～ 34 类目）；双号期是出版第三、第四和第五部分（35 ～ 80 类目）。从 1997 年 126 卷起，改为每期刊载第一～第五部分。

2. 文摘正文　文摘正文是期索引的主体，约占期索引 3/4 的篇幅。《CA》收录的文献类型很多，在 80 个类目中，每个类目都将不同类型的文献，分成 4 个小部分，依次排列。每个小部分之间用4条短线"————"隔开，这4个小部分分别是：

（1）期刊论文：包括技术报告、会议录、汇编、学位论文、档案资料等。该部分占很大的比重，占文献总量的74%左右。

（2）新书及新视听资料：在《CA》中某些期可能没有此部分，不列出。

（3）专利文献：随着专利意识的提高，专利文献所占比重逐年增多。

（4）相互参见部分：有的文献内容涉及两类或更多的类目，《CA》将文摘置于其主要内容的类目之中。在此处标示出相关类目，以便扩大检索。

（四）著录格式

《CA》收录几种主要类型文献的著录格式如下：

1. 期刊论文 （选自《CA》Vol. 149，No. 5，2008）

149：112011f[1] **Promising new oil derived from seeds of Chamomilla recutita（L.）Rauschert produced in southern Brazil.**[2] Pereira，N.P.；Cunico，M.M.；Miguel，O.G.；Miguel，M. D.[3]（Department 0f Pharmacy，Division of Health Sciences，Federal University of ParaHa，80210–170 Curitiba，Brazil）.[4] *Journal of the American Oil Chemist's* Society[5] 2008，85（5），493–494[6]（Eng），[7] Springer.The antibacterial activity of chamomile seed oil was investigated at concn.12.5，25，and 50% crude oil and compared to chloramphenicol.Inhibitory effects were good against Pseudomonas aeruginosa，Escherichia coli，and Enterobacter aerogenes.Salmonella choleraesus was uninhibited.[8]

注释：①卷号和文摘号，每卷的文摘号是从"1"号排起，文摘号后的小写字母为计算机核对字母。②论文题目，一律为黑体。③著者姓名全称，姓氏在前，名在后，姓氏与名之间用逗号隔开，合著者的姓名逐个排列，并且用分号隔开，最多列出10位著者。④第一著者所在单位及通讯地址。⑤期刊名称，以斜体字印刷，一般使用缩略语。⑥年，卷（期），起止页码。⑦语种。⑧论文摘要。

2. 新书 （选自《CA》Vol.149，No.5，2008）

149：110495t[1] Catalytic control of emissions from diesel–powered vehicles.［In：Catal.Today，2008；136（1–2）］.[2] Epling，William S.；Nova，Isabella；Peden，Charles H.F.；Editors[3]（Elsevier B.V.：Amsterdam，Neth.）.[4] 2008.[5] 186 pp.[6]（Eng）.[7]

注释：①卷号和文摘号。②书名。③作者。④出版社。⑤出版年度。⑥书页数。⑦语种。

3. 专利文献 （选自《CA》Vol.149，No.5，2008）

149：112922d[1] HPLC method for detecting content of doripenem.[2] Li，Yirui；Zhang，Minru；Zhang，Qingwen；Pan，Hongjuan；Zhou，Yimeng；Liu，Li[3]（Shanghai Institute of Pharmaceutical Industry，Peop.Rep.China）[4] Faming Zhuanli Shenqing Gongkai Shuomingshu CN 101，191，787[5]（Cl.G01N30/02），[6] 4 Jun 2008，[7] Appl.10，118，553，[8] 21 Nov 2006；[9] 12pp.[10]（Ch）.[11] In the title HPLC method，octylsilyl–bonded silica gel is used as chromatog. Column，and the mobile phase is sodium salt soln.of phosphoric acid（pH=5.0–6.0）.The method has simple operation and high sensitivity，and can detect doripenem content at pH=5.0–6.0 with good peak shape.[12]

注释：①卷号和文摘号。②专利名称。③专利发明人的姓名或名称。④专利权受让者姓名或名称（个人或团体）。⑤专利号，由专利国别加流水号构成。⑥国际专利分类号。⑦专利公布日期或获准日期。⑧专利申请号，冠以"Appl."缩写。⑨专利申请日期。⑩专利页数。⑪语种。⑫论文摘要。

4. 相互参见 （选自《CA》Vol.149，No.5，2008）

For papers of related interest see also Section：①9②98254d③Cholinesterase activity as a biosensor reaction for natural allelochemicals：pesticides and pharmaceuticals.④

98461u③Development of a low−flow multiplexed interface for capillary electrophoresis/electrospray ion trap mass spectrometry using sequential spray.④

注释：①参见与本类有关的论文。②参见的类目号。③参见的文摘号。④参见的论文题目。

在《CA》的正文中，编排上使用了大量的缩略语，节省了篇幅，但是有时会给读者阅读带来一些困难。因此，在《CA》在每卷第 1 期增设了缩写词表，检索者可以从中查找缩写词的全称。

（五）期索引

期索引是为检索每期的文摘而设置的索引，附在每期末尾，大约占期索引的 1/4 篇幅。

1. 关键词索引（Keyword Index） 关键词（Keyword）又称键词，文本词，自由词。读者根据自己的检索方向和需要确定关键词。关键词可以是一个，也可以是多个，从不同角度检索。它比较接近自然语言，任何一个能反映文献主要内容的词都可以作为关键词，如：俗名、商品名、通用名等。

关键词按字顺排列，由关键词、说明语、文摘号组成。说明语中词与词之间没有文法关系，读者应根据说明语对关键词的限定，推测文献的主要内容，做出判断以决定取舍。

索引格式示例如下:（选自《CA》Vol.149，No.5，2008）

Diazepam①

acepromazine sodium thiopental halothane anesthetic②95757j③

Domitor hydromorphone anesthetic sedative dog Pentothal propofol Vetalar②955778s③

noise stress corticotroph adenohypophysis anxiolytic②95760e③

注释：①关键词（地西泮）。②说明语。③文摘号。

注意事项：

（1）从多个角度选择几个最能代表所检课题内容的词作为关键词。

（2）关键词一般采用俗名、商品名或通用名，不用系统名。例如：普鲁卡因的通用名是 Procaine，系统名是 4-Aminobenzoic acid−2−（diethylamino）ethyl ester，采用 Procaine 作为关键词。

（3）关键词要使用单数形式。例如：Alkaloid 不加 s，表示生物碱。

（4）分子式不能作为关键词。例如：C_2H_5OH（乙醇）采用 Alcohol（乙醇）作为关键词。

（5）有机化合物取代基位置标号、立体异构体构型表示符号均省略。例如：D−Glucose（D−葡萄糖）省略构型符号，查 Glucose。

（6）新的化合物无商品名或俗名，可将其系统名中取代基位次、立体结构符号去掉，其余部分作为关键词。结构太复杂的化合物仅以其基本结构名称作为关键词。例如：黄酮类，取 Flavone 作为关键词。

2. 专利索引（Patent Index）　从 1981 年 94 卷起，CAS 把专利号索引（Numberical Patent Index）和专利对照索引（Patent Concordance Index）合并为专利索引。利用专利索引，可以通过专利号查找该专利在《CA》中摘要的文摘号，它还可以提供相同专利中原始专利与非原始专利相对应的专利号及文摘号。专利索引还列出相关专利（related patent）和同族专利（patent family）。

索引格式示例如下：（选自《CA》Vol. 149，No. 5，2008）

US（United States of America）[①] 5079603 A，[②] See US 5300802 A[③]

5108753 A，[②] See WO 89/09787 A2[③]

5109046 A，[④] 117：50018s[⑤]

AT 154804 T[⑥]

BR 92/00647 A[⑥]

CA 2061821 Al I

CN 1064283 A

EP 501780 A1（B1）（Designated States：AT，BE，CH，DE，DK，ES，FR，GB，GR，IT，LI，LU，NL，SE）

ES 2104822 T3

JP 05/093090 A（2989368 B2）

注释：①国家和组织代码，为黑体。②非原始专利的专利号。较晚提供给美国化学文摘社的专利文献，参见最早提供的该专利等同专利。③该专利最先申请国家及原始专利号。④原始专利的专利号。即 CAS 最早接到的专利的专利号，此项专利是美国专利 5109046 A。⑤此专利在《CA》中的卷号、文摘号。⑥相关或等同专利。

3. 著者索引（Author Index）　著者索引是以个人著者、团体著者、编辑者、专利权所有者、专利权受让者作为检索对象，以查找文摘号的一种索引。按个人姓名或团体名称的英文字顺排列，个人著者的姓用全称放在前面，名字用缩写放在后面，团体著者则用全称形式给出。

索引格式示例如下：（选自《CA》Vol. 149，No. 5，2008）

Furukawa Techno Material Co.，Ltd.[①] P 106291f[③]

Furusawa，Miyuki[②] 102580b[③]

Furusawa，Shozo[②] P 114296b[③]

注释：①团体著者。②个人著者。③文摘号，文摘号前带有"P"为"Patent"的缩写，表示是专利文献。

（六）卷索引

卷索引是为检索本卷内容而设立的，当本卷各期出齐后随即出版。目前，卷索引共有 5 种，分别是化学物质索引、普通主题索引、分子式索引、专利索引、著者索引。

1. 化学物质索引（Chemical Substance Index，CS）　卷索引中的化学物质索引和普通主题索引（General Subject Index，GS）相当于期索引中的关键词索引，只是选择主题词为索引款目。《CA》在 76 卷以前，CS 和 GS 原本是一种索引，即主题索引。由于新的化合物以每年 25 万种的速度剧增，造成主题索引的内容过于庞大，不便于检索。从 1972 年 76 卷起，将主题索引一分为二，即 CS 和 GS。具体划分标准是：凡是组成物质的原子种类和数量已知，价键清楚且立体化学结构明确的化学物质编入化学物质索引，余下的暂时还不明确的物质和所有概念性主题都编入普通主题索引。

主题词后有时会带有不同的副主题词，主题词与副主题词都用黑体，并用逗号隔开。

（1）普通副主题词（共10个）：Analysis（分析）、Biological studies（生物学研究）、Formation（nonpreparative）［结构、形成（未预选）］、Miscellaneous（其他混合）、Occurrence（存在、发生）、Preparation（制备）、Processes（过程）、Properties（性质）、Reaction（反应）、Uses（应用）。

（2）化学功能基副主题词（共15个）：Acetals（缩醛）、Anhydrides（酐）、Anhydro-sulfides（无水硫化物）、Compounds（化合物）、Derivatives（general）［衍生物（普通）］、Ester（酯）、Ethers（醚）、Hydrazones（腙）、Lactones（内酯）、Mercaptals（缩硫醛类）、Mercaptoles（缩硫醇类）、Oxides（氧化物）、Oximes（肟）、Polymers（聚合物）、Hydrazides（酰肼）。

著录格式示例如下：（选自《CA》Chemical Substance Index Vol.145，2006）

Acetamide，*N*-（4-hydroxyphenyl）[①]-［103-90-2］[②]

absence of cardioprotective or detrimental actions of acetaminophen in post-myocardial infaretions in ovine and rabbit models[③].96293j[④]

acetaminophen did not reduced risk of breast cancer in patient，55509r

acetaminophen granules coated with Eudragit E 30 D improved consolidation or compressibility parameters and improved in vitro drug release，130482g

acetaminophen increased cell survival under oxidative stress conditions in Saccharomyces cerevisiae，431572d

acetaminophen-induced hepatotoxicity of gel-entrapped rat hepatocytes in hollow fibers，306054k 注释：①主题词，扑热息痛的系统名：*N*-（4-羟基苯基）乙酰胺，用黑体表示。②登记号。③说明语，为检索者提供了关于该文献内容的信息。④文摘号。

凡索引中收录的化学物质，名称后都带有登记号。登记号置于方括号内，一般由三段数字构成，第一段最多六位数，第二段两位数，第三段一位数，分别由短线隔开。

2. 普通主题索引（General Subject Index，GS）　普通主题索引收录一切不能给登记号或是尚未获得登记号的化学物质，以及动物名、植物名、细菌名、真菌名、器官名、疾病名、治疗方法、手术名、药品名、物理化学的概念和化学反应、生物化学标题等一般概念性标题。如：人参、麻黄、阿胶、真菌、链球菌、酶类、氨基酸、激素等。

凡是特指某种单一化合物（单质）编入CS，泛指物质类（混合物）则编入GS。

GS在副主题词的使用上与CS不同，除使用CS中的25个副主题词以外，还使用人体的25个器官组织名称作为副主题词：Adipose tissue（脂肪组织）、Adrenal cortex（肾上腺皮质）、Adrenal gland（肾上腺）、Artery（动脉）、Bone（骨）、Blood vessel（血管）、Bone marrow（骨髓）、Brain（脑）、Ear（耳）、Eye（眼）、Heart（心）、Intestine（肠）、Kidney（肾）、Liver（肝）、Lung（肺）、Muscle（肌肉）、Nerve（神经）、Ovary（卵巢）、Pancreas（胰腺）、Skin（皮肤）、Spleen（脾）、Stomach（胃）、Testis（睾丸）、Thyroid gland（甲状腺）、Uterus（子宫）。

另外使用5种副主题词：Composition（成分）、Disease or disorder（疾病和障碍）、Metabolism（代谢）、Neoplasm（肿瘤）、Toxic chemical and physical damage（化学中毒和物理损害）。

著录格式示例如下：(《CA》General Subject Index Vol.147，2007）

Amino acids. ① **analysis** ②

accurate assessment of amino acid mass isotopomer distributions for metabolic flux anal., ③ 464338b ④

acidic acetonitrile for cellular metabolism.From Escherichia coli, ③ 317582y ④

┊

Amino acids, ① **biological studies** ②

AAP（amino acid pair）antigenicity scale; linear B–cell epitopes prediction using amino acid pair antigenicity scale，501880v

AAPl transports uncharged amino acids into roots of Arabidopsis，117455x

abnormal nutrition supplement with amino acid metab. Disturbances might effect wound healing in burns，trauma，and sepsis patient，R 30124q

┊

Amino acids, ① **formation（nonpreparative）** ②

chiral; relativistic neutron fireball from supernova explosion as possible source of chiral influence，549433d

formation of amino acids on primitive earth via generation of low–energy nitrogen cation ions（N^+）and their reaction with carbon and ammonia warer，365738a

┊

Amino acids, occurrence

biosorbent; temp., pH, mixing time, pollutant concn., and biosorbent particle size and dose effect on fluoride removal from aq. Soln. and polluted groundwater via biosorption on powd. Tamarind seed，454624c

chem. And physicochem. Profile of wastewaters produced from different stages of Spanish– style green olives processing，329213s

┊

Amino acids, preparation

active ester of; prepn. of peptide by condensation of acid active ester with amino–acid，P 344379u

acyl; prepn. and antibacterial and antifungal activities of（chloromethylphenoxy）acetyl–amino acids and peptides，53119f

┊

Amino acids, processes

Absorbent; deacidification of gas using absorbing soln.，P 349215x

┊

Amino acids, properties

ab inito calcns. and electrospray ionization ion trap multiple–stage mass spectrometric fragmentation pathways of leucine and isoleucine，522546f ab inito study and hydrogen bonding calcns. of nitrogen and carbon chem. shifts in serine–water complexes，249020m

Amino acids，reactions

advances in applications of benzotriazole as synthetic auxiliary，30968t

advances in synthesis methods for bestatin（ubenimex），323241c

Amino acids，used

Abrasives contg. inorg. acid，oxidizing agent and colloidal silica for polishing org. insulation films and copper film–contg. composite materials，P 77617t

注释：①主题词（氨基酸），用黑体表示。②副主题词。③说明语，为检索者提供了更多关于该文献内容的信息。④文摘号。

3. 分子式索引（Formula Index，F）　分子式索引是以分子式作为检索标目，通过分子式来检索与该化合物相关的文摘号的一种检索途径。利用分子式索引进行检索，首先要计算该化合物所含有碳原子（C）、氢原子（H）、氧原子（O）的数目，然后再计算氮原子（N）、硫原子（S）等杂原子及金属元素等各自的数目。分子式索引不仅包括已经注册登记的所有化合物，而且也包括尚未获得正式名称的化合物。因此，该索引是 CS 的补充。分子式索引尤其适用于检索分子量大，异构体少，结构复杂的化合物。对于结构简单的化合物，分子式索引会指引检索者参见 CS。

注意事项：

（1）该索引中使用的分子式均为按 Hill System 规范化的分子式：①凡有机化合物，应先排碳（C），再排氢（H），其他元素按英文字顺排列，例如：地西泮：$C_{16}H_{13}ClN_2O$。②凡是无机化合物，一律按各元素在元素周期表中的顺序排列。例如：硫酸：H_2O_4S；碳酸：H_2CO_3。

（2）该索引按照文献中涉及的化合物分子式的英文字母顺序及分子中所含元素由少至多的顺序排列。在找到检索的分子式下，列出所有符合该分子式的同分异构体的系统名、登记号、文摘号，不附带说明语。

（3）简单的有机化合物（如：阿司匹林）和较为常见的无机化合物（如：硝酸银）分子式索引中不作说明，直接指引到 CS 中。

著录格式示例如下：(《CA》Formula Index Vol. 146，2007）

$C_9H_{10}O_5$①

Benzeneacetic acid，α，3–dihydroxy–4–methoxy②–［3695–24–7］，③ P 33041a④

　　—，α，4–dihydroxy–3–methoxy②–［55–10–7］，③ P 33041a，81648a，219601p，354012n，P　420076q，519192m，523730c④

　　　Sodium sail（1：1）［79427–93–3］523730c

　　—，α，3，4–trihydroxy②–methyl ester［29413–65–8］，P 184247y

Benzenepropanoic acid，α，3，4–trihydroxy–［23028–17–3］，61930h，P 62942a，236346b，507859w. For general derives. *See Chemical Substance Index*

注释：①分子式。②符合该分子式的同分异构体的系统名。如果在同分异构体的系统名中出现了短线"—"，其代替的是上一个异构体的系统名中逗号之前的部分。③登记号。④文摘号，在文摘号前面的字母代码表示文献类型。P 代表 Patent，其原始文献是综述；R 代表 Review，其原始文献也是综述；B 代表 Book，其原始文献是图书。

4. 著者索引（Author Index，A） 卷著者索引与期著者索引在编排上基本相同。

著录格式示例如下：（选自《CA》Author Index Vol. 147，2007）

White. James G.[①] see Huizing. Marjan[②]

—；[③] Nichols，William L；Steensma，David P.

   Platelet pathology in sex-linked GATA-1 dyserythropoietic macrothrombocytopenia Ⅰ ultrastructure，[④] 255434r[⑤]

   Platelet pathology in sex-linked GATA-1 dyserythropoietic macrothrombocytopenia Ⅱ Cytochemistry，484382q

White，Jeffrey G. see Weisz，Ranady

White，John G. see Batchelder，Ellen L.；Verbrugghe，Koen J. C.

注释：①非第一著者，用"see"引见至第一著者名下。②第一著者。③短线"—"表示与上一行的著者姓名完全相同。④说明语。⑤文摘号。

5. 专利索引（Patent Index，P） 卷索引的专利索引与期索引的专利索引著录格式是相同的，使用方法也一样。

（七）累积索引（Collective Index）

累积索引是各种索引的累积本，累积索引的种类与卷索引相同，有化学物质索引、普通主题索引、著者索引、分子式索引、专利索引五种。1907 年～1956 年期间，累积索引每十年出一版，共出了五版；从 1957 年起，累积索引每五年出一版。截至 2007 年，出版了第十五版累积索引。该索引追溯性强，便于检索者对某一较长时间段的文献检索时使用。

累积索引的编排方式、著录格式与卷索引基本相同，只是在文摘号前加注了卷号。

著录格式示例如下：（《CA》，14th Collective Chemical Substance Index，1997-2001）

Benzenemethanol，α–[（1s）–1–（methylamino）ethyl］–（αR）[①]–（–）ephedrine）［299-42-3］[②]

   abs. configuration of enantiomeric t-Bu Me sulfoxides via crystal and mo1. Structure of ephedrinium t-butylsulfinylacetate，[③]129：41292x[④]

   acetyl-productive opium alkaloids，ephedrine，ephedrone and their metabolites anal. by IS and mass-spectrometric methods，128：227137k

   acid addn. salts；pH-controlled i. m. injections for acid addn. salts of drugs to avoid side effects，128：P 119675a

注释：①化合物（麻黄碱）的系统名。②登记号。③说明语。④卷及文摘号。

（八）指导性索引

1. 索引指南（Index Guide，IG） 在《CA》的卷索引中，CS 和 GS 采用了规范化的主题词作为检索词。索引指南对主题词进行了限定，注明了意义不明确主题词的内涵和外延，并对 CS 和 GS 中可能遇到的问题给予统一的指导和说明。

2. 登记号手册（Registry Number Index，RNI）　1969 年创建，创建初期为登记号索引，是可以通过登记号来检索文摘号的一种检索工具。1971 年以后，改名为登记号手册，改变了原有的功能。CAS 对每一种化学结构及化学性质明确的化合物登记时均给予特有的编号，即登记号。每一个登记号只代表一种特定的化合物，即使是分子式相同的同分异构体，甚至是对映异构体，也分别给予不同的登记号。登记号索引是一种指导性索引，不提供文摘号。该索引有两种基本功能：一是从登记号查出其对应的化学物质名称，一是从登记号查出该化合物的分子式。

3. 资料来源索引（Chemical Abstracss Service Source Index，CASSI）　为了节省篇幅，《CA》文摘正文部分的每条款目都由题录与论文摘要构成。题录中的文献出处所引用的期刊和会议录名称均采用了缩写形式，给读者查找原始文献带来了困难，CAS 在 CASSI 中为读者提供了缩写与全称的对照。

二、美国《生物学文摘》

（一）概况

美国《生物学文摘》（《Biological Abstract》，《BA》），其前身是《细菌学文摘》（《Abstract of Bacteriology》）和《植物学文摘》（《Botanical Abstracts》）。1926 年两刊合并出版，更名为《生物学文摘》。现在本刊由美国生物科学信息服务社（Bioscience Information Service，BIOSIS）编辑出版。

《BA》是目前世界上在报道生物学和生命科学方面文献最大型、最权威的文摘式检索工具。它的学科覆盖面除包括传统的动物学、植物学、微生物学领域外，还包括生物医学、药物学领域中神经系统、免疫学、毒理学、肿瘤及肿瘤因子、分子生物学、心血管系统、遗传学、生态学及中药材的提取、分离、中药药理等方面的文献。

《BA》自创刊以来，出版情况有过多次变化。从 1972 年起至今，《BA》为半月刊，每半年 12 期为一卷，一年出两卷，当一卷的内容全部出齐后，随即出版卷索引。

（二）编排结构

1998 年以前的《BA》期索引由文摘正文和辅助索引构成。在文摘正文前，有主要概念类目表（Major Taxonomic Classifications）。《BA》原有 4 种辅助索引，即著者索引（Author Index）、生物分类索引（Bio-systematic Index）、生物属类索引（Generic Index）、主题索引（Subject Index）。

1998 年以后，新版《BA》仍分为两部分。Part I 为文摘部分，Part II 为索引部分。在文摘部分取消了原有的主要概念类目表，采用了主要概念词等级表（Hierarchical List of Major Concept Headings）和主要概念词字顺表（Alphabetic List of Major Concept Headings）。索引部分由原来的 4 种索引减少为 3 种，原有的著者索引和主题索引不变，将生物分类索引和生物属类索引合并，并且改为生物体索引（Organism Index）继续出版。

（三）文摘部分

1. 主要概念词等级表（Hierarchical List of Major Concept Headings）　主要概念词等级表和主要概念词字顺表附在每卷第 1 期的文摘正文之前。

《BA》根据学科隶属关系分类，主要概念词等级表相当于分类目次表。在 1998 年以前，

《BA》将每期收录的文摘，按主题概念分为 84 大类，470 个小类，也就是 84 个一级主题，470 个二级主题，见表 3-3。1998 年以后，新版的《BA》分为 77 大类目，每个大类目可详细分至三级小类目。

表 3-3　《BA》主要概念词等级表（大类目）

Aging	Physical Rehabilitation
Agrichemicals	Podiatry
Agriculture	Public Health
Agronomy	Serology
Animal Husbandry	Speech Pathology
Horticuhure	Sports Medicine
Allied Medical Sciences	Animal Care
Aerospace Medicine	Anthropology
Audiology	Human Ecology
Biomedical Engineering	Aquaculture
Chiropractic Medicine	Bacteriology
Clinical Chemistry	Behavior
Dental Technology	Biochemistry and Biophysics
Hospital Administration	Bioenergetics
Medical Genetics	Enzymology
Nursing	Molecular Genetics
Occupational Health	Biodiversity
Optometry	Biomaterials
Osteopathic Medicine	Bioprocess Engineering
Pharmacy	Bio-synchronization
Botany	Evolution
Business and Industry	Exobiology
Cell Biology	Foods
Membranes	Forensics
Chemical Coordination	Forestry
Endocrine System	General Biology
Immune System	Genetics
Integumentary System	Government and Law
Urinary System	History
Chemistry	Biography
Communication	Infection
Linguistics	Information Studies
Computational Biology	Ingestion and Assimilation
Computer Applications	Oral System
Mathematical Biology	Digestive System

续表

Models and Simulations	Mathematics
Conservation	Medical Sciences
Wildlife I	Anesthesiology
Cosmetics	Human Medicine
Development	Cardiovascular Medicine
Economic Entomology	Clinical Endocrinology
Economics	Clinical Immunology
Education	Allergy
Environmental Sciences	Dental Medicine
Climatology	Dermatology
Ecology	Gastroenterology
Estuarine Ecology	Geriatrics
Freshwater Ecology	Gynecology
Groundwater Ecology	Hematology
Marine Ecology	Nephrology
Subterranean Ecology	Neurology
Terrestrial Ecology	Obstetrics
Geology	Oncology
Equipment and Instrumentation	Ophthalmology
Orthopedics	Philosophy and Ethics
Otolaryngology	Phycology
Pediatrics	Physics
Psychiatry	Physiology
Pulmonary Medicine	Pollution
Rheumatology	Population Studies
Urology	Biogeography
Radiology	Epidemiology
Surgery	Human Geography
Veterinary Medicine	Population Genetics
Metabolism	Sociology
Methods	Radiation Biology
Microbiology	Reproduction
Miscellaneous Substances	Reproductive System
Morphology	Respiration
Movement and Support	Respiratory System
Muscular System	Sanitation
Skeletal System	Waste Management
Mycology	Sensory Reception

续表

Neural Coordination	Sense Organs
Nervous System	Soil Science
Nutrition	Systematics and Taxonomy
Paleobiology	Toxicology
Parasitology	Transport and Circulation
Pathology	Blood and Lymphatics
Pest Management	Cardiovascular System
Pesticides	Tumor Biology
Pharmacology	Vector Biology
Pharmaceuticals	Virology
Pharmacognosy	Zoology

2. 主要概念词字顺表（Alphabetic List of Major Concept Headings） 为了查阅方便，将主要概念词等级表按照字母顺序重新排列，得到主要概念词字顺表。

3. 文摘正文 《BA》文摘部分按照主要概念词等级表顺序排列，同一大类再分小类目顺序编排，列出相应类目的文摘。

著录格式示例如下：（选自《BA》2007 Vol. 114 Issue 1）

Pharmacy[1]

see also：*Pharmacology-Pharmaceuticals*[2]

633.[3] Awad. Abdelmoneim Ismail* and Hossam Ahmed Himad.[4] 1. *European Journal of Clinical Pharmacology*[5] 62（12）DEC 2006：1087-1093[6]［Text：English］.[7]Drug-use practices in teaching hospitals of Khartoum State. Sudan[8]-Purpose The present study was carried out to investigate……[9]

*Kuwait Univ. Fac Pharm Dept Pharm Practice Safat 13110，Kuwait[10]

注释：①类目标题。②参见。③文摘号。④著者，带有"*"为列有通讯地址的著者。⑤期刊名称。⑥卷（期）月年：起止页码。⑦原文为英文。⑧论文题目。⑨原文摘要。⑩著者通讯地址。

（四）索引部分

在每期的文摘正文后面是索引部分。索引部分包括3种索引，分别是：著者索引、生物体索引、主题索引，这3种索引称为期索引。卷索引的内容与期索引相同，是以上3种索引的累积本。

1. 著者索引（Author Index） 著者索引是自《BA》创刊以来就有的索引，它由著者姓名和文摘号构成。一篇文献通常由多个著者共同完成，每个著者的姓名都可以作为检索入口。著者的姓在前，名在后。

著录格式示例如下：（选自《BA》2007 Vol. 114，Issue. 20）

Albecker-Grappe. Sylvie[1] ………306106[2]

Albelda，Steven M. ………………297914

Albenga，Laurent………………………308223

Alber，Birgit E.·····················296829

Alber，Gottfried ·················300957

注释：①著者。②文摘号。

2. 生物体索引（Organism Index） 1998 年（105 卷）起，采用了生物体索引。生物体索引是由原来的"生物分类索引"（Bio-systematic Index）和"生物属类索引"（Generic Index）合并而成。生物体索引是按照生物自然分类体系，根据"门""纲""目""科""属""种"的生物分类法则，按由宽至窄的顺序编排。可以参照主要生物分类表（Major Taxonomic Classification）和生物体等级标引表（Hierarchical Heading Used in the Organism Index）。生物体索引每个条目都由类目词、标目词、概念词及文摘号构成。如果文摘号后标有"R"（Review Article）表示是综述文献；标有"N"（New Taxa）表示是生物新种类（新种名、新属名等）；标有"τ"（Fossil Tata）表示是有关古生物方面的文献。如果在生物体名称前标有"？"，表示为不确定的生物体。

著录格式示例如下：（选自《BA》2007 Vol. 114，Issue. 20）

Animalia（动物界）①

　Vertebrata（脊椎动物门）②

　　Mammalia（哺乳纲）②

　　　Primates（灵长目）②

　　　　Hominidae（人科）②

Human（人）③

Aging/ adolescent/ aged/ aged/ 80 and over/ middle age/ adult/ female/male④ ·····293309⑤

　Aging/Movement and Support/aged/80 and over/aged/female ······························293311

　Aging/Movement and Support/aged/80 and over/aged/female/male·······················293312

　Agriculture···293348

R293366 293365

注释：①主要类目。②主要类目的下属类目。③标目词。④主要概念：相当于说明语，说明与生物有关的重要内容，起限定作用。⑤文摘号。

3. 主题索引（Subject Index） 主题索引是通过生物名称、植物名称、药物名称等查找文献的一种索引。由主题词、主要概念词、文摘号来构成，其中主要概念词起到说明语的作用。

著录格式示例如下：（选自《BA》2007 Vol. 114，Issue. 20）

Keyword　　　　　Content Terms　　　　　Ref. No.

ginger（Zingiberaceae）①

Biochemistry and Biophysics/Biogeography②································299665R③

Clinical Immunology/Orthopedics/Agronomy································303531R

Development/Horticulture/embryo/tropical·····································293884

注释：①主题词。②主要概念：相当于说明语，说明与生物有关的重要内容，起限定作用。③文摘号。

三、美国《医学索引》

（一）概况

美国《医学索引》（《Index Medicus》，《IM》），现由美国国立医学图书馆（National Library of Medicine，NLM）编辑出版，是检索生物医学及与医药卫生相关文献的重要数据库，是世界医药学界重要的文献检索工具。本刊于 1879 年创刊，至今已走过百余年的历程，经过岁月的变迁，内容编排也几经变化。1960 年，《IM》经过了体制改革，新版的《IM》开始采用计算机进行文件的贮存和信息的检索。大大加快了出版的速度，出版时差达到 3 个月，是最早实现利用计算机进行资料编制与文献检索的索引。为了实现资源共享，提高检索速度，《IM》已实现网上检索全免费，只要登录美国国立医学图书馆（NLM）网上数据库或 PUBMED/MEDLINE 等数据库，即可查阅。

（二）编排结构

本刊为月刊，全年共出 12 期为一卷，待 12 期全部出齐，还出版《医学年度累积索引》一套。1989 年以前，每卷第 1 期包括 Part 1 和 Part 2 两个分册。Part 1 内容包括医学述评题录（Bibiography of Medical Reviews）、主题部分（Subject Section）和著者部分（Author Section）；Part 2 为《医学主题词表》。除第 1 期以外的其他各期均为一册，只有 Part 1 的内容，没有 Part 2 的内容。1989 年以后，每期均分两册，Part 1 为主题部分，Part 2 为著者部分和医学述评题录。《医学主题词表》和《收录期刊一览表》在每年年初时单独出版。

（三）著录格式

1. 主题部分　主题部分以主题词作为检索标目，按英文字顺排列。本刊为题录型检索工具，主题部分收录文献的篇名、著者及文献出处等内容，对于文献的摘要不做收录，节省了篇幅。

著录格式示例如下：（选自《IM》2004 Vol. 45，Issue. 11，part 1）

PANAX[1]

Panax ginseng induces production of proinflammatory cytokines via toll–like receptor.[2]Nakaya TA，et a1.[3] J Interferon Cytokine Res.[4] 2004 Feb；24（2）：93–100.[5]

⋮

CHEMISTRY[6]

Determination of ginsenosides Rb1，Rc，and Re in different dosage forms of ginseng by nega–tive ion electrospray liquid chromatography–mass spectrometry.[2]Luchtefeld R，et a1.[3] J Agric Food Chem.[4] 2004 Aug 11；52（16）：4953–6.[5]

注释：①主题词。②文章篇名。③只列出第一著者，其他著者用"et al."省略。④期刊名称为缩写；可参见《引用期刊一览表》。⑤年月；卷（期）：页码。⑥副主题词。

2. 著者部分　著者部分是以著者姓名作为标目，放在首位，最多列出前十名以内的著者姓名。第一著者下列出完整的题录部分，其他著者姓名下指引参见第一著者。题录部分包括前十位著者姓名、文献题目及出处等。

著录格式示例如下：（选自《IM》2004 Vol. 45，Issue. 11，part 1）

Philippa JD，Leighton FA，Daoust PY，Nielsen O，Pagliarulo M，Schwantje H，Shury

T，Van Herwijnen R，Martina BE，Kuiken T，Van de Bildt MW，Osterhaus AD.[1]Antibodies to selected pathogens in free-ranging terrestrial carnivores and marine mammals in Canada.[2] Vet Rec.[3] 2004 Ju 131；155（5）：135-40.[4]

Philips A see Coisy M[5]

Philips H see Coticone SR

Philips JB 3rd see Lin FY

Philips LE see Banks DJ

注释：①前十名著者，其他著者用"et al."表示。②文章题目。③期刊名称。④年月日；卷（期）：页码。⑤第二至第十名著者姓名都用"see"参见第一著者。

用德文、法文、西班牙文等发表的文献篇名及著者姓名，均采用原文种著录，不作英译，在题录末尾标明语种，法文（Fre）、德文（Ger）、西班牙（Spa）；用俄文、希腊文、保加利亚文、塞尔维亚文和乌克兰文发表的文献，其篇名及著者名均译成罗马文字，并标明（Rus）等字样；中文、日文、朝鲜文等的文献，篇名译成英文，在题录最后标明（Chi）、（Jan）、（Kor）。

3. 医学述评题录　医学述评题录专门收录生物医学领域的综述文献。综述文献具有重要的检索价值，它是著者经过查阅大量文献、分析综合撰写而成的。检索者可以利用综述文献后所附的大量参考文献，以"追溯法"对所需文献逐一追踪检索，能大大节省查阅时间。

（四）医学主题词表（《Medical Subject Headings》，《MeSH》）

从 1960 年起开始采用《MeSH》主题词表。只有医学主题词表《MeSH》中的词才能作为《IM》的主题词来使用。因此，熟悉《MeSH》的结构，掌握它的使用方法，对《IM》检索者是非常重要的。《MeSH》分为字顺表、树状结构表和副主题词表，是使用主题索引检索时的必备工具。在主题词表中字顺表表明的是主题词与主题词之间的横向联系，树状结构表表明的是主题词与主题词之间的纵向隶属关系，副主题词表体现的是主题词与副主题词之间组配的范围。

1. 字顺表（Alphabetical List）　《IM》收录了 22000 个正式主题词，字顺表的著录格式如下：（选自 2004《MeSH》）

Fertilization in Vitro[1]

E2. 875. 800. 750+[2]　　　　　　E5. 820. 800. 750+[2]

Apr 79；TEST-TUBE FERTILIZATION was TEST TUBE BABIES see FERTILIZATION IN VITRO Apr-Dec 1979. was TEST TUBE BABIES see ECTOGENESIS 1978-Mar 79[3]

See related[4]

Embryo Transfer

Ovarian Hyperstimulation Syndrome

X　Test-Tube Fertilization[4]

XR Genetic Engineering[4]

XR Insemination，Artificial[4]

注释：①主题词：在主题索引中可用来检索文献。②树状结构号：表示词的属类和它在树状结构中的位置，如该词被分在多个类别时，则给予多个树状结构号。在树状结构号后带有

"+"号者，表示还有下位词。③历史注释：注明该词的起用年代及其变化情况。注释中所列的年份是从右到左，最左边的是这个主题词最近变化的年份，或是某一主题词从主题词表中删去后又重新收入的年份，如果中断则列出起止日期。该例表示 1979 年 4 月起 "FERTILIZATION IN VITRO" 作为主题词，并至今仍在使用。1978 年至 1979 年 3 月用 "TEST TUBE BABIES see ECTOGENESIS"；1979 年 4 月 至 12 月 用 "TEST TUBE BABIES see FERTILIZATION IN VITRO。" ④参照系统。

在医学主题词中，常有一些词汇意义相同或相近，如：Cancer（癌）与 Neoplasm（肿瘤）意义相近；Ascorbic acid（抗坏血酸）与 Vitamin C（维生素 C）是俗名与通用名的关系。针对上述关系，为了提高查全率、查准率，字顺表建立了一整套参照系统。

第一组："用代参照"或称"等同参照"。参照符号是 "see" 和 "X"（分别代表"参照"和"反参照"）。

例如：Ginseng　　see　　Panax

　　　　人参　　　参照　　人参属

　　　　Panax　　　X　　　Ginseng

　　　　人参属　　反参　　人参

该组参照揭示的是词与词之间为同义或近义关系，起到了规范词意的作用。

第二组：相关参照。参照符号是 "see Related" 和 "XR"（分别代表"参见"和"反参"）。

例如：Arctium see related Rheum

　　　　牛蒡属　　相关　　大黄属

　　　　Rheum　　XR　　Arctium

　　　　大黄属　　反相关　牛蒡属

该组参照揭示的是两个或两个以上的主题词有某种相关关系，指导检索者从一个主题词去查找其他相关主题词，提高查全率。

第三组：属分参照。用以处理词与词之间的等级关系，参照符号是 "see Under" 和 "XU"，于 1991 年起已取消。

2. 树状结构表（Tree Structure） 树状结构表是将主题词按照学科属性，分门别类地划分为 15 个大类，这 15 个大类分别用 A、B、C…N 和 Z 等 15 个英文大写字母代表，A 类表示解剖学（Anatomy），B 类表示生物体（Organisms），C 类表示疾病（Diseases），D 类表示药物和化学药品（Chemicals and Drugs）等。每个大类下列出若干一级类、二级类…最多分至十一级。以下是 2004 年《MeSH》中的树状结构表，见表 3-4。

表 3-4 《MeSH》树状结构表

A Anatomy
B Organisms
C Diseases
D Chemicals and Drugs
E Procedures and Techniques；Equipment and Supplies
F Psychiatry and Psychology

续表

G	Biological Sciences
H	Natural Sciences
I	Social Sciences and Education
J	Technology, Industry, Agriculture and Food
K	Humanities
L	Information Science
M	Persons
N	Health Care
Z	Geographicals

树状结构表中主题词按照学科分类，逐一排列，在同一级的词按照字顺排列，每个词后列出相应的树状结构号。

树状结构号中，一级编号为 1～2 位数字，二级或二级以下编号为 2～3 位数字，各级间用圆点隔开，上一级编号自然成为下一级编号的一部分。

例如：

Hemic and Immune Systems	A15
Blood	A15.145
Blood Cells	A15.145.229.
Leukocytes	A15.145.229.637
Leukocytes，Mononuclear	A15.145.229.637.555
Monocytes	A15.145.229.637.555.652
Monocytes，Activated Killer	A15.145.229.637.555.652.500

3. 副主题词（Subheadings） 在《IM》中，设有副主题词表。这些副主题词按字顺编排，并标明了这些副主题词与主题词的组配范围，只有在每个副主题词后的括号里标出类目号的类目，才可以与之相匹配。通过这种限定，可以避免花费很多时间从大量的文献中逐个筛选，参见表 3-5（选自《IM》2004，Vol. 45）。

表 3-5 《IM》副主题词表

| abnormalities（A1-5，A7-10，A13，A14，B2） |
| administration & dosage（D） |
| adverse effects（B6，D，E1-4，E6，E7，J2） |
| agonists（D1-7，D9-17，D19-23） |
| analogs & derivatives（D3） |
| analysis（D） |
| anatomy & histology（A1-5，A7-10，A13，A14，B2，B6） |
| antagonists & inhibitors（D1-17，D19-23） |
| biosynthesis（D8，D9，D11-13，D17，D24） |
| blood（B2，C，D1-24，D27，F3） |

blood supply（A1-5，A8-10，A13，A14，C4）

cerebrospinal fluid（B2，C，D1-24，D27，F3）

chemical synthesis（D2-23，D25-27）

chemically induced（C1-20，C22，C23，F3）

chemistry（A2-16，B1，B3-7，C4，D）

classification（A11，A15，B，C，D，E1-4，E6，E7，F3，G1，G2，I2，I3，J，M，N2-4）

complications（C，F3）

congenital（C1-12，C14，C15，C17，C19-23）

contraindications（D，E1-4，E6，E7）

cytology（A2-10，A12-16，B1，B3，B5-7）

deficiency（D8，D12）

diagnosis（C，F3）

diagnostic use（D）

diet therapy（C，F3）

drug effects（A2-16，B1，B3-7，D8，D12，G4-11）

drug therapy（C，F3）

economics（C，D，E1-4，E6，F3，G1，G2，I2，I3，J，N2-4）

education（G1，G2，M）

embryology（A1-5，A7-10，A13，A14，B2，B6，C）

enzymology（A2-16，B1，B3-7，C，F3）

epidemiology（C，F3，Z1）

ethics（E1-4，E6，E7，F3，G1，G2，G4-11，I2，I3，J1，N2-4）

ethnology（C1-21，C23，F3，Z）

etiology（C，F3）

genetics（B，C，D6，D8，D11-13，D17，D24，F3，G4-11）

growth & development（A1-5，A7-10，A13，A14，B）

history（C，D，E1-4，E6，E7，F3，F4，G1，G2，I1-3，J，M，N2-4）

immunology（A2-16，B1-7，C1-23，D1-24，F3，G4，G5，G7-10）

injuries（AI-5，A7-10，A13，A14，B2）

innervation（A1-5，A7，A9，A10，A13，A14）

instrumentation（EI-4，G1，G2）

isolation & purification（B3-5，B7，D1-26）

legislation & jurisprudence（G1，G2，I2，I3，M1，N2-4）

manpower（G1，G2）

metabolism（A2-16，B1-7，C1-23，D1-26，F3）

methods（E1-4，G1，G2）

microbiology（A1-16，Bl，B2，B6，C1-23，E7，F3，J2）

mortality（C1-23，E1，E3，E4，F3）

续表

nursing（C1–23，E1，E3，E4，F3）
organization & administration（G1，G2，I2，N2）
parasitology（A1–16，B1，B2，B6，C1–23，E7，F3，J2）
pathogenicity（B1，B3–5，B7）
pathology（A1–11，A13–16，C1–23，F3）
pharmacokinetics（D1–23，D25，D26）
pharmacology（D1–26）
physiology（A1–16，B1–7，D8，D11–13，D17，D24，G4–11）
physiopathology（A1–5，A7–10，A13，A14，C1–23，F3）
poisoning（B6，D1–26，J2）
prevention & control（C1–23，F3）
psychology（C1–23，E1–4，F3，I3，M1）
radiation effects（A1–16，B1，B3–7，D1–26，G4–11，J2）
radiography（A1–16，C1–23，F3）
radionuclide imaging（A1–16，C1–23，F3）
radiotherapy（C1–23）
rehabilitation（C1–21，C23，E4，F3）
secondary（C4）
secretion（A2–16，c4，D6，D8，D11，D13）
standards（D1–23，D25，D26，E1–4，E6，E7，F4，G1，G2，I2，J1，J2，N2–4）
statistics & numerical data（E1–4，E6，E7，F4，G1，G2，I2，I3，J1，M1，N2–4）
supply & distribution（D1–23，D25，D26，E7，J2）
surgery（A1–5，A7–10，A13，A14，B2，C1–23，F3）
therapeutic use（B6，D1–26）
therapy（C1–23，F3）
toxicity（B6，D1–26，J2）
transmission（C1–3，C22）
transplantation（A2，A3，A5–11，A13–16）
trends（E1–4，E6，E7，G1，G2，I2，I3，N2–4）
uhrasonography（A1–16，C1–23，F3）
uhrastructure（A2–11，A13–16，B1，B3–7，C4，D8，D12）
urine（B2，C1–23，D1–24，F3）
utilization（E1–4，E6，E7，N2）
veterinary（C1–21，C23，E1，E3，E4，E6，E7）
virology（A1–16，B1–3，B5–7，C1–23，E7，F3，J2）

（五）收录期刊一览表（List of Journals Indexed in Index Medicus）

在《IM》中的题录部分，对所选录的期刊名称均采用缩写形式。为了便于检索者准确地查找到期刊名称的全称，每年年初单独出版《收录期刊一览表》。其主要内容如下：

1. 上一年度的期刊动向（Journal Actions During 20××）

（1）上一年度增加的期刊名称（Title Added During 20××）。

（2）上一年度增加和更名的期刊（Additions and Changes During 20××）。

（3）不再收录的期刊名称（Titles No Longer Indexed）。

2. 缩写刊名表（Abbreviation Listing） 将本年度所收录的期刊名称按缩写字顺排列，缩写在前，全称在后。可以方便检索者根据缩写对照查阅全称。

3. 全称刊名表（Full Title Listing） 将本年度所收录的期刊全称按字顺列表，全称在前，对应的缩写在后，方便检索者用全称查找缩写。

四、荷兰《医学文摘》

（一）概况

荷兰《医学文摘》（Excerpta Medica，《EM》）是一套世界医学文摘型出版物。于1947年创刊，由位于荷兰阿姆斯特丹的"医学文摘基金会"（The Excerpta Medica Foundation）编辑出版。它包括《EM》文摘杂志（《EM》Abstracts Journals）和文献索引（Literature Indexes），是查阅世界医学文献的重要工具。

《EM》收录世界各国多语种的医学文献及相关期刊5400多种。每年报道40余万条文摘，文摘的学科范围主要包括：生物医学、公共卫生、职业卫生、工业医学、社会医药、环境卫生、精神卫生、药物研究、药理学、制药学等。

（二）分册简介

《EM》按医药卫生学科划分，以分册形式出版。最初只有8个分册，由于科学发展而不断分化出新的专门学科，同时由于文献数目的增多，《EM》的分册数目逐年扩增，也有一些分册停刊、更名、合并。目前出版41个文摘分册和1个文献索引分册，共42个分册。但分册号已标注到第52分册，其中的空号是由于一些曾经出版过的分册，现已停刊的原因。《EM》各分册编号及名称见表3-6。

表3-6 《EM》各分册编号及名称

分册编号	分册名称	汉译名
1	Anatomy, Anthropology, Embryology and Histology	解剖学、人类学、胚胎学与组织学
2	Physiology	生理学
3	Endocrinology	内分泌学
4	Microbiology: Bacteriology, Mycology, Parasitology and Virology	微生物学：细菌学、真菌学、寄生虫学和病毒学
5	General Pathology and Pathological Anatomy	普通病理学与病理解剖学
6	Internal Medicine	内科学
7	Pediatrics and Pediatric Surgery	儿科学与小儿外科学
8	Neurology and Neurosurgery	神经病学与神经外科学
9	Surgery	外科学
10	Obstetrics and Gynecology	妇产科学

NOTE

续表

分册编号	分册名称	汉译名
11	Otorhinolaryngology	耳鼻喉科学
12	Ophthalmology	眼科学
13	Dermatology and Venereology	皮肤病学与性病学
14	Radiology	放射学
15	Chest Diseases, Thoracic Surgery and Tuberculosis	胸部疾病、胸外科及结核病
16	Cancer	癌
17	Public Health, Social Medicine and Epidemiology	公共卫生、社会医学及流行病学
18	Cardiovascular Diseases and Cardiovascular Surgery	心血管疾病及心血管外科学
19	Rehabilitation and Physical Medicine	康复与物理医学
20	Gerontology and Geriatrics	老年医学及老年病学
21	Developmental Biology and Teratology	发育生物学及畸形学
22	Human Genetics	人类遗传学
23	Nuclear Medicine	核医学
24	Anesthesiology	麻醉学
25	Hematology	血液学
26	Immunology, Serology and Transplantation	免疫学、血清学及移植
27	Biophysics, Bioengineering and Medical Instrumentation	生物物理学、生物工程及医学仪器
28	Urology and Nephrology	泌尿学及肾病学
29	Clinical and Experimental Biochemistry	临床和实验生物化学
30	Clinical and Experimental Pharmacology	临床和实验药理学
31	Arthritis and Rheumatism	关节炎及风湿病
32	Psychiatry	神经病学
33	Orthopedic Surgery	矫形外科学
35	Occupational Health and Industrial Medicine	职业卫生与工业医学
36	Health Policy, Economics and Management	卫生政策、卫生经济学与卫生管理
38	Adverse Reactions Titles	药物副反应题录
40	Drug Dependence, Alcohol Abuse and Alcoholism	药物依赖性、酒精滥用与酒精中毒
46	Environmental Health and Pollution Control	环境卫生与污染控制
48	Gastroenterology	胃肠病学
49	Forensic Science Abstracts	法医学文摘
50	Epilepsy Abstracts	癫痫文摘
52	Toxicology	毒理学

（三）编排形式

《EM》的各分册期索引包括四部分：分类目次、文摘正文、主题索引、著者索引，依上述顺序编排。各个分册的编排形式相同，但各分册文献数量的多少不同，每年出版 1～4 卷，每卷出 6、8 或 10 期，各分册的每卷最后一期附有卷索引。每卷的卷索引由分类目次、主题索引、著者索引构成。在各分册的期索引中开篇介绍《EM》的基本情况，包括：《EM》的出版社、主编及编辑员姓名、定购本刊的通讯地址、分册名称、文摘正文示例等。

（四）著录格式

由于《EM》所报道文献以期刊论文为主，其他类型的文献数量很少，故在此处只介绍期刊论文的著录格式：（选自《EM》Section 30《Clinical and Experimental Pharmacology》Vol. 114 Issue 1）

370.[1]**Medicinal plants in China containing pyrrolizidine alkaloids**[2]–Roeder E.[3]［Dr. E. Roeder，Pharmazeutisches Institut，Universitat Bonn，An der Immenburg 4，D–53121 Bonn，Germany］[4]–*PHARMAZIE*[5] 2000，55/10（711–726）[6]–summ in ENGL[7]

摘要（略）

注释：①文摘号，为黑体。在各个分册中，每卷第一期的文摘号从"1"号开始编排。②论文题目，为黑体。③著者姓名。④著者的工作单位及通讯地址。⑤论文刊载的期刊名称，用斜体字印刷。⑥年，卷/期（页码）。⑦英文摘要。

（五）检索途径

《EM》的检索途径有三种，分别是：分类途径、主题途径、著者途径。

1. 分类途径　分类目次表位于各分册期索引或卷索引的前部，由分类号、类目名称及起始页码组成。按照学科隶属关系，分类目次表将本分册的领域范围进行划分，构成三级目录，检索者可根据所附页码查找到文摘正文。以 30 分册（选自 Section 30《Clinical and Experimental Pharmacology》Vol. 114，Issue. 1）为例，见表 3–7。

表 3–7　《EM》分类目次表

1. GENERAL ASPECTS	1
2. LABORATORY METHODS AND TECHNIQUES	3
3. PHARMACOKINETICS	3
4. PHARMACODYNAMICS	6
5. EFFECTS ON ORGANS AND SYSTEMS	8
5.1 Central nervous system and sense organs	8
5.2 Antonomic and motor nervous system	15
5.3 Cardiovascular system	18
5.4 Hemopoietic and lymphoreticular systems	29
5.5 Respiratory system	31
5.6 Digestive system	32
5.7 Urinary system	35
5.8 Reproductive system	35
5.9 Endocrine system	37
6. PHARMACOLOGICAL AGENTS	39
6.1 Anesthetics	44
6.2 Opiates and analgesic	45
6.3 Antiinflammatory agents	48

续表

6.4 Antineoplastic agents	50
6.5 Antiinfective agents	58
6.6 Immunologic agents	64
6.7 Emetics and antiemetics	–
6.8 Autacoids and prostaglandins	68
6.9 Medicinal plants and herbal medicines	68

2. 主题途径 《EM》各分册期索引中，主题索引（Subject Index）位于文摘正文之后，每个词条由多个主题词构成，并附有文摘号。《EM》主题索引的编排采用多个主题词轮排形式按字母顺序排列。在 1991 年以前，词条由多个检索词构成，甚至有时超过十个。这些词条中有些词不起主题词作用，只是对文献起到限定和说明的作用。1991 年以后，词条得到简化，取消了只起限定和说明作用的词语，使用词条中任意一个都可以检索到该条文献。

（1）索引格式

Chinese herb，[①]graft rejection，[②]immunosuppressive agent，lung transplantation，336[③]

Chinese medicine，drug structure，medicinal plant，pyrrolizidine alkaloid，370

［《EM》Section 30《Clinical and Experimental Pharmacology》Vol.114，Issue.1］

注释：①主题词。②待排主题词。③文摘号。

（2）注意事项

①《EM》的主题词规范化程度较低，要考虑到同义词、近义词的问题，应从多角度、选择多个主题词来检索，只有这样才能使查找结果全面。

②《EM》的主题词不仅局限于单词，还经常以词组的形式出现。

③采用自然语序，不倒装。

④使用单数名词形式，不用复数。

⑤英语单词一律按美式拼写法，不用拉丁语。

3. 著者途径 著者索引是一种根据著者姓名来检索文献的方式，附在各分册主题索引的后面。在同一文献的多个著者中，采用任一著者姓名均可找到该篇文献。每条款目由著者姓名和文摘号组成，按文摘号即可找到文摘。

索引格式示例:（选自《EM》Section 30《Clinical & Experimental Pharmacology》Vol. 114，Issue. 1）

Ma X. L. [①] 120 [②]

Mackenzie P. I. 32

Mackova N. O. 350

Mackowiak M. 60

Macleod B. A. 103

Madda J. P. 300

Maguire J. J. 104

注释：①著者姓名。姓在前，名在后。②文摘号。

小结三

1. 传统药学文献检索

（1）重要参考工具书：参考工具书（reference book），是指按照一定的需要广泛汇集某一学科或某一方面的基本知识或资料，以特定的编排形式和检索方法专供查阅的特定类型的图书。如词典、百科全书、年鉴、手册、名录、药典、表谱、专著、教科书等各类图书。

（2）期刊式检索工具：所谓检索工具是按一定的学科或一定的主题进行收集、整理，并给以文献检索标识，及时报道的二次文献，具有存储、检索和报道信息的功能。而有长期固定的刊名，定期连续出版的检索刊物，称为期刊式检索工具。如美国医学索引、中文科技资料目录等。

2. 重要药学文献

（1）美国《化学文摘》：美国《化学文摘》（《Chemical Abstracts》,《CA》），创刊于1907年，由美国化学协会（The American Chemical Society）下设的化学文摘服务社（Chemical Abstracts Service，CAS）编辑出版。

（2）美国《生物学文摘》：美国《生物学文摘》（《Biological Abstract》,《BA》），其前身是《细菌学文摘》（《Abstract of Bacteriology》）和《植物学文摘》（《Botanical Abstracts》）。1926年两刊合并出版，更名为《生物学文摘》。

（3）美国《医学索引》：美国《医学索引》（《Index Medicus》,《IM》），现由美国国立医学图书馆（National Library of Medicine，NLM）编辑出版，是检索生物医学及与医药卫生相关文献的重要数据库，是世界医药学界重要的文献检索工具。本刊于1879年创刊，至今已走过百余年的历程，经过岁月的变迁，内容编排也几经变化。

（4）荷兰《医学文摘》：荷兰《医学文摘》（Excerpta Medica,《EM》）是一套世界医学文摘型出版物。于1947年创刊，由位于荷兰阿姆斯特丹的"医学文摘基金会"（The Excerpta Medica Foundation）编辑出版。它包括《EM》文摘杂志（《EM》Abstracts Journals）和文献索引（Literature Indexes），是查阅世界医学文献的重要工具。

NOTE

第四章 电子药学文献资源与检索

第一节 中文电子药学文献检索系统

一、中文电子药学文献检索系统概述

中文药学文献检索系统包括书目型、事实型、结构型的各类涉及药学资源的数据库，其中书目型数据库将于本节单列详细介绍。下面简述药学文献事实型和结构型数据库。

（一）事实型数据库

1.《中医药在线》系列数据库 《中医药在线》系列数据库是由中国中医科学院研制和发布的。

（1）中国中药数据库：全面介绍中药材信息的参考工具型数据库，该数据库收录中药约8173 种，综合参考《中华人民共和国药典》《中药大辞典》《中华药海》《中国药材学》《常用中药成分与药理手册》《中华本草》等权威工具书及专著，对每味中药进行了性味、归经、功效、主治、用法用量、产地、化学成分、药理作用、毒理学、药材基原、资源分布、栽培或养殖、采集加工、炮制方法、药材鉴别等多方面描述。检索途径：可通过中药的品名、汉语拼音名、英译名、拉丁名、功效、主治、产地、药理作用、化学成分、药材基原、毒理学、用法用量、服用禁忌等途径进行检索。

（2）中国中药药对数据库：中药药对又称对药，是中药特有的特殊配伍方法。该库全面介绍临床上常用的、相对固定的两味或多味中药的配伍使用。收录常用药对 917 对，对每一药对，分别介绍药对名称、性味、归经、功效、主治、作用分类、配伍机制、用法用量、临床应用、药对出处、各家论述、注意事项。检索途径：可从药对名称、性味、归经、功效、主治、作用分类、药对出处等字段进行查询。

（3）中国少数民族药物数据库：收集藏药 1200 余种、蒙药 421 种、维药 423 种、苗药391 种、傣族药 400 种、瑶药 967 种。可从药名、汉语拼音、别名、性味、功效、主治、用法用量等途径进行查询。

2.《中国药品信息》系列数据库 《中国药品信息》系列数据库是由国家食品药品监督管理局信息中心发布，由下列事实型数据库组成。

国产药品品种数据库	进口药品品种数据库
药品行政保护品种数据库	医药市场研究与分析数据库
医药政策法规数据库	中药政策法规数据库
保健食品及生产企业数据库	药品包装材料及生产企业数据库
国产原料药品品种及生产企业数据库	国内药物研发信息数据库

医药生物制品信息数据库	制药原料及中间体信息数据库
中国药品专利文献数据库	全国药品价格数据库
全国药品生产企业数据库	中药保护品种数据库
全国医药经营企业数据库	国外药讯数据库

（二）结构型数据库

由中国中医科学院中医药信息研究所牵头，全国20余所中医院校和科研机构联合建设的中药结构型数据库，目前已经由"国家科学共享工程——国家医药卫生科学共享网"发布，也可以由中医药科学数据中心获取。它们具有共同的特点：整体数据结构化，数据间的冗余度低且可控制，适于表示相互间有多种联系的大量数据，提高了信息的利用率。

1. 中药基础数据库　提供可对中药单味药、中药资源品种、中药化学成分、中药药理、中药临床药理、中药毒理等各方面规范化标准基础数据进行关联查询的数据库。

2. 中药药理数据仓库　主要收录1990年以来公开发表在医学期刊上的有关中药药理、临床药理和毒理方面的一次实验文献。将收录内容进行编辑和结构化分析之后，对中医药文献资料中出现的术语及术语组合进行次数统计，提供检索查询服务。

3. 中药实验数据库（化学成分查询）　共收录单味药或复方中产生的中药化学成分的实验方法、实验对象、结果等。提供实验对象、实验室名称、实验方法的查询入口，可单一条件或组合条件查询。

二、中文医药文摘数据库检索系统

（一）《中国药学文摘数据库》

《中国药学文献数据库》1984年由国家食品药品监督管理局信息中心研制开发，是专门收集我国公开发行的药学杂志、医药院校学报、植物、微生物及专利等700余种刊物中药学文献的数据库，但收录的刊物绝大部分被《中文生物医学期刊文献库》（CMCC）和《中国知网》（CNKI）所覆盖。该库每年更新2万多条数据，以光盘和网络检索两种形式发行，配套编辑出版检索刊物《中国药学文摘》。下面主要介绍通过网络检索的方法：登录www.cpi.gov.cn，进入药学文摘数据库，可以免费检索题录。

1. 检索方法和步骤　进入数据库的检索界面后，可以选择全文、主标题、作者单位、期刊名等字段，在检索框中输入相应的检索词进行查找文摘。

【检索示例】查找在论文题目中出现"黄芪"的研究文献。

第一步：进入数据库，在下拉菜单中选择"主标题"字段。

第二步：检索框中输入"黄芪"，点击"检索"即可。

2. 检索结果　如图4-1所示。如果还要进一步查看详细的内容，需要输入用户名和密码。

（二）《中国中医药期刊文献数据库》

有网络版和光盘版两种类型。下面介绍网络版检索方法。

通过"中医药在线"（www.cintcm.com）首页登录，选择"文献型数据库"，点击"多库融合平台"，进入"中国中医药数据库检索系统"，选择期刊文献数据库，需要进行身份认证。也可以直接输入http://cowork.cintcm.com/engine/windex.jsp，经过身份认证后，直接进入。

NOTE

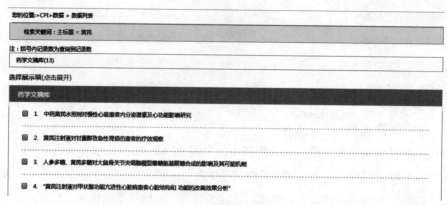

图4-1 《中国药学文献数据库》检索结果界面

《中国中医药期刊文献数据库》涵盖国内出版的生物医学及其他相关期刊千余种，收录了1984年以来的中医药、针灸、气功、按摩、保健等方面的文献80余万篇，表现形式以文摘为主，文献数量以每年约6万篇的速度增加。本数据库的特点之一是采用美国国立医学图书馆的《医学主题词注释表》及中国中医研究院（现中国中医科学院）《中国中医药学主题词表》进行规范的医学主题词标引，可实现主题词的精确检索和扩展检索。

1.检索方法和途径

（1）基本检索：可直接输入关键词；也可以通过字段选择下拉框，选择文题、作者、单位、期刊、特征词、主题词、关键词、主题姓名、文献类型及全文检索等方式来检索特定的关键字段。

（2）限定检索：有年代范围、性别、研究对象、资助类别、文献类型、年代和朝代、年龄、病例数等可供选择。输入检索词后，在需要限定搜索的内容前"勾"选，就可以实现限定查询。

（3）主题检索：采用美国国立医学图书馆《医学主题词表（MeSH）》中译本、《中国中医药学主题词表》的主题词检索，能够实现基于主题概念检索文献，可提高查全和查准率。主题检索可用中文主题词、英文主题词及同义词进行查找，可浏览主题词注释信息和树形结构，帮助查检者确定恰当的主题词。

【检索示例】通过查找"肝硬变"的中文主题词，检索肝硬变的中医药疗法的研究文献。

检索步骤：

第一步：选择"主题检索"，在中文主题词字段，输入"肝硬变"，返回界面如图4-2所示。

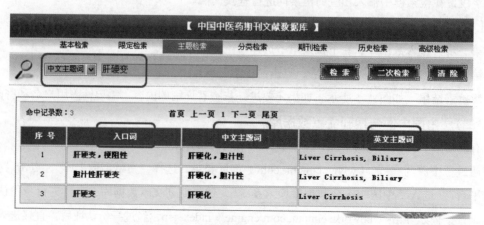

图4-2 主题检索"肝硬变"界面

第二步：通过检索结果，获知"肝硬变"的中文主题词形式是"肝硬化"，点击"肝硬化"，可以了解该主题词的定义、可组配的副主题词、上下位类等，如图4-3所示。

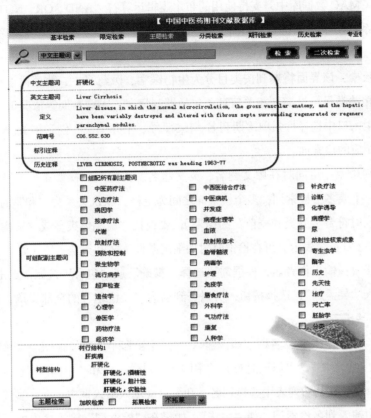

图4-3　肝硬化主题词界面

第三步，勾选副主题词"中医药疗法"，点击主题检索，返回的结果就是"肝硬化的中医药疗法的研究文献"。

2. 检索结果　中医药期刊文献库命中的检索结果，显示题名、作者、作者单位、出处、中英文摘要、主题词、特征词、分类号、中西医药理、病例数等内容，没有全文显示。

（三）《中文生物医学期刊文献库》

《中文生物医学期刊文献数据库》（Chinese Medical Current Contents，简称CMCC）是解放军医学图书馆研制开发的中文生物医学文献数据库，收录了1994年以来国内正式出版发行的生物医学期刊和一些自办发行的生物医学刊物1400余种，累计文献350万篇，每年递增约35万篇，每半月更新一次。文献内容涉及基础医学、临床医学、预防医学、药学、医学生物学、中医药学、医院管理及医学情报等各个方面。检索项目包括：中文题名、英文题名、全部作者、第一作者地址、摘要、关键词、文献类型、出处（刊名及年卷期页）、原文出处、全部参考文献、资助项目。提供单机版和局域网络版，支持20个或更多的并发用户授权。在同一个界面下方的《中国医学学术会议论文数据库》（CMAC）收录全国医学学术会议（2400余个）论文近50万篇。

1. 检索方法和途径　进入数据库，首先要选库。CMCC按年度存放文献数据，最新一期文献数据单独存放在CMCC-最新半月库中，在选库后按"确定"按钮，进入中文生物医学期刊数据库检索界面。

　　CMCC 的检索途径有分类检索、自由词检索、作者检索、单位检索、刊名检索、字段检索、表达式检索、组配检索等，各检索途径界面相同，默认为自由词检索界面。

　　在 CMCC/CMAC 数据库中，支持使用的布尔逻辑运算符"AND、OR、NOT"，表示"与、或、非"的关系；使用通配符号"*"代表 0-N 个字符；用"?"代表一个字符；?? 代表一个汉字。

　　（1）分类检索：该界面将期刊按类目分为生物医学、医药卫生、数理科学和化学等 12 大类，层层点击相关类目可见期刊相关信息（包括期刊情况、入藏卷期等情况），也可使用检索框查询，在检索入口中选择检索项（期刊名、ISSN 号、主办单位、创刊年），根据检索入口在检索框中输入相应的检索词。

　　（2）自由词检索：可同时在中文题名、英文题名、关键词、摘要 4 个字段中搜索。在检索框中可输入一个或多个检索词，多个检索词之间为空格，默认关系为"和"的关系。如肝炎疫苗（表示要同时符合"肝炎和疫苗"的结果）；要查找"扁桃体炎"或"扁桃腺炎"方面的文献，用"扁桃?? 炎"表示。可在检索时附加限定条件（文献类型、年代等）。

　　（3）作者检索：输入作者名，根据需要选择"精确"或"包含"按钮，点击"开始检索"即可。如：输入"吴孟超"，选择按钮，可以查到名为"吴孟超"的全部文章，也可进行多作者检索。

　　（4）单位检索：输入单位名称，如：输入"中国医学科学院"，点击"开始检索"即可；输入"中国医 * 科?? 院"，可以同时查到"中国医学科学院"和"中国医科院"的文章。

　　（5）刊名检索：在刊名列表中选择刊名，刊名自动填入输入框中，允许多选刊名；可直接在刊名输入框中输入刊名检索词，如"中华"；如果在"检索词"输入框中填写检索词，将在限定的刊名范围内进行全部字段搜索。

　　（6）字段检索：在输入框中填写一个或多个检索词，词间用空格隔开，在逻辑关系列表中选择一种逻辑关系。选择检索范围字段（包括题名、外文题名、作者、单位、刊名、原出处、资助、关键词、摘要），可附加限定文献类型、出版年代、核心刊和是否要摘要等，若不作选择，则默认在全部字段中进行检索。

　　（7）表达式检索：可以在检索式的输入框中输入检索词，并限定相应的字段，然后通过检索表达式进行组合检索。

　　【检索示例】通过表达式检索方式，检索福建中医学院（现福建中医药大学）蔡晶发表的研究老年病的文献。

　　检索步骤：

　　第一步：在检索词框中输入单个检索词"福建中医学院"，选择限定字段"单位"，点击"添加表达式"，系统会自动将检索词添入检索式输入框。

　　第二步：先选择逻辑关系"与"，在检索词框中再输入单个检索词"老年病"，选择限定字段"题名"，点击"添加表达式"。

　　第三步：重复第二步的操作，再选择逻辑关系"与"，在检索词框中输入"蔡晶"，限定字段为"作者"。经过多次的添加表达式，组成完整的表达式"福建中医学院 /fld= 单位 AND 老年病 /fld= 题名 AND 蔡晶 /fld= 作者"。然后点击"开始检索"，命中结果 11 篇。

　　（8）组配检索：在字段项输入框中填写检索词（允许使用 * 或? 通配符），通常选择"包含"关系，作者字段选择"相等"关系可实现人名精确匹配检索。各字段之间的组合关系为"AND"运算或者"OR"运算，请选择左上角的按钮。

（9）检索史：对已使用过的检索策略再进行各种逻辑组合运算。先在"选择检索史序号"下拉列表中选择一个检索史，再选择一种逻辑关系，依此方法，系统会自动将相应的检索式填入输入框中。

2. 检索结果　　如图4-4所示，检索结果可以进行浏览、打印、下载。有下划线的词，都具有超链接的功能，能够自动检索同一数据库的相关内容。

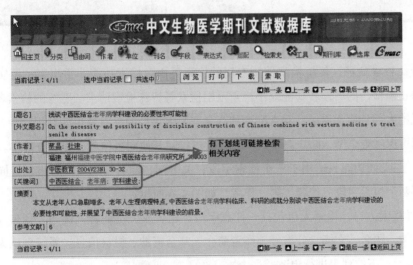

图4-4　CMCC检索结果界面

三、中文常用全文数据库检索系统

（一）中文科技期刊数据库（VIP）

重庆维普资讯有限公司为中国第一家进行中文期刊数据库研究的机构。其主要产品《中文科技期刊数据库》收录自1989年以来12000余种中文期刊，全文3000余万篇，引文4000余万条，分8个专辑（社会科学、自然科学、工程技术、农业科学、医药卫生、经济管理、教育科学、图书情报）定期出版发行。《维普期刊资源整合服务平台》是医药工作者常用的数据资源。

维普期刊资源整合服务平台是一个由单纯提供原始文献信息服务过渡延伸到提供深层次知识服务的整合服务系统，该平台包含"期刊文献检索""文献引证追踪""科学指标分析""搜索引擎服务"四个功能模块，提供了中文期刊检索、文献查新、期刊导航、检索历史、引文检索、引用追踪、H指数（H代表高引用次数）、影响因子、排除自引、索引分析、排名分析、学科评估、顶尖论文、搜索引擎等服务。整合服务功能，各功能模块用户可以独立订购使用，同时，整合系统还提供了相互内容的互联互通和互相验证的平台服务；用户在一个整合平台下做一次搜索就可以看到从一次文献保障到二次文献分析、再到三次文献情报析出的全部相关内容，也可以从二次文献、三次文献直接看到一次文献，从而使知识服务功能得以有效提升。

1. 检索方法　　现以维普期刊资源整合平台的期刊文献检索为例进行介绍。

（1）基本检索途径：基本检索为检索系统默认检索方式，使用下拉菜单选择时间范围、期刊范围、学科范围等检索限定条件，基本检索界面如图4-5所示。

NOTE

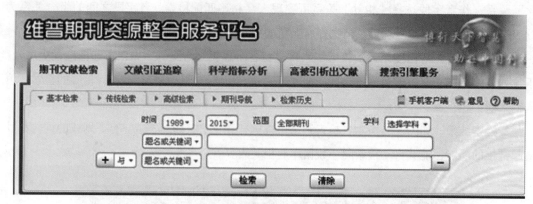

图 4-5　维普基本检索界面

（2）传统检索途径：传统检索使用专用的检索界面，检索功能非常丰富，可实现同义词索引功能防止漏检、同名作者功能缩小检索范围检索等特殊检索请求。熟练的检索者能利用传统检索实现绝大部分检索需求，对查准率和查全率要求很高的检索者也能利用这种方式满足需求。同义词可保障查全率，防止漏检；同名作者可排除其他同名作者，提高查准率。

注意：同义词功能只适用于三个检索字段：关键词、题名与题名或关键词。同名作者功能只适用于两个检索字段：作者、第一作者。如图 4-6 所示。

1）选择检索入口：检索入口包括：任意字段、题名或关键词、关键词、刊名、作者、第一作者、机构、题名、文摘、分类号、作者简介、基金资助、栏目信息。系统默认为"题名或关键词"，可通过下拉列表进行更改。

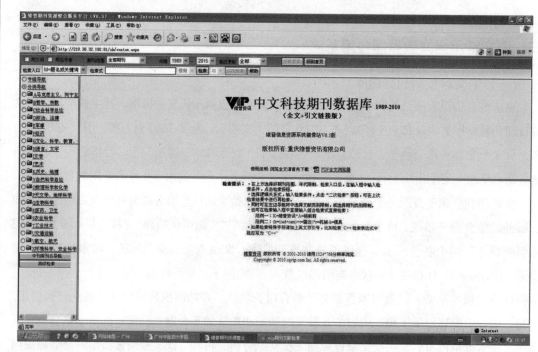

图 4-6　维普传统检索界面

2）输入检索词：在搜索栏中输入与检索入口相对应的检索词或复合检索式。

3）限制检索范围：在检索结果页面可进行期刊范围的选择，可选全部期刊、重要期刊、核心期刊、EI 来源期刊、CA 来源期刊、SCI 来源期刊、CSCD 来源期刊、CSSCI 来源期刊；

可进行出版年限的限制，默认从 1989 至现在；最近更新可选择全部数据或最近一周、最近一月、最近三月、最近半年的数据。

4）设定显示方式：可设置文献的屏幕显示方式为概要显示、文摘显示、全记录显示和每页显示的篇数。

5）检索：单击"检索"按钮，系统执行检索功能。

6）扩展功能：查看同义词：如输入"脑血管意外"，点击查看同义词，既可检索出脑血管意外的同义词：缺血性脑中风、缺血性脑卒中、缺血性中风等同义词，查检者以全选，以扩大搜索范围，提高查全率。该功能只有在选择了关键词检索入口时才生效。

查看同名/合著作者：输入作者名，点击查看同名作者，即以列表形式显示不同单位同名作者，可以选择作者单位来限制同名作者范围。为了保证检索操作的正常进行，系统对该项进行了一定的限制：最多不超过 5 个。"同名作者"功能只有在选择了"作者"或"第一作者"检索入口时才生效。

（3）高级检索途径：提供向导式检索和直接输入检索式两种检索方式。如图 4-7 和图 4-8 所示。

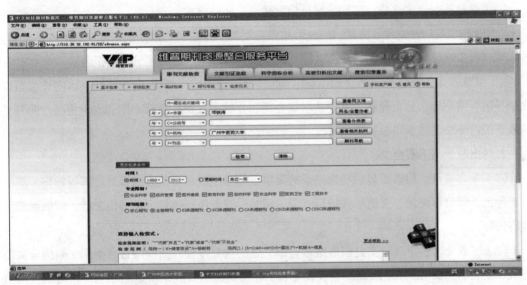

图 4-7　维普高级检索 – 向导式检索界面

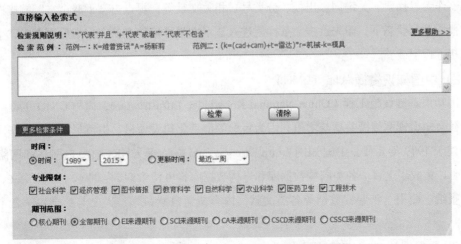

图 4-8　维普高级检索 – 直接输入检索界面

1）向导式检索：向导式检索的检索操作严格按照由上到下的顺序进行，用户在检索时可根据检索需求进行检索字段的选择。查检者输入检索词后通过选择"与""或""非"进行逻辑组配检索，检索词输入框后列有查看同义词等扩展功能项，该功能为维普特有的功能，有助于提高查全率、查准率。此外通过"更多检索条件"还可对文献的发表时间、专业领域、期刊来源进一步限定。

2）直接输入检索式：直接输入检索式可在检索框中直接输入逻辑运算符、字段标识等，使用更多检索条件并对相关检索条件进行限制后点"检索"按钮即可。

在检索式输入框中直接用逻辑算符、字段标识等构建检索式进行检索。

逻辑与用"*"表示，逻辑或用"+"表示，逻辑非用"－"表示。

3）检索优先级：无括号时逻辑与"*"优先，有括号时先括号内后括号外。

在快速检索和传统检索中也可采用直接输入检索式方式检索。若检索式输入有错，单击"检索"按钮后将返回"查询表达式语法错误"的提示，此时可使用浏览器的"后退"功能返回检索页面，重新输入正确的检索式。

按以上两种途径进行检索，可得到相同的检索结果。

（4）期刊导航检索途径：期刊导航分检索和浏览两种方式。

1）检索方式：提供刊名检索、ISSN号检索查找某一特定刊，按期次查看该刊的收录文章，可实现刊内文献检索、题录文摘或全文的下载功能，同时可以查看期刊评价报告。

2）浏览方式：提供按刊名字顺浏览、期刊学科分类导航、核心期刊导航、国内外数据库收录导航、期刊地区分布导航，其中新增核心期刊导航，反映最新核心期刊收录情况，同时更新最新国内外知名数据库收录期刊情况。

2. 导出题录与下载全文

（1）导出题录：检索后显示检索结果的简单信息，用鼠标对检索结果进行选择标记，然后点击导出，即可以题录、文摘形式进行打印，同时，维普还提供自定义导出功能，可根据需要进行选择。

（2）下载全文：下载全文是获取维普资讯文献的重要步骤，阅读维普数据库文献的全文需下载和安装 Adobe Acrobat Reader 全文浏览器，在文摘显示或全记录显示状态下，可以直接点击文献题名后的全文下载图标进行下载；或者先点击文献标题，查看到该篇文献的详细信息，如题名、作者、摘要、关键词、出处、分类号、相关文献等，再点击"下载全文"链接进行下载。在概要显示状态下，需先点击文献标题进入显示文献详细信息状态，然后再点击"下载全文"链接进行下载。

（二）中国知识资源总库（CNKI）

中国知识基础设施工程（China National Knowledge Infrastructure，简称 CNKI 工程）是以实现全社会知识资源传播共享与增值利用为目标的信息化建设项目，由清华大学、清华同方发起，始建于 1999 年 6 月。中国知网（http：//www.cnki.net）是 CNKI 的门户网站和网络出版发行平台，集成了上百个各类同构数据库和异构数据库，可检索期刊、博硕士学位论文、会议论文、报纸、图书、年鉴、数据等各类文献，内容覆盖自然科学、人文与社会科学各个学科领域。

CNKI 数据库是 CNKI 工程的主体之一，是全文型数据库，大部分文献均采用由期刊、图书、报纸等出版单位和博士、硕士培养单位直接提供的纯文本数据。CNKI 数据库依托 CNKI 知识网络服务平台系统（中国知网）为用户提供网上信息服务。

1. 资源概述 CNKI 系列数据库产品包括资源总库、国际文献总库、行业知识服务平台和个人/机构数字图书馆 4 个部分。按文献类型分为 11 个总库，每个总库包含各自的总库检索平台，平台中显示相关的子总库。常用的有中国学术期刊网络出版总库、国际学术文献库、中国高等教育文献总库、工具书与知识元总库。

（1）中国学术期刊网络出版总库：面向各领域学术研究，整合学术类期刊、博士学位论文、优秀硕士学位论文、工具书、重要会议论文、年鉴、专著、报纸、专利、标准、科技成果、知识元、哈佛商业评论数据库、古籍等；还可以与德国 Springer 等外文资源统一检索。

（2）国际学术文献总库：整合国外合作文献数据库，提供外文文献检索。

（3）中国高等教育文献总库：面向高校教育改革，遴选 300 门基础和专业课程的教学研究成果、优秀教案等文献。

（4）工具书与知识元总库：精选汇编专业词典、百科全书、图谱、手册、中文词典、中外翻译词典等工具书提供事实检索；遴选出数值、图片、表格、术语等知识元，提供知识元检索。

2. 文献检索 根据学术检索要求，常用到的检索方式有快速检索、高级检索、专业检索、作者发文检索、科研基金检索、句子检索、来源期刊检索。

（1）快速检索：选择数据库（默认为文献，文献为跨库，包括期刊、博硕士、国内重要会议、国际会议、报纸和年鉴）及检索字段，在检索框中直接输入检索词，点击检索按钮进行检索。如图 4-9 所示。

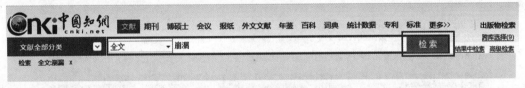

图 4-9 快速检索

（2）高级检索：对于需要专业检索和组合检索的用户可以进入高级检索模式进行检索。在检索的首页中，选择要检索的库，再点击"高级检索"，直接进入高级检索页面，这里以"期刊"高级检索为例。

如图 4-10 所示，高级检索中 ⊞ 和 ⊟ 按钮用来增加和减少检索条件，"词频"表示该检索词在文中出现的频次。在高级检索中，还提供了更多的组合条件，来源、基金、作者及作者单位等。

（3）专业检索：专业检索是所有检索方式里面比较复杂的一种检索方法。需要用户自己输入检索式来检索，并且确保所输入的检索式语法正确，这样才能检索到想要的结果。每个库的专业检索都有说明，详细语法可以点击右侧"检索表达式语法"查看详细的语法说明。例如，在期刊库中，用户首先要明确期刊库的可检索字段有哪些，分别用什么字母来表示。可检索字段：

SU= 主题，TI= 题名，KY= 关键词，AB= 摘要，FT= 全文，AU= 作者，FI= 第一作者，AF= 作者单位，JN= 期刊名称，RF= 参考文献，RT= 更新时间，PT= 发表时间，YE= 期刊年，FU= 基金，CLC= 中图分类号，SN=ISSN，CN=CN 号，CF= 被引频次，SI=SCI 收录刊，EI=EI 收录刊，HX= 核心期刊。这样，如果需要检索主题是"糖尿病"且含有"中医治疗"的期刊文献，那用户需要在下图的检索框中输入"SU='糖尿病'*'中医治疗'"即可查询相关文献。如图 4-11 所示。

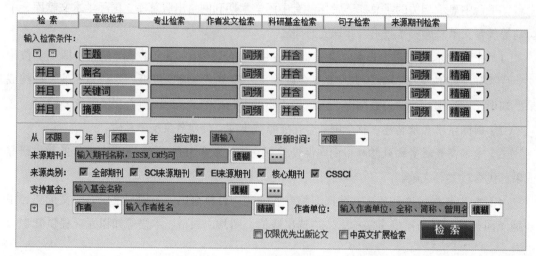

4-10 高级检索

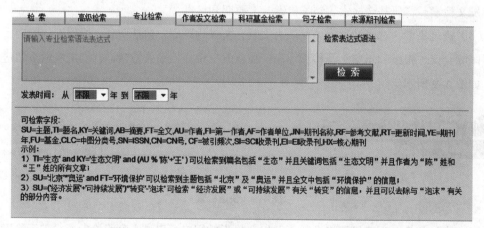

图 4-11 专业检索

构造专业检索式：使用运算符构造表达式；使用"AND""OR""NOT"等逻辑运算符，"（）"符号将表达式按照检索目标组合起来。

注意事项：所有符号和英文字母，都必须使用英文半角字符；"AND""OR""NOT"三种逻辑运算符的优先级相同；如要改变组合的顺序，请使用英文半角圆括号"（）"将条件括起；逻辑关系符号 [与（AND）、或（OR）、非（NOT）] 前后要空一个字节；使用"同句""同段""词频"时，需用一组西文单引号将多个检索词及其运算符括起。

（4）作者发文检索：作者发文检索用于检索某作者的发表文献，检索非常简单，只要用户输入相应作者姓名、单位即可。可以点击 ⊞ 和 ⊟ 按钮增加或删除检索条件。

（5）科研基金检索：科研基金检索用于检索某基金发表的文献。点击 ⋯ 按钮选择基金，然后点击检索按钮检索即可。

（6）句子检索：句子检索用来检索文献正文中所包含的某一句话，或者某一个词组等文献，可以点击 ⊞ 和 ⊟ 按钮，在同一句或者同一段中检索。

（7）来源期刊检索：来源期刊数据库主要针对想了解期刊来源的用户，检索某个期刊的文献，包括期刊的来源类别、期刊名称、年限等进行组合检索。

3. 检索结果　检索结果包括分组、排序、导出、设置摘要模式、输出关键词等。在高级检索结果页面的左侧，文献分类目录，点击任意一个分类，结果发生相应的变化，选中某个分类，再选择条件检索，将会缩小检索范围、提高检索效率。

在高级检索中，有"结果中检索"功能，如果检索结果不是很满意，可以增加检索条件，选择"结果中检索"，这样搜索的范围会更精确，范围更小。

4. 在线预览　在检索结果页面中，📖图标表示预览全文，点击之后进入预览页面，以期刊为例。

在该原文浏览页面中，页面上部显示了该篇文献的篇名（点击该篇名之后跳转到"知网节"页面），在页面的左侧显示了该篇文献所在的期刊，以及年份和期数。点击期刊名《软件学报》则进入期刊导航功能，选择"1998，01"期，则会进入相应年份和期数的软件学报。左侧的目录树，显示了该期的所有文献，选中的文献则以红色标注，如果要浏览该期其他文献，直接点击目录即可。

在页面的下方显示了该篇文献的相似文献和引证文献（期刊只显示期刊的相似和引证文献）等，点击文献名称则进入该篇文献的预览。

登录之后，可下载 caj 和 pdf 格式（博硕和统计数据没有 pdf 格式）的文件，登录之后，如果订购了该库则显示可下载状态，否则下载图标显示灰色，也可下载 caj 浏览器；可分享到新浪微博、腾讯微博、人人网和开心网等。可点击 ➡ 翻页，免费阅读 10%（最大 10 页），超过之后，需要登录（包库用户直接预览，个人用户则提示金额，是否继续预览）。对于个人用户，24 小时之内再次预览（或者下载）不重复扣费。在原文显示内，点击鼠标（或者翻页），页面自动定位满屏显示原文，鼠标滑动滚轮可实现翻页。

5. 文献知网节　提供单篇文献的详细信息和扩展信息浏览的页面被称为"知网节"。它不仅包含了单篇文献的详细信息，还是各种扩展信息的入口汇集点。这些扩展信息通过概念相关、事实相关等方法提示知识之间的关联关系，达到知识扩展的目的，有助于新知识的学习和发现，帮助实现知识获取、知识发现。

在检索结果的页面中，点击文献的题目，则进入知网节页面。以硕士为例，点击文献篇名，进入该篇文献的知网节页面。节点文献信息包括：篇名（中文/英文）、下载阅读方式、作者、导师、作者基本信息、摘要（中文/英文）、关键词（中文/英文）、文内图片、网络出版投稿人、网络出版年期、分类号、被引频次、下载频次、攻读期成果、节点文献全文快照搜索、知网节下载。不同类型的知网节包含的信息不同。

（1）下载方式：硕士文献知网节提供分页下载、分章下载、整本下载三种下载格式及在线阅读方式。

（2）知识网络：点击知网节中作者、导师、作者单位、关键词和网络投稿人中的某一字段，可以直接链接到点击字段在中国学术期刊网络出版总库、中国博士学位论文全文数据库、中国优秀硕士学位论文全文数据库、中国重要会议论文全文数据库、国家科技成果数据库等数据库中包含的相关信息。

NOTE

（3）文内图片：点击文内图片，则进入图片详细浏览页面。

（4）攻读成果：点击攻读期成果，进入该作者的成果详细页。

（5）快照搜索：在节点文献中输入关键词，点击"全文快照搜索"，在作者基本信息的下方即显示出在节点文献中含有相关关键词的内容。

（三）万方医药信息系统

1. 资源介绍　万方数据资源系统由万方数据股份有限公司研制，是建立在因特网上的大型中文网络信息资源系统。2008 年，万方数据分别与中华医学会、中国医师协会等多个医学领域内的权威机构建立了医学期刊全文数据独家战略合作伙伴关系，获得这些医学期刊全文的独家数据库与网络发行权。万方数据知识服务平台包括学术期刊、学位论文、会议论文、外文文献、专利技术、中外标准、科技成果、图书、政策法规、机构、科技专家十一个类别的资源，数据总量为 4200 多万篇。其中期刊论文是万方数据知识服务平台的重要组成部分。

（1）期刊论文：收录自 1998 年以来国内出版的各类期刊 7000 余种，其中核心期刊 2800 余种，论文总数量近 2000 万篇，每年约增加 200 万篇，每周 2 次更新，较全面地收集了中华医学会系列杂志。

（2）学位论文：收录自 1980 年以来我国自然科学领域各高等院校、研究生院、研究所的硕 / 博士、博士后论文共 150 万余篇。其中"211"高校论文收录量占总量的 70% 以上，每年增加约 30 万篇。

（3）会议论文：收录由中国科技信息研究所提供的，1985 年至今世界主要学会和协会主办的会议论文。每年涉及近 3000 个重要的学术会议，总计 130 万余篇，每年增加约 20 万篇，每月更新。

（4）外文文献库：包括外文期刊论文和外文会议论文。

（5）专利技术库：提供 IPC 国际专利分类。二次检索包括"专利名称""发明人""申请人""申请日期起始年 – 结束年"。

（6）中外标准库：提供"标准分类"。二次检索提供"标准名称""关键词""发布日期起始年 – 结束年"。

（7）科技成果库：提供"行业分类""学科分类""地区分类"。二次检索提供"成果名称""完成单位""完成人"。

（8）图书库：提供"图书分类""出版社"两种方式的分类。二次检索包括"书名""作者""编纂 / 出版""ISBN""DOI""出版时间起始年 – 结束年"。

（9）政策法规库：提供"效力级别""内容分类"两种方式的分类。二次检索包括"标题""颁布部门""颁布时间起始年 – 结束年"。

（10）机构库：分为"企业机构""教育机构""科研机构""信息机构"四大类。其中企业机构 包括"名称""负责人""产品关键词"，同时还可进行"注册资金""年营业额""利税额""创汇额"的筛选。教育机构包括"名称""专业设置""重点学科"。科研机构包括"名称""学科研究范围""关键词"。信息机构包括"名称""负责人"。

（11）科技专家库：二次检索包括"姓名""工作单位""专业领域""研究成果"。

2. 检索方法

（1）快速检索途径：在检索界面内，直接输入检索词，默认在期刊论文范围内进行检索，如图 4-12 所示。

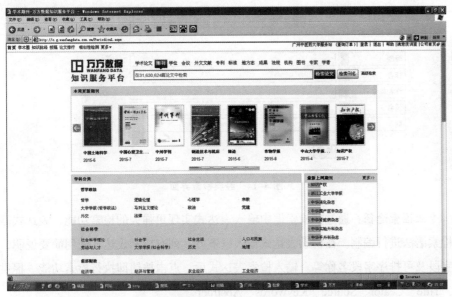

图 4-12　快速检索界面

（2）高级检索途径：指在指定的范围内，通过增加检索条件满足复杂的检索要求。点击检索区的高级检索进入高级检索界面。高级检索界面包括高级检索、经典检索、专业检索。不同的数据库提供的检索项各有不同，下面以学术论文检索为例进行说明。学术论文的高级检索提供标题、作者、期刊、关键词、摘要、全文、发表日期、文献类型等检索项；还可通过限定文献的被引用次数、有无全文进行文献的筛选，同时实现检索结果相关度优先、经典论文优先、新论文优先、仅按发表时间四种方式的排序功能，如图 4-13 所示。

标题中包含：	
作者中包含：	
来自：	（期刊，会议名称）
关键词中包含：	
摘要中包含：	
全文：	
发表，出版日期：	☐ - ☐ 年
文献类型：	◉全部 ○期刊 ○学位 ○会议 ○外文期刊 ○外文会议 ○OA论文
被引用次数：	>=☐ 次
有无全文：	☐有全文
排序：	◉相关度优先 ○经典论文优先 ○新论文优先 ○仅按发表时间
每页显示：	10▾

检索

图 4-13　高级检索界面

（3）经典检索途径：经典检索界面主要由变更检索范围区和检索入口区组成。

变更检索范围区：在变更检索范围区可展开下级类目，勾选复选框则选择该数据库。勾选所需要的数据库后，系统自动将所选择的数据库添加到检索范围中。

检索入口区：在检索入口区可进行相关设置，执行检索功能。跨库检索的可选字段因选择的数据库不同而有所区别，系统默认为"全部字段"。进行相关设置并输入检索词后，点击

"检索"按钮即执行检索功能。如图 4-14 所示。

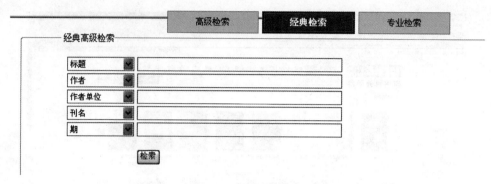

图 4-14　经典检索界面

（4）专业检索途径：通过在检索框中输入表达式实现更强大的检索功能，表达式需由系统提供的检索语法进行编制。在检索表达式输入框下方，列有检索表达式使用简要说明，可以用来检索字段及可排序字段名称等。输入检索表达式后，点击按钮即执行检索功能。提供检索的字段有：Title、Ceator、Source、Keywords、Abstract。

3. 导出题录与下载全文　检索结果单击文献标题，可查看该篇文献的摘要、参考文献、相似文献、作者单位等信息；如需阅读全文需下载和安装 Adobe Acrobat Reader 全文浏览器，可在线浏览全文，也可下载后阅读。

四、中文电子资源综合检索系统

中文电子资源综合检索系统首推拥有海量中文资源，基于内容检索，并且提供文献传递服务的"读秀学术搜索"（www. duxiudsr. com，简称为"读秀"）。"读秀学术搜索"平台拥有 1949 年以来已出版的 95％ 以上的中文图书 218 万种为基本书目数据，将 170 万种的超星电子图书原文拆分成 6 亿页的资料、2 亿条目次，年更新约 10 万种。

（一）特点

1. 深度揭示内容　"读秀"较传统的图书 MARC 数据管理更加深度地揭示内容。除提供书名、出版社、出版日期、ISBN 号等基本图书信息外，还提供前言页、版权页、目次页及正文 17 页等更为丰富的的原文试读，展示更为直观、多元的图书信息，提高读者的检准率。

2. 搜索行为提高　"读秀"提供多面、多角度的同一平台搜索：图书、期刊、学位、会议、视频、报纸、人物、图片等。搜的过程不是简单地检索单体文献的书目信息，而是深入到章节和全文，实现基于内容的检索，最终可以实现各类文献中所包含的同一内容知识检索出来的目的。

3. 整合资源，扩大了单一图书馆的馆藏　整合图书馆纸质馆藏、电子书刊数据库、视频等各类学术异构资源于同一平台上，同时整合了图书的出版状况、网络购买信息、图书书目的馆际互知等多种阅读、获取资源的途径。

4. 建立了远程文献传递平台　为读者免费提供图书、期刊论文等文献资源的电子原文，每次每本书可以传递 50 页，一周单本书不超过 250 页。

5. 阅读方式变化　不需要另外的浏览器，蓝色辨识提示，扫描层和文本层组合。

（二）检索途径与方法

进入“读秀”，有三种检索途径：“全文检索”提供所有集成资源深入文本检索；“图书、期刊、报纸、学位论文……”途径提供单一资源的检索；“多面搜索”能实现知识点多角度搜索，当您选择全文、图书、期刊、论文等任意一个频道进行检索时，检索结果页面的右侧都会将与检索词相关的词条、人物、图书、期刊、报纸、论文、网页等多维信息全面地为您展现。具体的检索方法如下。

1. 基本检索　进入“读秀”首页，默认基本检索状态，并默认在全文范围内检索，如图4–15所示。输入关键词，点击“中文搜索”，“读秀”将在6亿页中文资料和170万种中文图书中，围绕检索词深入到每一页资料中进行信息查找。在搜索关键词直接信息的同时，“读秀”还搜索到与关键词相关的扩展知识点，为读者提供了一个围绕检索点的全面知识描述，扩大了目标的检索范围，使信息查找更为精准。“读秀”可以直接输入英文关键词，点击“外文搜索”，系统将搜索相关的外文期刊信息。为了方便查找，“读秀”还提供了二次搜索，即完成第一次搜索后，在输入框中再输入关键词，然后点击“在结果中搜索”按钮，可以在第一次的搜索结果中再次进行检索，就能更快地找到所需章节和全文信息。

读秀
www.duxiu.com
知识 图书 期刊 报纸 学位论文 会议论文 文档 讲座
更多>>
高级搜索
中文搜索
外文搜索

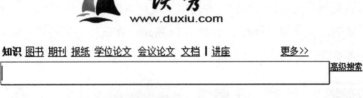

图 4–15　读秀首页

2. 高级检索　点击主页上的“高级搜索”按钮，如图4–16所示，在检索框中可以输入多个关键字进行精确搜索。

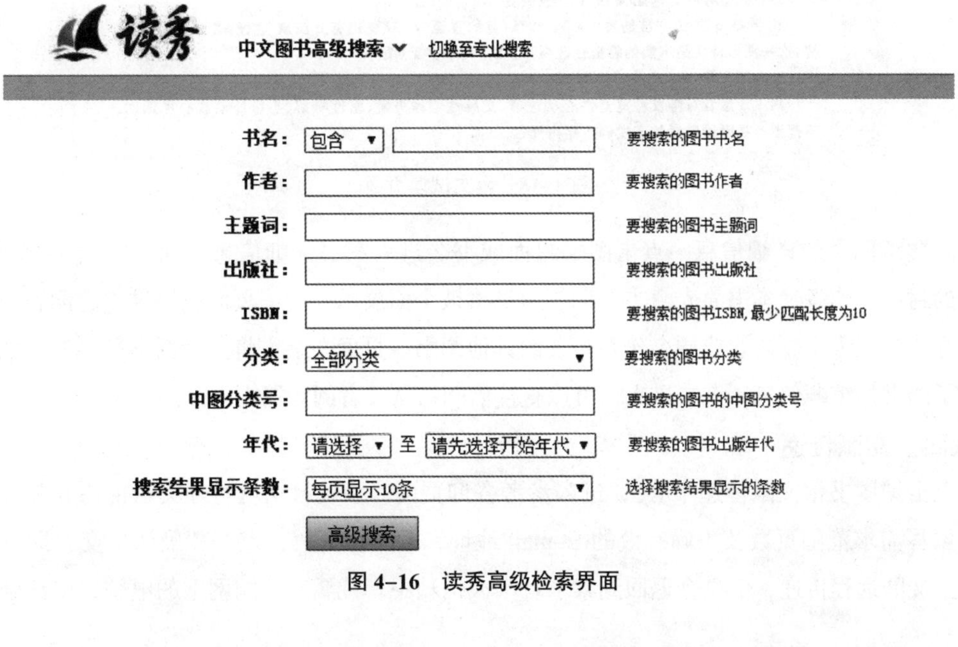

读秀
中文图书高级搜索
切换至专业搜索
书名：
包含
要搜索的图书书名
作者：
要搜索的图书作者
主题词：
要搜索的图书主题词
出版社：
要搜索的图书出版社
ISBN：
要搜索的图书ISBN，最少匹配长度为10
分类：
全部分类
要搜索的图书分类
中图分类号：
要搜索的图书的中图分类号
年代：
请选择
至
请先选择开始年代
要搜索的图书出版年代
搜索结果显示条数：
每页显示10条
选择搜索结果显示的条数
高级搜索

图 4–16　读秀高级检索界面

NOTE

（三）检索结果的显示和功能

1. 检索结果页面   如图 4-17 所示，中文搜索"三尖瓣"，检索结果页面显示的主体为来自中文图书全文的符合三尖瓣的原文条目；在同一页面，还同时有词条解释、相关的图书、相关的期刊论文、会议论文、网页信息、相关人物等围绕着"三尖瓣"的扩展信息。

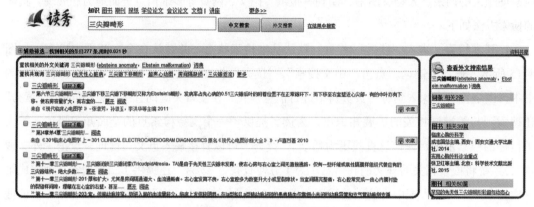

图 4-17   全文检索结果页面

2. 试读原文   点击结果链接或"本页阅读"，进入全文检索的试读页面。全文检索提供包括检索点所在页部分页的原文试读，并可以在试读界面做页面的缩放、收藏、打印、选取文字进行编辑、查看本页来源等操作，如图 4-18 所示。在试读页面选择"本页来源"，点击书名，进入该书详细页面，可以获取更多信息。

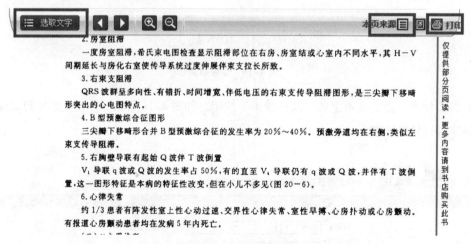

图 4-18   全文试读页面

3. 展示图书的详细信息   点击图书封面或书名进入图书详细信息页面，如图 4-19 所示，图书的封面、作者、本书简介、主题词等信息将被全面展示。同一页面还提供主题词和作者链接来查找与检索主题内容或同名作者相关的其他图书。页面左上方将显示图书馆中的纸质图书和电子图书的馆藏信息。点击进入，可以直接借阅馆藏或者阅读馆内电子图书全文。

（四）文献传递

点击"图书馆文献传递中心"，进入参考咨询页面。系统自动填写好文献传递表单。读者只需填写需求范围页数及正确有效的 E-mail 地址，输入验证码，点击"确认提交"即可实现图书全文的远程传递，信息会返回到索求者个人信箱中。凡属于校园网上的电脑，申请全文传递图书单次可申请 50 页；允许每星期同一本书累计咨询量不超过全书的 20%。所有咨询内容有效期为 20 天，不提供下载、打印服务。

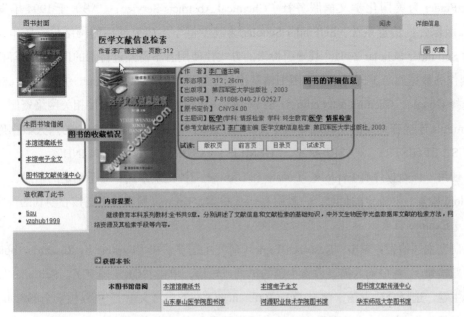

图 4-19　选中的图书信息界面

第二节　外文电子药学文献检索系统

一、外文电子药学文摘数据库

Internet 是一个集各专业、各领域、各种资源为一体的，供网上用户共享的信息资源网。它是全球最大、最全、最主要的信息网，具有信息量大、传播速度快、覆盖面广、反馈直接等特点。随着计算机技术、计算机网络技术、通讯技术、高密度存贮技术的迅速发展和在文献检索领域的深入应用，导致了计算机信息检索的产生和迅速发展，为文献情报的自动存储和管理提供了坚实的基础。通过对 Internet 上各种搜索引擎的使用和对各个大型数据库的检索，能够获得最新的药学信息资源，因此计算机检索在药学信息获取中的地位显得越来越重要。

Internet 中的文献检索系统代表着在网络环境下发展起来的、以数据库技术为基础的一种新型检索模式，它是指通过联机或客户软件的方式，根据用户提供的信息，检索各类专业数据库，给出相关的文献信息。目前已有许多与药学相关的文献检索系统，这种信息获取方式为药学科技工作者的研究工作提供了极大的便利。

本节将从外文药学文摘数据库和外文药学全文数据库两个方面介绍一些常用的国外电子文献检索系统。

（一）CA 网络版（SciFinder Scholar）

1. 概述　CA 网络版（SciFinder Scholar）在原印本 CA 基础上，整合了 Medline 医学数据库、欧洲和美国等 50 多家专利机构的全文专利资料，以及化学文摘 1907 年至今的所有内容。

它涵盖的学科包括应用化学、化学工程、普通化学、物理、生物学、生命科学、医学、聚合体学、材料学、地质学、食品科学和农学等诸多领域。

SciFinder 为美国化学文摘服务社（Chemical Abstracts Service，CAS）于 1994 年发行的 Internet 版综合性信息系统，SciFinder Scholar 为其专供学术研究使用的网络检索版本，目前版本为 SciFinder Scholar 2007。其导引检索的方式让使用者不需经过特别的训练即可轻松检索 CAS 制作的数据库与美国国家医学图书馆制作的生物医学数据库 Medline，并可透过 eScience 服务选择 Google、Chemindustry.com、ChemGuide 等检索引擎进一步连接相关网络资源，或透过 ChemPort 连接查询到的期刊或专利全文。SciFinder Scholar 涵盖了 CAS 的六大数据库，即 CAPLUS、REGISTRY、CASREACT、CHEMLIST、CHEMCATS、MEDLINE。

2. 使用　该数据库有 Explore、Locate 和 Browse 三种检索方式。对不确定的信息，一般通过 Explore 检索；对确定的信息，一般用 Locate 检索；Browse 检索可浏览核心期刊的内容。

（1）Explore 检索

①研究主题检索：单击"Research Topic（研究主题）"，在"Explore by Research Topic（按研究主题检索）"框中输入需要检索主题的单词或短语，单击"OK（确定）"。Scifinder 提供几个候选主题，选择合适主题，单击"Get References（获取参考文献）"可以检索全部参考文献。单击"显微镜"图标，可以查看完整的书目详情及相关参考文献的摘要。单击"Get Related（获取相关信息）"查看该参考文献的更多信息。

②作者名检索：单击"Author Name"检索作者名。输入作者姓氏、名字，然后单击"OK"。Scifinder 会提供所需作者姓名的所有形式，包括缩写。单击"Get Reference"可以检索与这些名字有关的全部参考信息。单击"显微镜"图标可查看参考信息详情。

③公司名称和研究机构检索：单击"Company Name/Oragnization"，进行公司或机构的检索。使用"Refine"工具，然后单击"Research Topic"，输入主题，单击"OK"可查找该机构是否对相关主题进行了研究。

通过"Analyze"工具，进一步确定该组织中是否已有人拥有相关主题的专利。选择"Document Type"，单击"OK"，Scifinder 将提供与相关组织关联的所有文档类型。要查看专利参考信息详情，可选"Patent"，然后单击"Get Reference"，可以使用 Scifinder 选项，查看不同类型的参考文献。

④反应式检索：使用结构绘图板绘制要查询的反应式。添加反应箭头，指定反应参与项的作用，然后单击"Get Reaction（获取反应）"。单击任何反应参与项，可获得该物质的更多详情。要确认该物质是否已经投入市场、购买地点、销售价格，请单击"Commericial Sources（商业资源）"，可看到供应商列表。再单击"显微镜"图标，屏幕将提供有关供应商的详细信息，包括地址、电话、传真号码、电子邮件地址等信息。

⑤化学结构检索：使用结构绘图窗口绘制、导入或者粘贴要查找的化学结构，然后单击"Get Substances（获取化学物质）"，选择确切的匹配项或相关结构，点击"OK"。可以通过 CAS 注册号上方显示的任何按钮，查看相关物质的更多信息。

Scifinder 将检索所有产品物质的候选反应。单击任何反应参与项，查看更多信息。如果选择"Reactions（反应）"，含有附加选项的另一屏幕将显示。

选择"Substance Detail（物质详情）"，将会连接到反应参与项的 CAS 注册记录。向下滚动，查看计算和实验属性的列表。单击超级链接引用或记录号码，查看报告所显示实验属性的杂志参考内容。

⑥分子式检索：使用结构绘图板绘制需查询的分子式，单击"Get Substances（获取化学物质）"或"Get Reaction（获取反应）"，其检索方法与化学反应检索和化学结构检索相同。

（2）Locate 检索

①期刊检索：单击"Bibliographic Information"，在文本输入框中输入作者名、刊名、出版年或文献标题，单击"OK"可进入需要浏览的期刊，点击"显微镜"图标查看书目详情和文章摘要。

②专利检索：单击"Document Identifier"进行专利号检索。在"Explore by Document Identifier"框中输入专利号，单击"OK"，可以检索到与专利号有关的参考信息。单击"显微镜"图标，查看详情。

③化学名称和 CAS 注册号检索：单击"Substance Identifier（物质标识符）"，按化学名称或标识号进行检索。输入一个或者多个通用名称、物质别名或 CAS 注册号，然后单击"OK"，Scifinder 将检索与物质标识符相对应的 CAS 注册记录。单击"Get Reference"，查看相关参考文献。

使用 Locate 检索，若要进一步精确查找，单击"Remove Duplicate""Analyze/Refine"或"Get Related…"等功能键，以获得较为精确的结果。

（3）Browse 检索：单击"Browse"，在期刊列表中选择需要的期刊，然后单击"View"，可以找到要浏览的期刊详情，再单击"Select Issue"，选择卷册、期刊号。点击"显微镜"图标，查看书目详情和文章摘要。

（二）PubMed 检索系统（http：//www.ncbi.nlm.nih.gov/sites/entrez）

1. 资源概括　PubMed 为美国国家医学图书馆（NLM）下属的国家生物技术信息中心（NCBI）开发的一个基于 Web 的生物医学文献检索系统，是 NCBI 检索体系 Entrez 的一个组成部分。PubMed 的主体部分由 20 世纪 60 年代 NLM 编辑出版的著名医学检索工具《Index Medicus》（IM）的自动化编辑检索体系 MEDLARS（Medical Literature Analysis and Retrieval System）发展而来。1971 年 MEDLARS 改进为联机检索系统 MEDLINE（MEDLARS Online），1983 年发行了 MEDLINE 光盘版。1997 年，NCBI 在 Entrez 集成检索系统上开发了基于互联网，以 MEDLINE 数据库为核心内容的 PubMed 检索系统，并免费向全世界开放。PubMed 以其文献更新快、收录范围广、访问免费、使用方便、检索功能强、查全率高、外部链接丰富、提供个性化服务等众多优点而深受欢迎。

（1）收录范围：PubMed 收录的期刊约 2 万种，其中 MEDLINE 收录了包括全世界 80 多个国家 5200 多种生物医学期刊的 1900 多万条文献记录（每周都在增长中），绝大部分可回溯到 1948 年，部分早期文献可回溯至 1865 年。PubMed 的部分文献可直接获取全文，包括来自 NLM 开发的免费生物医学数字化期刊全文数据库 PubMed Central（PMC，收录期刊 780 余种）的文献，开放获取（Open Access，OA）期刊的文献，以及部分出版商提供的免费期刊文献等 2000 余种，时间起自 1966 年。

（2）PubMed 的主要字段：PubMed 的记录字段有 60 多个，可检索的字段有 49 个。

2. 检索方法与步骤　PubMed 的主页面上方为检索区，包括基本检索、检索限定（Limits）、高级检索（Advanced Search）及帮助（Help）。页面中部为 3 个功能区：使用介绍（Using PubMed）、PubMed 工具（PubMed Tools）及更多资源（More Resources），如图 4-20 所示。

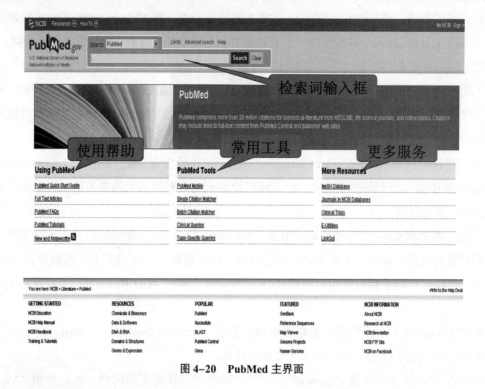

图 4-20　PubMed 主界面

（1）基本检索：默认检索为 Search PubMed，点击其右侧的下拉菜单，可选择 All Databases（所有数据库）或 NCBI 的其他数据库。

1）自动语词匹配检索（Automatic Term Mapping）：自动语词匹配检索是 PubMed 最具特点的功能，能够实现检索词在不同字段的自动匹配，使查检者以最简单的方式获得最大的查全率。PubMed 会对输入的检索词进行分析，自动将检索词转换对应在一个或几个字段（主题词、著者、刊名等）中进行检索，再将检索词在所有字段（All Fields）中检索，并用逻辑 OR 组成布尔逻辑运算式进行检索。如果输入多个检索词或短语词组（中间用空格），系统会自动将其拆分为单词后分别在所有字段中检索，单词之间的布尔逻辑关系为 AND。完成检索后，在检索结果显示页面右侧的 Search Details 框中，会详细显示系统执行自动词语匹配的实际检索式。

2）字段限定检索：采用"检索词[字段标识]"的形式，可以指定检索词在某一字段进行检索。例如：要查找 PubMed 收录的所有英文文献，可在检索框输入 English [LA]。

3）著者检索：在检索框中输入著者姓名，Pubmed 自动执行著者检索，一般姓在前名在后，姓用全称，名用首字母。例如，输入 Smith SR 可检索出姓为 Smith，名的首字母为 SR 的所有著者的文献。为提高查准率，可将著者与著者单位、主题等信息结合起来检索。2002 年以后的文献，Pubmed 可实现对姓名全称的检索，而且姓名排列顺序不限。例如，输入 Smith SR 的姓名全称 Steven R Smith，可检索出 2002 年以来该著者被 Pubmed 收录的文献。通过字段限定检索及组合检索也可实现更精确的著者检索。例如，输入 Smith SR[1AU] 可检索出第一著者为 Smith SR 的文献。通过"Advanced"中的"Author"限定，可以检索该作者的文献。

4）期刊检索：在检索框中输入期刊全称、MEDLINE 刊名缩写、ISSN 号，系统自动检索出 PubMed 收录的该刊所有文献，如 "American journal of acupuncture"。若刊名与 MeSH 主题词相同时，PubMed 执行的是 MeSH 主题词检索，可用 "刊名 [TA]" 进行刊名字段限定检索。

5）词组精确检索：对检索词超过 1 个以上的词组，可采用检索词组加双引号的强制检索方式，关闭自动语词匹配功能，把检索词组作为一个整体进行检索，避免自动语词匹配将词组分割检索造成的误检。

6）截词检索：在检索词后加 * 可实现后方一致的多字符通配截词检索，可提高查全率。如 "viru*"，检索以 viru 开头的单词；immun*，可以检出 immune、immunologic 等词。如果单词数量大于 600，则 PubMed 自动提示延长词干。截词功能只限于单词，对词组无效。 截词检索时，PubMed 关闭自动语词匹配功能。

7）布尔逻辑检索：可在检索框直接输入用逻辑运算符 AND、OR、NOT 和几个检索词组成的检索式进行布尔逻辑检索。逻辑运算符要求大写，检索词不区分大小写。如几个检索词中间没有逻辑运算符，系统默认为 AND 的逻辑组配关系。

（2）限定检索：限定检索功能是对上一次检索操作结果进行限定。

限定检索将限定在 MEDLINE 数据库中进行。限定检索结束后，需要将限定取消，点击 "Clear all"。选择条件就是点击选中限定选项。PubMed 可限定内容包括：字段、文献类型、语种、日期、子集（Subsets）限定等。

（3）高级检索：Advanced Search 将字段检索（Search Builder）、检索历史（Search History）及主页上的更多资源栏目（More Resources，包括 MeSH Database 主题词检索、Journals Database 期刊数据库检索、Single Citation Matcher 单篇文献匹配检索等）整合在同一页面，方便查检者完成复杂课题的检索。

1）字段检索（Search Builder）：Pubmed 有 38 个可限定的字段，能够实现字段匹配的检索。对应于输入的字段值，系统提供包含该检索词检索结果的索引轮排 "Show index list"。索引轮排词表给出了每个有实际检索意义的词，包括主题词、主题词／副主题词、著者名、刊名缩写、化学物质和酶的名称等，还有来自文献题目、文摘的自由词。轮排词表标出这些词语出现的次数及相关文献在数据库中的数量。表中的词语按字顺排列，有助于查检者通过浏览方式选择一个或多个词进行检索。查检者可以在 Search Builder 的检索框中输入检索词，然后根据需要选择罗列的字段，允许多次检索和索引选词的功能。多个词时，可选择 AND、OR、NOT 进行逻辑组配检索。

2）检索历史（Search History）：点击 Search History，显示检索历史，包括检索式序号、检索提问式、检索时间及检索结果数。单击检索式序号，显示 Options 选项，可执行布尔逻辑运算、Delete（删除检索式）、Go（直接检索）、Details（显示检索式详情）、Save in My NCBI（把检索式保存在 My NCBI）等不同的操作。检索历史最多保留 8 小时。

（4）主题词表数据库检索（MeSH Database）：在 PubMed 主页面或高级检索页面的 More Resources 栏目下点击 MeSH Database，即可进入主题词数据库检索页面。

MeSH Database 提供基于 MeSH 词表的主题检索。主题词标引是 PubMed 独具特色的文献处理方式，MeSH 是世界医学主题词表的权威，很多其他的生物医学检索系统都学习和借鉴 MeSH 的主题词标引。MeSH Database 能指引查检者使用规范化的医学术语（主题词）进行检索，以提高查准率。查检者可以输入任意的检索词，MeSH Database 会提示查检者，该词是入口词还是主题词，并显示相关概念的主题词数量。

MeSH Database 提供：

1）主题词与副主题组配检索，使检索结果更专指。在选定的主题词下会列出可以和该主题词组配的副主题词。MeSH 现在 83 个副主题词。

2）主题词扩展检索：在选定的主题词页面有主题词树状结构表，显示该主题词的上下隶属关系。系统默认对含有下位概念的主题词进行扩展检索，可以提高查全率。点选 Do Not include MeSH terms found below this term in the MeSH hierarchy 则不进行扩展检索。

3）选择主要主题词（MAJR）进行加权检索，可以使检索结果更加准确。点选 Restrict to MeSH Major Topic，即可限定检索主要主题词。

如果检索课题涉及多个主题词，可以先分别对每个主题词进行检索，再在高级检索的检索历史中用检索序号进行布尔逻辑组配检索；也可以通过主题词检索页面输入主题词后点 Add to search builder，选择逻辑组配关系词 AND、OR、NOT，加入到检索框中，重复以上步骤，直到检索式完成再进行检索。

（5）期刊数据库检索：在 PubMed 主页面或高级检索页面的 More Resources 栏目下点击 "Journals Database"，进入期刊数据库检索，可查询 PubMed 及 Entrez 平台其他数据库所收录的期刊信息，既可以按学科（Subject Terms）进行浏览，也提供主题（Topics）、刊名全称、MEDLINE 刊名缩写、ISSN 等检索途径。

（6）其他检索服务

1）Journals in NCBI Databases（期刊数据库）。

2）Mesh Database（医学主题词数据库）。

3）Citation Matcher（引文匹配器）。

4）Clinical Queries（临床查询）。

5）Topic–Special Queries（特定查询）。

6）Link Out（外部链接）。

7）My NCBI（我的 NCBI）。

3. 检索结果

（1）检索史的处理：点击 PubMed 高级检索中的 History 一栏中，可以对检索历史进行操作，包括运算、删除、清除等。

（2）检索结果的处理：点击命中的记录数可以进入检索结果显示页面，默认显示全部文献。

显示格式（Display Settings）

结果排序（Display Settings – Sort by）

保存为本地文件（最多 10000 篇）（Send to – File）

临时存放至剪贴板（Send to – Clipboard）

保存为个人资料集（Send to – Collections）

发送至电子邮箱（Send to – E-mail）

NOTE

（三）EMBASE 数据库介绍（http：//www.embase.com）

1. 概述　EMBASE（Excerpt Medica Database）是由荷兰 Elsevier Science 出版公司建立的 EM 的书目型数据库，以光盘数据库、国际联机数据库及网络数据库的形式为用户提供。

EMBASE.com 是将 EMBASE- 荷兰医学文摘（1974 年推出）中 1100 多万条生物医学记录与 700 多万条独特的 MDELINE 记录（1966 年推出）相结合，经过去重，形成全球最大最具权威性的生物医学与药理学文献数据库。EMBASE.com 囊括了 70 多个国家 / 地区出版的 7000 多种刊物，每年 50 多万条文献记录，累积约 994 万条，80% 的文献带有文摘。内容涉及药学、临床医学、基础医学、预防医学、法医学和生物医学工程等。尤其是它所涵盖的大量欧洲和亚洲医学刊物，是医学研究和科技查新不可或缺的工具。EMBASE 数据库中收录药物方面的文献量大，占 40% 左右，并设置了与药物有关的副主题词（连接词）17 个，与疾病有关的副主题词（连接词）14 个，2000 年又新增与给药途径有关的副主题词（连接词）47 个，设了许多与药物有关的字段，如药物主题词字段（DR）、药物分类名称字段（EL）、药物商品名字段（TN）等。

2. 使用　进入 EMBASE.com 的主页 www.embase.com 可以看到四个检索选项：Search（检索）、EMTREE Tool、（主题词检索）、Journals（期刊检索）、Authors（作者检索）。

（1）检索（Search）：EMBASE 数据库共提供 9 种检索途径：快速检索（Quick Search）、高级检索（Advanced Search）、字段检索（Field search）、药物检索（Drug Search）、疾病检索（Disease Search）、文章检索（Article Search）、EMBASE 主题词表（EMTREE Tool）、期刊检索（Journals）、作者检索（Authors）。

1）快速检索（Quick Search）：在检索框内输入检索词或词组进行检索，检索词组时需加单（双）引号。词序无关，且不分大小写。

2）高级检索（Advanced Search）：在高级检索界面，EMBASE 提供了 5 项扩展检索功能。

① Map to preferred terminology（with spell check）（与 EMTREE 主题词匹配）：系统将检索词自动转换成 EMTREE 主题词进行检索。

② Also search as free text：以自由词在全部字段中进行检索。

③ Include sub-terms/derivatives（explosion search）：利用 EMTREE 主题词树状结构，对检索词与对应于 EMTREE 主题词的同位词及下位词进行扩展检索。

④ Search terms must be of major focus in articles found：基于主要 EMTREE 药物或医学索引主题词字段，仅检索以检索词为重点内容的文章，提高相关性。

⑤ Search also for synonyms, explosion on preferred terminology：既对检索词进行 EMTREE 主题词匹配检索，又同时作为文本词在全部字段中进行检索。

高级检索中对检索结果提供了更多的限定条件，点击"More Limits"可进行循证医学、文献类型、学科、语种、性别、年龄、是否带有分子序列号、动物研究类型等限定。同时可以检索自特定日期以来新增的记录。

3）字段检索（Field search）：在检索框内输入检索词，再选取一个或多个字段进行检索。EMBASE 提供了 23 个可供检索字段，如期刊缩写名称（ta）、期刊名称（jt）、摘要（ab）、作者名称（an）、文章题目（ti）和 ISSN（is）等。

4）药物检索（Drug Search）：在检索框内输入药物名称，EMBASE 提供了 2 项扩展检索

NOTE

功能。还可以检索以某药物为研究重点的文献。EMBASE 还提供了药物专题检索和用药方式的检索。

5）疾病检索（Disease Search）：在检索框内输入疾病的名称，EMBASE 提供了 2 项扩展检索功能，还可以检索以某疾病为研究重点的文献。EMBASE 还提供了 14 种疾病的副主题词（Disease Subheadings）。

6）文章检索（Article Search）：在作者（姓在前，名的缩写在后）、期刊名称、期刊缩写名称、ISSN、期刊卷期及文章首页数等检索字段中输入检索词，然后点击"Search"，即可检索需要的文献。

7）EMBASE 主题词表（EMTREE Tool）：EMTREE 是对生物医学文献进行主题分析、标引和检索时使用的权威性词表。点击页面"EMTREE tool"栏目后，用户可以直接输入 EMTREE 主题词进行术语查找，按字母顺序浏览查找，或通过分面来浏览。层层点击所需浏览的主题词，显示该主题词的树状分支结构及同义词，最终结束于最小的不再分的主题词。

8）期刊检索（Journals）：提供 3 种浏览方式：按期刊名的字顺浏览（Browse Journal）；按学科主题浏览（Journals by Topic）；按出版商信息（Publisher Info）浏览期刊。

9）作者检索（Authors）：根据作者的名称来查找该作者的文献，在检索框内输入作者名称，姓在前，名的缩写在后，如 Smith J，点击"Find"，会列出以这些字母开头的一览表，然后可选取欲检索的作者名称。

（2）检索算符

布尔逻辑运算符：NOT、AND、OR。

通配符：多字符通配符"*"，代表零个或若干个字符。单字符通配符"?"，代表一个字符。可在一个单词中或在其末尾使用。此功能最适合于检索英式及美式等不同拼法的检索词。

相邻检索算符"*n"，表示两个检索词之间可间隔数词。

（3）检索结果处理

①检索历史：在检索结果页面显示检索历史，包括检索式、结果数和数据分析工具。检索式可以进行编辑、打印、发送至 mail 邮箱或直接输出，也可以保存或删除检索式，设置电子通告（必须是注册用户），检索式之间还可以运用"AND/OR/NOT"进行组合检索。

②检索结果的浏览：EMBASE 的检索结果记录可按检索结果的相关性或出版年限来排序。可选定 4 种不同的显示格式：显示题录信息、题录 + 文摘、简短记录、详细记录。

③检索结果的输出：标记需要的记录，点击"View"，可显示标记记录的信息。标记的记录可以进行打印、输出、E-mail、原文订购、粘贴至剪贴板等处理。对标有全文链接的记录，可以点击"EMBASE Full Text from CrossRef"来获取全文。

（4）EMBASE. com 个性化服务：首先注册一个账号，然后进行个性化服务。用已注册的用户名及密码登录后，可以在检索结果页面的检索历史中保存检索策略、删除检索策略、创建检索结果更新的电子通告。

（四）BIOSIS Previews（http：///biosispreviews.isihost.com）

1. 概述　基于 ISI Web of Knowledge SM 平台的生命科学信息检索工具，BIOSIS Previews 是目前世界上规模较大、影响较深的著名生物学信息检索工具之一。它由 Biological Abstracts（BA）、Biological Abstracts/RRM（Reports，Reviews and Meeting）组合而成。BIOSIS 由资深

的生物学家建立，内容覆盖了所有生命科学的相关学科领域：生物学、生物化学、生物技术、植物学、临床医学、药理学、动物学、农业科学、兽医学等。

内容来自 5000 多种期刊及国际会议、综述性文章、书籍和专利；其中近 2100 种生物学和生命科学的出版物是完全索引的，而其他的 3000 种则由学科专家根据内容精选而收录。数据库中的文献类型包括：期刊论文、会议文献、专利文献、图书、报告等；收录的文献来自 90 个国家和地区，数据还包括来自于美国专利商标局的 21000 条专利信息，这些专利的年代为（1986～1989，1995～目前），内容最早可回溯至 1969 年，记录总数超过 1450 万条；数据每周更新，每年新增数据量超过 56 万条。

2. 使用 在 Web of Knowledge 平台上"选择一个数据库"，在页面上选择"BIOSIS Previews"，即进入数据库检索页面。数据库提供两种语种的检索页面：简体中文与 English。

（1）检索（Search）

①提供三组检索词输入框，通过下拉菜单来限定检索词出现的字段，如主题、标题、作者、出版物名称、出版年、地址；通过"添加另一字段（Add Another Field）"可以增加检索词输入框。两组检索词之间可选择下拉式布尔逻辑算符"AND、OR、NOT"进行组配。

②检索框下方，提供了入库时间（Timespan）的限制。

（2）检索结果的分析及处理

1）浏览检索结果：检索结果可按出版日期、被引频次、相关性、第一作者、来源出版物排序进行浏览。

2）精炼检索结果（Refine Results）：在"检索结果"页面上，可以在其左侧"精炼检索结果"栏中进行二次检索，生成一个新的集合。二次检索的结果会生成另一个检索结果页面。

3）分析检索结果（Analyze Results）：点击"分析检索结果"可分析检索结果，如先对结果进行排序再分析可得到许多有意义的信息。

4）标记和输出检索结果

①标记记录（Marked Records）：可以将记录添加到标记结果列表中（Marked List），以便今后从"标记结果列表"页面中打印、保存、通过电子邮件发送、订购或导出记录。

②输出记录（Output Records）：选择要输出的记录导出、打印、邮件、保存或加入标记列表。

5）检索历史：在高级检索页面和检索历史页面中均可浏览检索历史，用户可以进行 AND 或 OR 的检索式逻辑组配，或删除检索式。

3. 个性化服务（Personalization） 个性化服务能够帮助用户管理信息并节省很多时间。可以保存检索式和建立各种跟踪服务，如定题跟踪服务、引文跟踪服务。

注册之后，还可以利用免费的文献管理工具 EndNote web 来管理自己的检索结果并帮助论文写作。

（五）其他外文文摘数据库

1.《科学引文索引》（Science Citation Index，简称 SCI）（http：//www. isinet. com）《科学引文索引》是由美国费城科学信息研究所（Institute For Scientific Information，简称 ISI）于 1963 年创建的科学引文索引数据库，是目前国际上公认的最具权威的科技文献检索工具之一。

（1）收录内容：SCI 中的所有论文都是从 ISI 巨大的自然科学资料库（SCI date base）中选

取的，这个资料库的文献源主要是期刊。所选用的刊物来源于 94 个类、40 多个国家、多种文字，这些国家主要有美国、英国、荷兰、德国、俄罗斯、法国、日本、加拿大等，也收录一定数量的中国刊物，并包括少量的专著。收录全世界出版的数、理、化、农、林、医、生命科学、天文、地理、环境、材料、工程技术等 150 多个学科领域。每周收录 25000 多篇文献，423000 篇参考文献。

（2）出版形式：ISI 出版发行 SCI 的 6 种版本如下。

①SCI Print（印刷版）：1961 年创刊至今，双月刊，现在拥有 3700 余种期刊。

②SCI–CDE（光盘版）：季度更新，现在拥有 3700 余种期刊。

③SCI–CDE with Abstracts（带有摘要的光盘版）：逐月更新，现在拥有 3700 余种期刊。

④Magnetic Tape（磁带数据库）：每周更新，现在拥有 5700 余种期刊。

⑤SCI Search Online（联机数据库）：每周更新。

⑥The Web of Science（SCI 的网络版）：每周更新。

（3）SCI 的作用：SCI 不仅是一个重要的检索工具，而且也是目前国际上最具权威性的，用于科学研究成果的重要评价体系。是评价一个国家、一个科研机构、一所高校、一本期刊，乃至一个研究人员学术水平的重要指标之一。

2. Journal Citation Reports–Science Edition（期刊引用报告 – 自然科学版 JCR）（http：// isi4. isiknowledge. com/portal. cgi） 该库是 ISI 编辑出版的期刊分析与评价数据库，是一种关于期刊评估的基本的、全面的和唯一的资源工具，可以根据期刊引用数据反映期刊的重要程度，可查询期刊的影响因子（IF）。JCR 的光盘产品一般反映前一年的引文报告数据。数据库更新周期为年更新。JCR 可检索和排序 5 个基本数据范畴：Total Cites（被引用总次数）、Impact Factor（影响因子）、Immediacy Index（即时影响因子）、Articles（文献总数）、Cited Half–life（被引半衰期）。读者可了解哪些是最富影响力的刊物、最常被引用的刊物、最热门的刊物、最大（文献发表量）的刊物等信息。

3. CSA（Cambridge Scientific Abstracts）剑桥科学文摘数据库（http：//csa. tsinghua. edu. cn/htbin） 剑桥科学文摘（CSA）是美国 Cambridge Scientific Abstracts 公司基于网络服务的文献信息检索数据库。CSA 包括 70 多个子数据库，覆盖的学科范围包括：生命科学、水科学与海洋学、环境科学、计算机科学、材料科学及社会科学。CSA 剑桥材料科学数据库（CSA Material Research Database）拥有约 240 万条记录，包括 2505 种期刊和会议记录。

CSA 数据库的特点是：

（1）界面友好，检索方便。

（2）可同时检索多个数据库和相关的网络资源。

（3）数据库中的记录包括题录和摘要。

（4）多种方式下载检索结果，能为用户保存检索策略历史记录半年。

（5）每日更新，帮助用户及时了解最新的研究成果。

4. OCLC first search 数据库（http：//firstsearch. oclc. org/） OCLC first search 是一个大型的多学科数据库系统，通过 FirstSearch 可查阅 70 多个数据库，主要为文摘数据库，包括部分全文数据库，但大部分记录都提供全文链接和馆藏目录。该数据库涉及范畴广泛，基本上覆盖了各个领域和学科，包括工程和技术、工商管理、人文和社会科学、生命科学、医学、教育、新闻和时事、公共事务和法律、社会科学等领域。OCLC first search 包括 11 种资料类型，458 种语言的文献，覆盖了从公元前 1000 年到现在的资料，目前记录数已达 6600 多万条。

5. DIALOG 国际联机检索系统（http：//www. dialogweb. com/servlet/logon？ Mode=1）
美国 DIALOG 是目前世界上最强大的国际联机检索系统，所拥有的近 600 个联机数据库都是质量很高、权威的数据库。DIALOG 现有 60 亿页文字信息和 300 万个图像文件共 9 万亿字节的文字信息量，是目前万维网（也称为"Web""www""W3"，英文全称为 World Wide Web）上信息量的 50 倍。其内容涉及 40 多个语种和占世界发行总量 60% 的 6 万多种期刊。DIALOG 数据库信息量大，检索方式灵活，适用于做比较全面的文献调研检索。如科研课题开题立项时进行文献回溯检索、课题中期跟踪检索和课题结题时的查新检索等。

6. STN 国际联机检索系统（http：//stnweb. cas. org/） STN 国际联机检索系统英文全称为 The Scientific and Technical Information's Network International（STN International），建立于 1983 年，是由德国卡尔斯鲁厄能源、物理、数学专业情报中心（FIZ karlsruhe）的主机系统，美国俄亥俄州哥伦布美国化学协会的美国化学文摘社（CAS）的主机系统及日本科学技术情报信息中心（JICST）联合形成的三位一体的国际性联机检索系统。

STN 系统以其拥有世界上最完全的科学技术信息及最丰富的检索功能而著称，STN 系统包括 200 多个数据库，除包含其他国际联机检索系统包括的文献型数据库之外，还包括丰富的结构型及数值型数据库。

二、外文药学全文数据库

（一）Science Direct 全文数据库（http：//www.sciencedirect.com）

1. 概述 Elsevier 科学出版公司是世界著名的出版公司，已有 100 多年的历史。除了出版图书外，还是当今世界最大的学术期刊出版商，内容涉及生命科学、物理、医学、工程技术及社会科学，其中大部分期刊是被 SCI、SSCI、EI 收录的核心期刊。

Science Direct 是 Elsevier 公司的学术期刊网络数据库，是全球最著名的科技医学全文数据库之一，其直观友好的使用界面，使研究人员可以迅速链接到 Elsevier 出版社丰富的电子资源，包括期刊全文、单行本电子书、参考工具书、手册及图书系列等。涉及四大学科领域：物理学与工程、生命科学、健康科学、社会科学与人文科学，用户可在线访问 24 个学科 2200 多种期刊、数千种图书，查看 900 多万篇全文文献。

其中 SCI、SSCI 收录期刊 1221 种，EI 收录期刊 515 种，社科类期刊数量为 255 种（SCI、SSCI 收录期刊 152 种）、科技类期刊数量 1302 种（SCI 收录期刊 1069 种），是科研人员的重要信息源。Science Direct 主页界面，如图 4-21 所示。

2. 使用 用户可以通过分类浏览、快速检索、高级检索等多种途径进行检索。

（1）分类浏览：用户可以在系统的首页按照学科分类浏览期刊，浏览期刊界面也是系统的默认检索界面。系统提供按字顺和按学科分类排列的期刊目录，从中选中刊名后，单击刊名，进入该刊所有卷期的列表，进而逐期浏览。单击目次页页面右侧的期刊封面图标，可连接到 Elsevier 出版公司网站上该期刊的主页。浏览的任何界面上方设有一个快速检索区，系统允许快速检索。在某一学科的期刊目录页面上方，系统允许按单学科快速检索。在某一期刊目次页面上方，系统允许按单一刊物快速检索。

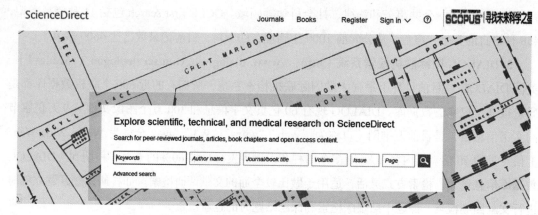

图 4-21　Science Direct 主页界面

（2）快速检索

①检索方法：在 Science Direct 主页界面，可以选择在"所有领域（All Fields）""作者（Author）""（Journal/book title）"后的输入框中输入检索式，检索式可以是任意的字、词或词组（禁用词除外）或逻辑表达式，点击"go"进行检索。如果知道刊名 / 书名、卷、期、页，可以直接输入，获得需要的文章。

②检索结果：可以在左侧栏中再输入检索词进行二次检索，也可以选定内容类型（journal、book、reference work）、刊名 / 书名、出版时间等限定，然后进行检索。Science Direct 快速检索结果页面，如图 4-22 所示。

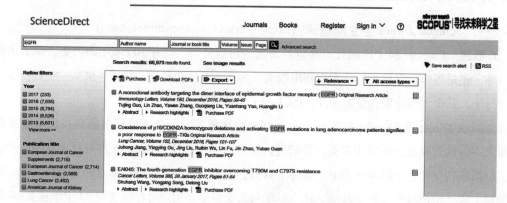

图 4-22　Science Direct 快速检索结果页面

（3）高级检索：点击"advanced search"进入高级检索页面，供选择的检索选项有"所有资源（All Sources）""杂志（Journals）""书（Books）"三个，在检索框中输入检索表达式，选择检索限定：默认字段为所有领域，可选摘要或者题名或者关键字、作者、刊名 / 书名、题名、关键字、摘要、参考文献、ISSN、来源、全文等。另外还可以选择来源、学科、出版日期等限定。点击"Search"进行检索。Science Direct 高级检索界面，如图 4-23 所示。

（4）检索结果：检索结果显示的是检索结果的数量和题录，题录包括篇名、刊名、卷期、日期、页数、作者、文摘链接和原文下载。

（5）检索技巧

1）布尔逻辑检索（Boolean queries）

① AND、OR、NOT：关键词检索可应用 AND、OR、NOT 等布尔逻辑操作算符（Boolean

operators），系统预设检索字段字汇与字汇间的布尔逻辑操作算符为 AND。

②词组检索：A. 双引号""：用""包住检索词，表示检索时要精确无误，与双引号内的检索词完全相同，例如"Chemical Synthesis"表示 Chemical 与 Synthesis 要相邻且依序出现。B. ADJ：例如 Chemical ADJ Synthesis 表示 Chemical 与 Synthesis 要相邻且依序出现。

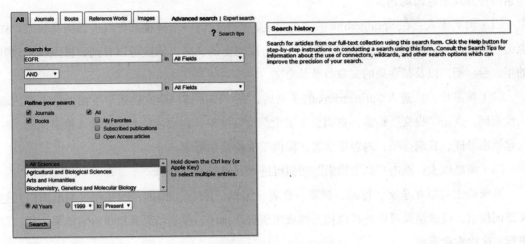

图 4-23　**Science Direct** 高级检索界面

③切截查询＊（Truncation）：在字尾输入＊，检索时可做更广泛的查询，例如输入 Chemi＊则检索结果会出现 Chemical、Chemist、Chemistry 等。

④邻近查询 NEAR（Proximity Search）：使用 NEAR 可设定单字间间隔的字数，系统的默认值为10，检索结果会依照单字间邻近程度排列，例如 Synthesis NEAR Activity 检索结果为这两个英文字间相隔10个英文字以内。

⑤作者姓名的输入方法为姓，名：例如 Smith J。

⑥论文类型（article type）的限定："Article"表示只显示论文；"Contents"只显示期刊题名；"Miscellaneous"只显示其他题材的论文。

2）自然语言检索（Natural Query Language）：按照平常需求的方式把您的检索以词组来表达，使用时字的排列顺序并不影响检索结果，且不分大小写，检索点的布尔逻辑操作算符预设值为 AND。

（6）个性化服务：用户在系统进行注册以后可以获得 Science Direct 的个性化服务。个性化服务包括检索策略通告（Search Alerts）、主题通告（Topic Alerts）、卷期通告（Volume/Issue Alerts）和引用通告（Citation Alerts）。

用户可以在自己的"My Profile"里修改个人信息，包括姓名、邮箱地址、感兴趣学科、联系方式等；也可以选择特定的期刊或者图书进入"My Favorite Journals and Books"，便于以后快速使用。

（二）SpringerLink 全文数据库（http：//www.springerlink.com/home/main.mpx）

1.概述　Springer 外文期刊全文数据库由德国施普林格（Springer-Verlag）出版公司开发出版，是居全球领先地位的、高质量的科学技术和医学类全文数据库，该数据库包括了各类期刊（2082）、丛书（1017）、图书（31121）、参考工具书（144）及回溯文档（17730）。SpringerLink 为科研人员及科学家提供强有力的信息中心资源平台，内容涉及建筑和设计、行为科学、生物医学和生命科学、商业和经济、化学和材料科学、计算机科学、地球和环境科学、工程学、人文、社科和法律、数学和统计学、医学、物理学和天文学、计算机职业技术与专业计算机应用等 13 个学科。

2. 使用　Spriger 主页包含中文简体、英文、日文、法文等多语种界面，提供浏览和高级检索两种方式来查询期刊。

（1）浏览方式：在 Springerlink 的主页面上，点击任何一个链接都可以进入浏览状态。如点击"期刊"，以期刊刊名字母顺序浏览，点击要浏览的刊名，依次可以看到数据库收录该刊的年、卷、期，以及某卷期的文章目录及全文。

（2）简单检索：进入 Springerlink 的主页后，在"按关键词全文检索"下面的输入框内输入检索词。点击"提交"检索，页面会显示全部检索结果。在页面的右侧有输入检索词框、输入起始字母框、日期选项、内容选项等，提供二次检索和限定。

（3）高级检索：点击"高级检索"按钮可进入高级检索页面。

高级检索可以在全文、标题、摘要、作者、编辑、ISSN、ISBN、DOI 和日期范围内通过关键词检索，检索结果可以选择以相关性或出版日期排序。检索结果和简单检索结果一样，可进行二次检索和限定。

（4）检索结果：每一种检索的结果中，包含文章的标题、摘录、期刊、作者及全文收录情况等详细信息，有全文的文章可以点击 PDF 图标，利用 PDF 浏览器可以实现对文章的浏览、保存、打印等。

（三）EBSCO 全文数据库（http：//search.ebscohost.com/）

1. 概述　EBSCO 公司是专门经营纸质期刊、电子期刊发行和电子文献数据库出版发行业务的集团公司。该数据库是 EBSCO 公司提供的学术信息、商业信息网络版数据库。目前包括 ASP、BSP、ERIC、EBSCO-Online、Professional Development Collection 等 11 个专题数据库，数据库将二次文献与一次文献捆绑在一起，为最终用户提供文献获取一体化服务。

ASP（Academic Source Premier 学术期刊数据库）：收录涉及数学、物理、化学、生物科学、工程、社会科学、教育、艺术、语言学、妇女研究及医药学等 50 余个学科，提供了近 4700 种出版物全文，其中包括 3600 多种同行评审期刊，SCI & SSCI 收录的核心期刊为 993 种（全文有 350 种）。它为 100 多种期刊提供了可追溯至 1975 年或更早年代的 PDF 过期案卷，并提供了 1000 多个题名的可检索参考文献。此数据库通过 EBSCOhost 每日进行更新。

MEDLINE（National Library of Medicine）：美国国家医学图书馆制作的医学文献数据库。收录 4800 余种现刊的索引和摘要，包含 Index Medicus、International Nursing Index、Index to Dental Literature、PREMEDLINE、AIDSLINE、BIOETHICSLINE 和 HeahhSTAR。提供 MeSH（Medical Subjet Headings）检索。EBSCO 的 Premier 版数据库用户可通过 MEDLINE 连接到 1150 种期刊的全文。

2. 使用　点击数据库链接，可直接进入该数据库检索界面。如要跨库检索，可在页面上点击"选择数据库"标签，进入选库界面，复选后重新进入检索。

（1）检索技术

①布尔逻辑检索：利用布尔逻辑算符 AND、OR、NOT 组配检索。

②截词检索：使用通配符"？"表示中截断，只替代一个字符；使用"*"表示后截断，

替代任意个字符。该数据库不可使用前截断。

③位置算符检索：W 算符表示在此算符两侧的检索词在命中时，必须按输入时的先后次序排列，不得颠倒顺序。两个检索词之间可以插入任何其他的词和字母（但可以有一个空格或一个符号连接号），相隔的词数用 w 加数字表示。N 算符表示在此算符两侧的检索词在命中时，词序可以颠倒。检索词之间允许插入任何其他的词和字母，相隔的词数用 N 加数字表示。另外，输入以符号连接的短语检索时，检索结果也会命中不含符号的短语的记录，并在同义词中扩大检索。

④词组检索：如果希望检索词作为词组出现，需要将该词组用双引号""引起。

⑤禁用词（Stop Words）：在检索 EBSCO 数据库时，有些词语不能作为检索词，如 the、of 等冠词、介词。

（2）检索方式

1）基本检索

①选择数据库：限定在某一数据库中进行检索。

②输入检索词：可使用上述任意检索技术。

③限制结果（可选）：可对检索结果做进一步限定。包括：全文、是否有参考文献、是否专家评审刊、出版日期、出版物、出版物类型、页数、附带图像的文章等。还可用相关词、相关全文来扩大检索的范围。

2）高级检索：EBSCO 高级检索界面，如图 4-24 所示。

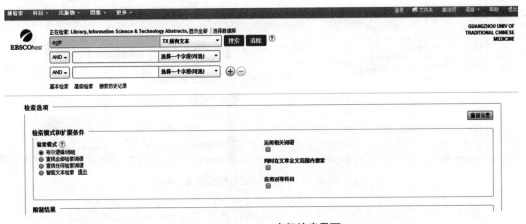

图 4-24 EBSCO 高级检索界面

提供所有字段、著者、文章标题、主题词、文摘、地名、人名、评论和产品名、公司名、NAICS 码或叙词、DUNS 码、ISSN 号、ISBN 号、期刊名称、索取号等范围进行检索。

①输入检索词：可使用上述任意检索技术。最多可在 3 个检索框中输入检索词进行检索。

②选择检索字段：可选择上述任一检索字段。

③选择各检索框的组配方式："and" "or" "not"。

④限制结果：可对检索结果做进一步限定。包括：全文、是否有参考文献、是否专家评审刊、出版日期、出版物、页数、附带图像的文章等。还可用相关词、相关全文来扩大检索的范围。EBSCO 高级检索结果界面，如图 4-25 所示。

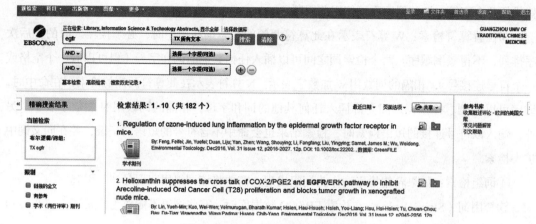

图 4-25   EBSCO 高级检索结果界面

3）视觉检索：在查找字段中输入检索词语，然后单击检索。这时会显示一个视觉导航图，检索结果在视觉图形中依主题排序，系统自动将与关键词最相近的数条记录依图形模式组织起来，用户只需选择即可。EBSCO 视觉检索界面，如图 4-26 所示。

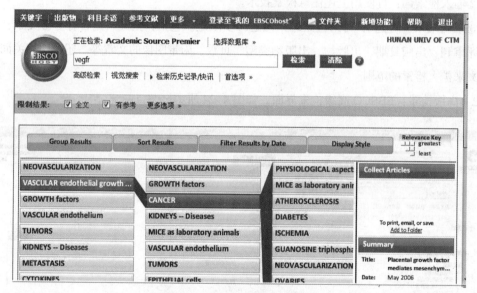

图 4-26   EBSCO 视觉检索界面

4）辅助检索：在检索页面的最上方，还提供其他检索途径，点击工具栏的相关按钮，可进行辅助检索。

①关键字检索：关键字（关键词）检索即系统默认的关键词高级检索。

②出版物检索（Publications）：使用出版物名称检索和浏览。检索结果显示：刊名、国际统一刊号、更新频率、价格、出版者、学科、主题、收录文摘或全文的起始时间等。

③科目术语检索（Subject Terms）：利用系统提供的规范化主题词检索，可供选择的主题有：All（所有的主题）、People（人物）、Products & Books（产品与图书）、Companies（公司企业）、Subjects（主题）。这种方法检索效率高，相关性大。

④参考文献检索（References）：点击参考文献（References）按钮，系统进入参考文献检索界面，可以检索某篇文章、某位作者、某个出版物、某一段时间内甚至数据库中所有的参考文献，用于检索特定文献已经被哪些文献引用过。系统提供文献著者、篇名、出处、年份和所

有字段 5 个检索入口。

⑤索引词表检索（Index）：首先选择索引项，可供选择的索引项有作者、作者提供的关键词、公司名、文献类型、DUNS 码、日期、地名、主题标目、ISBN、ISSN、期刊名、语种、NAICS 码或叙词、人名、评论或产品、主题词、出版年。再在"浏览："后输入词语进行定位。

⑥图片检索（Images）：可输入检索词，并可进行图像类型（所有类型、人物图像、自然科学图像、地理图像、历史图像、地图和旗帜）的限定。也可以搜索相关关键字、自动"And"检索词语。

（3）结果处理

①浏览：检索结果列表（Result List）显示每一条记录的文章篇名、刊名、作者、出版者、出版地、出版日期、卷期、页数、附注等。并以 3 种图标分别显示是否有 PDF、HTML、XML 文件 3 种浏览格式。点击记录的题名链接，即可看到文献的文摘内容；点击"查询国内馆藏"链接，可查找在国内有哪些图书馆收藏该期刊，以便索取；点击"Search Web Links"，可检索相关的网络站点。

②排序：点击"排序"后的下拉按钮，可以选择按日期、来源、作者、相关度排序，默认按日期排序。

③标记：点击每条显示结果后的"添加"，可以将当前记录添加到"文件夹"。打开"文件夹"，可以对所有内容进行打印、E-mail 和保存操作。

④保存：点击结果列表中的任一题名，可将该记录完全展开，之后可进行保存、打印、E-mail 操作。

（四）OVID 全文数据库（http：//gateway.ovid.com）

1. 概述 Ovid 公司（OVID Technologies INC.）是世界著名的数据库提供商。由 Mark Nelson 于 1984 年创建于纽约。Ovid 数据库除了有多种著名的生物医学数据库外，目前已有包涵人文、科技等多领域数据库 300 多个。

与生物医学有关的数据库有临床各科专著及教科书（Book@ Ovid）、循证医学（EBM）、Medline、EMBAsE、Biosis 及医学期刊全文数据库（journals@ Ovid. fullText）等。

Ovid 在线全文期刊库共收录了 60 个出版商提供的 1000 多种生物医学期刊，其中最早的可回溯至 1993 年，包括 Lippincott Williams & Wilkins（LWW）公司所出版的 250 余种生物医学期刊；Oxford University Publisher（OUP）出版的 50 多种期刊；Society Collection 的 20 余种期刊等。

2. 使用 使用 OVID 全文期刊，可直接点击数据库名称进入，还可通过其他数据库如MEDLINE 记录中的"Full Text"（全文链接）。

如点击 journals@ Ovid. fullText，再点击"limit"便出现默认界面，即基本检索界面。OVID 系统数据库基本检索界面，如图 4-27 所示。

在该界面点击"Find Citation""Search Fields""Advance Ovid Search""Multi-Field Search"可进入其他 4 个检索界面。

在输入框中输入检索词，选择检索条件限制选择项。如最新记录（Daily Update）、全文记录（Ovid Full Text Available）、原始论文（Original Articles）、综述文献记录（Review Articles）、

文摘记录（Articles with Abstract）和出版年（Publication Year）等，点击"search"进行检索。

OVID 系统能够为用户提供打印（Print Preview）、拷贝（Save Article Text）和电子邮件（E-mail Article Text）等下载方式。

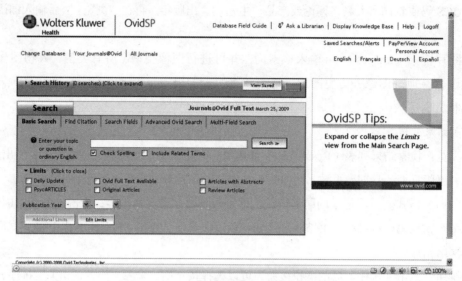

图 4-27　OVID 系统数据库基本检索界面

（七）免费的外文医药学期刊全文网站

1. 开放存取期刊目录 DOAJ（Directory of Open Access Journal）（http：//doaj. org） 由瑞典的隆德大学图书馆（Lurid University Libraries）设立于 2003 年 5 月。截至 2009 年 3 月止，该目录收入涵盖所有学科和语种，并具有免费、全文与质量保障等特点的科学性及学术性期刊达 3690 种，文章已超过 265290 篇。

2. 印度医学期刊数据库 IndMed（http：//www. indmed. nic. in/） 由印度国家信息中心（Indian MEDLARs centre or IMC）文献信息部建立及印度政府资助的非经营性网站。IndMed 收录由同行审核，并符合国际标准的生物医学研究及卫生保健领域近百种的著名医学刊物。IndMed 的一些免费文章全文可通过 Medind 全文数据库的相关网站（http：//medind. nic. in/）对外开放。Medind 含有 38 种印度医学全文期刊，印度及其之外的所有用户均可通过 internet 在线入口免费进行访问。其中有不少期刊被著名数据库收载与链接。

3. 免费医学期刊网（FreeMedical Journals）（http：//www. freemedicaijournals. eom/） 由 Bernd Sebastian Kamps 主建，该网站到目前为止，免费提供全文生物医学期刊超过 1450 种，拥有英、法、德、西班牙等十多个语种。刊名按学科专业、字母顺序进行排序，每一专业类目后，即括号中显示的是该类目相关的期刊种数。读者可以按专业、字顺、语种进行搜索来获取自已所需的文献。FreeMedical Journals 收录的期刊有 4 种免费时段：①完全免费；②出版半年后免费；③出版一年后免费；④出版两年后免费。除此之外，该网站还提供一部分期刊的影响因子（impact factor），后者能反应期刊的研究水平，影响因子越高，说明该刊物的质量越高。

4. Free Electronic Journals（http：//www. knowledgecenter. unr. edu/Default. aspx） 由美国 University of Nevada-Reno Libraries 提供。到目前为止，Reno Libraries 共收录 48 个主题类目，2.5 万余种电子期刊，免费全文电子期刊有 2200 余种，免费生物医学期刊达 1200 余

种。这些免费的全文大多源于 PubMd、MBC、Doaj、GPO、HighWire Press Free、Makingof America、SciELO Brazil、SciELO Chile 和 American Meteorological Society 等数据库。用户可按刊名字顺和主题两个途径通过上面的网址索取全文。

5. EZB（Electronic Journals Library）（http：//rzblxl. uni−regensburg. de/ezeit/）　本网站是 1997 年创建，由德国 Federal Ministry of Education and Research 支助，University Library of Regensburg 与 University Library of the Technical University of Munich 共同发展。EZB 服务的根本目的是促进学术性全文期刊在 Internet 上能被充分利用，同时 EZB 还提供快捷、结构化和标准化的索取界面。索取全文有 4 种形式，只有刊名后带绿点的是可获免费全文。经统计 EZB 含有生物医学及相关学科的免费全文刊物超过 3000 种。进入 EZB 的用户可采用期刊字顺、主题及检索 3 种途径得到全文。

6. 美国 Science（科学）杂志　使用方法如下：

（1）先登录 Science 网址 http：//intl. sciencemag. org（注意，不是 www. sciencemag. org，否则得不到全文）。

（2）点击中间 "SEARCH" 按钮，进入查询页，可以选择简单检索还是复杂检索。

（3）输入要找的关键词（不一定是 MESH 标准主题词），再点击 "SEARCH" 就可以了。

（4）找出文章后，点击标题后的 Full Text，就可以浏览原文了。如美国科学院院报（PNAS）、Genetics 等都可以在网上获取全文，甚至除了 Science，其他一些期刊能够下载文献的 pdf 格式，这样就和真正在期刊上的排版形式一模一样了。

7. High Wire Press　该网站号称拥有地球上最大最全的免费科学文献全文数据库。输入网址 http：//intl. highwire. org/ 即可登录该网站（这个网站已经集成在生物学工具条中，可以下载使用，下载地址 http：//www. bbioo. com/Soft/2007/690. htm），首页会列出几个生物医学相关栏目，包括生命科学、医学、自然科学及其他科学栏目。

第三节　网络药学信息资源与评价

随着计算机及网络通讯技术的飞速发展和国际互联网的出现，信息资源网络化成为一大潮流。与传统的信息资源相比，网络信息资源在数量、结构、分布和传播的范围、载体形态、内涵传递手段等方面都显示出新的特点，这些新特点赋予了网络信息资源新的内涵。现阶段网络信息资源（Network Information Resource）是指以网络为载体，采用多媒体技术，以数字化的形式将文字、图像、声音、动画等多种形式放置到因特网上的信息集合，通过网络通信、计算机或终端等方式再现出来的信息资源。简言之，网络信息资源就是通过计算机网络可以利用的各种信息资源的总和。目前网络信息资源以因特网信息资源为主，同时也包括其他没有连入因特网的信息资源。

在浩如烟海的网络信息资源中，如何通过网络获取药学信息，正日益受到药学信息需求者的重视。现在，网上提供药学信息服务的机构和网站也很多，网络药学信息资源也越来越丰富。但是，过多的网站常常让人无所适从，它们的内容和特点各有千秋。此外，在新的网站出现的同时，也伴随着不少网站甚至是个别有影响的网站的关闭。在这庞大的、动态的资源体系中，如何能够快速、准确、全面地获取信息，了解药学领域的新观点和新进展，是医药工作者经常面对的问题。

一、网络药学信息资源主要特点

同其他媒体信息相比，互联网是世界上最大的信息宝库，不利用互联网信息资源，就很难达到相关领域的前沿，网络药学信息资源亦是如此，其主要有以下特点。

1. 数量繁多，形式多样　网络是一个庞大的信息资源库，蕴含着大量的药学信息，而且每天都在增加。网络药学信息资源极为丰富，覆盖面广，涵盖药学的各个学科。网络上有许多药学网站，可提供大量药学普及知识、药学科研进展、药学发展动态等信息资源，种类繁多、无所不包，药学工作者可通过电子邮箱、远程教育、搜索引擎等获取或交流、传递药学信息。网络药学资源有多种多样的信息类型和众多的表现形式。它既包括网上出版物、联机数据库、动态信息及超媒体信息等，同时这些信息又有文字、符号、声音、表格、图形、动画和图像等表现形式。

2. 传播迅速，时效性强　医药信息系统和药学网站是网络在药学领域应用的重要载体，是对网络药学的实践。随着计算机和网络技术的迅速发展，药学网络资源的产生和发展在不断加快和提高，并推动网络药学的普及。网络药学信息发布迅速，不受空间和时间的限制，不论在世界任何地方，一旦信息在网上发布，迅速传遍全世界。医药学知识的代谢之快，更是令人目不暇接，每年新产生的医药论文超过 100 万篇，平均每天达数千篇，药物更新换代频繁，医药信息资源成倍地增长。信息传播的网络化、多媒体化，加速了药学科学的发展和药学信息的更新，药学关系到人们生命健康安危，社会愈发展，药学的发展愈快，网上药学信息更是日新月异、瞬息万变。而且在网络资源出版的过程中，读者和编者可不受时间和地域的限制即时交流，从而使内容更加新颖和及时，以最快的速度传播新成果。

由于网络信息资源从本质上改变了信息的创造交流和获取方式，完全抛弃了传统的出版概念，实现了无纸化出版，作者投稿、专家审稿、组稿编辑等都在网上进行，避免了印刷、发行、投递等环节，因而大大缩短了文献的编辑出版时间，同时信息地址、信息连接、信息内容处于经常性的变动之中，信息资源的更迭、消亡无法预测。其时效性是过去传统的文献信息资源不可比拟的。

3. 信息的共享性和检索的便捷性　网络环境下时间和空间范围得到最大限度的延伸和扩展，网络上的信息不再受时空限制，用户只要将自己的电脑连入网络，就可以在家里或办公室同时访问多个分布式的信息源，对世界各地的网络资源进行检索、查询和利用。

网络的兴起和广泛渗透，打破了时空的阻隔。药学资源上网后，不仅可以及时提供给本地用户，而且可以同时提供给全球每个因特网用户使用，不管人们身在何地都可以进行面对面的交流，具有极高的共享性。网络将全球服务器联成一体，让用户都能很方便地从世界各地通信、检索、浏览、下载所需的内容，分享技术成果，查询各类型信息，足不出户接受各种服务，扩大人际交流的范围。以各类搜索引擎为代表的检索工具提供了多途径的检索方式，能够满足对网络上呈几何级数增长的信息进行快速检索的需要。查阅网络信息资源既不受图书馆开馆时间的限制，也不受地点和借阅数量的限制，只要用户有网络和电脑，就可以自由方便地在自己家里查阅。

4. 资源零散无序，质量参差不一　　因特网通过 TCP/IP 将不同的网络联结，对网络药学信息资源本身的组织管理并无统一的标准和规范。虽然每一具体的网页、网站上的药学信息资源呈现有序的组织形式，但对于庞大的互联网上的信息资源来说，则呈现整体的分散和无序状态。网络信息质量良莠不齐，由于信息来源分散，内容庞杂，不可避免有大量真伪混杂、毫无价值的虚假冗余信息。

二、网络药学信息资源评价意义

随着医药产业的发展，药品已成为人们生活中不可或缺的一部分。与此同时，药物副作用、药品滥用所带来的危害性也日趋严重。许多有关药品质量、副作用等方面的信息也应运而生，因此药品信息质量的评价也越来越受到人们的重视。而医药企业的迅猛发展，使药商们越来越关注药品方面的商业信息。从某种程度上来说，药品信息已成为医学信息资源的"主角"。有关药品信息资源的评价在医学信息资源评价中的地位也越来越高。由于因特网打破了传统媒体对时间、空间的限制，为网络药学信息资源的产生与发展提供了前所未有的机遇。人们可以相当自由地将各种药学信息收入因特网中，这就使得因特网的信息资源具有数量庞大、增长迅速、内容丰富多彩、交叉重复、质量参差不齐等特征。随着因特网的急剧膨胀，人们面对网上的海量信息往往变得无所适从，在网上获取和选择信息愈发困难，因此对网络药学信息资源评价具有重要的意义。

1. 信息泛滥且污染严重　　因特网改变了传统信息发布和评价的程序，省却了编辑、审核后再出版这一质量控制环节。信息发布者包括政府部门、学术机构、商业组织等，同时更有大量来自个人的信息。网络用户不仅利用网上信息，也在不断向网上提供各种形态的药学信息。人们在寻找高质量的网络药学信息时往往真伪难辨，困难重重。

2. 现有信息的选择和组织工具有待完善　　尽管网络搜索引擎的出现给用户查找信息提供了便利，但并不能全面改善网络药学信息的无序状态，现有搜索引擎和信息中心门户能对网络信息资源的组织和整合起到一定的作用。然而，有上网经验的人都知道，搜索引擎经常会将成千上万，甚至几十万、上百万条满足检索条件的网页地址呈现在检索者面前，使检索者无所适从；信息中心门户能对其主题领域内的部分网络药学信息资源进行优选和整合，但也还不能完全满足用户的信息需求。

3. 实现知识检索的需要　　从检索角度看，网络药学信息资源包括网站信息资源和网页信息资源。我们评价网络药学信息资源的对象主要也是这两个方面。其中，网站信息资源又包括网站和站点信息。网页信息资源包括页面和网页信息。总之，评价的对象主体一是具体的网上信息（包括信息的内容属性和存在形式、状态、附件等外部属性），二是网站及页面。评价指标体系的设立亦以此为准。具体的网上信息是评价的最主要对象，该评价也是网络药学信息资源评价活动的主体工作和关键。在当今社会，网民基本在各大门户网站了解即时新闻及其他信息，在这个角度上说，网络信息有取代传统媒介的趋势。因此，开展网络药学信息资源评估，既有利于发现和整合知识，又能指导信息用户方便、快捷、充分、有效地获得所需信息，从而为信息用户节省宝贵的时间，直接或间接地产生了无法估量的社会和经济效益。

NOTE

三、网络药学信息资源评价标准

衡量任何事物都要有一个尺度，网络药学信息资源的评价也要有一个标准。在传统印刷型药学文献资源环境下，不仅有着成熟的和系统的文献出版发行质量控制机制，而且还有相对稳定的评价指标体系。但相对于传统印刷型文献资源而言，网络药学信息资源是一种新型资源，随着现代社会网络化进程加快，其增加速度超出了人们的想象；当然其中不乏有价值不高、无用、错误甚至有害的网络药学信息，采用传统的文献资源评价标准体系已经不适用了，所以需要建立一套适应网络信息资源的评价标准体系。网络信息资源评价的主要内容如下。

1. 信息内容

（1）准确性：准确性是网络药学信息有无使用价值的衡量尺度，准确性不足的网络药学信息或虚假药学信息只能混淆视听，甚至给用户带来不必要的麻烦。及时准确地向医药卫生机构提供相关信息，有助于医药卫生机构相关工作的开展。而"救人"的职业特性又使得临床医生对医药信息准确性的要求高于其他用户，如果信息获取不准确，就可能会出现误诊、用药不当等现象，最终不但使患者在经济上蒙受损失，还会给他们的身心带来痛苦，严重者甚至危及患者的生命安全。因此，先要了解网站覆盖的学科及资源类型是否符合专业需求；该网页是否提供了信息的来源和出处以备用户进一步核查；其页面语言是否准确、严谨、无拼写和语法错误；是否明确列出该网页信息的编辑和提供等责任者；其语气是客观性的还是广告性的；有无政治或意识形态因素的影响。

（2）权威性：权威性是网络药学信息真实可靠的重要保证。该网页的主办者是否为有声誉的组织、机构、专家和学者；是否提供了进一步联系、核实和交流信息的可能，如电话号码、通信地址及 E-mail 地址；其内容是否有版权保护等。一般认为，政府网站、机构网站和学术网站的权威性较强。用户可以从作者的权威性、信息发布的目的及网址的后缀名来判断信息的可靠性。药学信息资源来源网站在信息的权威性评价中也至关重要。对于网络信息资源评价来说，网址域名中带".edu"".gov"等网站发布的信息其标准性和权威性等一般都比域名中带有".net"".com"的网站要高。

作者情况也是决定某信息是否权威的决定性因素。在相应的研究领域里该作者的地位、所属机构等均是需要考察的因素。同时，也可以在专业数据库中查找该作者是否有相关文献发表，以了解该作者的学术水平。

（3）新颖性：一是具体信息内容的新颖性，信息内容涉及的主题、作者表达的思想观点及过程中所运用的方法是否新颖独特；二是网站所提供的信息在自己的范围、形式、手段等方面是否有独到、创新之处。同时还要看该网页信息的提供时间、更新周期及最近一次的修改日期。有些资源需要经常更新，日期与新颖性关系密切，对评价资源价值非常重要。可以通过资料收集日期，文献内容中反映出的时间信息，网站更新频率，文献提供的出版日期或最近更新日期，版权信息中的日期等内容进行考察。同时要注意有些信息发布者对信息几乎不作修改却更新了 13 期的情况，这就需要寻找证实其新颖性的证据。如果属于镜像站点信息，需要考察其是否与源站点信息更新保持同步。

（4）独特性：独特性指在整个网络信息资源中，信息资源所独有的特征，它反映的是网页信息资源与整个网络信息资源的区别。包括：该信息是否是独一无二的；网页信息内容是否具有自己的特色；是否有从别的资源库中无法获取的信息资源；该网页信息提供的优势，有无特别的服务功能等。一个优秀的医药信息网站必须有其特色，有其重点。目前国际上一些著名的网站，即使是综合网站，亦有其侧重。例如中国医药信息网除提供一般医药信息之外，其药品数据库内容丰富、品种齐全，是其信息服务的重点项目。

（5）稳定性：指一个网站或网页的存在状态，是一项重要指标。一个网站如能长期存在，并且各项性能均较为稳定，人们则能从中得到较系统、全面的信息，这样的网站所提供的信息就值得信赖。另外，该网页的资源提供是否持续、可靠；能否较稳定、连续地接受访问；网址是否经常变化，变化后是否通知用户；其链接及检索的速度是否正常等，也是评价其稳定性的重要因素。

（6）针对性：该网页是否符合实际需要；该信息资源是否有主要的使用对象；它的效用属于哪个层次的；信息资源收录范围如何，是否包括相关主题；信息资源收录的时段是否明确；信息资源是否被限定在某一时段内等。针对性是用户能准确快速利用网络药学信息资源的保障。

（7）全面性：全面性是评价网站内容的重要指标。但是一个网站、网页或一条信息不可能提供某个专题的全部信息，因此考察网站的全面性可以看该网站在利用自身资源提供某专题的基础上，有没有列出研究该专题的书目信息和相关网络链接，以帮助用户尽可能全地找到所需信息。也就是该网页所覆盖的主题领域，所提供信息的广度、深度、时间范围及所包括的网络资源范围等。

2. 设计与操作　网页设计指标包括文本、图像、音频、视频等多种表达方式，那些材料组织合理、图文组合协调、色彩搭配温和、媒体形式多样的网站总是受到用户的欢迎。

（1）图形和多媒体设计：该网页的感官效果是否良好；设计是否具有审美性与吸引力，是否有助于对内容的理解；其所采用的各种图形、图像、声音或虚拟现实等手段是否符合该网页的宗旨、目标，并增强了该网页的信息提供功能；是否喧宾夺主等。

（2）信息组织与设计：该网页信息的组织、提供、展示的方式如何；是否易于浏览、查找；信息组织方式单一还是多样，是否按主题、学科、形式、读者对象分类；信息资源分类是否科学、合理；页面分布是否适中、平衡。

（3）用户界面：界面友好性主要指网站为用户考虑得比较周到，有无特别的命令、帮助信息，屏幕内容是否清楚、易读等，即是否预先考虑到了用户在访问网站时会遇到的各种问题，简单地说就是网站方便好用，用户访问不需专业的检索技能。

（4）检索效能：该网页的内容是否能被有效地检索到，检索方式单一还是多样；是否提供搜索引擎；支持哪种检索算法和检索结果排序；对文献类型、出版时间、形式等是否进行选择、限定。

（5）连通性：该网页能否用标准设备和软件访问到；是否需要特别的软件、口令或网络设备；网站能否稳定地被访问到，是否常常有超载或脱机现象；等待或响应以及下载的速度如何。实际上，影响传输速度与传输质量的因素很多，如网络通道窄、主页图形太多太大都将浪费使用者的时间。而且，如果网站的数据库不采用通用的文件格式或通信协议，还需要用户使用有关软件进行转换才能利用，同样也会浪费使用者的时间。

（6）交互性：网络信息具有交互性特点，这是网络信息不稳定的原因之一，但这能弥补以往使用印刷型文献进行交流时不能直接反馈的缺点。这种交互性能使用户把自己的要求或意见传递给信息的制造者和提供者，增强了该站点的使用价值。交互性越好，网络药学信息资源就能发挥越大的作用，由此取得的社会效益和经济效益也就越大。

3.费用 费用指网络系统正常运行以及用户利用网络信息资源所需的开支，连接网络信息资源服务器的费用包括通讯费用、信息流量费用和系统维持费用。用户利用网络信息资源所需的开支包括网络信息资源中知识产权相联系的费用和商业性的盈利费用。用户利用含有知识产权的网络信息资源需向作者交纳一定的报酬。因此，因特网上的药学信息资源实际上有相当一部分是需要费用的，目前人们越来越重视在获取信息中的成本费用因素。它们包括：一是连通费用，即为接受上网服务、连通时间或传送流量计费，如通讯费、信息流量费及将来的增值费等；二是为访问、获取、使用网页中的知识内容所必须付出的费用，如某些电子期刊的订购费、数据库的检索使用费等。同时，在费用上，需要考虑费用的多少及网站是否支持在线支付。在注册时，需要考察对申请注册者是否有身份限制，很多专业学会组织提供详尽专业信息，但却仅允许会员注册后享用。

四、网络药学信息资源评价方法

网络信息资源评价方法是网络信息资源评价研究的一个重要组成部分。利用一定的评价方法，可以鉴别网络信息资源的优劣，达到信息资源评价的目的。

（一）定性评价方法

定性评价是指按照一定的评价标准从主观角度对网络药学信息资源所做的优选和评估。这种方法一般根据评价目的和服务对象的不同需求，确定相应的评价指标体系，建立评价标准及赋值标准，再让用户进行评定或打分，给出网络信息资源的评价结果，以指示网络信息资源质量的高低。定性评价因人而异，因此有很大的变动性。对于学术性强的医学信息资源评价多采用用户评价、专家评价和第三方评价等方法。

1.用户评价法 用户评价法主要是由有关网络资源评价的专业机构向用户提供相关的评价指标体系及方法，由用户根据其特定信息需求，从中选择符合其需要的评价指标和方法。这种方式中，评价机构仅将其选择的指标体系和评价指南告知用户，帮助或指导用户进行网络信息资源评价，而不是代替用户评价。这有助于用户搜集完全符合要求的高质量的信息资源。

2.专家评价法 专家评价法是邀请有关学科专家、医药信息资源管理者、医药信息专家等依照一定的指标体系对网站进行投标评比，将评比结果相加后从高分向低分顺序排列，或按星级进行评级。

3.第三方评价法 第三方评价法是由第三方根据特定的信息需求，建立符合特定信息需求的信息资源评价体系，按照一定的评价程序或步骤，得出网络信息资源的评价结论。第三方评价法是目前较为普遍的网络信息资源评价方法。

定性评价的缺点是评价结果受人为因素影响较大，并且由于缺乏量化标准，评价结果往往失之模糊，其优点是可以对网站内容进行深入系统的分析。

（二）定量评价方法

定量评价法是按照数量分析方法，利用网上自动搜集和整理网站信息的评估工具，从客观量化角度对网络药学信息资源进行的优选与评价。用定量评价方法评价网站，实际上是对相关数字进行统计分析，并按数字的大小将网站排序。定量评价方式主要是利用网络技术实现网站的访问量统计和链接情况统计。统计网站的点击数有两种方法：用户行为监测法和网站服务器登录日志分析法。服务器登录日志分析法是对被访问的服务器的访问数字进行统计分析，以此对网站排序。网站被链接次数的统计及排序，由于数字巨大，通常是通过搜索引擎完成。当需要统计的数字较小时，也可以采用人工统计的方式对网站进行定量评价。网站被链接次数的统计，可以通过搜索引擎的检索功能进行，用服务器登录日志分析法统计网站的被点击量也存在一定难度，许多网站的主页上并不显示被访问量。国内尚无使用用户行为检测法统计网站被点击量的相应软件，目前有链接分析法、网络计量法等相应方法。

1. 链接分析法 如果一个网页（网站）建立了与另一个网页（网站）的链接，可以认为两者之间存在某种联系或关联。其中，主动实施链接的网页，称为施链网页；另一个称为被链接网页。利用链接方法来评价网络信息资源的步骤为：首先，选择合适的搜索工具；其次，从不同的角度统计链接，并计算出 Web 影响因子（WIF）；最后，分析站外链接的类型及特征。研究表明，链接分析法的优点是，可利用搜索引擎查找指定网页的被链情况，结果为一客观数字，可重复验证，易于操作，经济实用，针对性强，可以弥补定性方法的缺陷。需要注意的是，不同类型的网站有不同的链接特征，因此在利用链接关系对多个网站进行比较时，应选择好比较对象，使其具有可比性。

2. 网络计量法 网络计量学在一定程度上克服了定性评价所具有的主观性、价值偏向性，为人们提供了一个系统、客观、规范、宏大的数量分析方法，具有方便、快速、客观公正、评价范围广等优点。LaPorte 等提出通过计算机用资源被检索或引用的次数来测定网络资源的重要性，也有专家提出通过引文分析法来评价网络信息资源。Kleinberg 还开发了一个软件系统，用于发现特定主题领域中的优秀网站，该系统区分了两类网站，一类是发布原始信息的网站，另一类则包含了大量指向前者的链接，被链接数量多的网站，往往是该主题领域内较为权威的网站。

定量评价的优点是信息比较全面及时，使用方便而快捷，可以从技术指标上对网站进行评价，所得的评价结果比较客观而公允。缺点是标准过于简单，并且这些统计数据可能会受到广告、网站免费服务、浏览器设置等因素的影响，所得结果难免偏颇。同时，定量评价方法无法对内容进行深入的考察。定量评价法在一定程度上克服了定性评价的主观性和价值偏向，为人们提供了一个系统、客观、规范、宏大的数量分析方法，是网络药学信息资源评价的一个发展方向。

（三）综合评价方法

综合评价法是定性评价和定量评价相结合的一种方法。

1. 层次分析法 该法首先根据定性评价的指标体系建立层次结构模型，然后采用层次分析的理论和数学方法将定性指标量化，以达到评价目的。该评价方法是美国著名运筹学家托马斯·萨蒂（Thomas L.Saaty）于 20 世纪 70 年代提出来的，是一种定性和定量分析相结合的系统分析方法，它是综合人的主观判断来分析复杂的定性问题的拟定量方法，把总体现象中的各种影响因素通过划分相互联系的有序层次使之条理化。

该法的局限性主要表现在结果只针对准则层中评价因素，人的主观判断对于结果的影响较大；另外，在进行网络信息资源评价中应该注意不同的主题、不同性质的网站之间具有有不可

NOTE

比性。因此这种方法的可移植性比较差，不能普遍用于网络信息的评价中。同时，层次分析法的步骤比较复杂，运用其进行网络信息评价的结果有一定滞后性，不适用于更新频繁的信息的评价。

2. 加权平均法　这是一套比较完整的评价体系，用"调查求重"的方法求得各指标的权重，然后利用加权平均的思想得出网络信息评价。指标体系既有定性指标，也有定量指标；既考虑到网络信息资源的外部特征，又考虑到其内部特征，即信息的内容属性。同时，这个指标体系还考虑到各项指标的适用对象或范围。

加权平均法虽然在一定程度上避免了评价者的主观性，但也无可避免地存在以下一些缺点：网络信息的易变性和动态性使得网络信息资源的评价标准的制定和评价工作往往滞后于实际情况的变化；即使评价标准的设置考虑到用户的个性化特征与特定信息需求状况，但由于网络信息资源用户的广泛性，无法满足用户的个性化与特殊化的信息需求，由此导致评价结果的适用性问题。

小结四

1. 中文电子药学文献检索系统：中文药学文献检索系统包括书目型、事实型、结构型的各类涉及药学资源的数据库。

2. 外文电子药学文献检索系统：Internet 中的文献检索系统代表着在网络环境下发展起来的，以数据库技术为基础的一种新型检索模式，它是指通过联机或客户软件的方式，根据用户提供的信息，检索各类专业数据库，给出相关的文献信息。

3. 网络药学信息资源与评价：所谓信息资源，即是能够通过各种信息媒介和渠道的传播，可以直接转化为社会生产力的基本要素，对社会生产方式和生活方式产生直接或间接影响的各类资源。

第五章　药学专利文献的利用

第一节　专利文献概述

一、专利基础知识

在当前的知识经济时代，专利以其创造性、新颖性和实用性备受人们重视，专利文献已是国家科技信息系统的重要组成部分。专利制度是国际上通行的一种利用法律和经济相结合的手段来促使技术发展的制度。纵观专利的历史表明，专利制度保护了发明，同时也促进了发明，促进了人类科技、经济等方面的发展。当今国际经济发展的特点是，相互的竞争越来越表现为科学技术水平的竞争。凡是经济、科技强国，必然同时也是专利大国和强国。当技术仅仅是技术时，它只是一种知识，别人可以学习、仿制和赶超；当它成为一种权利时，它是不可逾越的，可以为技术权利拥有者即专利权人带来巨大的利益。因此，为了维护自身的合法权益，保持竞争优势，各国政府都十分注意专利相关的问题。树立专利观念，掌握专利知识，充分认识和利用专利文献资源，将使我们在知识经济时代立于不败之地。

（一）专利的概念

专利是"专利权"的简称，即发明创造的所有权，是一项产权。产权有三种：动产权、不动产权和知识产权。专利是知识产权的一种，是一种无形财产，但必须要经过申请、审查、批准程序。专利既然是产权，便可以赠予、继承和转让。现代意义上的专利主要包含有专利权、取得专利权的发明创造和记载专利技术的专利文献三层含义。

专利是指一个国家授予创造发明人在一定时间内对该发明创造的排他性权利，包括专利产品的生产、使用和销售，或者专利方法的使用等。

（二）专利的特点

1. 独占性　专利权与一般的财产权不同，具有排他性。对同一内容的发明创造，国家只授予一项专利，其他任何单位或个人未经专利人许可不得制造、使用或销售其专利产品，或者使用其专利方法。

2. 地域性　一项发明专利权仅限于授予专利权的国家或地区领土范围内有效，在其他国家和地区没有法律约束力。

3. 时间性　专利有一定的保护期限，各国专利法对专利权的有效保护期都有自己的规定，计算保护期限的起始时间也各不相同，一般为 10 ~ 20 年，期满后专利权自行终止。我国发明专利保护期限为 20 年，实用新型和外观设计专利为 10 年，均自申请日起计算。

（三）专利的种类

1. 发明专利　发明是指对产品、方法或者其改进所提出的新的技术方案。产品发明包括：

NOTE

物品发明、材料发明和物质发明，是指工业上能够制造的各种新制品，包括一定形状和结构的固体、液体、气体之类的物品。方法发明包括：制造产品的方法和使用产品的方法，是指原料进行加工，制成各种产品的方法，如药品的制造方案等。绝大多数新药发明均属于发明专利。

2. 实用新型专利　是指对产品的形状、结构或其结合提出的适于实用的新方案。实用新型专利比发明专利的技术水平和创造性要求要低一些，通常称"小发明"。制药机械与设备发明属于实用新型专利。

3. 外观设计专利　指产品的形状、图案或者其结合，以及色彩与形状、图案的结合所做出的富有美感并适合于工业上应用的新设计。药品的外包装、中药的物理形状等属于外观设计专利。

（四）授予专利权的条件

一项发明创造只有向国家知识产权局提出申请，而且其发明主题属于可授予专利权的范围，同时符合新颖性、创造性和实用性的要求时才可能获得专利权。具备新颖性、创造性和实用性是取得专利权的实质条件，这三个条件通常被称为专利的"三性"。根据我国《专利法》规定，授予专利权的发明和实用新型，应当具备新颖性、创造性和实用性，而外观设计仅要求具备新颖性。

1. 新颖性　是指在申请日以前没有同样的发明或者实用新型在国内外出版物上公开发表过、在国内公开使用过或者以其他方法为公众所知，也没有同样的发明或者实用新型由他人向专利行政部门提出过申请并且记载在申请日以后公布的专利申请文件中。

2. 创造性　是指与申请日以前已有的技术相比，该发明有突出的实质性特点和显著的进步。

3. 实用性　是指该发明或实用新型能够在工业上制造或者使用，并且能够产生积极的效果，这里工业包括工农业、林业、畜牧、交通运输等产业。

（五）不授予专利权的规定

尽管有些发明创造符合获取专利权的条件，但是各国专利法都有不授予专利权的规定。我国专利法规定以下几种情况不授予专利权。

1. 违反国家法律、社会公德、妨害公共利益的发明创造。

2. 科学发现：科学发现是揭示自然界已经存在但尚未被人们所认识的事物，科学发明是解决某一领域中的技术问题而做出的技术方案，是运用原理解决具体的技术问题，所以科学发现不能授予专利权，而科学发明可以申请专利。

3. 智力活动的规则和方法：智力活动的规则和方法，是指指导人们的思维推理、分析判断及记忆的规则和方法，如生产管理方法、情报检索方法、教学方法、推理的方法和经商方法等。

4. 疾病的诊断和治疗方法：疾病的诊断和治疗方法，是指以人或动物为实施对象进行诊断、治疗的过程，不属于专利保护的对象。

5. 动物和植物新品种：大多数国家对动物和植物品种都不授予专利权。

6. 以原子核变换方法获得的物质：除美国和日本外，一般国家对于用原子核变换方法获得的物质（用核裂变或聚变的方法制造的元素或化合物）不授予专利权。

（六）专利申请、审查和授予程序

我国的专利法要求在专利的申请时应遵循以下原则：请求原则、书面原则、先申请原则、优先权原则和单一性原则。

书面原则是指在专利申报和审批过程中，所有的法定手续都必须以书面形式，并应以国家知识产权局统一制订的书写格式和要求填写。

先申请原则是指专利权授予谁的问题，目前在国际上有两种方法：①先发明原则：即专利权授予最先完成发明的人，美国采用这种原则。②先申请原则：即不管发明创造的先后，专利权授予最先提出申请的人。我国采用先申请原则。

优先权包括外国优先权和本国优先权，指专利申请人在申请日之内的一定时间内享有的优先权利。

单一性原则是指一项发明专利申请仅限于一项发明。

对专利的申请权、所有权和持有权，我国专利法规定：发明人、设计人及其合法受让人有权获得非职务发明的专利权；单位有权获得职务发明的专利权；外国人原则上也可在我国申请和获得专利。

申请专利时应提交请求书、说明书、权利要求书、附图、说明书摘要。

国家知识产权局收到申请后，经初步审查认为符合《专利法》要求的，自申请日起满 18 个月，即行公布，申请人也可以要求早日公布。自申请日起 3 年内，国家知识产权局可以根据申请人的请求，对其申请进行实质审查，申请人无正当理由，逾期不请求实质审查的，该申请即被视为撤回。发明专利申请经实质审查没有发现驳回理由，符合《专利法》所规定授予专利权条件的，即予以公告或做出授权决定。实质审查后认为不符合规定的，便通知申请人在指定期限内陈述意见或对申请文件所存在的问题进行修改，然后另作审查，经重新审查符合要求的，再予以公告或做出授权决定。专利申请在公告之日起 3 个月内，任何人都可以对申请提出异议，申请人应在得到通知后 3 个月内，提出书面答复，无正当理由逾期不答复，该申请即被视为撤回。

我国对实用新型专利和外观设计专利仅进行初步审查，合格便授予专利权。

（七）可申请我国发明专利的药品和化学物质

中国修改后的《专利法》规定，从 1993 年 1 月起受理申请药品和化学物质发明专利。凡是利用化学方法获得的新物质，原先未作医疗用、现在医用的已知化合物，药物组合物及其制备工艺等，凡具有专利三性，有经济价值，具有竞争性，属于专利法保护范围的发明创造，均可申请专利。主要包括以下几种。

1. 产品专利　发明的对象是一客观存在的物质，即新产品，产品专利也称为物质专利，是对物质的一种绝对保护。不管是合成、提取物或分离得到的新物质，都可以申请产品专利发明。

2. 方法专利　指制备某种物质的方法，或用以加工、处理某种物质的方法。如化合物的合成方法，中药有效成分或有效部位的提取分离方法，新制剂的制备工艺等都可以申请方法发明专利。

3. 用途专利　指对产品的新用途给予保护。药物的新适应证、新产品（新药）第一用途、已知产品（药物）新的功用（第二用途）、新的给药途径等，都可以申请用途专利。

二、专利分类方法

（一）IPC 分类方法

专利分类方法通常采用国际专利分类法（International Patent Classification，IPC）。《国际专利分类表》是根据国际专利分类法对世界各国专利文献统一分类编号而制定出版的，由世界知识产权组织（WIPO）编辑出版。1968 年 9 月 1 日诞生，以后每 5 年修订一次，现用的 IPC 第 8 版于 2006 年 1 月开始生效。IPC 分 9 个分册，前 8 个分册分别涵盖了可以申请专利的全部技术领域，第 9 分册是《使用指南》。

IPC 的分类原则是采用等级分类制度，分类原则可归纳为应用分类和功能分类。应用分类原则是根据发明的用途、使用方法或应用范围进行分类。功能分类原则是根据发明的内在性质或功能将发明进行分类。IPC 采用的是按功能分类和按应用分类相结合的分类原则，以功能分类为主，将技术主题内容按部、分部、大类、小类、大组、小组逐级展开，形成完整的分类体系。

1. 部（Section） IPC 最高分类等级，共有 8 个，类号由 A ～ H 8 个英语字母表示。

A 部：人类生活需要（Human Necessities）。

B 部：作业；运输（Performing Operation；Transporting）。

C 部：化学；冶金（Chemistry and Metallurgy）。

D 部：纺织；造纸（Textiles and Paper）。

E 部：固定建筑物（Fixed Construction）。

F 部：机械工程；照明；加热；武器；爆破（Mechanical Engineering；Lighting；Heating；Weapons；Blasting）。

G 部：物理（Physics）。

H 部：电学（Electricity）。

2. 分部（Subsection） 在部内设置由技术范围所构成的分部，是各部主要内容的一些概括性分类标题，分部没有类号，只有类目。如 A 部下设有"农业；食品、烟草；个人或家用物品；保健、救生与娱乐"4 个分部。

3. 大类（Class） 每一个部分成许多大类，大类是分部的展开，仍属较概括性分类。由大类的类号、类名组成。类号由部的类号加上两位阿拉伯数字组成。

如：A61 医学或兽医学；卫生学。

4. 小类（Subclass） 每个大类包括一个或多个小类，小类是大类的进一步展开，通过各小类的类名，并结合小类的有关参见或附注尽可能精确地定义该小类所包括的技术主题范围，小类的类号由大类的类号加上一个大写字母构成。

如：A61P 化合物或药物制剂的特定治疗活性。

5. 组（Group） 组是小类的细分，每一个小类细分成若干个大组或小组。大组（Main group）具体明确所适用的技术主题，大组的类号由小类的类号加 1 ～ 3 位数字及 "/00" 构成。

如：A61P 1/00 治疗消化道或消化系统疾病的药物。

小组是大组的进一步细分，更具体地表明了技术范围，大组可以细分成若干小组，小组的类号是将大组类号中最后的 "00" 换成非全为 0 的 2 ～ 4 位数字表示。

如：A61P 1/16 治疗肝脏或胆囊疾病的药物，如保肝药、利胆药、溶石药。

一个完整的 IPC 类号由代表部、大类、小类、大组或小组的符号组成。如：A61P 1/16

A……………………………部

A61…………………………大类

A61P…………………………小类

A61P 1/00……………………大组

A61K 1/16……………………小组

真正完整的国际专利分类号表示形式除了上述 5 个级别的标记外，前面还要加上 "Int.cl" 标记，n 代表按第几版 IPC 分类表进行分类。

6. 医学国际专利分类号

A61 医学或兽医学；卫生学

A61B 诊断；外科；鉴定

A61C 牙科；口腔或牙齿卫生的装置和方法

A61D 兽医用仪器；器械；工具或方法

A61F 可植入血管内的滤器；假体；为人体管状结构提供开口或防止其塌陷的装置，如支架；整形外科、护理或避孕装置；热敷；眼或耳的治疗或保护；绷带、敷料或吸收垫；急救箱

A61G 专门适用于病人或残疾人的运输工具、专用运输工具或起居设施；手术台或手术椅子；牙科椅子；丧葬用具

A61H 理疗装置，如用于寻找或刺激体内反射点的装置；人工呼吸；按摩；用于特殊治疗或保健目的或人体特殊部位的洗浴装置

A61J 专用于医学或医药目的的容器；专用于把药品制成特殊的物理或服用形式的装置或方法；喂饲食物或口服药物的器具；婴儿橡皮奶头；收集唾液的器具

A61K 医用、牙科用或梳妆用的配制品

A61L 材料或物体消毒的一般方法或装置；空气的灭菌、消毒或除臭；绷带、敷料、吸收垫或外科用品的化学方面；绷带、敷料、吸收垫或外科用品的材料

A61M 将介质输入人体内或输到人体上的器械；为转移人体介质或为从人体内取出介质的器械；用于产生或结束睡眠或昏迷的器械

A61N 电疗；磁疗；放射疗；超声波疗

A61P 化合物或药物制剂的特定治疗活性

A61Q 化妆品或类似梳妆用配制品的特定用途

（二）美国专利分类法 (United States Patent Classification)

美国专利分类法是美国专利商标局的内部分类系统。其分类系统的设置原则主要按照功能分类设置。在美国专利文献上有标识（美国专利文献也同时标识 IPC 分类号）。

美国专利分类法设有 450 个大类，大类序号从 002 至 987，其中有许多空缺号码，小类共计 15 万个，是目前世界上较详细的分类系统之一。共分两个等级，即大类和小类。大类有大类的类名和类目，由类似的技术范围设成；小类是在大类下的继续细分，根据不同的技术主题又划分成不同级别的小类，并用缩位点表示，在每个大类中，小类的排列由大类表确定。

美国专利分类体系虽然较完整，类目详细，但却十分复杂，为了便于准确地确定分类号，除分类表以外，还编制了《专利分类表定义》《分类表索引》及《分类表修正页》。

（三）欧洲专利分类法

ECLA（EPO Classification）分类系统是欧洲专利局（European Patent Office，EPO）的内部分类系统，ECLA 的发展开始于 20 世纪 70 年代，基于 IPC 细分成 13 万个细分的类号，该号在 EPO 出版的专利文献上没有标识，但在 space@net 数据库中可以用 ECLA 分类进行检索。由于 ELSA 分类号的数量约为 IPC 分类号数量的两倍，且是统一由欧洲专利局审查员对其擅长的专业领域中的专利文献进行分类，因此，采用 ECLA 检索专利文献的检索结果更加精确。

ECLA 系统的分类原则是以 IPC 为基础，编排设置与 IPC 基本相同，ECLA 的 8 个部与 IPC 一样，ECLA 的类名、类号、参见、附注、分类规则、分类方法等都可引用 IPC 的相关定义。ECLA 系统一般每组的专利文献保持在 100 件以内，否则就对这个组再细分。

ECLA 在以下两方面与 IPC 不同：首先，IPC 的分类条目较宽，因此在某些很活跃的技术领域中包括过多的文献，在这种情况下，要对 IPC 分类条目进一步细分。其次，对于那些对技术概念定义不清或定义过时，不适于有效检索的分类条目，需经调整后再使用或者完全不使用。

（四）日本专利分类法

日本专利分类法是日本专利局的内部分类系统，是在 IPC 下细分成 18 万个组。审查员用其分类系统对专利申请分类或检索，也将其分类号公布在日本的专利文献上。日本专利分类法分为 FI（File Index）分类系统和 F-term（File Forming Term）分类系统。

FI 系统是基于在 IPC 分类下的继续细分类系统，FI 系统共计有 19 万多个细分类。FI 分类号的标记采用直至分组号的完整 IPC 分类号 +（三位数字和 / 或一个英文字母）构成，FI 被标识在日本的专利文献上。FI 用于扩展 IPC 在某些技术领域的功能，基本上是对 IPC 的细分类体系，作为一种辅助 IPC 检索的手段仅在日本使用。

F-term 分类系统是专门用于计算机检索的分类系统，是从技术主题的多个角度考虑分类类目，也从多个角度限定需检索单位的文献量。在检索已有技术时，组合使用 F-term 和 IPC 可以有效减少所得到的相关文献的数量。

三、专利文献

专利文献有广义和狭义之分，广义的专利文献泛指各种专利申请文件、专利证书、专利公报、专利题录、专利文摘、专利索引、专利分类表等；而狭义的专利文献主要包括有各国专利管理机构正式出版公布的专利说明书、权利要求书、说明书附图、说明书摘要，以及与专利有关的法律文献等。

（一）专利文献的特点

专利文献是重要的科技文献之一。据调查统计，专利文献报道的技术内容只有 5% 左右刊载于其他文献中。要了解新技术发明，不查阅专利文献就会失去大量的新技术信息。与其他科技文献相比专利文献具有以下主要特点。

1. 广泛性　专利文献涉及范围广泛，包含所有应用技术领域，从日常生活用品到高精尖技术，无所不包。目前全世界已积累了7000多万件专利说明书，并且每年在以100万件的速度递增，构成了巨大的信息宝库，是各项科技工作的重要信息情报源。

2. 实用性　专利文献报道内容详尽，每一件专利文献都详细记载了解决某种研究课题的技术方案，而且专利法要求专利说明书叙述的内容能够使得同行业普通专业人员可据以实施，所以专利文献比其他的文献内容详尽、真实、具体和实用。几乎能够提供每一科技领域较为系统和全面的技术情报，系统查阅专利文献，就可以掌握某项技术。

3. 时间性　专利文献记载的技术都是前人未使用过的且未在国内外出版物上公开发表过的；同时绝大多数国家的专利法都规定，对于内容相同的发明，专利权授予先申请者，这就使专利文献对新技术报道要早于其他文献；另外每件专利都有一定的保护期限，过了保护期限以后就可以被无偿使用，从这一点上也体现了相当强的时间性。

4. 规范性　各国出版的专利说明书虽然文种不同，但由于各国专利说明书都按照国际统一的格式出版，各项著录项目都按照国际统一的识别代码，同时各国的专利说明书和权利要求书在内容的叙述和结构的编排上也都大致相同，并标注统一的国际专利分类号，因此专利文献的形式、格式比较统一、规范，便于情报用户的使用。

5. 法律性　专利文献本身就是一种法律文件，它宣告发明所有权的权利归属、权限的地域范围和时间范围，揭示技术内容的有效性，故具有相当强的法律性。

（二）专利文献的作用

1. 科研技术人员的重要参考资料　90%～95%的新发明创造会申请专利，专利文献系统汇集了几百年来人类发明创造的技术资料，真实可靠，对于相关发明创造的技术方案说明详细，可重复性强，便于科技人员使用；且专利文献的公开时间早于其他科技刊物3～6年，通过查阅专利文献不仅可以使科技人员了解世界科学技术的现状和水平，预测技术发展的趋势和动向，而且有助于科技人员确定科研方向，借鉴相关技术进行发明创造，提高工作效率，避免时间、人才和资源的浪费。统计资料表明，充分利用专利文献可以缩短60%的研究时间，节省40%的研发费用。

2. 申请专利前的查新依据　在实行专利制度的国家，受理专利申请前需要进行查新，可通过专利文献的检索，确认所申请的发明是否符合专利条件。世界知识产权组织（World Intellectual Patent Orgnization，WIPO）要求检索7个主要国家，两个国际组织的50年的专利文献，来判定一项专利申请是否具有新颖性和创造性。同时专利法也要求申请人提交申请日之前与其发明有关的参考资料。

3. 进行国际贸易、产品经营等经济行为的情报资料　在进行国际"技术贸易"时，技术引进的成功与否，取决于对有关技术的正确评估和选择，通过对专利文献的检索可为技术的评估和选择提供科学依据，可以确定该技术的起点、难度和成熟度。如果引进的是专利技术，还可以对该专利技术的法律状况、保护范围和保护时效等进行全面了解，以避免引进一些过期、失效甚至假冒的技术；在进行产品经营的过程中也应充分检索相关专利文献，了解该产品含有多少项专利、其在拟进口或出口国的专利申请情况等信息，以避免侵权发生，引起产权纠纷，避免蒙受不必要的经济损失。掌握专利知识和检索专利文献可以了解某些经济情报，有利于对经济贸易工作作出相应的对策，提高自身的市场竞争能力。

NOTE

（三）专利文献的种类

1. 专利说明书　专利说明书有广义和狭义之分。广义的专利说明书是指各国专利局及国际（地区）性专利组织出版的各种类型专利说明书的统称。包括授予发明专利、发明人证书、医药专利、工业品外观设计专利、实用新型专利的说明书等。狭义的专利说明书是指授予专利权的专利说明书。专利说明书是专利制度中具有法律效力的文件之一，也是申请人向国家知识产权局申请专利时所提交的基本文件，起到公开专利技术内容的作用。常见的专利说明书有发明专利说明书和实用新型专利说明书等。由于外观设计说明书通常仅由一些图片构成，因此，外观设计一般不出版说明书，而是将图片刊登在专利公报或单独的外观设计公报中。

发明专利的专利说明书组成包括扉页、说明书、权利要求书、附图，有些国家出版的专利说明书还附有检索报告。

（1）扉页：扉页包括基本著录项目、摘要或权利要求、一幅主要附图等三部分组成。

（2）说明书：说明书是对申请专利的发明创造做出清楚完整说明的文件，各国对说明书中发明描述规定大体相同，包括技术领域、背景技术、发明内容、附图说明、具体实施方式等内容。

说明书应写的完整、清楚，应充分公开发明的内容，使所属技术领域的普通专业人员看了说明书，就能实施该发明。

（3）权利要求书：权利要求书提供了该专利申请或专利请求保护的技术特征范围，是确定专利权范围及判定侵权的依据。权利要求书必须以说明书为依据，清楚、简要地表述请求专利保护的范围，不能超出说明书记载范围。

（4）附图：附图是用于补充说明书文字部分的文件。一些国家把附图看成是专利申请文件中的一个独立部分。在中国，附图则属于说明书的一部分，附图和说明书一起构成权利要求的基础。附图包括示意图、顺序图、流程图、线路图等。发明专利根据其内容需要决定是否有附图；而实用新型专利必须有说明书附图。

（5）检索报告：检索报告是专利审查员通过对现有技术进行检索，反映检索结果的文件。对于评价发明创造的新颖性和创造性，决定是否授予专利权十分有用。少数国家或专利组织出版的专利说明书附有检索报告；多数国家则将检索报告的内容在专利文献著录项目中以"相关技术的文献"或"已发表的有关技术水平的文献"为名列出。

（6）专利说明书代码：专利检索多以专利著录项目为检索入口，搞清著录项目，可以帮助检索者扩展检索范围，提高检索效率。著录项目标识代码，简称 INID 码，是由世界知识产权组织（WIPO）下属的巴黎联盟专利局兼情报检索国际合作委员会制定，由圆圈或括号中的阿拉伯数字组成，1973 年起开始被各国统一使用。该编码的优点是可以引导读者避开语言的障碍，快速找到相关专利信息和简要解释。2004 年 WIPO 通过了新版专利文献著录数据目录标准，广泛用于专利说明书扉页、专利公报以及其他检索工具。

各国专利说明书扉页中常用的 INID 码有：［11］文献号（包括专利号）、［13］文献种类代码、［15］专利号、［16］国别、［19］出版文件的国家及标志、［21］专利申请号、［22］专利申请日期、［24］所有权生效日期、［30］国际优先项、［31］优先申请号、［32］优先申请日期、［33］优先申请国、［40］公布日期、［45］经审查批准专利的说明书出版日期、［50］技术项、［51］国际专利分类号（缩写成 Int.c1）、［52］本国专利分类号、［54］发明题目、［55］

主题词、［57］文摘及专利权项、［58］审查时所需检索学科的范围、［64］再公告专利、［70］与专利文献有关的人事项、［71］申请人、［72］发明人或设计人、［73］受让人（专利权人）、［74］律师或代理人、［75］申请人兼发明人、［81］专利合作条约的指定国、［82］选择国、［86］国际申请著录项目、［87］国际专利文献号、文种及出版日期等。

2. 专利公报　专利公报一般以周刊、半月刊、月刊的形式出版，现以周刊居多。每期专利公报除报道一定时间内专利申请的公开、公告和授权情况外，还报道由于各种原因撤回或失效的专利情况，以及工业产权保护方面的动态信息和有关的专利事物等内容，同时还附有用于检索的各种索引。

专利公报通常包括：发明专利公报、实用新型专利公报和外观设计专利公报，专利公报根据各国专利法保护范围的不同，公报所包含的种类不同。专利公报以其丰富的内容成为了解专利信息的情报源。通过专利公报既可以了解有关专利申请和授权的最新情况，也可用于专利文献的追溯性检索，还可以掌握各项法律事务变更情况。

专利公报的类型一般分为题录型专利公报、文摘型专利公报和权利要求型专利公报，都以专利文献著录项目作为检索项目。

下面以《中国专利公报》为例对专利公报的具体内容予以介绍：

1985 年 9 月 10 日中国专利局编发首批《中国专利公报》。它是文摘型的专利公报，由《发明专利公报》《实用新型专利公报》《外观设计专利公报》三种刊物组成，编排结构基本一致，1985 年每月出版一次，1986 年改为周刊，每年为一卷。下面以《发明专利公报》（2007，Vol. 23. No. 47）为例，介绍其结构编排。

（1）目录：每期《发明专利公报》首页都编有目录。

目　录

NOTE

（2）文摘：以摘要或题录形式对申请公开、申请审定和授予专利权的发明进行公布。文摘著录项目包括专利的 IPC 号、申请日、申请号、公开号、优先权项、申请人及其地址、发明人、专利代理机构、发明名称和摘要。

发明专利申请公开格式（摘自 2007. Vol. 23. No. 47《发明专利公报》）：

［51］*Int.cl. A61K 36/537*（*2006.01*）

　　　　A61K 31/704（*2006.01*）

　　　　A61K 9/08（*2006.01*）

　　　　A61K 9/10（*2006.01*）

　　　　A61K 9/14（*2006.01*）

　　　　A61K 9/16（*2006.01*）

　　　　A61K 9/20（*2006.01*）

　　　　A61K 9/48（*2006.01*）

　　　　A61P 9/10（*2006.01*）

［11］公开号　CN101073598A

［21］申请号　200610013727.9

［22］申请日　2006.5.17

［43］公开日　2007.11.21

［71］申请人　天津药物研究院

地址　300193 天津市南开区鞍山西道 308 号

［72］发明人　张铁军　岳　南　许　浚　王文燕

［74］专利代理机构　天津市专利代理有限公司

　代理人　赵　敬

［54］发明名称　一种治疗心脑血管病的药物组合物及其制剂

［57］摘要　本发明公开了一种治疗心脑血管病的药物组合物及其制剂。它由 1 份三七总皂苷和 0.1～10 份丹参总酚酸两种原料组成。其中丹参总酚酸中丹参酚酸 B 含量在 50％以上，三七总皂苷中三七皂苷 R1、人参皂苷 Rg1 和人参皂苷 Rb1 含量总和在 50％以上。该药物组合物能活血化瘀、产生协同作用，疗效显著提高，克服了单一中药有效部位难以满足临床上治疗

心脑血管疾病联合用药的需求的不足，避免药物简单混合使用可能造成的副反应，提供一种临床疗效更好、更加方便的中药有效部位复方组合物及其制剂。

发明专利授予格式：

Int. cl. A61K 36/481（2006.01）

　　　　A61K 36/236（2006.01）

　　　　A61K 36/232（2006.01）

　　　　A61K 9/14（2006.01）

　　　　A61K 9/16（2006.01）

　　　　A61K 9/48（2006.01）

　　　　A61P 13/12（2006.01）

授权公告号　CN　10034958C

专利号　　　ZL　200410013910.X

申请号　　　200410013910.X

申请日　　　2004.1.13

授权公告日　2007.11.21

专利权人　　合肥恒星药物研究所

地址　　　　230088 安徽省合肥市高新区生物医药园一层

发明人　　　魏　伟　夏　源　雷　红　金继曙　陈敏珠

专利代理机构　　安徽省合肥新安专利代理有限责任公司

代理人　　　吴启运

发明名称　　一种治疗慢性肾炎病的中药

（3）专利事务：记载包括实质审查请求的生效、专利申请的驳回、著录项目变更、专利权的终止等 17 项与专利申请的审查及专利的法律状态有关的事项。

（4）索引：包括申请公布索引和授权公告索引两种。申请公布索引包含四个 IPC 索引、申请号索引、申请人索引和公开号 / 申请号对照表索引；授权公告索引包含 IPC 索引、专利号索引、专利权人索引和授权公告号 / 专利号对照表四个子索引。此外，1993 年以前还有审定号 / 申请号对照表。

《发明专利公报》7 种索引格式如下（摘自 2007. Vol. 23. No. 47《发明专利公报》）：

① IPC 索引

IPC	公开号	IPC	公开号
A01B 79/00（2006.01）	CNl01073807A	A01C 21/00（2006.01）	CNl01074178A
A01B 79/00（2006.01）	CNl01073302A	A01C 21/00（2006.01）	CNl01073302A
A01C I/00（2006.01）	CNl01073300A	A01D 34/13（2006.01）	CNl01073299A
A01C I/00（2006.01）	CNl01074325A	A01D 34/28（2006.01）	CNl01073299A

② 申请号索引

申请号	公开号	申请号	公开号
03826357.2	CNl01076294A	200380108964.8	CNl01076730A
200380101079.7	CNl01076338A	200380109478.8	CNl01076804A

200380104067.X	CNl01076286A	200480008164.3	CNl01076599A
200380105664.4	CNl01076820A	200480008519.9	CNl01076489A

③申请人索引

申请人	公开号	申请人	公开号
（施乐公司）帕洛阿尔托研究中心股份有限公司	CN 101075646A	3M 创新有限公司	CN 101076409A
		3M 创新有限公司	CN 101076417A
3M 创新有限公司	CN 101076269A	3M 创新有限公司	CN 101076545A
3M 创新有限公司	CN 101076367A	3M 创新有限公司	CN 101076575A

④公开号 / 申请号对照表索引

公开号	申请号	公开号	申请号
CN 101073298A	200710051418.5	CN 101073302A	200710055792.2
CN 101073299A	200710072416.4	CN 101073303A	200710068452.3
CN 101073300A	200610020864.5	CN 101073304A	200710068453.8
CN 101073301A	200610082181.2	CN 101073305A	200710068454.2

⑤专利号索引

专利号	授权公告号	专利号	授权公告号
ZL 96197270.X	CN 100349556C	ZL 97180197.5	CN 100349845C
ZL 97105455.X	CN 100350349C	ZL 98116953.8	CN 100349995C
ZL 97118013.X	CN 100349560C	ZL 98118990.3	CN 100350678C
ZL 97126203.9	CN 100350807C	ZL 98800902.1	CN 100350609C

⑥专利权人索引

专利权人	授权公告号	专利权人	授权公告号
3M 创新有限公司	CN 100349638C	3M 创新有限公司	CN 100350196C
3M 创新有限公司	CN 100349712C	3M 创新有限公司	CN 100350276C
3M 创新有限公司	CN 100349725C	3M 创新有限公司	CN 100350308C
3M 创新有限公司	CN 100349959C	3M 创新有限公司	CN 100350651C

⑦授权公告号 / 专利号对照表索引

授权公告号	专利号	授权公告号	专利号
CN 100349503C	ZL 200510083338.9	CN 100349507C	ZL 200510022587.7
CN 100349504C	ZL 200480007602.4	CN 100349508C	ZL 03825055.1
CN 100349505C	ZL 200410057991.3	CN 100349509C	ZL 200510022586.2
CN 100349506C	ZL 200610105041.2	CN 100349510C	ZL 200610096500.5

申请号：由"申请年份+专利类型代号+流水号+计算机校验码"组成，如200710051418.5，其中前四位数"2007"表示申请年份；第五位数字为专利类型代码，"1"表示发明专利，"2"为实用新型专利，"3"为外观设计专利；"0051418"表示当年专利申请流水号；".5"小数点后面的数为计算机校验码。

公开号：由"国别代号+专利类型代号+流水号+专利申请阶段代码"组成，如CN101073298A，其中"CN"为国际通用国别代码中的中国代号；"1"表示发明专利；

"01073298"为专利公开流水号；"A"表示发明专利申请公开，"U"表示实用新型专利申请公开，"S"表示外观设计专利申请公开。

专利号（ZL）：专利号与申请号采用一套号码。但在专利号前加注有字母 ZL 以示区别。专利号是专利被专利局批准授予专利权时给予的号码，如申请号 97126203.9，专利号 ZL 97126203.9。

授予公告号：由"专利国别代码＋专利类型代号＋流水号＋专利申请阶段代码"组成，如 CN 100349503C，其中"CN"为中国代码；"1"表示发明专利；"00349503"表示专利公告的流水号；"C"表示发明专利授权，"Y"表示实用新型专利授权，"D"表示外观设计专利授权。

3. 专利索引　专利索引是以专利说明书的某一著录项目为依据编制的检索目录。专利索引或者刊载在专利公报中作为检索专利公报各种专利信息之用。或者单独出版，成为一种独立的检索工具。

专利索引按照出版周期划分有：专利年度索引、专利季度索引、专利月索引等。如中国专利年度索引、美国专利索引、德国专利季度名称索引。

专利索引按照编制依据划分有：专利分类（或主题）索引、专利权人（申请人）索引、号码对照索引、综合性索引等。如美国专利索引专利权人目录、中国专利索引申请号／公开（告）号对照表、德国专利年度索引。

《中国专利年度索引》分为《中国专利索引·分类年度索引》和《中国专利索引·申请人·专利权人年度索引》两个分册，是检索中国专利最有效的工具书。

《中国专利索引·分类年度索引》以国际专利分类号顺序排列，在分类号相同的情况下，按申请号（或专利号）递增顺序排列。索引中的公开号、授权公告号按文献流水号的顺序编排。这是通过技术主题检索本年度专利文献的一种索引。《中国专利索引·申请人·专利权人年度索引》它以申请人或专利权人的名称或译名的汉语拼音顺序排列，这是通过申请人或专利权人的姓氏或名称检索本年度专利文献的一种索引。

《中国专利索引·申请号·专利号索引》从 1997 年开始出版，季刊。它以申请号或专利号的顺序排列，这是通过申请号或专利号检索本年度专利文献的一种索引。

4. 专利文摘　专利文摘是题录型专利公报的补充出版物，多与题录型专利公报同步出版，它与文摘型公报不同。专利文摘一般按类编排，因而又称分类文摘。其最大特点是不报道有关专利申请审批过程及专利授权情况的各类法律信息。

5. 专利分类表　专利分类表是按照发明技术主题对专利文献进行分类和检索的工具。专利分类的目的是按特定的技术主题对发明创造的技术内容进行组织并建立索引，使人们很容易从一个主题中找到该主题所涉及的相关技术。比较著名的分类表有国际专利分类表、美国专利分类表、欧洲专利分类表和日本专利分类表等。

第二节　药学专利文献的获取与利用

药学专利文献的获取，可以利用印刷型的专利检索工具，如中国专利局出版的《专利公报》《中国专利索引》《中国专利文摘》等进行检索。而随着计算机网络的发展和普及，更多的专利文献则可以通过专利数据库、专利网站或知识产权网站获得，如中国知网中外专利数据库、万方专利数据库、NSTL 中外专利数据库、SOOPAT 专利数据库等。

一、药学专利文献检索方法

（一）IPC 分类检索

IPC 分类检索是根据国际专利分类法所列的类目逐级浏览检索，选择所需类目。现在使用的 IPC 第 8 版于 2006 年 1 月 1 日生效，共包括 8 个部，约 62000 个细目。《国际专利分类表》简写为"Int CL"，其右上角的数字表示版次，如"Int CL^8"。目前世界上已有 50 多个国家采用 IPC 作为专利文献分类与检索体系，我国开始使用 IPC 的时间是 1985 年 4 月 1 日。

在 IPC 第 8 版中，将所有技术领域分成 8 个部、21 个分部、120 个大类、628 个小类、约 7000 个大组、约 62000 个小组，由此构成《IPC》分类号，具体采用字母和数字混合使用的形式表示，见表 5-1。

表 5-1　IPC 分类简表

部号	部名	分部名	部号	部名	分部名
A	人类生活必需	农业 食品；烟草 个人或家用物品 保健；救生；娱乐	E	固定建筑物	建筑 钻进；采矿
B	作业；运输	分离；混合 成型 印刷 交通运输	F	机械工程；照明；加热；武器；爆破	发动机和泵 一般工程 照明；加热 武器；爆破
C	化学；冶金	化学 冶金	G	物理	仪器 核子学
D	纺织；造纸	纺织或未列入其他类的柔性材料 造纸	H	电学	

（二）选单式检索

选单式检索也称表格式检索或检索字段检索。是根据检索工具提供的检索菜单或列表对检索用词进行检索。通常检索菜单会提供多个检索字段，如申请（专利）号、名称、摘要、分类号、主分类号、公开（公告日）、申请（专利权）人、发明（设计）人、地址、国际公布、申请日、颁证日、专利代理机构、代理人、优先权等。检索时可任意选取其中一个或多个检索字段，输入相应的检索词进行检索。各字段之间可选择布尔逻辑算符组配以表达其逻辑关系。

（三）主题概念检索

主题概念检索是利用专利文献中抽出来的，或经过人工规范化处理的，能够代表专利主题概念的检索词进行检索。如果涉及多个检索词则用布尔逻辑算符组配以表达其逻辑关系。

二、药学专利文献利用

（一）印刷型检索工具

1. 中国专利公报 中国专利局于 1985 年 9 月 10 日编发首批《中国专利公报》，1986 年改为周刊，每年一卷。包括《发明专利公报》《实用新型专利公报》《外观设计专利公报》三种刊物，编排结构基本一致。分正文、专利事务、索引三部分。

（1）正文：以文摘或附图的形式对发明和实用新型及外观设计专利申请进行公告。发明和实用新型专利文摘按国际专利分类表顺序编排，外观设计专利按国际外观设计分类顺序编排，其著录格式（以《发明专利公报》为例）如下：

［51］[1] Int.CL7 [2] A61K35/78 [3]

［11］公开号：CN1312085A [4]

［21］申请号：00112737.3 [5]

［22］申请日：2000.3.8

［43］公开日：2001.9.12

［71］申请人：朱江

　　地址：646325 四川省泸州市纳溪区白节镇朱氏诊所

［72］发明人：朱江

［74］专利代理机构：泸州市专利事务所

　　代理人：樊黎

［54］发明名称：一种治疗皮肤病的药

［57］摘要：本发明是一种治疗皮肤病的药，它由下列原料……

注释：［1］国际统一代码（即 INID 代码）；［2］IPC 第 7 版；［3］国际专利分类号；［4］CN 是国际通用代码的中国代码；［5］专利申请号，前两位数字表示申请年代，第三位数字表示三种类型的专利："1"代表发明专利，"2"代表实用新型的专利，"3"代表外观设计专利中的"发明专利"，后五位数字表示专利申请流水号，小数点后一位数（字母或数字）是计算机校验符。

（2）专利事务：主要记载与专利申请的审查及法律状态有关的事项。如专利权的继承或转让、专利权的终止等十几项内容。

（3）索引：3 种专利公报每期索引分两部分：申请公布索引和授权公告索引。

用户通过上述 3 种专利公报可定期地了解最新的中医药专利信息。若要回溯检索有关专利，可利用专利文献出版社出版的《中国专利索引》（年刊）（1999 年后停刊）。该索引以题录的形式汇集了全年度中国专利局发布在 3 种专利公报上的全部专利申请。2000 年以后回溯检索专利文献，可利用中国专利局研制的《中国专利数据库检索系统》。利用分类途径检索中国专利的步骤，如图 5-1 所示。利用专利权人姓名途径检索中国专利的步骤，如图 5-2 所示。

2. 中国专利索引 中国专利索引是《中国专利公报》的年度累积本，分别以《中国专利索引·分类年度索引》和《中国专利索引·申请人·专利权人年度索引》形式出版。两部索引都分发明专利、实用新型专利和外观设计专利三个部分，并按 IPC 分类编排。

3. 中国专利文摘 该刊是在《专利公报》的基础上出版的文摘式年度检索刊物。中国专利

NOTE

局文献部编辑出版，1985 年创刊。

分类文摘分《发明专利分类文摘》和《实用新型专利分类文摘》两种。每种按照 IPC 的 8 个部分编成 8 个分册，各分册主要包括 3 部分内容。

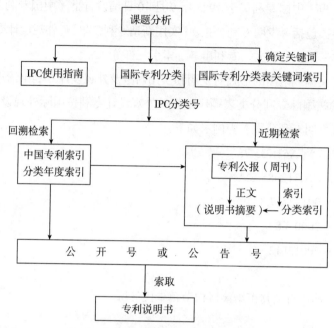

图 5-1   利用分类途径检索中国专利步骤

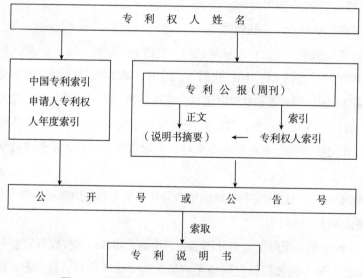

图 5-2   利用专利权人姓名途径检索中国专利步骤

第一部分：是反映分册正文内容的 IPC 小类分类表，给出小类类号及名称，如 "A61H 理疗装置"，是检索分册专利文献的主要入口。

第二部分：文摘正文。将每年公开、公告的全部发明和实用新型专利申请按国际专利分类表顺序编排，著录内容与专利公报相同。

第三部分：索引。1988 年起设有审定公告索引和授权公告索引，1989 年新增 3 种：公开号索引、申请号索引和申请人索引，1985 ～ 1987 年无辅助索引。

利用《中国专利分类文摘》对回溯检索医药专利文献有很大便利，可免去分别查阅《专利公报》及其年度索引的麻烦，一次查出某年度全部有关专利及其说明书摘要，进而掌握该项技术领域发明创造的先进水平。

检索的关键是掌握 IPC 分类号。方法是根据课题内容确定分册，然后利用分册类表查出 IPC 分类号，直接浏览文摘或利用分册的不同索引，获得 IPC 分类号，再浏览文摘。

4.《世界专利索引》《世界专利索引》（World Patents Index，简称 WPI）创刊于 1974 年，由英国德温特出版公司（Derwent Publication Ltd. 以下简称德温特）编辑出版，是一套查找世界专利文献的检索工具。WPI 收录了世界上 27 个国家和地区及欧洲专利公约与国际专利合作条约两个国际专利组织的专利文献，年报道近 100 万件专利，时差 4 ～ 5 周。是目前世界上报道专利范围较广、规模较大、索引体系较完善的专利文献检索刊物。

WPI 的出版物有 3 种，即《目录周报》（Weekly WPI Gazette，简称 WPIG）、《文摘周报》（Weekly WPI Journal）与《累积索引》（Cumulative Index）。

《目录周报》（WPIG）有以下 4 个分册：

P 分册：一般分册（Section P：Genera），每期出 1 册。

Q 分册：机械分册（Section Q：Mechanical），每期出 2 册。

R 分册：电气分册（Section R：Electrical），每期出 3 册。

CH 分册：化工分册（Section CH：Chemical），每期出 1 册。

其中 P 和 CH 分册含有医学、药品、食品等内容。4 个分册都为周刊，每期都有如下 4 种索引。

（1）专利权人索引（Patentee Index）：指专利发明权占有者，国外多为公司、企业、团体机构，其实质上是专利公司索引。德温特出版公司把它报道的专利公司或个人一律用 4 个英文字母编成代码，出版《公司代码手册》。它分为 4 个部分：

①标准公司代码表：用公司代码查标准公司的名称，1978 年取消。

②标准公司名称：用于查标准公司名称代码。如：

代码　　公司名称

AMCA AMERICAN NAT CAN CO INC

③非标准公司代码：这部分具体说明非标准公司或个人代码编制方法和规则。取其名称中有实质意义的前 4 个字母作代码。

如小公司代码：

代码　　公司名称

AMAZ–AMAZONE MACHINES AGRIE SA

其中符号 "–" 表示非标准公司，是小公司。

又如个人编码，取 "姓" 中前四个字母，名和学衔忽略不计：

代码　　个人名称

AMEN/AMENT J

其中符号 "/" 表示个人。

④缩写名称：专利权人名称标准缩写，按字顺排列。

（2）国际专利分类索引（IPC Index）：是按 IPC 的顺序编排的查找专利的主要途径。

（3）登记号索引（Accession Number Index）：用于查找同族专利。德温特出版物中，同一

NOTE

内容的专利须由不同国家批准，但刊出登记号完全相同，登记号按照德温特登记号的年份和登记号大小顺序编排。登记号末尾表示年代的英文字母是德温特公司自定的，其代号与年份对照如下：R-1970，S-1971，T-1972，U-1973，V-1974，W-1975，X-1976，Y-1977，A-1978，B-1979，C-1980，D-1981，E-1982（1～46），J-1982（47-52），K-1983（1～26）。从 1983 年第 27 期开始，取消以上表示方法，改用数字和斜线表示，如 83/27 代表 1983 年第 27 期，自 1983 年第 40 期开始直接用数字表示，如 8340 表示 1983 年第 40 期。

（4）专利号索引（Patent Number Index）：按专利国家代号的英文字母顺序排列，同一国家的专利按专利号大小排列。检索时见到的符号"*"是基本专利，指同一内容的发明由同一申请人在不同国家申请的专利中最先公布的那一件；符号"="是同等专利之意，即基本专利公布后再报道的专利；有符号"#"为非法定的同等专利，指优先日期超过一年，优先权在法律上无效。

《文摘周报》共 22 个分册，包括三大系统：①《综合与机械专利索引文摘周报》（GMPI）：有专利权人索引、登记号索引；②《化学专利索引文摘周报》（CPI）：有专利权人索引、登记号索引、专利号索引；③《电气专利索引文摘周报》（EPI）：提供德温特《EPI》分类检索途径，该索引仅用于基本专利。

（二）网络数据库检索

网络专利检索相比印刷型检索工具而言，具有内容丰富、检索效率高、方便获得全文等优势。

1. 中国国家知识产权局专利信息检索系统　登录中国知识产权局网站（http：// www. sipo. gov. cn）点击服务类目下的专利检索，即可进入中国国家知识产权局专利信息检索系统。

国家知识产权局专利信息检索系统收录了涵盖中国、美国、日本、韩国、英国、法国、德国、瑞士、俄罗斯、欧洲专利局和世界知识产权组织等 103 个国家、地区和组织的专利数据，以及引文、同族、法律状态等数据信息。数据更新及时，每周三进行中外专利数据的更新，每周二进行同族、法律状态的更新，每月进行引文数据的更新。该专利检索系统界面简洁，使用方便，具备常规检索、高级检索、IPC 分类检索等检索功能。

（1）常规检索：即字段检索，该界面提供自动识别、检索要素（标题、摘要、权利要求、分类号）、申请号、公开（公告）号、申请（专利权）人、发明人、发明名称等字段的检索入口，用户可以选择一个检索入口进行检索。并且在多个字段支持模糊检索，其中，字符"？"（半角问号），代表 1 个字符；模糊字符"%"（半角百分号），代表 0～n 个字符。

（2）高级检索：该界面融合了表格检索和逻辑检索，提供范围筛选，使用者可以在检索中选择国家及地区范围，也可选择专利的种类。如果在专利类别中选择"发明专利""实用新型专利"或者"外观设计专利"中任意一项，检索将在选定的专利类型数据库中进行，若在缺省的状态下则在全部专利中进行检索。高级检索提供了申请号、发明名称、公开（公告）号、公开（公告）日、发明名称、申请（专利权）人、优先权号、优先权日、摘要、说明书、申请日、IPC 分类号、权利要求、关键词等 14 个检索字段，用户可以根据需求输入其中一个或几个字段进行组配检索。也可以在检索编辑区运用运算符编辑检索式进行检索，如摘要 =（computer) OR 申请日 =20160915。

（3）IPC 分类检索：也可称为导航检索，用户在检索时逐级选择类目，直到查到该类所有的专利。

2. 中国知识产权网（CNIPR） 登录 http：//www. cnipr. eom，即可进入中国知识产权网。

中国知识产权网的专利信息服务平台主要提供对中国专利和国外（美国、日本、英国、德国、法国、欧洲专利局、WIPO、瑞士）专利检索，收录 1985 年以来在中国公开的全部专利信息（其余专利数据范围可查看平台中的"数据范围"）。该平台主要提供表格检索、逻辑检索，IPC 分类检索等检索方式。

（1）表格检索：表格检索是把专利的著录项目和摘要等制成表格的形式作为检索字段入口，各字段之间均是"逻辑与"的关系，可以只在一个字段表格（如申请号或发明人）内输入检索内容进行检索，也可以同时在几个字段表格内输入检索内容，这样，检索结果则同时满足几个检索条件。

（2）逻辑检索：逻辑检索可以利用提供的各种运算符进行组合，输入表达式进行检索；也可以点击历史表达式直接检索；或利用历史表达式的编号进行组合检索。

（3）IPC 分类检索：是将 IPC 分类和表格检索结合在一起进行检索。这里的表格检索和前述的表格检索规则一样，同时也可以不与 IPC 分类结合，单独进行表格检索。

上述三种检索方式还提供辅助检索方式：二次检索、过滤检索、同义词检索。

二次检索和过滤检索不能同时进行。二次检索是在前次检索结果的基础上再次进行逻辑与操作，可以多次进行，逐渐缩小检索结果的范围，实现递进检索。过滤检索是在本次检索结果的基础上，过滤掉前次检索结果。同义词检索是将名称或摘要中含有输入的关键词及该关键词的同义词的所有专利检索出来。如在名称中输入"中药材"，查询名称中存在中药材及中药材同义词的专利，需要选中同义词检索，检索结果将显示名称中存在中药材和中药材同义词的专利。使用同义词检索可以扩大检索范围，提高检索的查全率。

3. 中国专利信息网 登录 http：//www. patent. com. cn 进入中国专利信息网，中国专利信息网主页，如图 5–3 所示。

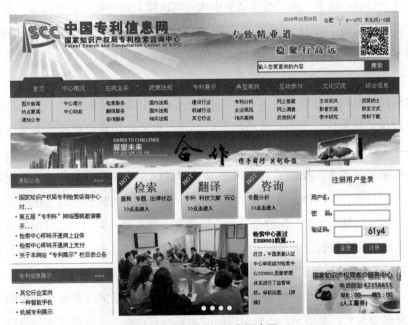

图 5–3 中国专利信息网主页

中国专利信息网能够检索自 1985 年至今的专利的题录信息，可以提供查新检索、专题检索、授权专利检索等。免费用户可以自由浏览专利说明书全文的首页，普通和高级用户可以查看并打印、下载发明专利、实用新型专利说明书的题录和摘要信息，以及说明书的全部内容。

中国专利信息网提供简单检索、逻辑组配检索和菜单检索等检索方式。单击所有的检索结果都可显示相应的著录项、文摘，并可浏览专利全文。

（1）简单检索：简单检索保持了原有检索的功能，搜索范围是所有专利文献的题录信息。在检索框内键入关键词（Keyword），各关键词之间用空格隔开，然后选择检索框下方的选项，简单检索默认关键词之间的逻辑联系是"与"的关系，最后单击检索按钮。系统会在新打开的窗口中列出检索结果。如果选"或"的关系，则检索出的专利文献的题录信息中至少包含其中的一个关键词；如果选"与"的关系，则检索结果包含全部关键词。

（2）逻辑组配检索：逻辑组配可以更准确地检索出用户所要求的专利，检索式 1 和检索式 2 是检索提问输入框，分别可以输入多个关键词并可以进行组配，检索词之间的组配关系为：空格、逗号、*和 & 这四个符号（支持半角和全角）及"AND"都可以表示"且"的关系；"+""｜""OR"都表示"或"的关系；减号（支持全角和半角）、"NOT"都表示"非"的关系；"检索式 1"与"检索式 2"之间的逻辑组配关系可通过中间的逻辑关系选项（AND、OR、NOT）选择。在检索式 1 和检索式 2 的下方给出了可供选择的检索字段，默认为在全部字段中进行检索。如果要将检索限定在特定字段，则可在检索字段下拉菜单中进行选择。

（3）菜单检索：该功能可提供多字段组配检索，各字段之间的逻辑组配关系为 AND，即 A 至 M 项之间的关系是"且"的关系，其中 A 至 M 项的名称可点击，用于查询各检索式的输入格式及要求。键入各项相应的内容，然后点击"检索"按钮，即可得检索结果。

（4）进阶检索：在专利数据库查询结果页面中继续查找信息，有两种选择："重新检索""在结果中检索"。

①重新检索：用本次键入的关键词重新检索（默认选项）。

②在结果中检索：在上一次的检索结果中再用本次键入的关键词进行检索，本次输入的关键词与前面检索结果是"AND"（且）的关系，可以缩小检索范围，进行更有效的查询。

在中国专利信息网主页点击相关链接，提供有关国际知识产权组织（机构）及世界各国的专利检索。

4. 中国医药信息网　登录 http：//www.cpi.gov.cn/ 中国医药信息网，进入中药保护数据库、药品行政保护数据库、美国批准药物专利与独占权失效信息数据库。中国医药信息网主页，如图 5-4 所示。

（1）中药保护数据库：收载了 1985 年以来世界各国在中国申请的药品专利文摘，内容涉及化学制药（原料药、中间体、抗生素、制剂）、传统中药及天然药物、生化药品、生物制品及生物技术产品、饲料添加剂、保健品及药品包装等专利文献。用户可通过国际分类号、公开号、申请号、申请日、授权公告号、专利号、发明人、申请人、专利权人、发明名称、摘要等内容进行检索。

（2）药品行政保护数据库：提供自 1993 年实施药品行政保护以来所有在我国申请药品行政保护的国外企业及其产品信息。该数据库随时跟踪所有已申请产品的受理、批准、申请撤销和驳回的动态信息，是最权威、最完整的药品行政保护数据库。

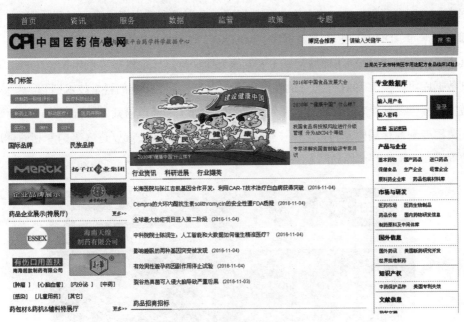

图 5-4　中国医药信息网主页

（3）美国批准药物专利与独占权失效信息数据库：根据 FDA 最新数据汇集了美国主要批准药物的重点专利与独占权失效期信息，涉及 1982 年至今的批准药物。本数据库随时更新，数据结构为：商品名、活性成分、剂型与给药途径、剂量规格、申请人、（FDA 新药）申请号、产品号、批准日、处方药/非处方药/停止销售药类别、专利号、专利失效日、专利用途、独占权类别、独占权失效日等。

5. 世界知识产权组织网站数据库　登录 http：//www. wipo. int/ 进入世界知识产权组织网站数据库。世界知识产权组织网站数据库检索界面，如图 5-5 所示。

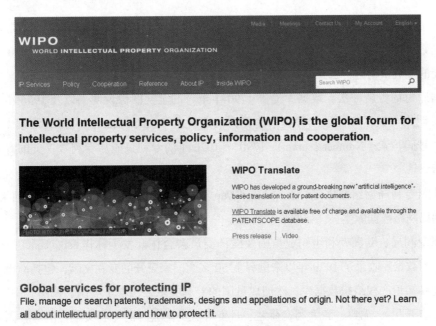

图 5-5　世界知识产权组织网站数据库检索界面

世界知识产权组织网站数据库是由世界知识产权组织建立的知识产权电子图书馆，提供世界各国专利数据库检索服务，其中包括：PCT 国际专利数据库、中国专利英文数据库、印度专

利数据库、美国专利数据库、加拿大专利数据库、欧洲专利数据库、法国专利数据库、JOPAL
科技期刊数据库、DOPALES 专利数据库、MADRID 设计数据库等。

其中，PCT 电子公报可以检索 1997 年 1 月 1 日至今公布的 PCT 专利申请，JOPAL 科学技
术期刊数据库可以检索 1981 年至今的在世界范围内具有重要影响的科学技术期刊。

数据库提供二种检索：高级检索（Advanced search）和简单检索（Simple search）。

6. 美国专利商标局网专利数据库   登录 http：//www. uspto. gov/ 进入美国专利商标局网站
专利数据库。美国专利商标局网专利数据库主页，如图 5-6 所示。

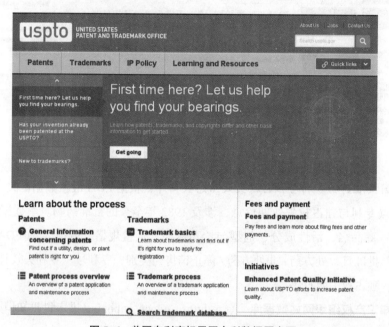

图 5-6　美国专利商标局网专利数据库主页

该网站由美国专利和商标局提供，数据库包括授权专利数据库和申请专利数据库两部分。
授权专利数据库收录了 1790 年 7 月 31 日至今的美国专利，申请专利数据库对 2000 年 11 月 9
日起递交的专利申请进行公开，从 2001 年 3 月 15 日开始正式出版专利申请说明书。

数据库每周更新一次。数据库提供 1790 年至今的全文图像说明书以及 1976 年至今的全
文文本说明书。数据库提供三种检索途径：快速检索（Quick search）、高级检索（Advanced
search）、号码检索（Number search）。1790 ～ 1976 年的专利只能从专利号、美国专利分类号
进行检索。

7. 欧洲专利局网络数据库   登录 http：//ep. espacenet. com/ 进入欧洲专利局网络数据库。
欧洲专利局网络数据库主页，如图 5-7 所示。

欧洲专利局、欧洲专利组织成员国及欧洲委员会合作开发了称作 esp@cenet 的网络数据
库，该专利数据库收录了 1920 年以来世界上 50 多个国家公开的专利文献，包括欧洲专利局数
据库、世界知识产权组织数据库、欧洲成员国的专利文献，包含了英国、德国、法国、瑞士、
俄罗斯（前苏联）、瑞典、意大利、荷兰、丹麦等成员国公开的专利文献，但对各国专利所收
录数据的范围和数据类型有所不同。可以检索国际专利信息（PCT）、日本公开特许信息及全
世界范围内的专利文献。

esp@cenet 专利数据库提供四种检索途径：快速检索（Quick Search）、高级检索（Advanced Search）、号码检索（Number Search）、分类检索（Classification Search）。

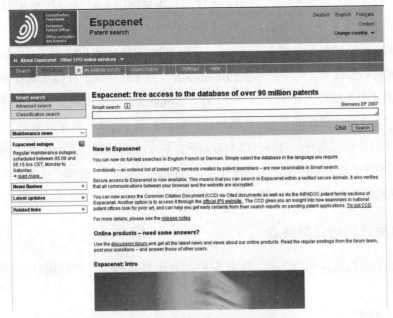

图 5-7 欧洲专利局网络数据库主页

8. 德温特世界专利索引数据库（Derwent World Patents Index Databank） 该数据库（简称为 WPIDB）由英国德温特公司编制，收录了自 1963 年至今的 2000 余万件基本专利文献和它们相应的同族专利。是由 Derwent（全球最权威的专利文献信息出版机构）共同推出的基于 Web 的专利信息数据库，这一数据库将 Derwent World Patents Index（德温特世界专利索引，简称 WPI）与 Patents Citation Index（专利引文索引）加以整合，每周更新，增加约 25000 条专利文献和 45000 条专利引用信息。数据来源于 40 余个信息源，即 38 个国家和两个国际组织的专利公布机构，以及两个重要的国际技术报告刊物：《研究公开》《国际技术公开》。

德温特专利数据库是一个综合性的数据库，它包括了可申请专利的所有技术领域。其专利文献划分为化学、一般、电气和机械四大类。

第三节 药品专利法规简介

为鼓励药品领域的研究开发活动和技术创新，规范新药的研制和审批工作，加强药品的监督管理，维护药品市场秩序，保障人体用药安全，维护人民身体健康，我国已先后出台了许多相关的知识产权法律和行政法规。

一、我国药品法规的总体情况

医药领域是一个特殊而重要的技术领域。一方面，医药发明的投资大、风险高、周期长，对知识产权保护的依赖性强；另一方面，药品知识产权保护必然会引起药品价格的变化，从而对公共健康造成不利影响。因此，中国政府非常重视药品的知识产权保护，并制定了一系列司法或行政保护法规，努力在上述两方面之间寻找符合国情的平衡点。《中华人民共和国专利法》

NOTE

于 1985 年 4 月 1 日实施，开始对药品领域的方法发明给予专利保护，并在修订后于 1993 年 1 月 1 日开放了药品的产品专利保护。《中华人民共和国商标法》于 1982 年 8 月 23 日由人大常委会通过，于 1983 年 1 月 1 日起施行，此后又于 1993 年和 2001 年进行了修订。《中华人民共和国药品管理法》于 1984 年 9 月 20 日通过，并在 2001 年修改后于 12 月 1 日起施行。与《中华人民共和国药品管理法》配套的《新药审批办法》和《新药保护和技术转让的规定》曾经于 1999 年 5 月 1 日起施行，并于 2002 年 12 月 1 日起废止。国务院还于 1992 年 10 月 14 日和 1992 年 12 月 12 日通过和发布了《中药品种保护条例》和《药品行政保护条例》，这两个条例均于 1993 年 1 月 1 日起施行。另外，作为对知识产权立法的补充，人大常委会 1993 年 9 月 2 日还通过了《中华人民共和国反不正当竞争法》。实践证明，以上法律及法规的实施，都在一定程度上对我国的药品开发和市场管理起到了积极的作用。

二、我国药品法规的保护特点

由于各种法规的制定部门不同，因此保护的对象及条件、保护的期限及手段等均有所不同。

（一）专利保护

1. 保护的对象及条件　药品专利的保护对象主要是药品领域新的发明创造，即技术创新，包括新开发的原料药，即活性成分、新的药物制剂或复方、新的制备工艺或其改进。其中最重要的授权条件是新颖性、创造性和实用性。

2. 保护的期限和手段　按照现行专利法的规定，发明专利权的期限为 20 年，自申请日起计算。专利权被授予后，任何单位或个人未经专利权人许可，都不得实施其专利，即不得以生产经营为目的制造、使用、许诺销售、销售、进口其专利产品，或者使用其专利方法及使用、许诺销售、销售、进口依照该专利方法直接获得的产品。如果有人未经许可而实施其专利，专利权人或利害关系人既可以向法院起诉，也可以请求专利管理机关对侵权人进行处理，要求其停止侵权行为并赔偿损失。而且，按照专利法实施细则的规定，同样的发明创造只能被授予一项专利。因此，专利权具有独占性。

（二）商标保护

1. 保护的对象及条件　药品商标保护的对象是药品经营或销售中，用以区别商品的可视性标志，其注册条件是没有他人在同一种商品或类似商品上注册过相同或近似的商标。

2. 保护的期限和手段　注册商标的有效期为 10 年，自核准注册之日起计算。期满前还可以申请续展注册，每次续展注册的有效期为 10 年。药品商标注册后，即在所注册的国家或地区享有独占权，任何人未经注册商标所有人许可，都不得在同一种药品或类似药品上使用与注册商标相同或近似的商标。如果出现侵权行为，被侵权人可以向法院起诉，也可以请求工商行政管理部门处理。

（三）新药的行政保护

1. 保护的对象及条件　新药保护的对象是在我国未生产过的药品，其中按中药、化学药品和生物制品各分为五类。

2. 保护的期限和手段　根据国家药品监督管理局 1999 年 4 月 22 日发布的《新药保护和技术转让的规定》，各类新药的保护期分别为：第一类 12 年；第二、三类 8 年；第四、五类 6

年。新药经国家药品监督管理局批准颁发新药证书后即获得保护。在保护期内的新药，未得到新药证书拥有者的技术转让，任何单位和个人不得仿制生产，药品监督管理部门也不得受理审批。但是，此前已经受理的品种可继续审评。由此可见，新药证书并不是唯一的，也就是说，新药保护不具有独占性，其对药品市场只具有相对的排他性。

（四）药品行政保护

1. 保护的对象及条件　药品行政保护的对象是与我国签有协议的外国企业或个人的药品发明。其条件是：① 1993 年 1 月 1 日前依照中国专利法的规定其独占权不受保护。② 1986 年 1 月 1 日至 1993 年 1 月 1 日期间，获得禁止他人在申请人所在国制造、使用或者销售的独占权。③提出行政保护申请日前尚未在中国销售。

2. 保护的期限和手段　药品行政保护的期限为 7 年零 6 个月，自药品行政保护证书颁发之日起计算。获得行政保护的药品，未经药品独占权人许可，国务院卫生行政部门和省、自治区、直辖市的卫生行政部门不得批准他人制造和销售。未获得药品行政保护的独占权人许可制造或者销售该药品的，药品独占权人可以请求国务院药品生产经营主管部门制止侵权行为。药品独占权人要求经济赔偿的，可以向法院起诉。

（五）中药品种保护

1. 保护的对象及条件　中药品种保护的对象是在中国境内生产的、已经列入国家药品标准的品种。其条件主要是对特定疾病要有特殊或者显著的疗效，且产品的质量及标准符合要求。

2. 保护的期限和手段　受保护的中药品种分为一、二级，其中一级保护的期限分为 30 年、20 年和 10 年，二级保护的期限为 7 年。保护期满后可要求延期，每次延长的期限不得超过第一次批准的期限，但二级保护的保护期只能延长一次。被批准保护的中药品种，在保护期内，限于由获得《中药品种保护证书》的企业生产。擅自仿制中药保护品种的，由县级以上卫生行政部门以生产假药依法论处。但是，如果批准保护的中药品种在批准前由多家企业生产，则其他未受保护的企业可以在规定的期限内申请补发同品种的保护证书。由此可知，中药品种保护也不具有独占性。

（六）商业秘密保护

1. 保护的对象和条件　我国《反不正当竞争法》把商业秘密定义为：不为公众所知悉、能为权利人带来经济利益、具有实用性并经权利人采取保密措施的技术信息和经济信息。因此，该法予以保护的医药领域内的商业秘密就是符合这些条件的技术信息和经济信息，如产品的配方、制作工艺、方法等。

2. 保护的期限和手段　商业秘密权保护没有一个具体的保护期，只要权利人采取的保密措施得当，其药品的配方及工艺制法就会在一段较长的时间内处于保密状态，不断地创造经济效益。对于侵犯商业秘密的企业或个人，权利人可以要求监督检查部门责令停止违法行为，并根据情节轻重处以一定数额的罚款。

三、我国药品法规的进展情况

（一）专利法规的修改

我国加入世贸组织（简称 WTO）后，WTO 和 TRIPS 协议（与贸易有关的知识产权协议）不断改进和发展，我国的专利法规也随之进行了修订和改变，近年来主要有以下几个方面的变化。

1.《涉及公共健康问题的专利实施强制许可办法》出台　2001 年 11 月，WTO 在多哈发表了《TRIPS 协议与公共健康宣言》，"同意 TRIPS 协议不能够也不应该妨碍各成员采取措施保护公共健康"。接着，又于 2003 年 8 月 30 日通过了执行决议，同意在一定条件下可以将药品强制许可的权利扩展到向最不发达国家出口，从而突破了强制许可只能用于满足国内市场的限制。为了适应这些国际动态，我国国家知识产权局 2005 年 11 月 29 日公布了《涉及公共健康问题的专利实施强制许可办法》，自 2006 年 1 月 1 日起施行。另外，全国人大常委会也于 2007 年 10 月 28 日批准了《修改（与贸易有关的知识产权协定）议定书》，以平衡知识产权与公共健康之间的关系。

2. 专利法第三次修订　2008 年 12 月 27 日，根据第十一届人国人民代表大会常务委员会第六次会议《关于修改〈中华人民共和国专利法〉的决定》，对专利法进行了第三次修订。其中有 3 个条款涉及药品领域：

①第二十六条增加了关于保护遗传资源的义务。

②第五十条增加了公共健康危机时的强制许可规定。

③第六十九条增加了侵权例外的第（五）项，"专为获得和提供药品或者医疗设备的行政审批所需要的信息而制造、使用、进口专利药品或者专利医疗设备的，以及为其制造、进口并向其销售专利药品或者专利医疗设备的。"

2009 年 10 月 1 日，新修订的专利法开始实施。其中涉及药品专利审批的主要内容有以下几点：

①强调本领域技术人员根据现有技术无法预测药品的疗效时必须提供实验数据加以证明。

②不允许通过补交试验数据克服公开不充分和得不到说明书的支持等缺陷。

③不影响制药过程的机理或给药途径等改变的医药用途发明无新颖性。

④中药等可以用制备方法定义产品，但必须将方法的不同，落实到产品区别，否则无新颖性。

（二）新药行政保护的变化

由于新药行政保护的对象也包括仿制药，在对药品实行专利保护制度的前提下，原有的新药行政保护制度已经没有存在的必要，而且可能与专利制度相冲突，因此国家食品药品监督管理局于 2002 年 12 月 1 日起废止了原来的《新药审批办法》和《新药保护和技术转让的规定》，也即取消了新药的行政保护。

（三）中药保护条例动态

可以认为，中药品种保护是对专利保护和新药保护的一种后续补充，其作用类似于某些发达国家对药品专利的补充保护证书，是对药品发明知识产权保护的一种延续和加强。同时，这也可以视为对前文所述的只有外国人才能享有的药品行政保护的一种平衡，具有一定的合理性。但目前，我国在中药品种保护领域还存在一些问题，首先，由于中药品种保护不要求新颖性，非创新药物也可以得到保护，因而所保护的不一定是知识产权。而进入公有领域的现有技术是不应当受到保护的，因此授权特定企业垄断一些现有技术无疑会损害公众的利益。其次，多个厂家正在生产的品种也可以得到中药品种保护，这样就可能逼迫其他同品种生产厂家不得不花费一定的费用申请保护，从而加重了这些企业的负担。再者，允许其他厂家享受同品种保护，在中药品种保护与药品专利保护等知识产权形式共存时，还有可能损害药品知识产权原创者的利益，与在先的专利权形成冲突和矛盾，从而削弱专利制度的保护作用。另外，中药品种保护的期限过长，有可能使药价长期偏高，不利于保护患者的利益。最后，中药品种保护只适用于在中国境内生产的品种，而不适用于由外国进口到中国的品种，这有可能被指责为歧视行为，不符合 TRIPS 协议的国民待遇原则。因此，最近几年来，有关部门一直在广泛征求意见，准备对《中药品种保护条例》进行必要的修改。

（四）《药品注册办法》的出台和修改

加入世贸组织前后，国家食品药品监督管理局（简称 SFDA）曾经在短期内收到大量突击性的拟仿制药品申请，但由于 2002 年 12 月 1 日起废止了原来的《新药审批办法》和《新药保护和技术转让的规定》，这些申请基本上没有得到批准。SFDA 于 2002 年 12 月 1 日出台了新的《药品注册管理办法》（试行），2005 年 5 月 1 日正式施行，其中引入了专利保护的链接条款和未披露信息的保护条款。2007 年 3 月 10 日起，SFDA 开始就新的修改稿在网上公开征求意见，修改后的办法于 2007 年 10 月 1 日生效。部分行政规章增设知识产权保护条款，2016 年 7 月 25 日起，SFDA 正式发布《药品注册管理办法（修订稿）》，并对修订稿开始征求意见，修订稿在细节上有诸多变化，其主要内容如下：

1. 第七条　食品药品监管总局建立科学规范、完善高效的审评审批体系，及时评估并改进有关制度、规范、标准和管理措施，保证药品注册体系有效运转。

2. 第二十一条　药品上市许可应当根据现有技术和科学认知水平做出的评价结论，作出行政决定，申请人应当对已上市的药品安全性、有效性、质量可控性等进行持续研究。

3. 第三十条　申请人根据药物的新颖性、已有的临床试验数据、已知和未知风险等决定是否提交临床试验申请。临床试验可按照Ⅰ、Ⅱ、Ⅲ期顺序实施或者交叉重叠，也可在已有临床试验数据基础上开展相应的临床试验。

4. 第七十一条　申请人拟申请药品上市，应当向食品药品监管总局提交申请资料。食品药品监管总局应当在规定时限内，对申报资料进行形式审查，符合要求的，出具受理通知书；不符合要求的，出具不予受理通知书，并说明理由。

5. 七十二条　获得上市许可的中药新药依申请同时获得中药品种保护的，停止受理同品种的上市申请。

6. 第八十二条　食品药品监管总局药审机构技术审评过程中，新的药品通用名称应当经过国家药典委员会（简称药典委）核准。食品药品监管总局药审机构应当在开展技术审评 7 日内向药典委提交新药品通用名称核准建议，药典委应当在 30 日内做出新药品通用名核准决定，并通报药审机构。

7. 第一百二十二条　中药、天然药物创新药可依申请在获得上市许可的同时自动获得中药品种保护。

四、美国药品专利连接制度

在美国，药品的批准与上市由两个独立的职能部门所管制：美国专利商标局（United States Patent and Trademark Office，USPTO）和美国食品与药品管理局（Food and Drug Administration，FDA）。USPTO 负责授予满足条件的新药一定期限的专利权，在这段期限内相应的仿制药不能随意上市与销售。而 FDA 的核心职能就是对申请注册上市的药品的安全性、有效性和质量可控性进行审查，防止药品的不安全、无效或欺诈性上市。

药品专利连接制度（Patent linkage）有两层含义：一是仿制药的上市申请的审批与相应的新药专利是否有效的审核的程序的连接；二是 FDA 与 USPTO 职能的连接。

（一）美国药品专利连接制度介绍

1. 专利连接制度的制定背景　基于 1961 年德国发生的"反应停事件"涉及药品的安全性问题，美国于 1962 年通过了一项"Kefauver-Harris Act"。该法案要求所有新药与仿制药在上市前都需进行验证安全性与有效性的临床试验，并且在相应的新药专利过期后才能递交仿制药申请。这对创新药的专利保护与仿制药的上市都产生了极大的影响。对于创新药而言，研究与开发成本大大增加，同时还缩短了其实际受专利保护的期限。一项研究显示，从 1966 年到 1979 年，创新药品在专利保护下的市场独占期平均由 13.6 年降至 9.5 年。对于仿制药而言，该项法案的规定阻碍了仿制药的及时研制和批准上市。1984 年，FDA 估计有 150 个新药"专利权"已届满，但无人仿制。而面对昂贵的专利处方药和不断增加的医疗保险费用，美国公众不断呼吁政府建立一个有效的法规管理体系，促使仿制药尽快上市，公众可以在有选择的情况下买到价格合理的仿制药。

新药开发商利益与公众利益的矛盾不断升级，促使美国国会在 1984 年通过了一项平衡双方利益的法案《药品价格竞争和专利期恢复法》（Drug Price Competition and Patent Term Restoration Act，也称为 Hatch-Waxman Act）。该法案是对美国食品、药品和化妆品法（FDCA）的一次重要修订，对新药和仿制药的并存发展建立了一系列有效的法律机制，专利连接制度就是其中的一项重要内容。

2. 专利连接制度的具体内容　专利连接制度的具体实施规定和程序包括：新药申请专利状况提交，"桔皮书"发布，第Ⅳ段申明，45 天诉讼期，30 个月遏制期，180 天的市场独占期。

（1）新药申请专利状况提交：Hatch-Waxman Act 中规定，作为新药申请（New drug application，NDA）的组成部分，申请人（通常也是专利权人）须随申请向 FDA 提交权利要求覆盖该药品或覆盖其使用制造方法的所有专利的专利号及到期时间，以便当某人未经许可而制造、使用或销售该药品时，能够有理由主张其构成专利侵权。

这一条规定了 NDA 批件持有人（专利权人）的专利告知义务，即在提出 NDA 申请的同时，申请人须提交文件列明与申请上市的新药相关的所有专利，并在申请提交后及时补充文件。无论专利持有者在批准其新药上市的当时上市准备是否充足，专利持有者必须在新药批准的 30 天内登记所有有关的专利。对于新药批准后再注册的专利，持有者必须在专利批准后的 30 天内向 FDA 提交专利说明补充文件。

当 NDA 申请人为非专利权人时，如申请人所提交的研究不是由申请人完成的，或者申请人没有得到试验完成人的授权来使用或参照试验结果，则还应提交一项申明，以申请人的观点或就其最大了解程度，申明与此药品相关的每一个专利满足下列条件之一：①没有人提交过相关的专利；②没有人提交过相关专利的信息；③相关的专利将要过期的时间；④相关专利是无效的，或者其制造、使用或销售所提交申请的新药不会侵犯相关专利。

（2）桔皮书发布：根据 Hatch-Waxman Act 法案的要求，FDA 出版了《经治疗等同性评价批准的药品》（Approved Drug Products with Therapeutic Equivalence Evaluation）一书。该书列

出了所有被 FDA 批准的，经过安全性和有效性评价的包括处方药与非处方药的药品名单，并在附录部分发布与所批准的处方药和非处方药相关的专利和独占期信息。因为此书的书皮颜色为桔红色，因此俗称"桔皮书"。桔皮书的内容按月更新。所以，上文提到的 NDA 被批准后，该新药和提交的相关专利说明 FDA 都通过桔皮书来发布。

（3）第Ⅳ段申明：Hatch-Waxman Act 中一项很重要的规定就是对于仿制药的上市申报，不再要求其重复进行已被 NDA 证明了的安全性和有效性研究，即减免了临床前动物毒理实验和人体临床研究项目，取而代之的是以参照新药为标准的生物等效性（Bioequiva- lence）研究，简化了仿制药的审批程序，减轻了仿制药的时间和财力浪费。这个针对仿制药申报的程序称为"简化新药申请"（Abbreviated new drug application，ANDA）。并且法案规定，仿制药可以在专利过期之前以研究目的进行样品生产，但不可以进行商品生产。申请人在提交 ANDA 时，须参照桔皮书上登记的专利，向 FDA 递交专利申明书，规定一项申明，以申请人的观点或就其最大了解程度，与此药品相关的每一个专利：①没有人提交过相关的专利；②相关的专利已经过期；③相关的专利将要过期的时间，并申明将不在专利过期前上市销售所申报的仿制药；④相关专利是无效的，或者其制造、使用或销售所提交申请的药品不会侵犯相关专利。

有关专利的第Ⅳ段申明（Paragraph IV Certification），是因 Hatch-Waxman Act 还规定，在专利到期之前，仿制药可以向 FDA 提出申请，向专利药提出挑战。递交第Ⅳ段申明表示有人希望在新药专利到期之前申请仿制药上市许可。这项申明是法律规定必须发出的文件。并且申请者还必须在 ANDA 申报后的 20 天之内，同时通知每一个专利权人或 NDA 批件持有人。通知中不仅通告仿制药的申报日期，列举所有的有效专利，还必须陈述向专利挑战的科学及法律依据。

（4）45 天诉讼期：专利权人或 NDA 批件持有人在收到第Ⅳ段申明之日起 45 日内，可以向联邦法院提起诉讼，要求裁定相关专利有效，且（或）ANDA 申请人侵权，并通知 FDA 联邦法院已经受理有关诉讼。但如果接到通知 45 天之内，专利权人或 NDA 批件持有人并未向法院提起诉讼请求，则经过符合条件的材料评审，FDA 便可以批准仿制药上市。

（5）30 个月遏制期：FDA 给予专利权人或 NDA 批件持有人 30 个月的时间解决诉讼。同时 FDA 对 ANDA 的批准自动推延 30 个月，在这期间 FDA 并不停止对 ANDA 材料的评审。如果在 30 个月之内专利期届满或法庭最后做出了有利于 ANDA 申请人的裁决，并且 ANDA 符合 FDA 的审批要求，则 ANDA 的批准生效，生效日为专利期届满日或法院做出有利于 ANDA 申请人的裁决的判决日。若法庭没有最后判决而 ANDA 申请已届满 30 个月，则 ANDA 的批准也生效，生效日为 ANDA 申请 30 个月届满日，但 ANDA 申请人须自行承担风险。双方当事人也可以就此事达成和解。这条规定是侵权诉讼对 FDA 的限制性规定。

（6）180 天的市场独占期：给予递交第Ⅳ段申明向专利药挑战并获胜（该申明没有受到专利权人或 NDA 批件持有人的法律申诉，或仿制药公司法律胜诉）的第一家仿制药申报者以 180 天的市场独占期。如果多个申请人同一天提出 ANDA，都可以获得 180 天市场独占期。这项条款的目的在于鼓励和补偿仿制药公司在专利诉讼中所耗费的资金财力。这 180 天的市场独占期从该仿制药上市的第一天，或从仿制药公司法律胜诉的当天，按其中最早开始的日子计算。在这 180 天期间，FDA 不再批准相同的 ANDA 上市。在 180 天的市场独占期间，仿制药可以以新药约 80% 的价格销售，并获取仿制药市场分配额，因此大大激励了仿制药向创新药挑战的积极性。

（二）美国药品专利连接制度的影响

根据美国国家贸易委员会（Federal Trade Commission，FTC）2002 年 7 月的统计数字：1984 ～ 2000 年底，ANDA 申请上升到 8019 件，其中提出第 IV 段申明的申请 483 件，对应的专利药 130 个。从第 IV 段申明的申请占总的 ANDA 的比例来看：1984 年至 1990 年为 2%，1984 年至 2000 年为 6%，1990 年至 2000 年为 12%，1998 年至 2000 年为 20%。从 1992 年到 2000 年底，共有 104 个创新药成为 ANDA 提交第 IV 段申明挑战的对象，到 2002 年 6 月 1 日为止，这其中提起诉讼并了结的共有 45 起，11 起专利被认定无效，14 起被认定不构成侵权，20 起庭外和解。

1. 专利连接制度的意义

（1）保障专利权，防止不正当竞争：通过桔皮书专利登记，可以及时发现可能发生的侵权行为。FDA 不批准明显侵犯专利权利的药品申请，将专利侵权扼制在萌芽阶段，加强了对药品专利的保护力度。

（2）促进政府机构之间的协调：USPTO 根据发明是否新颖、创新及实用的标准来授予专利权。专利连接制度使得 FDA 在药品审批时不仅进行安全性和有效性评价，还向挑战现有药品专利的有效性和是否被侵权敞开了大门。但 FDA 的审批行为不会与 USPTO 发生冲突，发生专利辩论由司法机关来解决。

（3）减少诉讼，提高效率，节省资源：专利连接制度鼓励在 ANDA 审批完成之前解决权属问题，减少了诉讼机会。促进相关各方积极行动，最大限度维护自己的权利。并且专利连接过程公开、透明，有利于各方评估风险。

2. 专利连接制度的积极作用

专利连接制度平衡了药品的创新与仿制，加快了仿制药的上市，提高了仿制药的使用比例，仿制药在美国处方药中所占的比例由 1984 年以前的 19% 上升至现在的 47%。同时，专利连接制度也加剧了药品市场的竞争，一个直接的影响就是药品价格的降低，仿制药的价格一般要比新药低 20% ～ 60%，这就大大减少了美国的药品开支。

3. 专利连接制度的不足

专利连接制度在实际的运作过程中也存在一些不足，最主要的有以下几个方面：NDA 专利说明提交不规范，专利的种类限定不严格；桔皮书只收载 NDA 递交的专利说明，但没有异议机制，对能够列入桔皮书的专利类型及内容没有规范；对 180 天的市场独占期的合理使用也缺乏具体的规定。因此，导致了滥用专利连接制度的现象发生。如由于可以获得 30 个月的遏制期，新药公司不断向桔皮书增加新的甚至一些微不足道的专利，并频频向仿制药公司提起诉讼，以持续获得 30 个月的遏制日期来拖延仿制药的上市。如葛兰素史克（Glaxo Smith Kline）在加拿大仿制药公司 Apotex 对其抗抑郁药帕罗西汀（Paxil）提起首次 ANDA 后，先后又在桔皮书上登记了 9 个专利，引起对 Apotex 公司共 5 次专利侵权诉讼，总遏制期累计达到 65 个月。180 天的专利独占期也常常被新药公司与仿制药公司"协议共享"：创新药公司与仿制药公司达成协议，并支付一定的报酬，使其暂缓仿制药的上市。如果首次仿制药申报者的 180 天保护期尚未开始，FDA 便不能批准其他同一品种的仿制药，新药公司就可继续享受一定时间的独占期。这种行为是违反反垄断法的。

4. 专利连接制度的不断改进

美国 2003 年出台了 2 项法案：《更容易获得可支付药品法》（Greater Access to Affordable Pharmaceutical Act，GAAP）和《处方药和医疗保险促进现代化法》（Prescription Drug and Medicare Improvement Act），其中的一些规定对专利连接制度不合理之处进行了修订：重新规定了 NDA 的专利登记时间和专利登记程序；制定了专利声明书 3542 和 3542a，明确了需要报送的专利相关资料；对可在桔皮书登记的专利种类进行了限定，建立了异议机制；1 个 ANDA 只允许 1 次 36 个月的遏制期；规定了 5 种丧失 180 天独占期的情况，包括第一申请人未能在规定时间内上市。

（三）美国药品专利连接制度的启示与借鉴

目前，实行药品专利连接制度的国家有美国和加拿大，欧洲没有实行。2002 年 12 月 1 日，我国出台了新的《药品注册管理办法（试行）》，并于 2005 年 5 月 1 日正式施行；其中第 11 条、第 12 条和第 13 条中引入了药品专利保护的连接条款，但专利连接在我国现在还基本上处于形式，在实际操作中存在很多问题，如在进行药品注册申请时提交的不侵权证明还没有规定统一的做法，可信性也无实质审查；在审批过程中遇到相反的证据时，还没有明确的法律依据规定国家食品药品监督管理局（SFDA）是否暂缓审批，如何判断和操作；SF-DA 和国家知识产权局（SIPO）各司其职，无法实现职能的连接。同时，由于我国加入世界贸易组织（WTO）并无此项承诺，因此实施起来难度较大。通过上文的分析可见，美国药品专利连接制度无论从相关立法，还是配套的实施规定、执法程序以及职能分工基本上都是成熟与完善的，我国建立完整的药品专利连接制度可以从中得到一些启示和借鉴。

1. 行政法律的授权　我国需要制定类似于 Hatch-Waxman Act 这样的行政法规，使得药品专利连接制度的实行有法可依，SFDA 在审批过程中对存在专利争议的药品的处理有法律依据。

2. 相关的司法解释　应针对药品专利连接出台司法解释，将以商业为目的，而非以研究为目的的使用未到期的相关药品专利的行为解释为侵权，这也是美国专利连接制度制订的前提。

3. 公开透明的信息　我国药品注册申请中存在虚假不侵权申明的情况，部分原因是申请人不能全面掌握已批准产品的专利信息情况，美国的桔皮书为申请人查找专利信息提供了方便，对我国有很好的参考价值。在我国专利连接的初期可以先受 SFDA 的委托，由 SIPO 提供一份药品相关专利的法律情况和保护范围的解释，并委托司法鉴定机构提供技术鉴定后，供 SFDA 和申请人参考，再逐渐要求新药递交专利申明，编辑出版，不断更新，并赋予其法律效力，才能确保专利信息申报和公布的强制性和准确性。

4. 科学设定的程序　专利连接的有效执行需要一套科学的程序，这套程序能使 SFDA、SIPO 与法院的职能相互协调，仿制药的上市申请与是否对相应的新药的专利构成侵权的连接得以实现。FDA 将 ANDA 申请中专利申明分类管理、桔皮书发布、45 天的诉讼期等都值得我国参考借鉴。

5. 各方面的积极配合　企业应加强透明度，便于监督他人申请；政府应积极负责，采取灵活手段制止侵权；法院应主持公正。

另外，美国药品专利连接制度有 2 个非常鲜明的特点值得我国借鉴，一是以人为本的管理理念。即鼓励新药创新与加快仿制药竞争的平衡，保护知识产权与促进药品可获得的平衡，维护市场独占权与维持公共利益的平衡。二是科学的程序设计理念。既充分保护了专利权人的利益，又有条件地鼓励通用名药商开发仿制药品上市。既从实体上明确了新药开发商、仿制药商各自的权利和义务的内容，又从程序上规定了各自的权利和义务的运行。既体现了政府对专利权利的充分尊重和关注，又使得 FDA 不至于陷入专利纷争、超越职权范围。

NOTE

小结五

1. 专利、专利的种类、申请时应遵循请求原则、专利的分类方法等基本概念。

2. 专利文献具有广泛性、实用性、时间性、规范性和法律性的特点；专利文献的种类主要有专利说明书、专利公报、专利索引、专利文摘和专利分类表等。

3. 药学专利文献检索方法有：IPC 分类检索；选单式检索；主题概念检索等。

4. 药学专利文献利用获取：印刷型检索工具；网络数据库检索等。

5. 我国的药品法规概况及美国药品专利连接制度等。

第六章　药学竞争情报的利用

第一节　药学竞争情报概述

　　竞争情报（Competitive Intelligence，CI）是随着全球市场竞争的激化和社会信息化的飞速发展而产生的，其主要任务是进行竞争环境、竞争对手和竞争策略的情报研究。竞争情报有助于企业发展核心竞争力，是强化和改变企业发展战略的重要基础。医药行业竞争情报是对药品监管、医疗、制药、医疗器械、经营、科研等医药行业市场信息进行搜集、整理、研究、分析而成的专业竞争情报。医药行业的情报着重于本行业企业外部市场与发展的环境监测，帮助企业经营者掌握医药行业市场环境、生存环境、竞争对手情况、发展的重点与阻力等竞争因素，能帮助企业快速发展，在激烈的市场竞争中占据有利的位置。

一、药学竞争情报的概念

（一）竞争情报的产生与发展

　　竞争情报的趋形，可追溯到我国的春秋战国时期，最具代表性的就是被誉为"百世兵家之师"的著名军事家孙武所著的《孙子兵法》，书中用简单朴实的言语记载了"故善动敌者，形之，敌必从之；予之，敌必取之""故知战之地，知战之日，则可千里而会战""知彼知己，百战不殆；不知彼而知己，一胜一负；不知彼，不知己，每战必殆"等作战策略，正好解释了情报的基本原理和作用。

　　现代竞争情报产生于二次世界大战后，日、美、欧发达工业国家间的商业竞争，并随着信息技术和互联网的发展而更加完善和有效，其发展过程如下：① 20世纪60～70年代，日本制造业崛起，美国制造业渐次衰落，竞争情报兴起。1958年在日本经济产业省的支持下成立"日本贸易振兴会"，它的主要任务就是收集贸易情报、评估贸易信息和监视竞争对手。② 20世纪80年代中期至90年代中期，美国制造业重振雄风，竞争力日增。这段时间是竞争情报理论与实践的大发展，最具代表性的是1986年美国竞争情报从业者协会(Society of Competitive Intelligence Professionals, SCIP)的成立，它被视为经济学、管理学与情报学领域中的重大发展，是人类在社会信息化基础上向情报（智能）化发展的重要征兆，将对全球的经济发展与社会进步产生重要的影响。2008年SCIP更名为战略与竞争情报从业者协会，鲜明的突出了竞争情报是通过对公开信息进行深入的跟踪、分析和研究，为高层管理者提供决策支撑和预警。③ 20世纪90年代中期以来，竞争情报的研究和应用更为广泛，世界发达国家和各大公司纷纷建立情报机构和培养情报人员为自己的竞争战略服务，这个过程的主要特征是：高效计算机、互联网的普及和竞争情报系统普遍建立。

NOTE

我国学者普遍认为现代竞争情报概念进入我国是以刘怀保在 1987 年发表的《略论竞争情报及其收集方法》为标志的。但真正标志着我国竞争情报进入系统化、组织化和科学化的是1995 年中国科技情报学会竞争分会的成立。之后，一大批中国的行业领先集团、公司、企业逐渐建立了自己的竞争情报部门，2002 年成立的北京中兴新景信息技术研究院就是一家专门从事专业竞争情报推广和普及的机构。从 2005 年起中国竞争情报国际年会已成功举办 11 届，其宗旨是为政府、企业高层与全球竞争情报智库搭建沟通、交流、对接的桥梁，共享全球竞争情报最新趋势、理念和技术。目前已成为亚洲规格最高、规模最大的竞争情报年度盛会。

（二）竞争情报的内涵

1.竞争情报的定义　现代的竞争情报是市场竞争激烈化、竞争手段现代化和社会信息化高度发展的产物，是军事学 – 军事情报、经济学 – 竞争理论、管理学 – 工商管理和情报学等多学科相互交融的结果。也可以说，竞争情报是 Information/Intelligence Science 的重要构成，是情报研究工作的延伸和发展。竞争情报的核心是 Intelligence，Intelligence 既有中文情报的含义，即经过分析的信息，又有智能的含义，即智力和谋略。它的基本定义为：一个组织感知外部环境变化，并做出反应，使之更好地适应环境变化的能力。即获取环境信息并与之适应的能力，也就是情报能力和对策能力。因此，从广义上来讲，竞争情报包含着竞争信息和竞争谋略两大竞争。因此，所谓竞争情报，就是关于竞争环境、竞争对手和竞争策略的信息和研究，它既是一种过程，又是一种产品。过程包括对竞争信息的收集和分析；产品，包括由此形成的情报或谋略。同时产品也是一种信息，这种信息必须是：①关于组织外部及内部环境的；②专门采集而来，经过加工而增值的；③为决策所需的；④为赢得和保持竞争优势而采取行动所用的。在科技信息迅速发展的时代，竞争情报已成为社会各行业发展的基础和关注的热点。

2.竞争情报的内容　竞争情报工作就是建立一个情报系统，帮助管理者分析对手、供应商和环境，可以降低风险。竞争情报使管理者能够预测商业关系的变化，把握市场机会，抵抗威胁，预测对手的战略，发现新的或潜在的竞争对手，学习他人成功或失败的经验，洞悉对公司产生影响的技术动向，并了解政府政策对竞争产生的影响，规划成功的营销计划。竞争情报已成为企业，公司和集团长期的战略资产。

竞争情报三要素：企业本身、竞争对手和外部环境。

（1）企业本身：首先企业要根据自己的实际情况理清企业发展的方向目标和制定相应的规划，找出自身的不足和优势，要做到"知己"。

（2）竞争对手：其次企业要了解竞争对手的优势和长处，要做到"知彼"。

竞争对手可分为直接竞争对手和潜在的竞争对手，在进行竞争对手分析时，需要对那些现在或将来对客户的战略可能产生重大影响的主要竞争对手进行认真分析。在波特的《竞争战略》一书中提出了竞争对手分析的模型，从企业的现行战略、未来目标、竞争实力和自我假设四个方面分析竞争对手的行为和反应模式。在我国，中国经营报开发的企业竞争力监测系统也为竞争对手分析提供了一个比较完善的分析框架。在这套企业的竞争力监测系统中，设立了两组指标体系，一组是分析性指标体系，一组是显示性指标体系。显示性指标体系是企业竞争力强弱的表现，分析性指标体系是企业竞争力强弱的原因。企业可以根据自身行业的特点，参照竞争力监测体系，建立本企业的竞争对手分析的指标体系。

（3）外部环境：即竞争环境，是企业生存、发展所需外部条件的总和，可以说是培育企业的肥沃土壤，它可为企业的成长提供必要的条件，但在一定时期、一定程度上也会对企业产生消极作用，从而影响企业的生存和发展。从宏观上它可分为特殊环境和一般环境，美国著名的管理学家加雷斯·琼斯教授曾经说过，影响组织运作的主要力量的特殊环境是指供应商、分销商、消费者及竞争对手，它影响企业获取投入、提供产出的力量和条件。一般环境含政治环境（国家的方针政策、法令法规，国内外政治形势的发展状况等）、经济环境（宏观经济形势、世界经济形势、行业在经济发展中的地位及企业的直接市场等）、社会环境（人口、居民的收入或购买力，居民的文化教育水平等）、技术环境（技术转移和扩散、主要产品技术含量、技术更新速度、技术可获性等）和自然环境（地理位置、自然资源、能源、自然条件等）等。

竞争情报的内容包括情报收集和情报分析，一般由四个方面组成：

①理解竞争性质：包括行业竞争特性、竞争场所和竞争环境等。

②理解竞争者：包括识别竞争者、收集竞争者情报、推断对手的竞争策略等。

③分析竞争形势：包括竞争态势和地位分析，优势、弱点、机会、威胁（SWOT）分析，未来竞争动向和趋势推测等。

④制定制胜的竞争战略：竞争情报的核心内容是在对竞争对手信息的收集和分析的基础上，制定自己的战略目标，是情报与反情报技术。竞争情报主要涉及环境监视、市场预警、技术跟踪、对手分析、策略制定、竞争情报系统建设和商业秘密保护等重要领域，是企业参与市场竞争的导航，是商战中知己知彼、百战不殆的良策。

3. 竞争情报的特征 按美国竞争情报专业协会主席约翰·普赖斯科特的说法，竞争情报是关于企业竞争对手的能力、弱点和意图的情报。

竞争情报有其特定的内涵，但必须是正当的、合法的，它与一般情报存在很大差别：

①竞争情报是在市场竞争过程中产生的，没有市场竞争就没有竞争情报，这是竞争情报存在的前提。

②从情报运动的主体来看，一般情报的主体是传递者与接受者，两者的目标一致，没有利害冲突，双方仅有的矛盾主要表现在情报的接受与利用方面。竞争情报的主体则不同，是竞争对手与竞争者，具有一定的对抗性，双方为了各自的市场，相互对立、各不相让。竞争情报的内容在各竞争者内部可以传递，但绝不向竞争对手传递，而在一定范围内向对方保密。

③竞争情报的内容具有连续性、系统性，突出竞争情报主体，把竞争对手放在首要位置，并严密跟踪对手在市场的竞争行为，以了解竞争态势，预测市场变化。

④从竞争情报收集的手段来看，一般情报主要是文献收集，辅之少量的实地收集，而竞争情报收集手段灵活多样，文献收集、现场收集，甚至隐蔽收集，不让竞争对手察觉。

4. 竞争情报的诠释 美国著名的竞争情报专家、竞争情报专业咨询公司 Fuld & Company 的创始人及总裁 Leonard Fuld 这样诠释竞争情报，竞争情报是：

①信息：是为了帮助决策而经过深入分析加工的信息。

②一种预警工具：它能够及早地提醒管理者将面临的机会与威胁。

③提供合理评估的一种手段：竞争情报能够帮助人们以最佳的视角看待市场与竞争。现代的企业家需要的是对市场与竞争进行定期的、合理的评估与分析，他们并不关注琐碎的细节。

④以多种形式提供：对于不同的使用者，竞争情报意味着不同的内涵。研发人员看到的是竞争对手的最新研发计划；销售人员考虑的是本企业如何在竞标中战胜对手，赢得合同；高层

管理者需要的是对手企业及市场的长期发展趋势，等等。

⑤改善企业运行的一种方式：许多企业通过使用竞争情报，其销售额明显提高。

⑥一种工作方式和工作流程：如果使用正确，竞争情报应成为企业每一个员工的一种工作方式，而不应当仅仅局限于战略规划和市场营销部门。竞争情报是一个工作流程，它可以通过企业内部网络为任何人提供所需的关键信息。

⑦国际一流企业工作中的重要部分：一流的大型企业都在持续不断地进行竞争情报工作，如摩托罗拉、IBM、爱立信、壳牌等企业都设立了专职的情报部门。

⑧应由企业高层管理者指导：只有在 CEO 的指导与推动下，情报工作才能获得最佳效果。当然 CEO 们不必亲自参与项目的实施，但要给予必要的资金与人力支持。

⑨目光时刻关注企业以外：竞争情报赋予企业时刻关注外界的能力，并将对手及市场的动向作为企业决策的重要依据。

⑩短期和长期决策都不可或缺：竞争情报可为快速的战术决策服务，如产品定价和广告投放等；而同样的数据又可用于长期规划，如战略产品的开发和市场定位等。

5. 竞争情报的误解　美国著名的竞争情报专家 Leonard Fuld 阐述了人们对竞争情报的误解，指出竞争情报：

①不是工业间谍：间谍是用非法的或不道德的手段获取情报。没有哪一家企业愿意被对手告上法庭或被迫撤换董事会成员，因此，工业间谍并不受欢迎。

②不能先知先觉：即使最优秀的竞争情报人员也不能先知先觉。他只能提供对未来世界较为合理的估计，包括近期和远景，可为管理者提供关于对手和市场动向等的预警信号。

③不是数据库检索：数据库是获取数据的极好工具，但它无法分析数据。数据库不能代替人们做决策，因为决策要在对数据进行充分分析的基础上，融合经验、直觉等才能做出。

④不是因特网上的流言飞语：因特网奇迹般地提高了我们获取信息的能力，但它只是一种传播媒体。它的价值在于多了一种信息的来源，但要警惕那些无稽之谈和经过粉饰、企图误导人们的伪信息。

⑤不是独角戏：某些企业的 CEO 会指定某一个员工具体负责竞争情报工作，但切记一个人是无法完成全部竞争情报工作的。一个优秀的竞争情报工作者应随时与企业管理层保持密切的联系，并且要对企业其他部门（尤其是那些直接面对客户的部门）的员工进行竞争情报采集与使用的培训，以使竞争情报工作发挥更大的作用。

⑥不是世纪的发明：竞争情报和商业一样古老，过去它被冠以多种名称，或者根本就没有名字，但类似的工作却一直存在着。

⑦不是能产生情报的软件包：目前，世界上的确有许多软件系统对竞争情报工作有所帮助（如数据仓库和数据挖掘产品等），但软件不能代替人的分析。软件所能做的只是对信息进行采集和比较，真正的分析只能来源于人对信息的深入研究。

⑧不是数据表格：提供情报的形式多种多样，数据表格或量化分析结果只是其中的一种形式，数字只能表现问题的一个方面。诸如管理思路、市场战略及创新能力等重要信息，则只能依赖于人的定性分析判断。

⑨不是新闻故事：在企业竞争情报工作的初始阶段，收集出版的新闻是重要的第一步。但这类信息通常不够及时，因此不能对此过于依赖。如果一个企业的第一消息是来自于报纸，则

该企业很有可能是最后一个得知此事，并且已经延误了准备应对措施的最佳时机。出版物必须与其他信息源配合使用，或作为印证其他信息的一种手段。

（三）药学竞争情报简介

1. 药学竞争情报的定义　药学竞争情报就是从国家医药管理部门、行业协会、竞争对手和市场环境等领域对药品监管政策、行业发展新趋势、药品的研发销售、医疗器械、市场消费人群等信息进行搜集、整理、加工、分析而形成的专业情报。主要包括：国家医药政策；行业机构标准的制定、管理办法；原料药市场、制药技术设备、研究成果、中西药业市场动态；同行业企业、经销企业、使用企业和使用人群状况等主要内容。和其他的医药类资讯相比，医药竞争情报不以专业技术为重点，而着重于行业企业外部市场与发展的环境监测，帮助企业经营者全面掌握医药行业市场环境、生存环境、竞争对手、发展重点与阻力等竞争因素，使企业能够扬长避短快速发展，是企业在信息时代市场竞争中的尖兵利器。开展竞争情报工作的目的是为了增强企业竞争实力，提高产品和服务的市场占有率，为企业制定竞争决策提供依据。

2. 药学竞争情报的内容　药学竞争情报的主要内容包含三个要素：本企业和竞争对手、竞争环境（包括政策、技术和市场）和竞争情报系统。药学竞争情报主要有以下几个方面的内容。

（1）竞争对手研究：竞争对手研究是竞争情报研究的核心内容，即对竞争对手的情况尽可能多地认识了解。

正确识别竞争者的策略主要包括：业务策略、市场经营策略、制造策略、研究与开发策略、财务策略、人力资源策略等。这部分信息往往处于动态变化之中，获取这部分情报是取得竞争成功的重要保证。

①竞争者的目标情报：判断竞争对手的目标可以帮助企业跟踪竞争对手的战略变化情况、对外界竞争环境变化的反映及对当前所处位置是否满意等，有助于企业的经营决策。一般包括：研究目标、生产目标、经营目标、销售目标、战略定位目标、管理目标等方面的情报，以及竞争对手在市场上追求什么、其行业推动力是什么等。因此，可以通过销售量、市场占有率、利润率、投资收益、现金流量、新的投资、生产能力等信息来获取以上情报。

②估计竞争对手反应模式方面的情报：每个企业都会对自己或者本行业内部其他企业的状况有基本的估计，这些估计会影响企业的行为方式和对事态的反应方式，掌握竞争对手的这些情报对于医药企业同样重要。内容包括：竞争对手的增长能力（实力增强还是削弱、哪些方面实力增长、对外部资金的敏感程度等）；竞争对手快速反击能力；竞争对手适应变化能力（竞争对手固定成本和可变成本的数量、竞争对手各业务部门对其所处行业情况变化的适应与反应能力等）；以及坚持战斗的持久力等。

（2）竞争环境研究：竞争环境并非一个自然、固定的概念，而是指处于企业之外，不受企业自身控制，但是会对企业竞争活动产生影响的可变性因素。一般是企业外部的金融经济、政策法规、科技、市场和社会文化等因素。

①金融经济因素：例如国家经济平均增长速度、人民收入增长情况、外汇汇率变化、国际证券市场行情、国际金融界动态、贸易对象、国家的财政支出、货币发行量、利息率、投资、信贷、通货膨胀等。

②科学技术因素：科技水平对医药企业的生存和发展有着极其重要的意义，了解当今世界

NOTE

在医药相关领域的科技水平、发展动态，可以使企业明确自身和世界先进科技水平的差距，促进企业自身更新和引进新技术，激发科研热情，使企业保持活力。

③政策法规因素：政策法规的发展对医药企业的市场营销策略有着重大的影响，搞清楚相关政策法规可以保证企业少走弯路。

④市场因素：掌握医药行业相关市场信息是开辟市场、调整生产经营方向的保证，包括医药产品供应商、价格，同类产品规格、性能和特点的比较，全国医药产品分类购进、销售、库存情况、人均消费情况等。这些环境因素互相影响、不断变化，对企业可以是机会，也可能是威胁。因此，企业成败也往往取决于能否了解和掌握竞争环境的变化，并及时做出反应。

这里用一个故事说明市场因素的重要性：两个制鞋厂家要把自己的产品卖给太平洋上一个小岛的土著居民。一家销售人员去后感到很失望："那里的人根本不穿鞋，他们不需要鞋，此地不是我们的市场。"另一家销售人员去后，很高兴："这里的居民没有一个人有鞋，这里是巨大的潜在市场。"他向领导汇报说：那里的居民不穿鞋，但他们的脚有许多伤病，可以从穿鞋中得到益处。由于他们的脚掌普遍较小，所以我们必须重新设计我们的鞋，而且我们要教给他们穿鞋的方法并告诉他们穿鞋的好处。显而易见，第二个销售人员对市场环境进行了深入的了解和分析，为鞋厂产品进入该地区打下了很好的情报基础。

（3）药学竞争情报系统：药学竞争情报系统从网络组织结构上可由组织网络、人际网络和信息网络三大网络组成。组织网络是企业的框架体系，是竞争情报系统的组织保障和基础。人际网络指的是竞争情报人员通过个人交往和联系拓展企业的竞争情报来源渠道。信息网络是使得原始的情报资源最终加工成为企业竞争情报的信息资源传播并增值的重要网络，它的核心部分由竞争情报收集子系统、竞争情报分析子系统、竞争情报服务子系统几部分组成，同时，这三种网络之间也有着非常密切的联系。从条件配置上一般由硬件系统、软件系统和专业操作人员组成。硬件系统是指连接各职能部门和下属企业的计算机网络系统及相应的信息处理设备、计算机软件等。而软件系统是指竞争情报的收集、整理、分析、研究及提供利用等整个过程的工作系统。专业操作人员则是指负责系统建设、维护和更新的专业人员，是药学竞争情报系统最主要的组成部分(详见本节中的"三、药学竞争情报系统的构建")。

二、药学竞争情报的作用

对企业来说，竞争情报在技术、管理、市场和人才等方面发挥的作用是不可替代的，在把握企业外部环境和内部因素的基础上，利用各种信息资源帮助企业制定出符合社会发展客观要求的、符合企业发展需求的计划和措施，帮助企业发现潜在的机会和威胁，提高企业的经营绩效和生存机会。在当今商品经济大潮中，市场风云变幻，商战激烈无情，谁拥有最大含量、最高价值的商业情报，谁就能掌握市场主动权，谁就意味着能攫取最大的商业利润。竞争情报在医药市场上发挥着巨大作用。

（一）我国医药企业药学竞争情报的概况

医药产业是一个特殊的产业，也是一个全球化的产业，所以一个药品上市就将直接进入国际大环境的残酷竞争中，要想在这种环境中生存发展，占领行业的制高点，竞争情报工作是从中获取优势的关键。世界许多著名的医药企业都设有竞争情报系统，如默克公司、葛兰素卫康公司和阿斯特拉公司等。

竞争情报是在 20 世纪 80 年代引入我国的，最初也只是情报界人士的一些理论探讨。随着我国经济的快速发展，各行各业之间的竞争日益激烈，与此同时，竞争情报的运用也得到了长足的发展。对于医药企业来说，由刚开始建立情报工作的三九医药、成都地奥、上海罗氏制药、西安杨森等 10 余家企业发展到现在，很多成熟的药企都以多种形式设立自己的情报机构和培养情报人员，但是在企业管理过程、研发过程、生产过程和销售过程真正能把竞争情报运用好的企业不算太多，导致很多企业在现代激烈的市场竞争处在下风，制约了企业的发展。

（二）我国医药企业药学竞争情报存在的主要问题

1. 市场竞争机制不健全　我国的经济体制改革时间较短，很多制药企业，特别是一些老字号的制药企业受传统的计划经济影响较深，不适应在市场经济体制下的运作，接受不了新理念和新技术，创新能力普遍不强，竞争意识普遍淡漠，再加上不够完善的外部竞争机制和环境，造成行业间竞争欠公平，竞争秩序也欠合理的现象，因而竞争情报在企业发展中没有起到应有的作用。

2. 外部信息环境不完善

（1）政府对医药企业竞争情报工作重视不够：当今，许多发达国家的政府对竞争情报工作都给予了高度重视，纷纷加大对竞争情报工作的投入和对竞争情报发展的宏观调控力度。竞争情报进入我国的时间较短，再加上我国医药科技发展的时间不长，所以我国政府对医药科技情报研究的投入极为有限，致使我国医药信息机构总体服务水平低下，很大程度上制约了我国医药企业竞争情报的发展。

（2）医药信息加工水平低下：我国医药信息市场存在着大量一般的、无用的信息，而对医药企业发展具有决策价值的专业性强的信息却很少。这一方面是由于我国医药行政部门所公布的信息过于粗略，对企业决策而言其可利用的价值非常有限；另一方面，是由于我国医药信息分析的高层次人才数量不足，造成服务机构对信息加工分析的总体水平比较低下，仍停留在对公开发表的信息进行分类、汇编的层次上，而对信息进行创造性的、高智能的分析处理却较少，信息内容时效性较差。

（3）可用医药信息源少：数据信息库是以数据积累、数据分析和互联网为三要素的一个综合信息源，在国外医药数据信息库已得到了很好的开发和利用，为消费者和企业收集全面的、时效性强、可靠的信息提供了便利。而我国的医药数据库建设落后，表现在：一是我国自建的医药数据库非常有限，且内容多为医药论文文献数据库，关于医药企业、产品、市场情报的医药商情数据库甚少，这种情况限制了我国医药企业对医药竞争情报的获取。二是网络医药信息利用有限。虽然国内的大型医药企业也均建立了自己的网站，但其应用仅仅局限于宣传企业形象、进行在线沟通等，没有把网络应用于竞争情报工作，因此限制了我国医药企业竞争情报的发展。

3. 内部信息交流机制不通畅

（1）决策层对竞争情报不够重视：我国不少医药企业是从传统的计划经济体制转变到市场经济体制下的，这些企业领导多多少少都带有保守固化的思想，所以对竞争情报这一市场竞争的产物缺乏正确的认识和应有的重视，甚至有的不知道竞争情报为何物，有的片面地认为情报工作就是文献资料管理工作，没有充分认识到情报具有辅助决策和提供危机预警的功能，因而对其不理解不重视，造成在人力、物力和经费方面都投入不足，延缓了企业改革创新之路，同时也严重制约了我国医药企业竞争情报的发展。

（2）员工的情报意识薄弱：由于我国不少医药企业的领导对情报和信息工作（不理解）不重视，所以形成不了全企业的情报意识，形成不了人人重视情报的企业文化，因此企业员工对情报认识度相当底下，参与搜集和提供信息的积极性普遍较低，降低了企业的竞争力和员工的凝聚力。

（3）情报人员素质比较低：企业中需求的情报人员与其他员工不一样，企业的情报人员应该是懂专业、懂行情和懂社交的复合性人才，而在我国大多数医药企业中缺乏这种专业复合性人才，其所谓的情报机构都是由一些总体素质不高、知识结构不合理、情报意识不足的人员组成，从而影响了企业竞争情报工作的效果，让企业失去应有的优势和市场竞争力。

（4）内部信息交流机制不健全：我国多数医药企业尚未建立起信息管理制度，企业内部的信息传递基本上处于无序状态，不同部门之间横向信息交流不足，信息资源不能共享，形成了一个一个的"信息孤岛"，制约了医药企业竞争情报的发展。

（三）药学竞争情报对医药企业的作用

竞争是现代市场经济的本质体现，市场经济条件下企业竞争日益激烈，企业信息化已成为企业实力与地位的重要标志和象征，竞争情报是企业信息化的的前提条件之一。目前，我国制药产业的整体实力还相当薄弱，科技创新能力不够，在一些疾病治疗上还依赖进口药品，如随着抑郁症患者的增多，我国抗抑郁药市场逐渐扩容，根据统计数据，2015 年我国抗抑郁症药品市场规模为 56.74 亿元，但排名前十位的品牌中，只有华海药业和康弘药业两家本土企业。我国人口众多，是一个用药大国，如果不把本土制药企业的实力提高，将会面临一个很被动的局面。制药企业要在庞大的竞争上赢得优势，就必须清楚认识到竞争情报在企业发展中的指导作用。竞争情报是贯穿于企业决策、新药研发、销售的全过程，它以企业的利益为出发点，跟踪产品市场的变化，把握行业结构的改变，分析现有和潜在竞争对手的能力及动向，提供知己知彼的情报服务，只有依靠竞争情报才能不断更新企业面貌，提高企业经济效益，增强企业竞争能力，才能更好地满足社会的需求，适应社会经济的发展和激烈竞争的要求。竞争情报对医药企业的作用主要体现在以下几个方面。

1. 在开拓医药市场和开发新产品中发挥先导作用　医药企业的发展有两个基本条件：一是新产品，二是市场。无论是开发新药还是开拓市场，市场调查是基础和先导。市场调查先要调查市场缺什么药，医生和患者最需要哪种特效药来预防或治疗某种疾患。另外，这种药的国内外研究进展，竞争药品的销售、使用信息，该种疾患的患病率及目标市场容量等信息，对于开发新药及市场是很有价值的。因此新药开发和市场拓展必须是以市场情报调研为依据的竞争情报为先导。例如，糖尿病是一种由于胰岛素分泌缺陷或胰岛素作用障碍所致的以高血糖为特征的代谢性疾病，随着生活水平的提高，它已成为影响我国人民生活质量的主要病种之一，而且发病人群也越来越趋于年轻化，最值得注意的是"儿童糖尿病"的发病率更是逐年增高。目前糖尿病的治疗还是以西医西药为主，西药在治疗过程中往往达不到效果，而给人体带来不可逆反的伤害，所以市场急需一种疗效好、副作用小的药品。贵州某一药企看中了这一市场，利用贵州天然的地理优势和丰富的民族医药优势，长期以来致力于对糖尿病药方的研究，取得了不错的效果，该企业负责人说："不久的将来，会有一种高效低副作用的产品上市，为广大糖尿病带去真正的福音。"

2. 帮助延长药品生命周期　使企业取得较大经济效益的一般药品的生命周期为导入期、成长期、成熟期和衰退期。目前西方发达国家开发一个新药平均需要 10 ～ 12 年，耗费资金约 2.3 亿美元，为了获得良好的投资回报，一方面要扩大药品销售量，另一方面要延长药品的生命周期，即延长药品的畅销时间。例如青霉素从 20 世纪 40 年代投产到现在，市场需求一直兴旺不衰，到现在仍是我国紧俏的抗感染首选药物，它的成长期和成熟期都很长，从而取得很好的经济效益。如西安杨森公司为了扩大其拳头产品"皿治林"——一种抗过敏类药物的销售和延长其生命周期，面对"曲尼司特""克敏能""开瑞坦"等同类新药的强有力竞争，在向医生和药房促销时利用其搜集的"皿治林"在国内外患者中作用的信息，强调"皿治林"是目前全球销售量最大的抗组胺药来说服医生增加"皿治林"的处方量。老药新用的竞争情报使其生产销售"濒死回生"的一个典型例子是阿司匹林。阿司匹林是临床常用的古老的解热镇痛药，1960 年美国年产量达 1500 吨，后于 1988 年取消其作为基本药物。但近十几年通过临床和实验研究，阿司匹林的理论和使用有了极大的提高和发展，用途甚广，身价倍增。

3. 有助于科学决策　科学决策的过程实际上是各方面竞争情报搜集、分析、综合和利用的过程，如果情报不灵，营销计划就会变得盲目，失去对计划的控制，导致竞争失利或失败，可见竞争情报尤为重要。准确灵敏的药品临床使用情报，能使医药企业及时发现问题，适时调整营销策略和手段。例如通过对医院门诊病例的调查发现，在我国的南方和北方患过敏性鼻炎的高峰时间有显著差别。在长江以北地区患过敏性鼻炎的高峰期是 3 ～ 5 月份，长江以南地区的高发期是 8 ～ 10 月份，西安杨森公司根据这一信息，有的放矢地制定相应促销时间安排，收到良好的促销效果。

三、药学竞争情报系统的构建

（一）竞争情报系统的概念

竞争情报系统（Competitive Intelligence System，CIS）是指在市场竞争环境中企业为保持和增加利润，围绕企业的经营战略目标，对反映企业内部和外部竞争环境要素、事件的状态或变化的数据、信息进行收集、存储、处理和分析，并以适当的形式将分析结果（即情报）发布给战略管理人员的计算机信息系统。中国竞争情报研究会名誉理事长包昌火研究员解释说："竞争情报系统是以人的智能为主导，信息网络为手段，增强企业竞争力为目标的人机结合的竞争战略决策支持和咨询系统。"竞争情报系统可为企业取得竞争优势提供强有力的信息支持和情报保障，我们可以把它看作企业领导集团决策的"总参部"和"智囊团"。竞争情报分析研究是企业经营战略目标确立与实施产生调整作用的信息系统。

（二）构建药学竞争情报系统的必要性

医药行业作为高技术产业，其市场竞争日益激烈。而且，企业规模越大，为企业作具有持久影响的战略决策所需要考虑的方面就越多，决策所需的信息量也就越大，决策难度相应也就增大。为此，医药企业必须建立一个竞争情报系统，对大量信息进行处理分析，并向决策者提供决策依据，同时使企业的竞争情报工作能够适应办公自动化、信息化；事物处理自动化、信息化；设计生产过程自动化、信息化。因此，建立竞争情报系统对于医药行业更好地参与市场竞争有着十分重要的意义。

NOTE

（三）药学竞争情报系统的组成

药学竞争情报系统从网络组织结构上可由组织网络、人际网络和信息网络三大网络组成，组织网络是企业的框架体系，是竞争情报系统的组织保障和基础。人际网络指的是竞争情报人员通过个人交往和联系拓展企业的竞争情报来源渠道。信息网络是使得原始的情报资源最终加工成为企业竞争情报的信息资源传播并增值的重要网络，它的核心部分由竞争情报收集子系统、竞争情报分析子系统、竞争情报服务子系统几部分组成，同时，这三种网络之间也有着非常密切的联系。从条件配置上一般由硬件系统、软件系统和专业操作人员组成。硬件系统是指连接各职能部门和下属企业的计算机网络系统及相应的信息处理设备、计算机软件等。而软件系统是指竞争情报的收集、整理、分析、研究及提供利用等整个过程的工作系统。专业操作人员则是指负责系统建设、维护和更新的专业人员，是药学竞争情报系统最主要的组成部分。

建立竞争情报系统应该包括以下几个步骤：

1. 建设一个良好的手工系统，包括结构设置和人员配备。

2. 建设行业系统的网络，包括网络结构和功能说明等。

3. 建立一个相对完善的系统，包括竞争情报系统的模型建立、运作程序的规划，以及相应模型的建立、评价指标体系的建立，对信息搜集、加工整理及分析研究的规范化制度建设等，即竞争情报收集、竞争情报分析和竞争情报服务三个子系统。

第二节　药学竞争情报的获取

搜集竞争对手的相关情报，分为总体情报和具体情报。前者包括竞争者的数量、地区、市场分布、生产规模、可供产品总量及满足市场需求的程度等；后者包括生产经营计划、竞争战略、营销计划、资本实力、技术装备水平、目标与政策、产品与服务质量、产品定价、促销战略、成本数据、销售统计、研究开发、产品设计、生产工艺、专利与商标、企业规模、市场占有率、供给来源、市场客户、销售渠道、人力资源、组织结构、市场形象、扩展计划、新产品开发动向、内部管理制度等。

一、药学竞争情报的获取范围

医药行业的竞争情报的范围主要包括以下三个方面内容。

1. 医药公司信息　医药公司信息是了解竞争对手公司概况，判断公司的信誉度和分析其实力的重要信息源。包括医药企业的组织机构、发展规划、年度报表；新产品的开发信息及科技新成果；企业产品的性能、外观、技术指标和销售渠道等；联系方式、联系人等；以及其他相关链接。

2. 药品市场信息　药品市场信息是掌握当前医药市场行情，调整生产经营方向，开辟市场的信息保证。包括医药产品供应商、价格、同类产品规格、性能与特点的比较，全国医药商品分类购进、销售、库存情况、人均消费统计；全国医院住院病人前十位疾病构成及排序；药品市场的展望及其发展态势；新医药产品及其市场预测与投放市场、开辟新市场的可行性分析和行情调研等。

3. 医药环境信息 医药企业的生产经营活动必然受到社会环境的影响。目前许多医药政府部门通过网站发布行业发展总体规划、行业法规等。如国家卫生和计划生育委员会、国家食品药品监督管理局等。其主要内容包括：政府公告的发布；医药行业的发展目标；近期医药行业新闻等。该类信息对医药企业确定经营方向、制订生产计划等有较大影响。

二、药学竞争情报的获取方法

竞争情报搜集信息的方向很明确，就是为本单位发展服务，有关本单位发展环境的信息都在其中，但侧重竞争对手的信息。在搜集信息工作中，必须坚持获取竞争情报的合法性，反对不正当的商业秘密窃取活动。目前，获取药学竞争情报的方法主要有以下几种。

(一) 利用公开资料

要善于从公开资料中发现线索，在极其细微的信号中找到有用信息。"情报的95%来自公开资料，4%来自半公开资料，仅1%或更少来自机密资料"。理论上是这么说，但在我国要从公开信息源获取情报还是很有限的。既然竞争情报是以分析公开资料为主要基础的情报，因此信息搜集工作人员要有善于在公开资料中找到部分有用信息的能力。

1. 企业名录 企业名录中的信息如企业规模、产品、产量、销量、销售额等信息不仅有助于初步确定竞争对手，了解其产品的一般情况，还可以借助统计年鉴等其他资料加工出所需的新信息，如产品的市场占有率、市场覆盖率、市场销售增长率、市场扩大率、竞争产品分布、竞争结构、同类企业实力比较等。

2. 产品样本和产品说明书 产品样本是对定型产品的型号、技术规格、原理性能、技术参数所作的具体介绍，也附有结构图和照片；产品说明书的内容更详尽，往往还列出产品的工作原理、用途、效率、结构特点、操作规程及使用、保养和维修方法等。产品说明书和单项产品样本直观性强、数据多，是从事计划、开发、销售、外贸专业人员了解产品、掌握市场情况的重要信息源。

产品样本文献的特征体现在3个方面：①可靠性较强；②产品样本的产品和技术信息较完整；③及时性及相对新颖性。通过产品样本汇编，还可以知道产品生产厂家的情况，该产品与同类产品相比的优缺点，从而推测该企业的技术实力、产品开发能力和水平、销售状况等。

3. 报纸和剪报 尤其是行业报纸、经济信息类报纸和地方性报纸，是了解行业竞争态势的重要窗口。刊登有上市公司股票交易简况、上市公司年度报告、工业企业规模/实力排序（有关"50强"或"百强"销售额或营业收入的排序）、竞争产品名单（按类排列的、市场占有率较高的"名牌产品"）；专家对某行业或产品竞争状况的分析，如价格战、商战的报道是许多报纸的热点，通过"点评""现象透视""热点追踪""访谈"等专栏分析文章可以了解许多极有用的竞争性信息。

4. 专利文献 专利文献特点：第一，详尽；第二，内容广泛；第三，专利说明书既是技术文件又是法律文件。在传递竞争信息方面发挥几个重要作用：①专利文献是新产品开发的重要信息源；②专利文献还是市场竞争的重要手段；③监视竞争对手的专利申请活动，目的是阻止对手专利申请成功，或抢先于对手申请同类专利；④专利权的保护；⑤专利情报作为"预警"系统。

5. 上市公司年报 上市公司的年度报告是极为有用的竞争情报信息源，几乎囊括了所有作为商业秘密的工业普查资料上的企业财务信息——营业收入、净利润、总资产、股东权益、每股收益、每股净资产、股东户数、持股数、名列前几名的股东情况、股本变化及股本结构、资金运用、会计政策、原材料、投资、负债、债券、库存等，以及客户情况、内部管理、人事等信息，不仅有数量指标，还有质量指标供分析时参考。

（二）利用电子信息源

1. 数据库　数据库(database)是按照数据结构来组织、存储和管理数据的仓库，它产生于20世纪50年代，随着信息技术和市场的发展，特别是20世纪90年代以后，数据管理不再仅仅是存储和管理数据，而转变成用户所需要的各种数据管理的方式。它可以提供更多的检索入口，情报人员可以用任何一个反映竞争对手特征的有检索意义的词作为检索入口；可以通过把多个字段结合起来检索出一系列满足特定需要的公司；数据库更新速度快。联机数据已达到按小时更新的程度，且更新量大。数据库的储存容量大，检索效率高。一个有经验的情报人员一次为时4小时的联机数据库检索，相当于他花4个星期在图书馆里查到的信息。

我国的医药数据库大致分为以下几类。

（1）政策法规信息类：如医药政策法规数据库和中药政策法规数据库。

（2）产品研发、注册、生产等信息类：如国产药品品种数据库（含新药及仿制药）、全国药品生产企业数据库和进口药品品种数据库等。

（3）医药市场信息类：如全国药品经营企业数据库、医药市场研究与分析数据库和全国药品价格数据库。

（4）知识产权类信息类：如中国药品专利文献数据库、药品行政保护数据库和中药保护品种数据库。

（5）医药文献信息类：中国药学文摘数据库、万方数据库和中国知网等。

2. 企业网站　由于互联网发布信息容易，许多公司在网上公布大量信息，因此，竞争情报工作常从监测竞争对手的网页开始。通过监测对手的网页，可了解其产品种类的增减；查询其新闻发布内容，可知道他们是否在进行新的促销活动，是否得到了新的顾客或新的联盟；点击"招聘专栏"，可以了解正在招聘什么人。定期监测有时可得到意外的收获。当然，网上的东西很多是没有用的，不能指望点击一下就能得到所需的一切。许多信息是暗示性的和零散的，但经分析后可能很有意义。

美国印第安纳大学图书与信息科学系在1994年对企业界在竞争情报工作中应用Internet的现状做了调查，发现企业利用如下Internet功能：①传统竞争情报活动；②营销、客户联系、发展客户；③节省时间；④非正式技术诀窍的交易；⑤信息提供；⑥获取免费软件。其中第一项主要包括通过网络快捷、方便而且廉价地获取各种信息，尤其是同行新产品的发布、用户对本公司和竞争者产品的任何评论意见，从网络上下载外部企业的成就业绩，作为自己的内部发展目标，即所谓"定标比超"（Benchmarking）信息。

3. 从网上讨论获得信息　可以从电子邮件、新闻服务和一些查询工具进入各种讨论小组，从而获得一些有价值的情报。Internet上的电子论坛一般是专题讨论，相当一部分电子论坛为公司所有，主题围绕其产品和服务，利用它就可以对行业内产品及服务进行讨论，了解供应商、销售商及消费者对产品的反映，获得竞争对手对本企业产品的评价，还可以了解参加讨论的人的情况，利用网上工具获取作者信息，建立资料库，必要时长期联系，跟踪获得有用情报。

（三）利用本企业内部的竞争情报源

大量竞争情报，也许多达所需信息的 80% 来自本企业中。企业是由一些年龄结构、专业知识、实践经验、业务能力和社会关系都不尽相同的人员组成，他们会在生活工作中有意或无意地通过各种渠道掌握一些对企业发展有用的信息，这些信息能有效地、及时地在企业内部传播，将会给企业带来不少意外的收获，因为信息的价值就存在于与其他信息的联系和相互流通中。一个信息被两个人拥有就能产生两个信息源，而且信息源还会成倍数的递升增长，一个信息只被一个人拥有就只能产生一个信息源，假如这个人不懂得这个信息源的价值，那么这个信息源的生命也就结束了，即使懂得其价值而不能充分地向其他人散布，就不能使这个信息源的价值极大化。

实际上，信息在企业内部两个不同类别个体之间的传递是很少的，如清洁工和质保经理之间的交流不会太多，能够认识信息的重要性并进行主动相互传递的可能性几乎是零，就算两个分工不同的高级主管之间进行信息交流的可能性也是很小的，如市场经理和人事经理。每个企业的成长过程都是信息自然积累的一个过程，创造一种鼓励识别和传播有用信息的氛围，让每个员工去考虑他们所知道的信息的价值，然后自觉地将信息进行传播，同时采取一种有效的方法，最好是建立一个平台，里面流动着每个人所知道的一切信息，任何问题都可以通过这个平台找到最佳答案，这个平台的重点不在于收集而在于对信息的保留和传播，让每一条信息能及时准确地传达到需要它的人手中。总之，单个信息的价值只有在特定的环境下与其他信息联系在一起才能体现，某些不起眼的信息被某个了解情况并有权行动的人掌握时才会具有价值。

1. 公司内部的信息源 公司不论大小，都有可供利用的信息源。大公司，有大批训练有素的专家成天泡在市场里。这些专家包括科学家、销售人员、采购经理等，他们大都拥有有关竞争对手的资料。公司内部常常有情报人员所需要的资料，在某人的档案柜里、办公桌抽屉里、电脑里。有关人员为了完成自己的工作，长期以来一直在搜集这些信息，但这些信息只供少数人使用。同时员工的专业知识、实战经验、业务往来和社会关系本身就是宝贵的信息源。

2. 未联网的计算机数据库资料 连续系统地把那些零散分布在人们抽屉里、档案柜里和头脑里的信息搜集起来，汇集到决策部门，关键在于建立一套信息交流机制。所谓交流机制，就是企业员工自愿连续地提供信息的制度，它包括鼓励提供信息的激励制度、信息反馈制度、必要的通信设施和具体的实施办法。如设计专门的咨询表、电话定期采访名单、"谁认识谁"名单、信息矩阵表。这些被称为网络技术的方法是汇集企业内部竞争情报的基本途径。

3. 搜集本公司内部信息的其他方法 主要包括：①建立内部专家库，搜集专家的特长、语言技巧、背景、曾工作过的项目；②午餐地点是人们交换信息的最佳地点；③布告板：将竞争对手的产品预告消息贴在人们往来频繁的地方；④在公司的各种简报、杂志上留出一些地方刊登竞争对手的新闻，并请其他人提供相关信息；⑤会议：让参加有关会议的人提供信息和进行讨论，等等。

（四）人际关系网（第三方）信息源

没有一个企业是在真空中经营的，它必然要同许多组织和个人打交道。第三方，指与本企业和竞争对手都发生联系的个人和机构的总称，包括用户、律师、经纪人、注册会计师、股评家、市场调查机构、银行、广告公司、咨询机构、经销商、供应商、行业主管部门、行业协

NOTE

会、宣传媒体、消费者组织、质量检验部门、储运部门等。

据对一些中小企业经理的调查，大部分重要的情报来源于交谈、询问、采访等人际关系。询问是最直接的方法。对象包括客户、供应商、对手的现雇员和前雇员，甚至是竞争对手。

1. 询问关键客户　许多公司的客户既买本公司的产品也买竞争对手的产品，这些客户直接关系到公司的销售业绩。因为他们是同行的争夺对象，他们对同行展示的新产品非常了解，是公司的重要信息源。有时客户愿意如实告诉你竞争对手的产品、服务及定价，是因为这有利于他处于更好的砍价地位。向客户了解情况的另一有效方法是密切参与客户的活动从而获取有价值的信息。

2. 询问供应商　可以提供的信息包括对手的生产产量或生产计划安排，供应商向对手供货的数量（间接推算其产量，根据供应商的生产效率和能力及本公司的需求数量，间接推算竞争对手的需求量和生产规模）。

3. 询问竞争对手　打电话或索要其销售宣传资料；把自己的名称登入邮寄品名单中，以便定期得到销售手册和直接邮寄的东西来监测竞争对手。

4. 聘请顾问　聘请管理顾问和设计顾问。

5. 询问前雇员　利用招聘会询问竞争对手的前雇员或为对手工作过的求职大学生。

6. 参加学术交流　派工程师参加竞争对手的学术会议可以从交谈中听出弦外之音，分析出新产品开发情况和总体战略定位。

总之，向第三方了解所需信息应解决这样几个问题：①找谁了解？②采用什么方式（查阅资料、个人访谈、电话访谈、邮寄问卷）？③应该问什么问题？④怎样才能分辨哪些信息是确凿的事实，哪些是传闻？⑤最好先确定容易接近的个人或单位，容易接近的这些人或单位应是掌握大量情况，或者能够提供有用线索的。

作为第三方的各种机构在提供所需信息时，各有其优势和缺陷，通过第三方了解竞争对手须谨慎。作为用户，许多竞争对手同第三方签有不泄露商业秘密的协议，在搜集信息时应尽量避免侵权问题。有的行业制定了职业道德，如注册会计师、律师、市场调查员，不能擅自泄露客户的经营或技术信息，不得违反与客户事先订立的保密协议。而他们一般是会遵守职业道德的。因此，要事先了解有关规定，区分不同的对象，采取不同的措施，讲究信息调研技巧，在法律许可的范围内获取信息。

（五）会议信息的搜集

各种经济类会议已成为企业搜集市场信息的主要来源之一。例如技术交流会、产品鉴定会、专题讨论会、展览会和展销会、技术贸易会、招标会、信息发布会、洽谈会、科技集市、各类交易会等。

会议除了可以得到论文、产品说明书、产品目录这类文献外，还有各展台的文字图片介绍、参考价值较高的科技或市场信息手册，有在技术招标、咨询服务和人才交流活动中产生的大量文件及更多的洽谈、经验交流、录音录像等非文字信息。这种产品密集、商家密集、同行密集的场合是获取技术信息、市场信息和人才信息的最好机会。

三、国内外药学竞争情报的获取途径

为了促进医药企业的发展，获取竞争情报在目标上要有针对性，在内容上要有时效性，在方式上要有规范性。目前，国内外药学竞争情报的获取主要有以下途径。

1. 医药企业公开发行的资料 包括：①一些公司或厂商自编发行企业的介绍：这些资料一般向外介绍本企业的地址、负责人的姓名、电话、传真、E-mail、企业史、规模、主要机构、设备状况、技术力量、主要产品（或商品）及种类、职工人数、创利数额、自己的目标市场等有关显示自己实力的数据及发展目标、发展方向等战略性信息。这些资料还具有包含很多情报价值的图片和图谱。②企业发行的报刊：很多大企业均办有本企业报刊，这种报刊常刊登企业负责人讲话，年度或季度的工作总结、工作规划及企业内的一些重要数据。

2. 公开发行的科技期刊 公开发行的科技期刊和各种报刊资料科技期刊，以及可以提供国内外有关项目的有用研究数据。各种报刊资料报道范围则十分广泛，通过报刊资料可以了解国家经济发展规划、方针政策、法律法令、国家重点企业有关报道、重点项目的实施情况、商品广告、招标广告、新产品介绍、某行业市场动向、人物事迹、发明创造的人和事等许多有用信息。20 世纪 60 年代，日本人研究中国大庆的情报，胜了英国、美国和德国，设计出了正合中国人胃口的石油开采设备，赚走大笔中国人的钱，靠的就是持续几年跟踪分析和研究《人民日报》上的政府工作报告、大庆人英雄事迹、王进喜的工作照片等。

3. 广播电视途径 当今世界，广播电视是宣传各种信息的主要媒体，与各种报刊一样具有极其丰富的信息内容，而且还具有速度快、感觉生动等特点。

4. 市场信息 市场是企业外部环境的主要组成部分。通过市场，企业可以直接得到市场行情。比如，药品企业通过医药市场调查，可以了解同类药品的价格、规格、厂址、商标、性能与特点、药品供求情况、消费者倾向、上市渠道、假药品等。了解这些情况，就能够及时调整企业生产经营策略。

5. 企业外部竞争环境情报 熟悉外部竞争环境是企业竞争中能够取胜的重要条件，甚至为关键性因素。企业外部环境除了市场还有许多关键性的人文因素。比如，专利法、知识产权法、科学技术进步法、企业反不正当竞争法、商标法、工商税务法、经济合同法、技术合同法、企业法与合资企业法、各种国际和国家标准、反倾销法、各种涉外经济和技术贸易法律，以及各国的经济政策、国际公约、国际惯例、各种国家与国际的有关新规定、海关法等，都是在企业的竞争中首先要考虑的问题。另外，还有地理、文化、民族、经济水平等相关情况。这是一个十分复杂而深奥的知识领域，也是不断发生变化的情报领域，因此，如果及时、广泛、深刻地掌握和灵活运用这些领域的知识，便可以为企业的竞争铺平道路，并能为企业创出不可估量的经济效益。否则，企业将可能在竞争中一败涂地。

6. 合法获取商业秘密 通常有两种形式：①获取商业秘密权人由于疏忽，在未声明保密的情况下泄露出的商业秘密。②在第一种情况下泄露的商业秘密传播中，作为第三人可以获取利用。

7. 利用未经保密的废物获取竞争情报 这是一个很受重视的途径。如对工业垃圾、文字资料垃圾等进行分析研究。如广州一民营公司雇用了福建南安青年农民赵某拾捡其竞争对手未采取保密措施的工业垃圾，获得了 300 份有用资料，从而获取了竞争中的优势。

8. 反求工程（也称逆向工程） 是通过拆迁、检查、化验竞争对手的产品获取其材料、成本、工艺等经济技术信息的方法，是获取竞争情报的主要方法之一。美国科罗拉多州一能源公司刚公布一项专利产品——减速器，很快就收到 50 份订单，该公司调查后发现，其中半数以上是竞争对手。国际上，通过反求工程获取情报一般是合法的。

9. 充分利用社会活动 比如，出国考察、参加博览会、参观展览会或展销会及参加经验交流会、学术会议、报告会、产品鉴定会、各种谈判，以及参观访问取经等。

10. 人才流动或雇员"跳槽" 这是导致商业秘密流失的重要渠道，是一个重要的竞争情报源。但是，这里有合法与非合法之分，应引起注意，至少要考虑两个方面：第一，跳槽者带来的信息是否属于原单位的商业秘密；第二，该商业秘密归谁所有。在认定这一事实的问题上，法院有时也并不容易。技术秘密是一种无形资产，可用某种载体来显示，也可以记在头脑中。有的"跳槽"者带来的信息或知识，尽管是在原单位供职期间获得的，但离开时已成为他自己的技能，如果原单位无偿地独占这种知识，"跳槽"者带来的知识和技能就不构成侵权。

11. 专利情报 据联合国权威部门统计，有90%～95%的新技术只在专利文献中报道，因此，利用专利文献引进最新技术是提高企业竞争力的十分重要的途径。

12. Internet 途径 先进的计算机技术和网络技术的应用为企业获取竞争情报提供了新的支持系统。比如，目前在 Internet 上的作为药业竞争情报源的数据库有：① DIALOG 系统中的药品新闻索引（Pharmaceutical News Index）；国际药品文摘（International Pharmaceutical Abstract）；药品与医学信息全文库（Nartindale Online）；美国药品与医疗保健设备管理法规全文库（DIOGENES）；世界医药保健产业新闻全文库（F–D–CREPORTS）；医疗卫生设备供应源指南（Health Device Sourcebook）；世界医疗卫生设备用品指南（Health Device Alerts）；美国药品信息全文库（Drug Information Fulhext）；国际药品指南（De Haens Drugs Data）；② BRS 系统中有康复产品数据库（ABLE）；美国医药与医疗设备公司财务与经营信息（DSHL）；③ ORBIT 系统中有化工产品市场信息（Chermquest）、药物标准（SDF）；④ Data–Star 系统（瑞士）中有药品开发信息库（PHAR. PADI Pharmaprojects），世界医药、医疗设备与兽医药公司及管理与学术机构名录（PHCO pharmacontacts）；医药与保健行业新闻（PHIN，PHID，PHIC pharmaceutical & Heahhcare Industry News）；⑤美、德、日（STN）的化学产品及厂商名录（ESCHEM），化学产品公司名录（CSCORP），化工设备公司名录（DE- QUIP），德国专利（PATDPA），医药学专利文摘（PHARMPAT）。

在信息搜集过程中，一定要注意法律规定，如知识产权法中的《著作权法》《专利权法》《版权法》《商标权法》《商业秘密权法》；经济法中的《技术合同法》《反不正当竞争法》和民法中的《中华人民共和国民法通则》等。

总之，医药企业必须培育员工的竞争情报意识，引导员工树立竞争情报观念。要对每一个员工进行竞争情报重要性的教育，使每个人都了解竞争情报生存与发展的重要价值，并鼓励他们注意搜集市场竞争情报为本企业所用。

第三节　药学竞争情报的分析

竞争情报分析是企业竞争情报工作的核心，是把信息转化为情报，使信息智能化和增值的关键。药学竞争情报分析是医药企业管理的重要内容之一，是针对竞争环境、主要竞争对手、竞争策略和反竞争活动进行的定性或定量分析。

一、药学竞争情报分析内容

竞争情报分析的核心领域是竞争环境、竞争对手和企业自身的分析。竞争情报分析研究包含了宽广的范围及纷繁的内容，下面分别进行介绍。

（一）竞争环境分析

现代市场日益走向多元化与全球化，市场的影响因素变得越来越多，越来越复杂。企业要想在如此复杂与变动不定的环境中站稳脚跟，赢得主动，就必须全面准确地了解与本企业、本行业有关的环境信息。实际上，任何现代企业都知道要对环境进行监视，都清楚对环境进行监视的重要性。但是大多数企业根据环境的变化做出的反应仅仅是防守或应对。企业要想主动出击，进一步获得竞争优势，就必须能够预测环境动向，以便未雨绸缪，为未来的变化早做准备，这就需要依靠正确而有效的竞争环境分析。如市场上个人收入、消费水平、物价高低等方面会不会影响公司的销售？市场人口环境的变化和发展趋势会为公司带来什么样的机会和威胁？有哪些法律和法规会对公司营销战略和营销策略的执行造成影响？市场后勤服务的成本、仓储设备及前景如何？当前客户和潜在客户是谁？他们购买的理由、方式和习惯是怎样？等等。

（二）竞争对手分析

竞争对手分析的主要目的就是分析竞争对手的意图，了解每个竞争对手的战略和目标，评估其优势与劣势及竞争反应模式，从而制定出企业自身的竞争战略。竞争对手分析首先是识别企业现有的和潜在的竞争对手，然后再对确定的竞争对手进行信息搜集和分析，了解它们可能采取的战略行动的实质及成功的希望；预测各竞争对手对其他公司的战略行动倾向可能做出的反应及各竞争对手对可能发生的产业变迁和更广泛的环境变化可能做出的反应等。我国一些大型企业已开始重视利用企业竞争对手的跟踪分析，寻找与及时把握市场竞争中的制胜点。

（三）企业自身分析

企业自身分析主要是对企业整个生产经营活动过程中出现的问题进行分析，并且有目的地与已掌握的竞争对手的现状进行比较，找出企业运营的优势与劣势，从而对企业本身管理和运营提出新的战略方案，使企业始终处于一个问题及时监测、战略动态变化的状态之中，从而积极地应对来自企业内外部的各种环境变化。

二、药学竞争情报分析方法

竞争信息分析方法是以情报研究方法为基础发展起来的，目前企业竞争信息分析中所采用的为数众多的方法往往是借鉴或者融合了许多基本的情报研究方法。有人将其粗略归纳为直观型、间接型、规范型、统计型、数学型、财务型等6种基本类型。

（一）直观型分析方法

直观型分析方法大体上可分为三大类，即个人判断法、集体判断法和调研判断法。个人判断法包括相关推断法、平衡分析法和比例分析法等。集体判断法包括意见交换法、意见测验法、意见汇总法（或称为集合意见法）、专家意见法、头脑风暴法等。调研判断法包括市场试验法、展销调查法、意向调查法、案例分析法、综合归纳法、横向比较法、环境扫描法、环境属性判断法、环境因素优序图法、环境风险与机会描绘法、列表分析法和数据比较法等。其中列表分析法又包括评比量表、等级量表、固定总数量表、语义等级量表、Q 分类法、沙斯通量表、赖克梯量表和哥提曼量表等；数据比较法又包括各类数据汇总对比、同类数据分组对比、图示对比和描述对比等。

（二）间接型分析方法

间接型分析方法大体可分为四大类：历史类比法、指标分类法、系统分析法和前景分析法。历史类比法包括地区类推法、产品类推法、行业类推法和局部总体类推法。指标分类法包括经济指标法和领先指标法，领先指标法又包括平均值法、概率法、综合指标法、指标分组法、指标体系法、五种指标曲线法、棱锥形方法和扩散指数法等。

（三）规范型分析方法

规范型分析方法可以说是竞争信息分析方法中用得相对较多、比较重要的方法，主要包括形态分析法、图示法、关联树法、层次分析法、矩阵法、竞争对手分析模型、外部因素评价模型、大战略选择模型、行业分析模型、内部因素评价模型、内外因素决策模型、战略计划数量模型、战略地位和行动评价模型和优势（Strengths）– 弱点（Weaknesses）– 机会（Opportunities）– 威胁（Threats）模型，也叫 SWOT 分析法等。

这里主要介绍一下 SWOT 分析法：SWOT 分析法是竞争情报分析的基础和总纲。不管是对企业本身或是对竞争对手的分析，SWOT 分析法都能较客观地展现一种现实的竞争态势。

SWOT 的含意：SWOT 英文字母代表 Strength，Weakness，Opportunity，Threat。意思分别为：S，强项、优势；W，弱项、劣势；O，机会、机遇；T，威胁、对手。

SWOT 分析企业的优势、劣势、机会和威胁。从整体上看，SWOT 可以分为两部分：第一部分为 SW，主要用来分析内部条件；第二部分为 OT，主要用来分析外部条件。因此，SWOT 分析实际上是将企业内外部条件各方面内容进行综合和概括，进而分析组织的优劣势、面临的机会和威胁的一种方法。

SWOT 分析法是一种能够较客观而准确地分析和研究一个企业现实情况的方法。利用这种方法可以从中找出对自己有利的、值得发扬的因素，以及对自己不利的、如何去避开的东西，发现存在的问题，找出解决办法，并明确以后的发展方向。

（四）统计型分析方法

统计型分析方法主要包括判别分析、聚类分析、主成分分析、因子分析、方差分析、典型分析、动态分析、关联分析、多元统计分析、专利统计分析和交叉列联表分析等。

（五）数学型分析方法

数学型分析方法又可归为四大类，即时间序列类、因果关系类、结构关系模型类及灰色系统类。

（六）财务型分析方法

财务型分析方法主要用于分析财务信息，主要有损益表法、比率分析法、盈亏分析法、经济效益指标中和分析法和投资效益比较法。

综上所述，竞争信息分析的核心领域是对企业所面对的竞争环境、竞争对手及企业本身的分析。竞争信息分析研究方法是以情报研究方法为基础发展起来的，目前竞争信息分析研究方法不下 100 种，国际上常用的方法也有二三十种。这些方法均各有其特点、适用性和局限性。通常应根据分析研究内容的不同，选用某种或组合使用几种分析研究方法才能取得较好的效果。

三、解密获取药学竞争情报的途径

解密获取竞争情报是在法律允许的范围内，通过一定的情报分析和技术手段获取的情报。通过以下途径，基本上可以达到解密的效果。

（一）剖析解密法

剖析解密法是采用解剖和分解的方法对收集到的情报进行分析，从而获得保密情报。例如胡萝卜素具有抗癌、防癌作用，我国生产胡萝卜素的厂家越来越多，但各厂家生产的产品效果不尽相同，这是因为厂家在胡萝卜素中加了某些物质，而说明书上没有说明。其中河北一家厂家生产的胡萝卜素抗癌效果很明显，其他厂家按照它的剂量剂型生产仍然达不到它的效果。然而将河北厂家生产的胡萝卜素通过色谱分析，发现其中加了硒元素，再经过情报分析，硒为人体的微量元素，具有抗癌作用，这就破译了河北厂家的秘密。此外，一些医疗仪器，同类产品其功能和诊断效果不一样，通过按照说明书拆开剖析方法，再通过技术情报的分析，可获得设计方案，从而获取保密情报。

（二）反推解密法

反推解密法是建立在一定的科学理论基础上的一种方法。例如，某氏的"消溶肝胆结石片"是祖传秘方，其配方有黄连、吴萸、良姜、香附、焦术、枳实和牛胆浸膏等，通过患者服用后，发现其对胆红素形成的结石效果好，而对草酸钙、胆固醇结石效果不理想。但这种药消炎利胆，解痉缓痛效果比较好，患者使用后大便稀，并有轻度腹泻症状，根据这种症状可以推测，药物成分中有大黄、牛黄等成分。许多药品、治疗方法、诊断方法均可通过患者的临床表现和反应，利用有关技术资料分析，反证它的原理、机制、经验和技术。

（三）探测解密法

探测解密法是采用已知的方法去攻破未知的方法。如"X、Y小体分离术"是人工决定性别的一种方法，有人曾参加过"X、Y小体分离术"的课题研究工作，他们查到了世界上比较先进的X、Y小体的电离方法，这种方法的各种技术过程都谈得比较详细，唯独电解质中加的缓冲液没有论及。电解质的缓冲液很多，通过美国《化学文摘》，查到了各种缓冲液，然后经过技术筛选，将可能性比较大的缓冲液一个个试用，最终解决了X、Y小体电解分离的问题。探测性解密，一方面可采用技术筛选的方法，另一方面可以利用统计学上的演进法进行最佳方案的选择。

（四）模拟解密法

模拟解密也可称组合解密，例如，我国人工合成胰岛素的成功，是通过上百位专业技术和情报人员，查阅了大量的美国《化学文摘》，把先进的合成蛋白质支离破碎的技术，通过情报分析逐步组合在一起，再经过实验室模拟等艰苦努力完成的。模拟解密是医学科学获取竞争情报最常采用的方法，特别是随着分子系统时代的到来，分子生物学技术的竞争非常激烈，如重组技术、克隆技术、杂交技术等，在医药市场竞争中各显神通，并取得可观的经济和社会效益。

（五）其他解密法

如利用数学和数理统计方法解密，也是常用的方法。例如，多因素分析法、演进法、矩阵

NOTE

法。这些方法用于解除企业内部管理和运行机制的秘密很有帮助，由此可获取竞争优势，如价格优势、成本优势、技术优势、外观优势，从而在市场竞争中取得胜利。

第四节　药学竞争情报的应用

竞争情报与企业战略决策之间存在着密切联系。通过对企业"战略管理"基本概念的了解，就能体察到竞争情报应用于企业战略决策的重要意义。一般说来，战略管理过程包括"战略决策""战略实施""战略控制"3个连续相关的部分。可见，"战略决策"是"战略管理过程"的基础，而竞争情报对于企业的价值，主要也体现在其对于"战略决策"的强大支持作用上。所谓"知己知彼，百战不殆"，充分说明准确的情报信息无疑是企业成功的重要条件。当今社会，竞争环境变化越来越快，竞争对手的竞争手段也越来越高明，"信息时代"赋予了竞争情报在战略决策中的特殊意义。

一、药学竞争情报与决策

（一）竞争情报在战略决策中的作用

战略决策过程中，在初步有了企业当前的宗旨、目标和战略后，最重要的任务便是利用竞争情报分析企业的已有资源与外部环境，发现机会和威胁，识别优势和劣势。

1. 明确企业生存的外部环境　俗话说，"适者生存"，企业也必须和普通生物一样快速适应环境的变化和新的要求，需要根据外部环境的变化做出战略修正和调整，以保证在激烈竞争中的生存和发展。同时，由于环境的变化是一个永不间断的连续过程，这就要求你不断地对企业环境进行监测，利用竞争情报识别出环境变化给本企业带来的最关键的机会和最可能的威胁，适时而动。

2. 发现机会和威胁　外部环境的变化复杂而瞬息万变，对于每一个不同的企业而言，内涵都是不一样的。同样的事件，对有的企业来说是机遇，对有的企业却是威胁。但只要你根据企业战略的需要，剔除与本企业不相关的信息，有针对性地找出相关信息进行处理使之成为情报，便将环境变化的内涵充分发掘出来，明确识别出其对于本企业来说是"机会"还是"威胁"，使得战略思维更为清晰。

3. 理清企业已有资源　所谓"知己知彼，百战不殆"，"知己"的作用是绝不可忽视的，充分了解企业自身是做好企业战略决策的重要前提。所以，务必清楚了解本企业自身"实物资源""人力资源""财务资源""无形资产"等各方面的状况。实际上，这些因素都属于企业"内部环境"的范畴。

4. 识别优势和劣势　在了解了自身实力以后，就能认清本企业的优势与劣势。这有助于识别出哪些方面是本企业与众不同的能力，从而可以将有限的资源投入到自己最擅长的经营领域去，扬长避短，在竞争中更好地生存与发展。这些能力并不是单方面的，企业往往是通过多方面能力的综合才形成自身的相对优势。竞争中企业这种具有相对优势的能力被称为"核心竞争力"。

（二）竞争情报在战略实施中的影响

企业一旦做出了合适的战略，战略管理活动的重点就转移到战略实施阶段，正确的战略决策如果不能很好地贯彻执行，无异于纸上谈兵。相对于战略决策，战略实施的主要参与者不仅限于企业高层管理者，它所涉及的人员范围更广，工作、资金与时间的安排也更复杂。一个合适的战略决策，若不能很好地实施，会导致战略的失败；而一个很好的实施方案不仅能保证好的战略决策的成功，还可能挽救一个不太适宜的战略。

怎样实施战略才更可能成功？罗伯特·H·小沃特曼提出了"麦肯锡 7S 模型"（Mckinsey 7S Model），认为它主要包含了如下 7 个因素：即战略（Strategy）、结构（Structure）、体制（System）、风格（StyLe）、技术（Skill）、人员（Staff）、共同的价值观（Share value）。也就是说，企业仅具有明确的战略和深思熟虑的行动计划是远远不够的，因为企业还可能会在战略执行过程中失误。因此，战略只是其中的一个要素。

（三）竞争情报在战略实施中的作用

战略实施过程有 3 个基本要素：确定评价标准、评价工作成绩、反馈。

1.确定评价标准　不同企业由于战略的不同，评价标准也有差异。但对于大多数企业来说，通常要考虑：股息支付，每股平均收益，雇员的跳槽、旷工、迟到和不满，销售增长率，市场占有率，净利润额或增长率，销售利润率，投资收益率，股票价格等。

2.评价工作成绩　这是发现战略实施过程中是否存在问题和存在什么问题，以及为什么存在这些问题的重要阶段。它包括与自己的评价标准和竞争对手成绩的两方面的比较。对于竞争对手及同行业平均的绩效水平，可以从统计年鉴或行业协会所发表的季度或年度报告中获取。

3.反馈　对通过评价工作成绩所发现的问题，必须针对其产生原因采取纠正措施，这便是最后必要的反馈工作。

可见，战略实施过程的结果影响着战略管理过程的其他阶段。比如，如果某一战略经营单位或事业部的利润低于预期水平，则需要重新检查该单位的战略目标及战略；如果工作成绩欠佳是由于主管人员的不称职或玩忽职守，则必须撤换这些主管人员等。

二、药学竞争情报的利用

（一）案例分析

某药业集团有一种药，是一种外用药的原料药，这种药在 20 世纪 60 年代之前一直都是进口，当时国内企业并没有这种生产能力，因此对国内制药企业来说，这类药的生产可谓新兴行业。于是，该药业集团综合各方面的信息选择进入这个行业，研究出来了这种药，也就由该集团垄断了国内市场。

但到了 20 世纪 80 年代，随着改革开放，政策环境发生重大变化，各国大的药业公司纷纷进入我国市场。由于国外产品质量高、价格低，因此很快垄断了国内市场，该药业集团的这种药基本上停产。

该药业集团不甘心如此，又从国外引进了生产线和一些制药的工艺，但这方面的信息情报被对手得知，第二次生产出来 100 公斤这样的药投放市场的同一天，所有的外国公司的同类药同时降价，打压国内的产品。由于该药业集团的成本比较高，无法承受这样的市场竞争，最后被迫停产。

之后，该药业集团决定和外国公司的这种药竞争到底，他们通过做信息调查，寻找对策，终于在大西北发现一种野生植物，用这种植物作为原料开发出来新的中药，而这种药的成本，比跨国公司的药的成本低，而且纯度比国外公司的药纯度要高，这种药在投放到市场上之后，跨国公司承受不了，纷纷从市场撤退。

到 1998 年，该药业集团又开发了新的生产工艺，成本再次降低，最后，所有跨国公司全部退出中国市场。该药业集团在这种药的生产上重新垄断了国内市场，同时占领了国际市场，占领了东南亚市场的 50%。

这个事例凸现了无论在医药开发、生产，还是仓储、销售各个环节都应当时刻关注竞争情报的应用。

（二）产品开发计划分析

利用竞争情报进行产品开发计划分析，主要是为了保证新产品开发计划的顺利实施，对开发项目实现的可能性和预期的效果进行分析和评价。

1. 评价开发项目 评价开发项目可利用加法评分法进行，应通过竞争情报考虑以下几个因素：①目标市场是否明确：包括了解销售对象及其特点和对产品的要求、市场需求量和产品的生命周期等情况，如了解药物主治疾病的发病情况，发病率高，市场容量就大。目前，糖尿病、心脑血管病、老年痴呆症、老年骨质疏松、病毒性疾病和恶性肿瘤等都是发病率很高的疾病，这类药物市场前景较好。②产品有无竞争能力：包括产品的特点、有无独创性、是否难以模仿、有无竞争力和未来的竞争状态如何等情况。如与上市的同类产品比较，在疗效、毒副作用、剂型、包装和市场价格等方面是否更具优势。③开发是否可能成功：主要从开发药物本身的特性和企业所具备的专业人员、专业技术和仪器设备、投入经费等方面进行分析，如药物组方中是否有毒性药材、是否有国家的保护品种、是否涉及野生资源；企业是否具有药学工艺研究、质量标准及稳定性研究；药理毒理学研究和临床研究的条件，最重要的是企业是否有雄厚的资本。④生产和销售有无问题：企业是否具有大规模生产所需的技术和设备，是否有通过 GMP 认证的该类药品生产线；营销网络是否健全，渠道是否通畅。⑤其他因素：国家行政政策因素、知识产权因素等。

以产品竞争性分析为例，我们分析本企业产品在质量、外观、包装、商标、价格等方面是否优于与之竞争的相似产品，分析步骤如下：①选择并确定产品的评分项目。②规定各个项目的评分标准，并绘制评比表格。③尽可能吸收企业各部门的有关人员和中间商代表参加评比，确保评定更加客观。④同时将企业产品与竞争产品的评分填入表格并计算总分，再根据得分情况研究改进措施。

2. 实施计划 实施计划就是要以新产品开发计划为依据，利用竞争情报调查分析有关的组织机构和人员是否落实，进度安排是否合理，各部门能否顺利完成任务，继而研究具体的改进方案。这种及时的动态调整对于产品开发计划后续的执行效果来说是非常重要的。

一个好的开发计划需要一个好的开发团队的有力支持，当新产品开发在一个公司的重要性显得尤为突出的时候，可以考虑将企业的竞争情报中心设在研发部门或是由企业高层领导挂帅成立竞争情报委员会，及时了解产品开发工作对其他部门的配合要求，在人员配备、经费和政策上给予大力支持。在实施过程中，除了对外部相关因素进行关注外，更需要对企业内部的各种信息进行充分了解，分析出积极因素和消极因素，尽量避免非技术因素造成的效率损失。

NOTE

（三）产品开发过程分析

对新产品的开发过程进行竞争情报分析，有助于发现新产品开发管理中的问题所在，为今后更为科学地管理新产品开发提供依据。主要包括以下两点。

1. 新产品开发程序　即调查新产品开发的步骤和内容，分析开发程序是否合理，各阶段的工作内容是否完善，研究出符合本企业特点的新产品开发程序。一个好的新产品开发计划是否能取得好的效果，与开发过程的控制密切相关。若是通过竞争情报分析方法发现了开发程序存在低效率或是开发团队内部的不协调一致等情况，便需及时结合实际情况进行调整，抓住主要因素，充分考虑到相关因素的影响，以保证开发项目在正常的轨道上继续进行下去。

2. 新产品开发进度　在明确了新产品的开发程序后，便应该着重就以下三项内容进行分析。首先，有无完善的开发日程安排，各开发阶段的时间分配是否合理；其次，能否有效地按计划控制新产品开发的进度；第三，造成计划延期的原因和对新产品的不良影响。

新产品开发往往不是一帆风顺的，可能遭遇计划延期等意外情况。由于影响开发项目的因素很多，有一些是属于内部可控的，还有一些是外部不可控的，所以出现外部环境变化等情况时便很可能造成计划延期。

利用情报分析方法搞清楚计划延期原因非常重要，有时候是由于市场产品潮流的变化，有时候是因为内部可用资源的短缺，只有真正搞清楚其中的关键性影响因素，才能保持清醒的头脑，尽可能把握住新产品开发的大方向，才能对不良影响有准确的估计，切合实际地采取有效的应对措施。

（四）产品开发效果分析

对企业在新产品开发方面的成功经验和失败教训的总结也是竞争情报关注的重点，它能为今后改进新产品的开发工作提供借鉴。这方面的分析包括新产品开发成功率及老产品改进、新产品投资效果和技术储备情况等。

（五）产品生产过程分析

1. 做好试生产过程中的监测工作　试生产对新产品开发同样也是必要的。在大规模商业化生产之前，企业应充分发挥竞争情报的作用，不但利用专业人员对工艺设计进行检验，还要充分了解其他相关工作人员通过正式渠道及非正式渠道对实际效果进行的反馈，以便及早发现新问题、解决新问题，从而保证工艺过程的较高质量。

2. 选取适当的时机　在大多数情况下，企业进行工艺创新越早越好，如在以化学为基础的医药产业中，在早期实验室阶段就对工艺过程进行深入的研究，会加快工艺创新的进程。在这类产业中，工艺技术的基础已经是一门非常成熟的科学，实验室里的研究成果比较适用于实际生产工艺过程。

然而，在某些新兴产业却并非如此。如在生物技术领域，由于这门技术太新，实验室里的成果并不能代表将来制造过程的情况，因此在实验室阶段就进行工艺研究往往达不到缩短创新时间的目的。

所以，加快工艺创新的方式因学科和产业的不同而不同，企业应通过竞争情报研究清楚与工艺技术有关的一些限制因素，才能进行比较科学的决策，选准合适的时机。

（六）产品营销过程分析

随着改革开放的深入发展，我国市场经济取得了长足的进步，早已告别过去大部分商品供

NOTE

不应求的"卖方市场"时代，进入商品市场竞争激烈的"买方市场"时代。这促使广大企业在重视提高产品质量的同时，也日益重视运用"市场营销"这门管理科学的理论与方法，尊重市场规律，在市场竞争中发展与壮大。下面分别对宏观环境、竞争对手、供应商、营销中介、最终用户市场进行分析。

1. 市场宏观环境变化分析　在市场营销中，除了关注宏观环境的现状外，更应关注它的变化带来的影响。因为这些变动往往蕴含着新的商机，或是带来威胁。宏观环境的变化一般有两种：稳定的变化和突变。

稳定的环境变化，可以通过趋势外推法，通过历史趋势的直观图示，看出市场的演变与发展趋势，把握其发展方向。这是建立在通过竞争情报获取大量准确统计数据的基础上的。

突变带来的影响，则体现出竞争情报的快速反应优点。以 2003 年春季的 SARS 病毒的影响为例，虽然"非典"对餐饮等行业产生了巨大冲击，但它也给抗击非典相关的行业带来了商机。某些企业抓住非典"检测"这个环节，很快推出红外线快速检测体温仪，无疑在市场上获得巨大成功。而口罩生产企业，也完全可以捕捉到非典信息，洞察先机，在疫情还未泛滥时就做好大规模生产的准备。

2. 市场竞争对手分析　参照市场营销领域的著名专家菲利普·科特勒的观点，公司需要了解这样 5 件事：谁是竞争者？竞争者的市场战略是什么？竞争者的市场目标是什么？竞争者的优势与劣势是什么？竞争者的反应模式是什么？通过竞争情报，有助于我们理清以上 5 个问题。

3. 供应商分析　在一个企业能从实施供应链战略合作关系获益之前，必须首先认识到这是一个复杂的过程，供应链合作关系的建立不仅是企业结构上的变化，而且在观念上也必须有相应的改变。所以，必须一丝不苟地选择供应商，以确保真正实现供应链合作关系的利益。

4. 营销中介分析　利用中间商的目的在于他们能够更有效推动商品广泛地进入目标市场。一个优秀的营销中间机构凭借自己的各种联系、经验、专业知识及活动规模，将比生产企业自己干得更加出色。然而，对营销中介的资质、资信度、行为效果等也是需要经过信息调查与分析的，否则不但可能引发多方矛盾，甚至可能对本公司的品牌、口碑产生不利影响。

5. 最终用户市场分析　由于最终用户是商品的真正使用者，也是公司整个营销工作成败最直接的判决者，因此最终用户市场的意义显得尤为重要。对销售情况、用户满意度调查、客户关系管理等方面，都已经有比较成熟的运行方式，统计数据信息对市场营销的决策参考价值是显而易见的。

三、反竞争情报分析简介

医药企业在搜集获取竞争情报的同时也作为竞争情报对象的主体而出现。保护好企业自身的竞争情报不被他人获取，是企业的一种防范策略。做好企业自身竞争情报的保护工作，是企业自身发展的需要，是保护企业竞争优势的有效措施，是做好战略决策的前提与关键。

（一）反竞争情报的概念

反竞争情报（counterintelligence 或 defensive intelligence）是专门针对现实的或潜在的竞争对手对本企业所进行的竞争情报活动而展开的一种通过对本企业自身商业活动的监测与分析来对本企业的核心信息加以保护的活动。反竞争情报活动的实质就是企业通过正当的、合法的手段积极抵御竞争对手对本企业核心信息的情报搜集活动。因此，反竞争情报活动不仅包括研究企业自身的防御方式与途径，还要充分分析竞争对手对本企业的竞争情报活动，以保护本企业各类核心秘密信息。

企业要生存，就要参与竞争，它的各项活动基本都是无秘密可言的。我们可以把企业看成两个开放的系统：一是内部开放，企业的发展必须要保持有新人员、新理念和新思维的不断加入，为让新鲜的血液更好地融入企业，企业内部信息又必须保持自由流动；二是外部开放，企业的社会属性决定了企业的某些信息和资料必须公开化和透明化，不能弄虚作假，不能瞒天过海。当前，在经济全球化和社会信息化的趋势下，一些合法的和违法的信息泄露行为日渐增多，多多少少会给企业带来一定的损失。所以说反竞争情报的目的就是要在合法的前提下采取一系列措施对本企业的核心信息加强保护。

很多企业虽然建立了竞争情报系统，能够应用多种情报分析方法与信息技能对角逐市场和竞争对手进行分析与评估，却缺乏对自身的充分认识和恰当的保护，因而忽略了竞争对手对自己的数据搜集、对抗及其情报防范，以至付出了惨重的代价。

（二）反竞争情报的特性

竞争情报以"攻击"为主，采取各种手段，通过各种途径，在合法的范围内，最大限度地挖掘与获取有关竞争对手的、自身所需的重要信息；而反竞争情报则是以"防御"为主，主动地对本企业的信息传播途径加以严格分级与控制，最大限度地防止竞争对手窃取或获得本企业内部的机密信息。反竞争情报具有如下几个特性：灵活性、流动性、连续性及针对性。

1. 灵活性　反竞争情报除了具有同企业竞争情报相似的一些特性之外，最显著的特点就是灵活性。反竞争情报活动可以与竞争情报活动结合起来，即在调查竞争对手的过程中要想方设法地摸索对方获取情报的模式，同时又在反竞争情报工作中千方百计地保护好本企业的核心信息。这就要求反竞争情报必须具有高度的灵活性，以便使情报防御活动在企业中顺利地开展并得到广泛的认同。由于反竞争情报的方法灵活多样，而且经常是一种多种防御手段兼备实施的过程，因此，对运用种类的选择及程度的把握是不可绝对化的，要因事、因人而异，以确保反竞争情报活动的作用发挥到最大限度。

2. 流动性　反竞争情报作为竞争情报系统的重要组成部分，是在企业内部和外部信息正常流动和传递过程中完成的，必须要保证信息在组织内部的良好流动与传递。保密意识的普及，商业秘密的传输，信息的循环及各类反竞争情报活动在组织内部进行的畅通无阻，都是在信息流动中进行的，能否保证信息的正常流动和利用决定着反竞争情报工作的成败。因此，流动性是确保反竞争情报活动在组织内部正常开展的关键。

3. 连续性　反竞争情报工作流程是一个连续的系统运作。根据它的运行模型可以得知，它由若干个步骤组成并且由多个部门及多方人员的紧密配合才能顺利进行和完成。这是一个必须要连续运行的过程，这个过程主要包括竞争对手评估，自身弱点评估，制定对策，监测控制，发布过程，然后再进入最初的需求信息定义。这个过程必须是连续不断的循环运转，只有这样才能保证整个反竞争情报过程的有效运行。

4. 针对性　由于反竞争情报是模仿竞争对手监测和分析企业自身商业活动的过程，由此便可在了解到竞争对手的监测手段和分析方法的情况下，有针对性地监测和分析本企业的商业活动，从而可看到在竞争对手眼中呈现出的本企业的运行和发展状况。反竞争情报尤其要严密监测竞争对手的活动，对对手的相关情况做出有效的评估。这样才能够量体裁衣，制定本企业的信息防御策略，因此针对性是反竞争情报的一个非常显著的特点。

以上是反竞争情报通常具有的性质。其实我们不难发现，往往竞争情报具有的特性，反竞争情报也具备。只是从相对应或相反的角度去理解与挖掘，二者常常是彼此呼应不可分割的。而且，竞争情报的顺利开展经常是建立在反竞争情报有效进行的基础之上的，这样才能在保持企业"元气"的基础上顺利参与市场竞争，为企业获取更多的竞争优势。

（三）反竞争情报的意义

首先，从某种程度上讲，反竞争情报关系着企业的生死命脉。在步入现代市场经济的过程中，由于利益多元化格局的形成和利益驱动机制的强化，侵犯企业商业秘密的事件迅速增加。很多企业不惜以巨额代价来获取竞争对手的机密情报，以便将对手打击得一败涂地。因此，在当前激烈的竞争环境中，如何有效地防范竞争对手的袭击，保护自身的商业秘密，可谓是企业的"头等大事"。商业秘密与重要情报的获取固然重要，然而对本企业、本公司商业信息的保护与对竞争对手的严格防范却更加重要。如果放松了这个环节，无异于将自己的研究成果拱手相送。在今天这样一个激烈竞争的环境中，这种缺乏防范与自我保护意识的竞争参与者迟早会被淘汰出竞技场。尤其面对加入世界贸易组织后的严峻挑战，如何在外资纷纷进入国门的时候，有效地"守卫"本企业的大门，防止关键信息的流出，这是所有企业家必须面对和解决的一个重大课题。

其次，对于一个企业来讲，任何一项技术创新和经营活动都要付出巨大的多方面的投入，包括人力、物力、财力及时间，以此获得的经营秘密和技术秘密都意味着对本企业的重大意义，因而可以看出，如果这些劳动成果一旦被窃丢失，其付出的代价是非常巨大而惨重的。这种巨大的代价经常带给企业非常重大的影响与打击，有的甚至使整个企业销声匿迹。即使有能力恢复，这种关键的核心竞争力的丧失也会使企业"元气"大伤，一时间很难完全恢复。因此，重要商业情报的丢失对企业来说有着生死攸关的决定意义。

再次，一套完整的竞争情报体系应该是竞争情报与反竞争情报的整合，整合后的企业竞争情报系统既能感知外部环境的变化和竞争对手的动态，也能觉察到企业自身可能存在的缺点和问题，帮助企业及时洞悉政治的、经济的、社会的、市场的、竞争对手的、企业自身的变化，以及这些变化对企业可能构成的威胁和机遇。美国经济学家普拉哈拉德（C. K. Prahalad）和哈默尔（G. Hamel）于1990年提出的核心竞争力理论认为，就短期而言，公司产品的质量和性能决定了公司的竞争力，但长期而言，起决定作用的是造就和增强公司的核心竞争力。整合的情报系统提高了企业对有效信息的甄别和利用能力，同时能有效地防止企业核心信息的泄露，是企业提升核心竞争力的有力保障。因此，竞争情报系统的完善对于企业的整体发展来说是非常重要的。企业反竞争情报能力强弱体现在以下几方面。

（1）企业是否在管理、技术、竞争和市场等每一个企业运行环节上有一套高效的、科学的、现代化的管理办法和操作流程，以全方位保护企业商业秘密和新技术、新发明等各种信息和资料。

（2）企业是否运用信息安全手段了解竞争对手的活动，如用互联网监控技术分析访问者的IP地址、访问途径、统计对方访问本企业网站和敏感信息的频率等。同时，企业是否对本内部网络建立有效的"防火墙"，防止不名身份的入侵。另外，企业是否有一套发布误导信息的系统，不时向对手发出虚假的信息，促使对方作出错误的判断和决定。

（3）企业是否有自己的法律顾问团队，是否善于利用法律手段进行反竞争情报活动，当竞争对手侵犯企业权力或以不正当手段获取企业商业秘密，企业能在第一时间内依照有关法律追究对方责任。

综上，可以认为，一个完整的竞争情报体系不但不能够缺少反竞争情报部分，而且反竞争情报的运作在整个竞争情报体系中有着举足轻重的地位与重要意义。我们应该居安思危，在各个层面上运用各种方法、措施加强反竞争情报工作，使企业内部的关键情报和商业秘密得以很好的运用与保护。

小结六

1. 概括来讲，竞争情报是企业在市场竞争中谋生存、求发展的重要法宝，是与企业的成功与失败紧密相关的。

2. 企业之间的竞争，不仅仅是经济实力的竞争，更需要的是经营谋略上的较量。正确的经营战略是基于掌握了大量竞争情报的前提下制定出来的。竞争情报最重要的功能之一是使企业避免遭受突然袭击。

3. 竞争情报有助于发现市场上的威胁和机会，并通过减少对手的反应时间增加自己的反应时间而获得竞争优势。竞争情报对高层管理人员在企业并购、投资、竞争领域选择等方面的战略决策具有积极作用。利用竞争情报可以增加决策的成功率，最大限度地规避风险。

NOTE

第七章 *　药学信息数据挖掘

第一节　数据挖掘概述

一、数据挖掘的产生

数据挖掘（Data Mining）是用于大规模数据处理的一种新的思维方法和技术手段，它是在现实生活中的各种数据量呈指数级不断增长及以数据库（Database）技术为核心的信息技术逐渐成熟的条件下产生。数据挖掘可以帮助用户发现隐藏在大型数据库中的规律和模式，它融合了人工智能（Artificial Intelligence，AI）、统计（Statistics）、机器学习（Machine Learning，ML）、模式识别（Pattern Recognition，PR）和数据库等多种学科的理论、方法与技术，已经广泛地应用于商业、企业、政府、科研及体育等多种不同类型的组织机构和领域中。即使在日常生活中，数据挖掘技术也已经潜移默化地参与到对人们生活质量的改善过程中。

首先，看一个数据挖掘最有名的例子，即"尿布与啤酒"的故事，并以此说明数据挖掘的几个特征。实际上，数据挖掘最初的应用领域就是在商业上，"尿布与啤酒"的故事只是一个广为人知的有趣范例而已。为了分析哪些商品顾客最有可能一起购买，全球最大的零售商沃尔玛利用数据挖掘方法，对数据库中的大量数据进行分析后意外发现，跟尿布一起购买最多的商品竟然包括啤酒。为什么两件风马牛不相及的商品会被人一起购买？经过分析发现，原来太太们常叮嘱她们的丈夫，下班后为小孩买尿布，而丈夫们在买尿布后又随手带回几瓶啤酒。既然尿布与啤酒一起购买的机会最多，商店就将它们摆放在一起，结果，尿布与啤酒的销售量双双都得到较大的增长。

数据挖掘的兴起还有着它的应用背景。当全球向信息化社会迈进之际，人类利用信息技术收集、加工、组织、生产信息的能力也大大提高，致使数以万计的各种类型的数据库诞生，它们在科学研究、技术开发、生产管理、市场扩张、商业运营、政府办公等方面发挥着巨大作用。然而，随着信息量的不断增多，特别是网络信息资源的迅猛扩张，人类面临着新的挑战。如何不被堆积如山的信息所淹没？如何能够迅速地从海量信息中获取有用数据？如何能够充分提高信息的利用率？数据挖掘技术就应运而生。从目前的发展趋势来看，数据挖掘技术的研究与应用越来越显示出其强大的生命力，已成为信息技术领域研究热点。

数据的挖掘起源于 20 世纪 80 年代末，最早是从数据库中知识发现（Knowledge Discovery in Database，KDD）研究起步。KDD 一词先出现在 1989 年人工智能国际会议上，之后这一研究逐渐成为热点。随着这项研究对象的不断扩展，人们更多的称之为数据挖掘。1995 年，召开了第一届知识发现和数据挖掘国际会议，以后每年召开一届。我国从事数据挖掘的研究起步较晚，大约是在 20 世纪 90 年代中期，近年来许多高校、科研院所在这一领域内开展研究，并取得了许多成绩。数据挖掘研究的发展不仅源于对"堆积如山"的信息量的处理需求，更是社会发展各方面的迫切需要。如企业为了提高自己的竞争力、开展良好的商业运作，信息供应商对网络信息资源的组织等都需要研究数据挖掘技术。

数据库系统经过数十年的发展，已经保存了大量的日常业务数据。随着数据库和各类信息系统应用的不断深入，每年都要积累大量的数据，并呈增量发展趋势。信息量大是当今信息社会的特征，是我们的宝贵财富。然而面对海量数据，我们往往无所适从，无法发现数据中存在的关系和规则，无法根据现有的数据预测未来的发展趋势，导致了"我们淹没在数据的海洋中，但却缺少知识"的现象。人们开始考虑："如何才能不被信息淹没，而是从中及时发现有用的知识，提高信息利用率？"我们希望运用数据挖掘技术从这些数据当中挖掘出知识来。大量数据的背后隐藏了很多具有决策意义的信息，通过对海量数据的分析，发现数据之间的潜在联系，就能为人们提供自动决策支持。

数据挖掘技术是人类长期对数据库技术进行研究和开发的结果。数据库技术最初用于联机事务处理，即实现对大量数据的统一存储，并提供对数据的查询、插入、删除等事务性操作。随着大量历史数据的积累，人们不再满足于只是简单地查询和修改数据，而是希望能够发现数据之间的潜在关联。因此，人们对数据库技术提出了新的要求，随着一些相关学科和研究领域的日渐成熟，以及现实世界中商业竞争的日渐残酷，企业急切地希望通过快速处理这些数据来获得有利于企业进一步发展的决策依据，而是否能够最大限度地使用信息资源来管理和影响企业决策流程，将决定企业是否能拥有最大限度的竞争优势，数据挖掘技术就此出现了，并得到快速的应用。

数据挖掘可以应用在各个不同的领域。数据挖掘能够对将来的趋势和行为进行预测，从而很好地支持人们的决策，如银行可以使用数据挖掘发现有价值的客户，保险公司和证券公司可以使用数据挖掘来检测欺诈行为。通过数据挖掘能自动在大量数据中寻找预测性信息，因此，以往需要领域专家和分析人员进行大量人工分析的问题，如今可以直接由数据本身迅速得出基于知识的决策。

二、数据挖掘的概念

数据挖掘，顾名思义就是从大量的数据中挖掘出有用的信息，即从大量的、不完全的、有噪声的、模糊的、随机的实际应用数据中，发现隐含的、规律性的、人们事先未知的，但又是潜在有用的，并且最终可理解的信息和知识的非平凡过程。事先未知的信息是指该信息是预先未曾预料到的或称之为新颖性。数据挖掘就是要发现那些不能靠直觉发现的信息或知识，甚至是违背直觉的信息或知识。挖掘出的信息越是出乎意料，就可能越有价值。所挖掘的知识类型包括模型、规律、规则、模式、约束等。潜在有用性是指发现的知识将来有实际效用，即这些信息或知识对于所讨论的业务或研究领域是有效的、有实用价值和可以实现的。常识性的结论或已被人们掌握的事实或无法实现的推测都是没有意义的。最终可理解性要求发现的模式能被用户理解，目前它主要体现在简洁性上。发现的知识要是可接受、可理解、可运用，最好是能用自然语言表达的。非平凡过程是指数据挖掘过程不是线性的，在挖掘过程中有反复、有循环，所挖掘的知识往往不易通过简单的分析就能够得到，这些知识可能隐含在表面现象的内部，需要经过大量数据的比较分析，应用一些专门处理大数据量的数据挖掘工具来进行挖掘。

数据挖掘的定义非常模糊，对它的定义取决于定义者的观点和背景。因此，数据挖掘并没有一个完全统一的精确定义，在不同的文献或应用领域也有一些其他的定义，现在为大家广泛采用的是由美国 Usama M.Fayyad 等人给出的几种定义：①Fayyad 定义数据挖掘是一个确定数据中有效的、新的、可能有用的并且最终能被理解的模式的重要过程。②Zekulin 定义数据挖掘是一个从大型数据库中提取以前未知的、可理解的、可执行的信息，并用它来进行关键的商业决策的过程。③Ferruzza 定义数据挖掘是用在知识发现过程中，来辨识存在于数据中的未知关系和模式的一些方法。④Jonn 定义数据挖掘是发现数据中有益模式的过程。⑤Parsaye 定义数据挖掘是我们为那些未知的信息模式而研究大型数据集的一个决策支持过程。这些定义主要是从数据挖掘的商业应用出发，从此角度看，数据挖掘的主要特点是对商业数据库中的大量事务数据进行抽取、转化、分析和模式化处理，从中提取商业决策的关键知识，即从数据库中自动发现相关商业模式。

数据挖掘是一个利用各种分析工具在海量数据中发现模型和数据间关系的过程，使用这些模型和关系可以进行预测，它帮助决策者寻找数据间潜在的关联，发现被忽略的因素，因而被认为是解决当今时代所面临的数据爆炸而信息贫乏问题的一种有效方法。数据挖掘的方法和数学工具包括统计学、决策树、神经网络、模糊逻辑、线性规划等。

三、数据挖掘的分类

从不同的角度出发，可以对数据挖掘进行不同的分类，如根据所挖掘的数据库类型，发现的知识类型和采用的技术类型等，都可以对数据挖掘进行分类。下面仅从挖掘的数据库类型和发现的知识类型对数据挖掘进行分类。

（一）按照挖掘的数据库类型分类

1. 关系数据库挖掘　从关系数据库中进行数据挖掘以发现知识，称为关系数据库挖掘。关系数据模型是 1970 年 E. F. 科德提出的。随后，他对关系代数、关系演算和关系规范化理论等方面的发展做出了重要贡献，并为关系数据库系统的理论和实践奠定了基础。关系数据理论是指研究关系模型中数据相关和规范化的理论。数据相关是关系模型中描述数据之间联系的一类完整性约束条件，通常通过数据之间值的相等与否来体现。数据相关包括函数相关、多值相关、互连相关和连接相关等，最常用的是前两种。

2. 面向对象数据挖掘　每个实体都可以看作是一个对象，例如，桌子可以是人们读书时涉及的对象，顾客可以是商场的对象等，对象类则是具有某些共同特征的对象的集合。面向对象的数据库就是基于面向对象的思想进行设计的数据库类型，它在传统数据库中引入了面向对象的概念，如对象标识、封装、继承、多态性等，以支持复杂应用领域的数据建模要求。

面向对象数据库的数据挖掘可用于发现基于对象层次的知识。事实上，面向对象数据库的类层次结构对描述知识发现的背景知识提供了自然的支持，其继承和封装机制也能支持数据挖掘的模块化、可重用性和多态性。

3. 事务数据库的数据挖掘　事务或交易在英文中都能用 transaction 来表示，因此可以认为事务数据库的数据挖掘就是从商业的交易数据中发现一些规律。一般事务数据库由一个文件组成，其中每个记录代表一个事务或交易具有唯一的标识。事务数据库的数据挖掘经常应用在"货篮"的数据分析中，比如，可以找出商场里哪些商品适合摆放在一起进行销售。

4. 多媒体数据库的数据挖掘　多媒体数据库存储的不仅仅是文字和数据，还包括图像、音频和视频等信息。与其他数据库的挖掘不同的是，多媒体数据库存储的对象所占的空间非常大，处理起来要依赖特殊的技术，如图像识别和语音识别技术等。例如，作为多媒体数据之一的语音数据就非常复杂，包含很多信息，如频率信息、时长信息、幅度信息、位置信息及重音信息等，简单来说就是同一个音节在不同的语句中会表现出不同的信息特征，即不同的语境会使音节自身的属性值发生变化，且语音数据是一种时序数据，在一句话中音节的排列是有先后顺序的，同时语音音节之间也存在着很强的"音联"关系。所有这些信息特征对整个合成系统输出的可理解程度及自然程度会产生很大影响。另外，由于数据挖掘技术对所处理的对象要求很高，因此，语音文件必须经过严格的预处理过程，如对录音波形进行音节切分和音节标注，这需要大量的人力和物力资源，没有强大的语音处理能力的积累是不可能的。将数据挖掘技术应用于语音信号处理可以解决部分现阶段较难解决的语音技术难题，同时尽可能减少人为经验因素对语音处理的影响，完成对语音处理从定性到定量的转变。因此，将数据挖掘方法应用于语音合成具有重要的意义和广阔的前景。

一个可能的应用是，如果只记得一首歌的一段旋律，其他信息一概不知道，但是却希望很快在卡拉OK曲库中把这首歌找到，那就需要进行多媒体数据库的数据挖掘，可以在曲库中把存为多媒体格式数据的歌快速、准确地定位。

5. 空间数据库的数据挖掘　空间数据库包含与空间数据有关的信息，数据来源可以是遥测系统、遥感系统、全球定位系统和地理信息系统等。空间数据挖掘是指从空间数据库中提取用户感兴趣的空间模式与特征、空间与非空间数据的普遍关系及其他一些隐含在数据库中的普遍的空间数据特征。在空间数据库的挖掘过程中，挖掘的目的可以是某个区域的住房特征、城市化情况和贫富分布的相关关系等。例如，根据分布在不同地理位置的ATM机的情况将居民进行区域划分，根据这一信息，可以有效地进行ATM机的设置规划，避免浪费，同时也避免失掉商机。空间数据挖掘的研究内容包括以下几方面：①空间分布规律：指目标在地理空间的分布规律，包括垂直方向、水平方向及垂直方向水平方向的联合分布规律。②空间关联规则：指空间目标间相邻、相连、共生、包含等空间关联规则。例如，村落与道路相连，道路与河流的交叉处是桥梁，靠近高速公路的大城镇通常与水相邻等。③空间聚类规则：指特征相近的空间目标聚类成上一级类的规则，如将距离很近的分散居民点聚类成居民区。④空间分类规则：指空间目标的类别描述规则。例如，对遥感图像分类，区分出水域和地域，然后进一步细分为河流、湖泊、水库、草地、旱地、果园等。⑤空间特征规则：指某类或几类空间目标的几何的和属性的普遍特征。⑥空间区分规则：指两类或多类目标间几何的或属性的不同特征，即可以区分不同类目标的特征。⑦空间演变规则：空间演变规则是指空间目标依时间的变化规则。例如，哪些地区易变、哪些目标易变及怎么变。

6. 因特网上的数据挖掘　因特网上的数据挖掘有时也可称之为Web挖掘，挖掘的目的可以是筛选因特网上的新闻、屏蔽垃圾电子邮件、发现用户的浏览偏好及加快网络速度等。Web上的信息可以看作是一个数据库，数据量非常大，数据类型也比较复杂。Web上的每一个站点就是一个数据源，由于每个数据源的信息和组织不同，这就构成了一个巨大的异构数据库环境。如果想要利用这些数据进行数据挖掘，首先必须研究站点之间异构数据的集成问题，只有将这些站点的数据都集成起来，提供给用户一个统一的视图，才有可能从巨大的数据资源中获

NOTE

取所需的东西。其次，还要解决 Web 上的数据查询问题，因为如果所需的数据不能很有效地得到，对这些数据进行分析、集成和处理也就无从谈起。

7. 演绎数据库的数据挖掘　演绎数据库就是在传统关系型数据库中引入演绎规则，使其具备逻辑推理能力，是逻辑程序设计和关系数据库的结合。一般地，演绎数据库由数据库管理系统和规则管理系统两部分组成，所存储的数据包括推理用的事实数据和用于导出事实的逻辑规则。演绎数据库主要研究如何有效地计算逻辑规则推理，包括递归查询的优化和规则的一致性维护等，主要用来开发大型知识系统的环境。演绎数据库中的数据挖掘有以下两类：①在演绎规则所定义的数据上发现知识。②在已开采的知识上进一步发现新的知识，逐步求精。这一点可能是演绎数据库中数据挖掘的更具有潜在意义的地方。

8. 时间 / 时间序列数据库的数据挖掘　这类数据库存放的都是和时间属性有关系的数据，如股市的交易变动情况数据等。对这类数据库进行挖掘可以发现一些对象的变化趋势，做出预测，以备决策时采用。

时间序列模式挖掘和时间序列数据库关系很大，其侧重点在于分析数据间的前后序列关系。它可以发现数据库中形如"某段时间内，顾客购买商品 A，接着购买商品 B，而后购买商品 C，即序列 '$A \rightarrow B \rightarrow C$' 出现的频度较高"之类的知识。序列模式挖掘描述的问题是指在给定的交易序列数据库中，每个序列是按照交易时间排列的一组交易集，挖掘其中出现频率较高的序列。

9. 数据仓库（Data Warehouse，DW）的数据挖掘　由于数据仓库存储了大量的历史数据和综合数据，为数据挖掘提供了非常丰富的数据资源。数据仓库中的数据并不是最新的、专有的，而是来源于其他数据库的。数据仓库是基于数据库的，是数据库技术的一种新的应用，到目前为止，数据仓库多数还是用关系数据库管理系统来管理其中的数据。

数据挖掘技术已经成为数据仓库应用中极为重要和相对独立的工具。数据挖掘和数据仓库是融合与互动发展的。一方面，由于数据仓库中的数据是经过整理和集成的，简化了数据挖掘过程中的重要步骤（即数据集成和预处理），提高了数据挖掘的效率和能力，确保数据挖掘中数据来源的广泛性和完整性。另一方面，在数据仓库中，数据挖掘比多维分析要更进一步。例如，如果管理人员要求比较某产品在各地区过去一年的销量，可以通过多维分析得到答案。如果管理人员想要预测该产品在未来一年的销量，就需要利用数据挖掘工具。另外，数据仓库的特殊性也对数据挖掘提出了更高的要求，如算法的执行效率、知识的动态维护等。

（二）按照发现的知识类型分类

发现各类规则是数据挖掘可以提供的信息之一。如果目的是为了发现关联规则，则可以称为关联规则挖掘，类似地，还有特征规则挖掘、分类规则挖掘、时序规则挖掘及偏差规则挖掘等。

1. 关联规则挖掘　关联规则是数据挖掘中最先研究的对象之一，Agrawal 等人在 1993 年首先提出了顾客交易数据库中"项集间"的关联规则挖掘问题，之后这方面的研究论文已经达到数千篇，关联规则的挖掘在实践中也有比较成熟的应用，挖掘的目的也从最初的发现项集之间的关联关系扩展为不同类型的关联关系。

2. 特征规则挖掘　特征规则是从与学习任务相关的一组数据中提取出这些数据的表达式，用来描述数据集的总体特征。特征规则挖掘在商业中有着广泛的应用。例如，将客户进行分类后，再进一步分析各类客户的特征。具体方法有：通过客户的购买力分析发现不同类型客户的不同特征规则，把高购买力的消费群体发展成固定的客户；通过时段分析获得客户最近购买情况的特征规则；通过客户的购买频率的挖掘，分析各购物频率范围的客户特征规则；以客户购买的金额分析为依据，挖掘购物总金额在某个范围内的客户的特征规则；以客户最近购物日、购物频率、购物总金额等为依据，挖掘最有价值的客户的特征规则。

3. 分类规则挖掘　分类是数据挖掘的主要内容之一，主要是通过分析实验数据样本，产生关于类别的精确描述。分类的结果通常是分类规则，可以用来对未来的数据进行预测。例如，信用卡公司的数据库中一般会保存着持卡人的记录，公司根据信誉程度，将持卡人分成三类：良好、一般、较差。分类规则挖掘就是发现不同信誉等级的规则，譬如"年收入在 5 万元以上且年龄在 40 ～ 50 岁之间的客户信誉良好"，根据得到的规则就可以对其他客户进行分类。

4. 时序规则挖掘　时序规则指的是和时间有关的规则，有时也可以称为序列模式。例如，在保险业里，可以利用时序规则找出在顾客的生命周期中，购买保险的时间顺序与规律，协助保险公司找出针对既有保户再销售的最佳方案。

5. 偏差规则挖掘　偏差包括分类中的反常实例、例外模式、观测结果对期望值偏离量及其随时间变化等。偏差规则挖掘的基本思想是寻找观察结果与参照量之间有意义的差别。

四、数据挖掘的对象

从原则上讲，数据挖掘可以针对任何类型的数据库进行，当然也包括非数据库组织的文本数据源、WEB 数据源及复杂的多媒体数据源等。下面对关系数据库、数据仓库、文本数据库、复杂类型数据库等进行简要介绍。

（一）关系数据库

关系数据库是表的集合，每张表都有一个唯一的标识（表名），表的每一列表示一个属性（也称字段），用唯一的字段名来标识，表中每一行为一个元组（也叫记录），所有的记录都被顺序指定了记录号。对数据库进行管理、存取、维护和完整性与安全性控制的软件被称为数据库管理系统（Database Management System，DBMS）。

关系数据库是数据挖掘最重要、最流行，也是信息最丰富的数据源，是对数据挖掘研究的主要形式之一。关系数据库的结构化查询语言主要为 SQL（Structured Query Language），SQL 查询被转换成一系列的关系操作，如选择、连接、投影等。这些操作可以解决人们提出的许多问题，也可以产生新的关系表，几乎所有的资源都可以用关系表（关系模型）来表达。数据挖掘用于关系数据库时，你可以通过关联分析等技术发现知识和潜在信息，如超市所销售的商品之间的联系，分析不同年龄层次的顾客购物倾向等。

（二）数据仓库

数据仓库可以说是数据技术发展的高级阶段，它是面向主题的、集成的、内容相对稳定的、随时间变化的数据集合，可以用来支持管理决策的制定过程。数据仓库系统允许将各种应用系统、多个数据库集成在一起，为统一的历史数据分析提供坚实的平台。

数据仓库是源于决策支持过程的需要而产生的，因此，它首先是面向决策支持的，其目的是要建立一种高度一体化的数据存贮处理环境，将分析决策所需的大量数据从传统的操作环境中分离出来，使分散的、不一致的操作数据转换成集成的、统一的、相对固定的信息。数据仓库最有效的数据挖掘工具是多维分析方法（Multidimensional Data Analysis，MDA），也称为联机分析处理（Online Analytical Processing，OLAP）。

数据挖掘需要有良好的数据组织和"纯净"的数据，数据的质量直接影响到数据挖掘的效果，而数据仓库的特点恰恰最符合数据挖掘的要求，它从各类数据源中抓取数据，经过清洗、集成、选择、转换等处理，为数据挖掘所需要的高质量数据提供了保证。可以说，数据挖掘为数据仓库提供了有效的分析处理手段，数据仓库为数据挖掘准备了良好的数据源。因此，随着数据仓库与数据挖掘的协调发展，数据仓库必然成为数据挖掘的最佳环境。与传统数据库相比，数据仓库具有如下特点：①面向主题：如政策数据仓库、客户数据仓库。②集成性：它不是简单的数据堆积，而是经过清理、去冗，综合多个数据源将其集成到数据仓库。③数据的只读性：对用户来说，数据仓库中数据只供查询、检索、提取，不能进行修改、删除等操作。④数据的历史性：历史性主要指对过去数据的积累。⑤随时间的变化性：数据仓库中的数据随时间推移而定期地被更新。⑥其他：数据仓库还有其他一些特点，但与数据库对比并不十分明显。总之，数据仓库的这些特点是非常适合于进行数据挖掘的。

（三）文本数据库

文本数据库所记载的内容均为文字，这些文字并不是简单的关键词，而是有句子、段落甚至全文等，文本数据库多数为非结构化，也有些是半结构化的（如题录数据加全文；HTML、电子邮件等）。WEB 网页也是文本信息，把众多的 WEB 网页组成数据库就是最大的文本数据库，如果文本数据具有良好的结构的话，也可以使用关系数据库来实现。

在文本数据库中数据挖掘究竟能够挖掘到什么？用户从大量的文本信息源中获取信息，希望能够得到反映某个主题的所有文本，或是希望获取某一类信息的所有文本，当然，由于找到的文本很多，篇幅也可能很长，希望能够把长文本浓缩成反映文本主要内容的短文本（如摘要），通过对短文本的阅读进一步筛选信息。因此，针对文本数据库的数据挖掘，主要内容包括文本的主题特征提取、文本分类、文本聚类、文本摘要等。

（四）复杂类型数据库

复杂类型的数据库是指非单纯文本的数据库或能够表示动态序列数据的数据库，主要有如下几类。

1. 空间数据库　主要指存储空间信息的数据库，其中数据可能以光栅格式提供，也可能用矢量图形数据表示。例如，地理信息数据库、卫星图像数据库、城市各类地下建筑的分布数据库等。对空间数据库的挖掘可以为城市规划、生态规则、道路修建提供决策支持。

2. 时序数据库　主要用于存放与时间相关的数据，它可用来反映随时间变化的即时数据或不同时间发生的不同事件。例如，连续的、存放即时的股票交易信息，卫星轨道信息等。对时序数据的挖掘可以发现事件的发展趋势、事物的演变过程和隐藏特征。这些信息对事件的计划、决策和预警将非常有用。

3. 多媒体数据库　用于存放图像、声音和视频信息的数据库。由于多媒体技术的发展及相关研究（如可视化信息检索、虚拟现实技术）的成就，多媒体数据库也逐渐普及，并应用于许多重要研究领域。目前，多媒体数据的挖掘主要放在对图像数据的检索与匹配上，随着研究的深入将会拓展到对声音、视频信息的挖掘处理。例如，对影视信息的摘录处理。

五、数据挖掘与知识发现

前面在讲述数据挖掘来源的时候已经提到了数据挖掘和知识发现两个词之间的关系，在很多情况下两个词可以不加区分地混用，但是它们之间还是有一定的差别，前者是后者的一个阶段。

（一）知识发现的定义

数据库中的知识发现是指识别出存在于数据库中有效的、新颖的、具有潜在效用的、最终可理解的模式的过程。

知识发现用数学语言可以定义如下：设 F 是数据集合，E 是用语言 L 描述 F 的子集 F_E 的表达式，知识价值是指有效的（C）、新颖的（N）、具有潜在效用的（U）、简单的（S）综合体，即 $I(E, F, C, N, U, S)$。如果对指定阈值 i，有 $I(E, F, C, N, U, S) > i$，则 E 被称为知识。

（二）知识发现的步骤

KDD 的整个过程包括在指定的数据库中用数据挖掘算法提取模型，以及围绕数据挖掘所进行的预处理和结果表达等一系列的步骤。尽管数据挖掘是整个过程的中心，但它通常只占 15%～25% 的工作量。KDD 是一个以知识使用者为中心，人机交互的探索过程。

其主要步骤如下：①熟悉应用领域、背景知识及用户的 KDD 任务性质。②数据获取：从各种类型的数据源中抽取数据，通过选择、抽样、映射、汇总等操作确定相关的数据集合。③数据清理和预处理：检查数据的完整性，除去错误和冗余数据，整理不一致数据，处理丢失数据，更新数据和时序信息，并将其准备成数据挖掘工具所需的表达形式。④数据转换：通过汇总、聚集、降低维数等数据转换方法将数据统一成适合挖掘的形式，减少数据量，降低数据的复杂性。⑤确定数据挖掘的任务，如聚类、分类、回归分析等。⑥选择数据挖掘算法：选择适当的模型和参数。⑦执行数据挖掘过程：发现数据中存在的潜在模式并表示成容易理解的形式。⑧评价和解释发现的模式，必要时反复执行步骤①～⑦。⑨采用可视化方法和知识表现技术，将发现的模式提交给用户。

更简略地，这 9 个步骤可以归结为知识发现的 3 个过程：①数据准备：包括数据集成、数据选择、数据预处理 3 个子步骤。数据集成将多文件或多数据库运行环境中的数据进行合并处理，解决语义模糊性、处理数据中的遗漏和清洗脏数据等；数据选择的目的是辨别出需要分析的数据集合，缩小处理范围，提高数据挖掘的质量；预处理是为了克服目前数据挖掘工具的局限性，将数据转换为数据挖掘工具所要求的格式。②数据挖掘：首先确定挖掘任务，然后选择合适的工具，进行挖掘知识的操作，最后证实发现的知识。③结果的表达和解释：根据最终用户的决策目的对提取的信息进行分析，把最有价值的信息提取出来，并且通过决策支持工具提交给决策者。

（三）知识发现与数据挖掘的区别

一般认为，知识发现和数据挖掘的区别主要在于以下两点：①知识发现是应用特定的数据挖掘算法按指定方式和阈值抽取有价值的知识和模式，并进行评价和解释的一个反复循环的过程，对发现的知识不断求精深化，使其易于理解；而数据挖掘只是这一过程的一个特定步骤，即利用特定的数据挖掘算法生成模式的过程，而不包括数据的预处理、领域知识结合及发现结果的评价等步骤。②数据挖掘多为统计学家、数据分析专家及管理信息系统所采用；知识发现则是一个众多学科相互交融形成的一个有广阔前景的领域，这些学科有人工智能、机器学习、模式识别、统计学、数据库、知识库及数据可视化等。

第二节　数据挖掘的常用技术

一、数据挖掘特点与过程

数据挖掘是汇集数据库、人工智能、统计学等不同学科领域知识的交叉学科，近年来备受关注。数据挖掘有以下重要特点：①处理的数据规模十分巨大，否则单纯使用统计方法处理数据就足够了。②查询一般是决策制定者（用户）提出的即时随机查询，往往不能形成精确的查询要求，要靠数据挖掘技术寻找可能感兴趣的东西，也就是说挖掘出来的知识不能预知。③数据挖掘既要担负发现潜在规则的任务，还要管理和维护规则。在一些应用中，由于数据变化迅速，规则只能反映当前数据库的特征，随着不断地加入新数据，规则要不断更新，要求在新数据的基础上修正原来的规则，从而快速做出反应，这种情况可称为"增量式"的数据挖掘。④数据挖掘中，规则的发现基于大样本的统计规律，当置信度达到某一阈值时，就可以认为规则成立。

数据挖掘基本过程一般有如下几个步骤：①理解拟解决问题在本领域的意义，确定目标和成功标准。②理解熟悉数据。③根据提炼的主题处理数据建立数据仓库，这也是个动态的循环过程。④数据挖掘包括数据模型的选择、训练和验证过程，建模和模型的品质评价，对于同一过程可利用不同算法，这是对数据的不同角度理解，每种算法均有合理的可能性，实际运用中要反复验证比较。⑤结果评估应用，对于提取的新知识合理解释，并要求合理解释具有一定的应用价值。这需要多个循环反复的过程才可能达到预期效果。具体而言，在不同的应用领域其步骤不尽相同，在医药领域有它的独特性。

二、常用数据挖掘方法

分析时需根据不同目的，运用不同方法，采用单一分析方法常常难以满足要求。当前数据挖掘工具常采用决策树、关联规则、神经网络、遗传算法、Knearest邻居法、可视化技术和传统统计方法等。

1. 决策树　决策树（Decision Tree）是模式识别中进行分类的一种有效方法，它可以帮助人们把一个复杂的多类别分类问题转化成若干个简单的分类问题来解决，在形式上是一棵树的结构。决策树的构造从根结点开始，选择合适的属性把样本数据集合分割为若干子集，建立树的分支，在每个分支子集中，重复建树的下层结点和分支，直到条件满足为止。训练好的决策树可用来预测新样本的类别。

决策树是建立在信息论基础上，主要解决分类问题的一种方法。它利用信息"增益"寻找数据库中最大信息量的属性建立各节点，采用递归方式自顶向下逐个依据节点属性的不同取值建立树的分支，从而构建树的模型。它实现了数据规则的可视化，具有精度高、运算速度快、结果易理解、效益好的优点。①决策树方法不需要假设先验概率分布，这种非参数化的特点使其具有更好的灵活性和鲁棒性（鲁棒性是英文 robustness 一词的音译，也可意译为稳健性）。②决策树方法不仅可以利用连续实数或离散的数值样本，而且可以利用"语义数据"，比如离散的语义数据：东、南、西、北等。③决策树方法产生的决策树或产生的规则集具有结构简单直观，容易理解，以及计算效率高的特点；④决策树方法能够有效地抑制训练样本噪音和解决属性缺失问题，因此可以解决由于训练样本存在噪声而使分类精度降低的问题。

2. 关联规则　关联规则挖掘是发现大量数据中的项集之间有趣的关联或相关联系。它在数据挖掘中是一个重要的课题，最近几年已被业界广泛研究。关联规则是通过关联分析描述事物中某些属性出现的规律和模式，从而依据所期望的可信度、支持度、作用度建立相关规则，对未知问题进行推测。关联规则挖掘的一个典型例子是购物篮的分析，著名的例子是市场分析中的啤酒和尿布关系的销售分析联机分析处理。关联规则研究有助于发现交易数据库中不同商品（项）之间的联系，找出顾客购买行为模式，如购买了某一商品对购买其他商品的影响。分析结果可以应用于商品货架布局、存货安排等，以及根据购买模式对用户进行分类。它从不同层次、维度进行数据库汇总，利用多维方式对数据分析、查询、报表，以达到对当前及历史数据分析辅助决策之目的。

关联规则种类有：①基于规则中处理的变量的类别，关联规则可以分为布尔型和数值型。布尔型关联规则处理的值都是离散的、种类化的，它显示了这些变量之间的关系。数值型关联规则可以和多维关联或多层关联规则结合起来，对数值型字段进行处理，将其进行动态的分割，或者直接对原始的数据进行处理，当然数值型关联规则中也可以包含种类变量。②基于规则中数据的抽象层次，可以分为单层关联规则和多层关联规则。在多层关联规则中，对数据的"多层性"已经进行了充分的考虑。③基于规则中涉及的数据的"维数"，关联规则可以分为单维的和多维的。在单维关联规则中，我们只涉及数据的一个维，如用户购买的物品在多维关联规则中，要处理的数据将会涉及多个维。

3. 神经网络　神经网络（Neural Network，NN）是为了模拟生物大脑的结构和功能而构成的一种信息处理系统。它是建立在自主学习的数学模型基础上，通过训练来学习的非线性预测模型，在机器学习中普遍作分类器使用。其分类精度远高于决策树，可以对大量复杂的数据分析，完成对人脑或其他计算机而言极为复杂的模式抽取及趋势分析，但所需时间长，且提取的规则可视化程度逊于决策树。

神经网络由大量的简单处理单元彼此按照某种方式相互连接而成，靠其对外部输入信息的动态响应来处理信息。神经网络具有自学习、自组织、自适应、联想、模糊推理、大规模并行计算、非线性处理、鲁棒性、分布式存储和联想等方面的能力，可以帮助人们有效地解决许多非线性问题。神经网络技术是属于软计算领域内的一种重要方法，它是多年来科研人员进行人脑神经学习机能模拟的成果，已成功地应用于多个行业和领域。神经网络的研究和应用已经渗透到机器学习、专家系统、智能控制、模式识别、计算机视觉、信息处理、智能计算、联想记忆、编码理论、医学诊断、金融决策、非线性系统辨识及非线性系统组合优化、实时语言翻译、企业管理、市场分析、决策优化、物资调运、自适应控制、神经生理学、心理学和认知科学研究等各个领域中。数据挖掘也是人工神经网络的应用领域之一，人工神经网络基于自学习数学模型，通过数据的编码及神经元的迭代求解，完成复杂的模式抽取及趋势分

NOTE

析功能。

神经网络系统由一系列类似于人脑神经元一样的处理单元（称之为结点，Node）组成，结点间彼此互连，分为输入层、中间（隐藏）层及输出层。主要的神经网络模型有：①前馈式网络：如形式神经元的数学模型－旧神经元模型、感知机、反向传播模型、径向基函数网络、Madaline 网络和多层前馈网络等，用于预测及模式识别等方面。②反馈式网络：如 Hopfield 离散模型和连续模型等，用于联想记忆和优化计算。③自组织网络：如 ART 模型和 Kohonen 模型等，用于智能控制、模式识别、信号处理和优化计算等领域。

神经网络系统具有非线性学习、联想记忆的优点，当需要从复杂或不精确数据中导出概念和确定走向比较困难时，利用神经网络技术特别有效。经过训练后的神经网络就像具有某种专门知识的"专家"，可以像人一样从经验中学习。但也存在一些问题：首先，神经网络系统是一个黑盒子，不能观察中间的学习过程，最后的输出结果也较难解释，影响结果的可信度及可接受程度。其次，神经网络需要较长的学习时间，在数据量大的情况下系统将可能出现严重问题。

4. 遗传算法　遗传算法（Genetic Algorithm）是一类借鉴生物界的进化规律（适者生存，优胜劣汰遗传机制）演化而来的随机化搜索方法。它是由美国的 J.Holland 教授 1975 年首先提出，其主要特点是：①直接对结构对象进行操作，不存在求导和函数连续性的限定。②具有内在的隐含并行性和更好的全局寻优能力。③采用概率化的寻优方法，能自动获取和指导优化的搜索空间，自适应地调整搜索方向，不需要确定的规则。遗传算法的这些性质，已被人们广泛地应用于组合优化、机器学习、信号处理、自适应控制和人工生命等领域，它是现代有关智能计算中的关键技术。

遗传算法是模拟自然界生物进化过程与机制求解问题的一类自组织与自适应的人工智能技术，是基于生物进化论及分子遗传学的搜索优化算法，通过对问题的可能解进行编码后，随机选取若干染色体（编码后的解）作为初始种群，并按照预评价函数计算每个染色体的适应值之后，选择适应值较大的染色体复制，从而产生新的更适应环境的染色体形成新的种群，最终收敛至最适应环境的个体，获取问题最优化解的过程。

遗传算法是一类可用于复杂系统优化、具有鲁棒性的搜索算法，与传统的优化算法相比，主要有以下优点：①遗传算法以决策变量的编码作为运算对象。传统的优化算法往往直接决策变量的实际值本身，而遗传算法处理决策变量的某种编码形式，使得我们可以借鉴生物学中的染色体和基因的概念，模仿自然界生物的遗传和进化机理，也能够方便地应用遗传算法。②遗传算法直接以适应度作为搜索信息，无需其他辅助信息。③遗传算法使用多个点的搜索信息，具有隐含并行性。④遗传算法使用概率搜索技术，而非确定性规则。

5. Knearest 邻居法　Knearest 邻居法是将彼此距离很近的数据当作邻居，依照 do as your neighbors 的原则，通过 K 个邻居的平均数据，来预测特定数据的某个属性或行为。

6. 传统统计方法　传统统计方法是对数据属性之间存在的函数和相关关系，采用回归、相关、主成分等方法进行分析。

此外，还有粗糙集理论、可视化技术，以及 Bayesian 网络等方法，在实际数据处理中，应视具体情况和方法的特点适当选取。

NOTE

三、数据挖掘与决策支持系统

1. 数据挖掘系统　数据挖掘系统的结构非常复杂，它是集信息管理、信息检索、专家系统、分析评价、数据仓库等为一体的，技术含量十分高的应用软件系统。通常由数据库管理模块、挖掘前处理模块、挖掘操作处理模块、模式评估模块、知识输出模块组成。通过这些模块的有机组成，就构成了数据挖掘系统的体系结构，如图 7-1 所示。

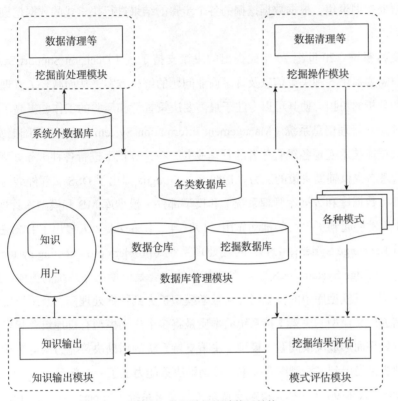

图 7-1　数据挖掘系统体系结构

（1）数据库管理模块：负责对系统内数据库、数据仓库、挖掘知识库的维护和管理。通过对外部数据库进行转换、清理、净化得到系统所需的数据库和数据仓库，这些是数据挖掘的基础。挖掘知识库记载那些有经验、规则、技术、方法、理论、事实数据，以及挖掘过程中用到的知识等，其作用为指导挖掘和模式评估。

（2）挖掘前处理模块：对所收集的数据进行清理、集成、选择、转换等处理，生成数据仓库和数据挖掘库。清理处理主要是清除噪音；集成处理是将多种数据源组合在一起；选择则是选择那些与所研究的问题有关的数据；转换是将所选择的数据转换成可以挖掘的形式。如果是因为所准备的数据问题影响到挖掘模式，模式评估将会发现这一问题，并返回重新进行数据挖掘前处理过程或程序。

（3）挖掘操作处理模块：利用各种数据挖掘算法，针对不同的数据库、数据仓库和数据挖掘库，借助挖掘知识库中的规则、方法、经验和事实数据等，挖掘和发现知识。挖掘操作处理模块是数据挖掘系统的核心，它所涉及的算法与技术较多，通常有决策树法、关联分析法、神经网络法、联机分析处理、文本挖掘技术、多媒体数据挖掘技术等。

（4）模式评估模块：对数据挖掘结果进行评估。由于所挖掘的模式可能有许多，需要将用户的兴趣度与这些模式进行分析对比，评估模式价值，分析不足原因，如果挖掘出的模式与用户兴趣度相差较大，则返回相应过程重新执行，如返回挖掘操作处理模块或是挖掘前处理模块。

（5）知识输出模块：完成对数据挖掘出的模式进行翻译、解释等任务，以易于人们所能理解的方式，提供给真正渴望得到所需知识的决策者使用的最佳结果。知识输出模块是用户与数据挖掘系统交流的桥梁，用户可以通过这个界面与数据挖掘系统直接交互制定数据挖掘任务，提供信息、帮助挖掘聚焦，根据数据挖掘的各个步骤的结果进行探索式的数据挖掘，从而输出所需知识。

2. 决策支持系统　20 世纪 70 年代提出的决策支持系统（Decision Support System，DSS）能够根据用户需要提供各种决策信息及许多商业问题的解决方案，从而减轻了管理者从事低层次信息处理和分析的负担，使其可以专注于最需要决策智慧和经验的工作，提高了决策的质量和效率。DSS 是在管理信息系统（Management Information System，MIS）基础上发展起来的。MIS 是利用数据库技术实现各级管理者的管理业务，在计算机上进行各种事务处理工作，DSS 是要为各级管理者提供辅助决策的能力。1980 年，Sprague 提出了 DSS 三部件结构，即对话部件、数据部件（数据库和数据库管理系统）和模型部件（模型库 MB 和模型库管理系统 MBM 等），为 DSS 的发展起到了很大的推动作用。1981 年，Bonczak 等人提出了 DSS 三系统结构，即语言系统（Language System，LS）、问题处理系统（problem pro- cessing system，PPS）和知识系统（Knowledge System，KS）。决策支持系统主要是以模型库系统为主体，通过定量分析进行辅助决策。其模型库中的模型已经从数学模型扩大到数据处理模型及图形模型等多种形式，可以概括为广义模型。决策支持系统的本质是将多个广义模型有机地组合起来，对数据库中的数据进行处理而形成决策问题大模型。决策支持系统的辅助决策能力从运筹学、管理科学的单模型辅助决策发展到多模型综合决策，使辅助决策能力上了一个新台阶。

20 世纪 80 年代末 90 年代初，决策支持系统与专家系统（Expert System，ES）结合起来，形成了智能决策支持系统（Intelligent DSS）。专家系统是定性分析辅助决策，它和以定量分析辅助决策的决策支持系统结合，进一步提高了辅助决策能力。智能决策支持系统是决策支持系统发展的一个新阶段。而群决策支持系统（Group Decision Support System，GDSS）则有利于克服某些个人决策中主观判断的失误，但决策过程比较长。为了实现高效率的群决策，在理论方法和应用软件开发方面，许多人做了大量工作，并获得了一些成果，如多人多目标决策理论、主从决策理论、协商谈判系统和冲突分析等。

把数据仓库、查询报表工具、联机分析处理（Online Analytical Processing，OLAP）、数据挖掘和模型库结合起来形成的综合决策支持系统，是更高级形式的决策支持系统，可以有效地提高系统的决策支持能力。这表现在以下几方面：①数据仓库包括基本数据、历史数据、综合数据及描述数据特征的元数据，实现对决策主题数据的存储和综合。②查询报表工具实现对数据的查询和管理等日常事务操作，OLAP 对数据进行综合、统计和多维分析，形成专业报表。③数据挖掘用以挖掘数据库和数据仓库中的知识，并利用这些有价值的知识进行预测分析辅助决策。④模型库实现多个广义模型的组合辅助决策。⑤专家系统利用知识推理进行定性分析。它们所集成的综合决策支持系统，可以相互补充、相互依赖，发挥各自的辅助决策优势，实现更有效的决策。可以说，数据挖掘技术为决策支持系统的发展提供了新的手段。

NOTE

第三节 数据挖掘工具

一、数据挖掘工具的分类与选择

随着越来越多的软件供给商加入数据挖掘这一行列，使得现有的挖掘工具的性能得到进一步增强，使用更加便捷，其价格门槛也迅速降低，为应用的普及带来了可能，目前有 50 余种相关软件问世，可依据分析者的分析能力、目的、数据类型、软件提供的分析方法和易用性进行选择。

1. 数据挖掘工具的分类 一般来讲，数据挖掘工具根据其适用的范围分为两类：专用数据挖掘工具和通用数据挖掘工具。专用数据挖掘工具是针对某个特定领域的问题提供解决方案，在涉及算法的时候充分考虑了数据、需求的特别性，并作了优化；而通用数据挖掘工具不区分具体数据的含义，采用通用的挖掘算法，处理常见的数据类型。

2. 数据挖掘工具的选择 数据挖掘是个过程，只有将数据挖掘工具提供的技术和实施经验与企业的业务逻辑和需求紧密结合，并在实施的过程中不断磨合，才能取得成功，因此我们在选择数据挖掘工具的时候，要全面考虑多方面的因素，主要包括以下几点。

（1）数据挖掘的功能和方法：即是否能够完成各种数据挖掘的任务，如关联分析、分类分析、序列分析、回归分析、聚类分析、自动预测等。我们知道数据挖掘的过程一般包括数据抽样、数据描述和预处理、数据变换、模型的建立、模型评估和发布等，因此一个好的数据挖掘工具应该能够为每个步骤提供相应的功能集。数据挖掘工具还应该能够方便地导出挖掘的模型，从而在以后的应用中使用该模型。

（2）数据挖掘工具的可伸缩性：也就是说解决复杂问题的能力，一个好的数据挖掘工具应该能够处理尽可能大的数据量，能够处理尽可能多的数据类型，能够尽可能高地提高处理的效率，尽可能使处理的结果有效。假如在数据量和挖掘维数增加的情况下，挖掘的时间呈线性增长，那么能够认为该挖掘工具的伸缩性较好。

（3）操作的简易性：一个好的数据挖掘工具应该为用户提供友好的可视化操作界面和图像化报表工具，在进行数据挖掘的过程中应该尽可能提高自动化运行程度。总之是面向广大用户的而不是熟练的专业人员。

（4）数据挖掘工具的可视化：这包括源数据的可视化、挖掘模型的可视化、挖掘过程的可视化、挖掘结果的可视化。可视化的程度、质量和交互的灵活性都将严重影响到数据挖掘系统的使用和解释能力。毕竟人们接受外界的信息 80% 是通过视觉获得的，自然数据挖掘工具的可视化能力就相当重要。

（5）数据挖掘工具的开放性：即数据挖掘工具和数据库的结合能力。好的数据挖掘工具应该能够连接尽可能多的数据库管理系统和其他的数据资源，应尽可能地和其他工具进行集成；尽管数据挖掘并不需要一定要在数据库或数据仓之上进行，但数据挖掘的数据采集、数据清洗、数据变换等等将耗费巨大的时间和资源，因此数据挖掘工具必须要和数据库紧密结合，减少数据转换的时间，充分利用整个的数据库和数据仓库的处理能力，在数据仓库内直接进行数据挖掘，而且研发模型、测试模型、部署模型都要充分利用数据仓库的处理能力，另外，多个数据挖掘项目能够同时进行。

当然，上述只是一些通用的参考指标，具体选择挖掘工具时还需要从实际情况出发具体分析。

二、现行数据挖掘的工具

比较著名的有 IBM Intelligent Miner、SAS Enterprise Miner、SPSS Clementine 等，他们都能够提供常规的挖掘过程和挖掘模式。

1. Intelligent Miner   由美国 IBM 公司研发的数据挖掘软件 Intelligent Miner 是一种分别面向数据库和文本信息进行数据挖掘的软件系列，它包括 Intelligent Miner for Data 和 Intelli-gent Miner for Text。在 Intelligent Miner 产品组合中，存在许多不同的功能，其中常用的有两种挖掘功能：第一个是"群集"挖掘功能，第二个是"关联"挖掘功能。使用这两种功能便可以进行银行客户的风险分析和银行产品的营销活动。Intelligent Miner for Data 能够挖掘包含在数据库、数据仓库和数据中央中的隐含信息，帮助用户利用传统数据库或普通文档中的结构化数据进行数据挖掘，它已成功应用于市场分析、诈骗行为监测及客户联系管理等；Intelligent Miner for Text 允许企业从文本信息进行数据挖掘，文本数据源能够是文本文档、Web 页面、电子邮件、Lotus Notes 数据库等。

2. Enterprise Miner   这是一种在我国的企业中得到采用的数据挖掘工具，比较典型的包括上海宝钢配矿系统应用和铁路部门在春运客运研究中的应用。SAS Enterprise Miner 是一种通用的数据挖掘工具，按照"抽样－探索－转换－建模－评估"的方法进行数据挖掘。能够和 SAS 数据仓库和 OLAP 集成，实现从提出数据、抓住数据，到得到解答的"端到端"知识发现。

3. SPSS Clementine   SPSS Clementine 是个开放式数据挖掘工具，曾两次获得英国政府 SMART 创新奖，它不但支持整个数据挖掘流程，从数据获取、转化、建模、评估到最终部署的全部过程，还支持数据挖掘的行业标准——CRISP-DM。Clementine 的可视化数据挖掘使得"思路"分析成为可能，即将精力集中在要解决的问题本身，而不是局限于完成一些技术性工作（比如编写代码等）。提供了多种图像化技术，有助于理解数据间的关键性联系，指导用户以最便捷的途径找到问题的最终解决办法。

其他常用的数据挖掘工具更有 LEVEL5 Quest、MineSet（SGI）、Partek、SE-Learn、SPSS 的数据挖掘软件 Snob、Ashraf Azmy 的 SuperQuery、WINROSA、XmdvTool 等。

经过十多年的发展，数据挖掘工具的性能获得了显著的改善，不论是自动化程度还是适用范围都发生了巨大变化，价格的门槛迅速降低，对于推进数据挖掘在企业和电子商务中的应用具备特别的意义。但是还应该看到，现在的数据挖掘工具还存在许多的不足，近几年的调查显示多数的数据挖掘工具只使用了有限的几种技术，且集中在比较简单的数据挖掘技术种类上。

三、医药数据挖掘的特性

数据挖掘技术的产生虽仅有十多年的历史，但其在商业、产业工程、电信等领域已经得到了广泛的应用并取得了可观的经济及社会效益。然而其在医学领域尚处起步阶段，医疗卫生系统本身有其复杂和时变的双重特性，加之医学技术具有较强的实践性、实验性和统计性，是一门验证性科学。这导致医学数据挖掘有其独特性，同时在该领域的数据挖掘有着较强的实用价值和广阔的前景。医学信息蕴含了医疗过程和医生患者活动的全部数据资源，既有有关临床的医疗信息又有医院管理的信息，尤其是前者反映了医学的独特性。这些信息具有模式的多态性（纯数据、图像、信号、文字记录等）、不完整性（疾病信息的客观不完整和描述疾病的主观不完整）、较强时间性、复杂性和冗余性。加上其具有数学特征差、非规范化形式，以及医生患者信息的不对称和医学资料涉及较多的伦理、法律问题，从而决定了医学数据挖掘的独特性。医学数据由于来源的广泛和容量的庞大，因此其中常蕴含模糊的、带噪声的及冗余的信息，这就需要在进行挖掘时要采用些特有的技术。如进行数据的预处理、清理过滤数据、确保数据的确定性；采用信息融合技术，使不同模式数据在属性上趋同或一致，从而进行综合；针对数据库类型的众多、面广、信息量大，考虑到挖掘的效率，因此医学数据的挖掘算法应具有较强的容错性和鲁棒性；同时如何确保挖掘结果的准确性、可靠性和科学性，降低挖掘的风险，是其能否为医疗活动和管理提供科学决策、切实得到实际应用的关键。

第四节　数据挖掘在药学领域的应用

数据挖掘技术从一开始就是面向应用的。它不仅是面向特定数据库的简单查询，而且要对这些数据进行微观、中观乃至宏观的统计、分析、综合和推理，从而指导实际问题的求解，试图发现事件间的相互关联，甚至利用已有的数据对未来的活动进行预测。数据挖掘可以在任何类型的数据上进行，可以是商业数据，可以是社会科学、自然科学处理产生的数据或者卫星观测得到的数据。数据形式和结构也各不相同，可以是层次的、网状的、关系的数据库，可以是面向对象和对象－关系的高级数据库系统，可以是面向特殊应用的数据库，如空间数据库、时间序列数据库、文本数据库和多媒体数据库，还可以是 Web 信息。在药学领域也广泛应用到数据库技术。文献检索、联机查询、在 Internet 上检索信息、办公信息系统、医院药房信息管理系统，这一切应用技术背后都有数据库技术的支持。现在已经很少有数据不以数据库的形式来存储，数据库技术的应用给人们对大量甚至海量数据的存储、管理和查询带来了极大方便。

下面主要从生物信息知识发现、药品销售中的数据挖掘、科学研究和统计数据挖掘、化学数据挖掘、Web 挖掘等方面来阐述数据挖掘在药学领域的应用及其展望。

一、生物信息知识发现

生物信息学（Bioinformatics）是 20 世纪 80 年代末随着人类基因组计划的启动而兴起的一门新的交叉学科，最初常被称为基因组信息学。广义地说，生物信息学是用数理和信息科学的观点、理论和方法去研究生命现象、组织和分析呈现指数增长的生物学数据的一门学科。首先是研究遗传物质的载体 DNA 及其编码的大分子蛋白质，以计算机为主要工具，发展各种软件，对逐日增长的浩如烟海的 DNA 和蛋白质的序列及结构进行收集、整理、储存、发布、提取、加工、分析和研究，目的在于通过这样的分析逐步认识生命的起源、进化、遗传和发育的本质，破译隐藏在 DNA 序列中的遗传语言，揭示人体生理和病理过程的分子基础，为人类疾

NOTE

病的预测、诊断、预防和治疗提供最合理和有效的方法或途径。生物信息学已经成为生物医学、农学、遗传学、细胞生物学等学科发展的强大推动力量，也是药物设计、环境监测的重要组成部分。它是当今生命科学和自然科学的重大前沿领域之一，同时也将是 21 世纪自然科学的核心领域之一。其研究重点主要体现在基因组学（Genomics）和蛋白组学（Proteomics）两方面。目前基因组学的研究出现了几个重心的转移：一是将已知基因的序列与功能联系在一起的功能基因组学研究；二是从作图为基础的基因分离转向以序列为基础的基因分离；三是从研究疾病的起因转向探索发病机理；四是从疾病诊断转向疾病易感性研究。生物芯片（Biochip）的应用将为上述研究提供最基本和必要的信息及依据，将成为基因组信息学研究的主要技术支撑。生物信息学的发展为生命科学的进一步突破及药物研制过程革命性的变革提供了契机。就人类基因组来说，得到序列仅仅是第一步，后一步的工作是所谓后基因组时代（Post-Genome Era）的任务，即收集、整理、检索和分析序列中表达的蛋白质结构与功能的信息，找出规律，生物信息学将在其中扮演至关重要的角色。

（一）数据挖掘在生物信息学中的作用

1. 用于生物信息数据库的建立与查询

（1）基因和基因组数据库：如美国基因数据库 GenBank、欧洲分子生物学实验室（The European Molecular Biology Laboratory，EMBL）核酸序列数据库、基因组数据库 GDB、日本的 DNA 数据仓库 DDBJ 等。GenBank 库包含了所有已知的核酸序列和蛋白质序列，以及与它们相关的文献著作和生物学注释。它是由美国国立生物技术信息中心（National Center for Biotechnology In formation，NCBI）建立和维护的。它的数据直接来源于测序工作者提交的序列，来源于由测序中心提交的大量 EST 序列和其他测序数据；以及与其他数据机构协作交换而来的数据。GenBank 每天都会与欧洲分子生物学实验室的数据库、日本的 DNA 数据库交换数据，使这三个数据库的数据同步。EMBL 核酸序列数据库由欧洲生物信息学研究所（European Bioinformatics Institute，EBI）维护的核酸序列数据构成，由于与 GenBank 和 DDBJ 的数据合作交换，它也是一个全面的核酸序列数据库。基因组数据库为人类基因组计划（HGP）保存和处理基因组图谱数据。日本的 DNA 数据仓库 DDBJ 也是一个全面的核酸序列数据库，与 GenBank 和 EMBL 核酸库合作交换数据。

（2）蛋白质数据库：如蛋白质信息资源（Protein Identification Resource，PIR）、国际蛋白质序列数据库（Protein Sequence Databank，PSD）、蛋白质数据仓库（Protein Data Bank，PDB）、蛋白质结构分类数据库（Structural Classification of Proteins，SCOP）、蛋白质直系同源簇数据库（Clusters of Orthologous Groups of Proteins，COGs）等。PIR 国际蛋白质序列数据库是由蛋白质信息资源、慕尼黑蛋白质序列信息中心和日本国际蛋白质序列数据库共同维护的国际上最大的公共蛋白质序列数据库。PDB 是国际上唯一的生物大分子结构数据档案库，由美国 Brookhaven 国家实验室建立。SCOP 数据库详细描述了已知的蛋白质结构之间的关系。COGs 数据库是对细菌、藻类和真核生物的 21 个完整基因组的编码蛋白，根据系统进化关系分类构建而成。

（3）功能数据库：如京都基因和基因组百科全书（Kyoto Encyclopedia of Genes and Ge-nomes，KEGG）、可变剪接数据库（Alternative Splicing Data Bank，ASDB）、转录调控区数据库（Transcription Regulatory Regions Databank，TRRD）等。KEGG 是系统分析基因功能，联系基

因组信息和功能信息的知识库。相互作用的蛋白质数据库收集了由实验验证的蛋白质 – 蛋白质相互作用；ASDB 包括蛋白质库和核酸库两部分。TRRD 是在不断积累的真核生物基因调控区结构 – 功能特性信息基础上构建的。

2. 用于生物信息的对比与分析

（1）用于序列比对：即蛋白质序列之间或核酸序列之间的比对。包括序列的两两比对和多序列比对。两两比对是通过比较两个序列之间的相似区域和保守性位点，寻找二者可能的分子进化关系。GenBank 核酸序列数据库提供的序列搜索服务就是以序列两两比对为基础的。多序列比对就是把两条以上可能有系统进化关系的序列进行比对的方法。目前对多序列比对的研究还在不断前进中，现有的大多数算法都基于渐进比对的思想，在序列两两比对的基础上逐步优化多序列比对的结果。进行多序列比对后可以对比对结果进行进一步处理，例如构建序列模式的 profile，将序列聚类构建分子进化树等。

（2）核酸与蛋白质结构和功能的预测分析：针对核酸序列的预测就是在核酸序列中寻找基因，找出基因的位置和功能位点的位置，以及标记已知的序列模式等过程。在针对蛋白质的预测方法方面，传统的生物学认为，蛋白质的序列决定了它的三维结构，也就决定了它的功能。由于用 X 光晶体衍射和 NMR 核磁共振技术测定蛋白质的三维结构，以及用生化方法研究蛋白质的功能效率不高，无法适应蛋白质序列数量飞速增长的需要，因此近几十年来许多科学家致力于研究用理论计算的方法预测蛋白质的三维结构和功能，经过多年努力取得了一定的成果。

（3）基因组序列信息分析和功能基因组相关信息分析：包括大规模基因表达谱分析、基因组水平蛋白质功能综合预测。序列分析、基因表达、蛋白质结构预测、药物发现及设计是生物学领域的关注点。已有许多有意义的挖掘模式、挖掘算法应用在这些方面并取得相应成果。

（二）生物信息知识发现中应用的数据挖掘技术

研究证明，数据挖掘是生物信息处理的强有力工具。具体而言，生物信息知识发现中应用的数据挖掘技术包括以下几种。

1. 构造基因数据库或数据仓库　由于广泛多样的 DNA 数据高度分散，为了便于对 DNA 数据库进行系统分析，需要利用数据挖掘中的数据清理和数据集成的方法来构造集成式数据仓库和开发分布式数据库。

2. 数据清理，数据集成，异种、分布式数据库的语义集成　许多国家和研究组织都建立了生物序列数据库、蛋白质结构和功能数据库，为人们提供了丰富的信息。但是这些数据分散，且存储介质多样，在同一数据库中存在着大量具有重复信息的序列及一些高度相似的数据，造成数据冗余。因此对这种异构的和广泛分布的数据库的语义集成就成为一项重要任务。数据挖掘中的数据清理、数据集成方法有助于该问题的解决。

3. DNA 序列相似搜索和比对　为识别一个新发现的基因和一个已知基因家族之间的进化关系，确定它们的同源性或相似性，通常需要序列比对，找出它们之间的最大匹配，从而定量给出其相似程度。由于基因数据是非数字的，所以数据挖掘中针对非数字的序列模式分析方法在基因序列比对中能起到非常重要的作用。因此探索高效的搜索和比对算法在序列分析中非常重要。

4. 基因组特征及同时出现的基因序列的分析　对于基因家族的成组序列来说，必须阐明多个序列之间的关系，才能揭示整个基因家族的特征。多序列比对在识别一组相关序列中有重要生物意义。

5.关联分析 大部分疾病不是由一个基因引起的，而是由多个基因组合起来共同起作用的结果。因此采用数据挖掘中的关联分析方法有助于发现基因组之间的联系，进而揭示人类疾病背后的基因原因。

6.生物数据可视化和可视的数据挖掘 由于生物数据的复杂性和高维性，既不能以数字公式表示，也不能以逻辑公式表示，可借助各种可视化工具以图、树、链等形式来表现。常用的生物数据可视化工具有语义镜技术、信息壁技术、基因调控网格等。同时，将经过数据挖掘工具得到的数据结果也以图形、图像的形式展现给用户，便于用户寻找数据间的规律和关系。

二、药品销售中的数据挖掘

商品销售是数据挖掘最早的应用领域，也是目前最主要的应用领域。通过收集、加工和处理涉及消费者消费行为的大量信息，确定特定消费群体或个体的兴趣、消费习惯、消费倾向和消费需求，进而推断出相应消费群体或个体下一步的消费行为，然后以此为基础，对所识别出来的消费群体进行特定内容的定向营销，这与传统的不区分消费者对象特征的大规模营销手段相比，大大节省了营销成本，提高了营销效果，从而为企业带来更多的利润。

药品是一种特殊的商品。随着人们对生命健康的需求提高，药品销售市场扩大，市场竞争也日益加剧。如何应用数据挖掘在商品销售中应用的成功模式增加药品销售量、扩大市场份额是药品生产厂家和销售商们面临的重要课题。药品销售对药品生产和新药研究有着直接的影响。因此如何应用药品销售中的数据挖掘结果，来调整药品生产和新药研发的方向也是一个值得关注的课题。药品销售与零售业中的商品也有相似之处。药品超市与零售业的市场营销类似，在零售业的市场营销中，数据挖掘技术通过分析顾客的购货篮，协助商家发现顾客的消费习惯，预测顾客的购买模式，划分顾客群体，发现商品销售量之间的关联，优化货架布置，研究最佳的促销活动时间和促销商品组合，以及了解滞销和畅销商品状况等。通过对一种商品在各连锁店的市场共享分析，客户统计及历史状况的分析，帮助企业确定销售和广告业务的有效策略。

药品超市可以根据客户的不同类型收集信息：一种方式是针对匿名客户收集信息，另一种是针对注册或有客户卡（会员卡）的客户。对第一种，超市可以分析顾客购买商品的关联规则，当某客户购买某种商品时，发放与该商品有关的商品的优惠券。对第二种有客户卡的客户，分析购买历史的序列模式，发放下次可能会购买的商品的优惠券。目前，很多大型超市的客户数据库已经从匿名客户管理发展到客户卡客户的管理模式，这些客户信息实现了超市的营销重心从商品转换到客户。促销是商场吸引顾客，提高销售利润的常用手段。传统的促销方式是基于统计的，类似于：对于每月花费超过400元的客户，超市提供一份免费礼品等。这种方法有一个缺陷，主要不是针对客户，只针对在超市固定的花费。

通过分析客户的消费模式，发现可以把客户分为三种类型：第一类客户不管超市如何促销，他们的花费都不会超过400元；第二类是日常月花费总超过400元，对于这类客户，免费礼品构不成吸引；最后一类客户，确实因为此类促销活动，才花费了超过400元。只有最后一类客户才成为这种促销策略的真正目标。为了吸引更多的客户参与促销活动，利用数据挖掘技术，针对每个客户的消费水平和购买商品度身定做相应的促销手段。例如，通过数据挖掘发现某客户有可能感兴趣的商品，将其作为促销商品，从而提高顾客的购买兴趣。

三、科学研究和统计数据挖掘

目前，科学数据上的数据挖掘和知识发现的重要性日益提高。许多领域，诸如生物信息学、地球物理学、天文学、医药学、气象学、粒子物理学等学科，面临着数据量的指数增长。各个领域的专家都需要定义元数据标准和提出挖掘的目标。

数据挖掘已在信息技术领域、地理及天文学等不同的科研领域获得应用，包括对宇宙图像数据分类、监测地壳活动和发现生物模型等。例如，加州理工学院喷气推进实验室开发的SKICAT帮助天文学家发现了16个新的类星体。SKICAT使用了决策树方法构造分类器，结果使得能分辨的星体较以前的方法在亮度上要低一个数量级之多，而且新的方法比以往方法的效率要高40倍以上。在生物医学领域，科学家利用数据挖掘中的序列模式分析和相似检索技术分析DNA数据，完成异构、分布式基因数据库的语义集成和DNA序列间相似搜索和比较，利用关联分析识别同时出现的基因序列，利用路径分析发现疾病不同阶段的致病基因。

由于数据挖掘与统计学都试图从数据中发现某种结构，从而得到有价值的信息，所以从数据挖掘诞生时起，就与统计学有了不可分割的联系。统计学、数据库和人工智能共同构成数据挖掘技术的三大支柱。统计学是搜集、展示、分析及解释数据的科学，统计学并不是方法的罗列，而是处理数据的科学。数据挖掘是从大量的、不完全的、有噪声的、模糊的、随机的数据中提取隐含的、事先不为人们所知的、潜在有用的信息和知识的过程。数据挖掘大部分核心功能的实现都以计量和统计分析方法作为支撑。统计思想在数据挖掘整个系统中的各个阶段都担负着不可忽视的重任，统计学对于数据挖掘方法创新做出了重大贡献。

在数据挖掘的整个过程中，统计学起着至关重要的作用，用统计学方法开发的工具可用于数据的抽取、清洗、转换、整合等方面，统计逻辑推理还可以使数据分析人员站在更高层次上，以更广阔的视角进行数据的模式识别。统计分析方法是利用统计学、概率论的原理对各属性进行统计分析，从而找出它们之间的关系和规律。数据挖掘技术基础之一即是统计学，统计分析方法是最基本的数据挖掘技术方法之一。

需要注意的是，科学和统计数据挖掘在应用数据挖掘一般方法的同时，必须要结合相关的学科背景知识，以提高挖掘结果的质量。构造一个数据库（或数据仓库）和特定学科知识库及数据挖掘系统一体化的信息系统是值得推荐的选择。

四、化学数据挖掘

1.化学数据挖掘概述 在现代分析测试技术的支持下，化学化工领域的数据信息也在飞速地积累着，数量和种类都在迅猛增长，如何利用这些海量数据正是化学化工信息工作者所面临的严峻挑战。然而，理论发展常会滞后于实践，尤其是化学化工等与实验密切相关的学科，往往只有少量数据结果可用于机理解释或推导，大量结果尚需有效的数据处理手段辅助探索，才能发现蕴藏于其中的规律。随着信息技术的发展，人们开发了很多种方法，获得了良好的效果，并由此发展了化学计量学，以及基于数据的化工过程建模、优化和控制的各种方法。但是这些处理方法通常仅依据在特定目的下通过试验所收集的数据，数据量相对较小，不适于使用已有的大量的相关数据库，特别对高维数据、噪音数据、混合类型的数据缺乏有效的处理手段。另外这些方法的分析能力有限，对数据内含规律（知识模式）的探索尚依赖于研究者对问题的认识程度，还不能超越这种认识，从大量已有的数据资源中自动地获取更为广泛的有用知识。因此众多的化学信息检索系统（化学数据库）应运而生，已经建立起各种内容丰富、规模庞大的化学数据库（各类化学物质的性质数据库、化学图谱数据库等）。近年来，随着化学数据的大量积累和数据库的普遍使用，研究者逐步认识到海量数据的利用是十分困难和不充分的，更具价值的规律性的信息和知识反而被隐蔽起来了。如何从化学数据中发现更多、更有价值的化学规律正逐步成为化学家们关注的焦点。因此，化学数据挖掘作为一种新的信息技术开始应用于计算机化学中。这一技术的关键是用软件来从海量的化学数据中自动地发现新的不明显的有潜在应用价值的信息和知识。

化学数据挖掘是计算机科学、统计学、人工智能、化学及化学计量学等多学科交叉的一个研究领域。技术关键是利用计算机技术、数学模型和化学背景知识等从海量化学数据中自动发现、揭示和表征那些原来不明显的、具有潜在应用价值的新知识和新信息。从实现技术上看，它通常与数据筛选、分类、分析、表征和知识发现紧密结合。从实现目标看，化学数据挖掘是研究如何综合运用各种方法来开采海量化学数据中隐藏的有价值的信息（或知识）的理论和实现技术。涉及的主要内容包括数据清理（Data Cleaning）和数据归约（Data Reduction）、特征检测（Feature Detection）和特征约简（Feature Reduction）、分类和类别检测（Classifier and Category Detection）、假象检测（Fraud Detection）、非常规模式识别（Recognizing Unusual Patterns）、新知识检测（Novelty Detection）、样板数据库的建立（Construction of Sample Databases）、大型数据库中知识和规则的检测（Knowledge Discovery and Rule Detection from Large Databases）和相关技术。

2. 化学结构与化学反应的计算机处理　长期以来化学家在应用计算机解决化学问题中遇到的第一个困难就是化学结构的计算机处理的问题。可以说化学的一切领域无一不与化合物的结构密切相关，在过去的 30 多年中，这一问题得到了广泛的重视和深入的研究，从而形成了计算机化学的一个重要研究领域。经过多年努力，化学结构计算机处理中的理论和绝大部分技术问题已基本得到解决。然而，这些方法还是有局限性的，难以应用于诸如族性结构处理、结构－活性相关的自动化研究和反应机理研究等方面。即使对确定结构处理中的问题，现有的解决方案仍不为所有化学家所接受。因此，确定结构的计算机处理仍有一些难题，如无机化合物、金属有机化合物、互变异构的化学结构等，需要做更深入的研究。同时，应当看到这些问题又是计算机化学中诸多领域的基础，它们的完全解决将有利于计算机化学的发展。

鉴于可将化学反应看成是一些化学结构向另一些化学结构的转换，所以，化学反应的处理问题归根结底是对化学结构的处理。但是，化学反应的计算机处理也有它自己特定的问题，如反应中心的自动识别、反应知识的发现、组织和利用、同类反应的自动产生等问题。这些问题是当前计算机处理化学反应领域的主要研究方向，它们的解决一方面将推动化学反应数据库向更高层次的发展，另一方面将通过与数据挖掘技术的结合，发现反应知识，使计算机辅助有机合成路线设计有更扎实的基础，从而能得到更合理的解决。

五、Web 挖掘

随着数据库技术的迅速发展以及数据库管理系统的广泛应用，人们积累的数据越来越多。

激增的数据背后隐藏着许多重要的信息，人们希望能够对其进行更高层次的分析，以便更好地利用这些数据。目前的数据库系统可以高效地实现数据的录入、查询、统计等功能，但无法发现数据中存在的关系和规则，无法根据现有的数据预测未来发展趋势。缺乏挖掘数据背后隐藏的知识手段，导致了"数据爆炸但知识贫乏"的现象。在计算机网络迅猛发展的同时，人们也面临着同样的问题。在信息量极大丰富的 Web 资源中，蕴含着大量潜在的有价值的知识，为数据挖掘研究提供了丰富的资源，同时也提出了新的挑战。从海量的网络信息中寻找有用的知识，早已成为人们的迫切需求。各种类似 Google、Baidu 等的搜索引擎也层出不穷。但搜索引擎只解决了信息查询的问题，而人们迫切地希望能够从 Web 上快速、有效地发现知识。传统 KDD 技术所涉及的主要是结构化的数据库，而网上资源却没有统一的管理和结构，数据往往是经常变动和不规则的。因此，人们需要比信息检索层次更高的新技术，我们称之为 Web 挖掘。

Web 数据挖掘建立在对大量的网络数据进行分析的基础上，采用相应的数据挖掘算法，在具体的应用模型上进行数据的提取、数据筛选、数据转换、数据挖掘和模式分析，最后做出归纳性的推理、预测客户的个性化行为及用户习惯，从而帮助进行决策和管理，减少决策的风险。Web 数据挖掘涉及多个领域，除数据挖掘外，还涉及计算机网络、数据库与数据仓储、人工智能、信息检索、可视化、自然语言理解等技术。

1.Web 挖掘的环境

（1）异构数据库环境：从数据库研究的角度出发，Web 网站上的信息也可以看作一个数据库，一个更大、更复杂的数据库。Web 上的每一个站点就是一个数据源，每个数据源都是异构的，因而每一站点之间的信息和组织都不一样，这就构成了一个巨大的异构数据库环境。如果想要利用这些数据进行数据挖掘，首先必须要研究站点之间异构数据的集成问题，只有将这些站点的数据都集成起来，提供给用户一个统一的视图，才有可能从巨大的数据资源中获取所需的东西。其次，还要解决 Web 上的数据查询问题，因为如果所需的数据不能很有效地得到，对这些数据进行分析、集成、处理就无从谈起。

（2）半结构化的数据结构：Web 上的数据最大特点就是半结构化。但是 Web 上的数据与传统的数据库中的数据不同，传统的数据库都有一定的数据模型，可以根据模型来具体描述特定的数据而且按照一定的组织有规律的集中或者分布存放，结构性很强；而 Web 上的数据非常复杂，没有特定的模型描述每一站点的数据，都各自独立设计并且数据本身具有自述性和动态可变性，因而 Web 上的数据不是强结构性的。但与此同时 Web 页面又是有描述层次的，单个网站也是按照各自的结构构架的，从而具有一定的结构性。因此我们认为 Web 上存在的数据既不是完全结构化的也不是完全非结构化的，而是介于两者之间，一般称之为半结构化数据。半结构化是 Web 上数据的最大特点，显然面向 Web 的数据挖掘比面向单个数据仓库或者其他结构化数据集的数据挖掘要复杂得多。

（3）解决半结构化的数据源问题：Web 数据挖掘技术首要解决半结构化数据源模型和半结构化数据模型的查询与集成问题。解决 Web 上的异构数据的集成与查询问题，就必须要有一个模型来清晰地描述 Web 上的数据。针对 Web 上的数据半结构化的特点，寻找一个半结构化的数据模型是解决问题的关键所在。除了要定义一个半结构化数据模型外，还需要一种半结构化模型抽取技术，即自动地从现有数据中抽取半结构化模型的技术。面向 Web 的数据挖掘必须以半结构化模型和半结构化数据模型抽取技术为前提。

2. Web 搜索引擎　目前对 Web 信息的查询主要是利用基于索引的 Web 搜索引擎。它可以完成对 Web 的搜索，对 Web 页面作索引，建立和存储大量的基于关键字的索引，用于定位包含某关键字的 Web 页面。利用搜索引擎，有经验的用户可以通过设定一组紧密相关的关键字和词组，快速搜索到所需的文档。当前，搜索引擎技术已经趋于成熟，用户满意度也保持在一个可以接受的水平。在信息搜集技术、索引建立技术、检索技术和结果集排序技术方面，最近几年，除了 Google 创造性地提出技术，并将其用于结果排序外，基本没有什么突破性的进展。而搜索引擎的研究与信息集成逐渐融合，在这方面的研究主要集中在两个方面：查询扩展（Query Expansion）和结果集的动态分类。

（1）查询扩展：由于用户使用搜索引擎查找信息时，往往不能用搜索引擎提供的标准准确地表述想要查找的东西，从而在基于用户查询请求到索引库检索前，需要进行查询扩展。查询扩展包括两个步骤：用新的关键词扩展初始查询串；对扩展后查询串里的关键词重新进行权重分配。查询扩展的方法分为三类：基于用户注册兴趣的方式；基于用户对结果集操作反馈信息的方式；基于搜索结果文档集全局信息的方式。这些方法分别通过不同的途径扩展用户初始查询，以期提高查询结果的用户贴近度。

（2）结果集的动态分类：由于结果集通常十分庞大，因而如何组织结果集展现形式，方便用户快速地找到需要的信息就成为一个十分关键的问题。虽然通过改进页面排序算法，可以尽量使"重要"的页面出现在返回结果的前面，但由于用户职业、兴趣、年龄等各方面的差异，很难让所有的用户都接受服务商给出的重要性顺序。另外，统计显示，用户一般不会在结果集中向后翻过超五页。所以将查询结果以一定的类别层次组织，让用户能方便地选择查看类别，可以很好地缩小结果集，从而使用户能更快地查找信息。

3. Web 挖掘任务　Web 挖掘是一项综合技术，涉及 Web、数据挖掘、计算语言学和信息学等多个领域，可以实现对 Web 存取模式、Web 结构和规则及动态的 Web 内容的查找。Web 数据挖掘是一项具有挑战性的课题。它实现对 Web 存取模式、Web 结构和规则，以及动态的 Web 内容的查找。一般来说，Web 数据挖掘的任务可分为四类：Web 内容挖掘（Web content mining）、Web 结构挖掘（Web structure mining）和 Web 使用记录的挖掘（Web usage mining）和 Web 用户性质挖掘。其中，Web 内容挖掘、Web 结构挖掘和 Web 使用记录挖掘是 Web 1.0 时代就已经有了的，而 Web 用户性质挖掘则是伴随着 Web 2.0 的出现而出现的。

（1）Web 内容挖掘：所谓基于 Web 内容的挖掘实际上就是从 Web 文档及其描述中获取知识，Web 文档文件挖掘及基于概念索引或 Agent 技术的资源搜索也应该归于此类。Web 信息资源类型众多，目前 www 信息资源已经成为网络信息资源的主体，然而除了大量的人们可以直接从网上抓取、建立索引、实现查询服务的资源之外，相当一部分信息是隐藏着的数据（如由用户的提问而动态生成的结果，存在于数据库系统中的数据，或是某些私人数据）无法被索引，从而无法提供对它们有效的检索方式，这就迫使我们把这些内容挖掘出来。若从信息资源的表现形式来看，Web 信息内容是由文本、图像、音频、视频、元数据等种种形式的数据组成的，因而我们所说的基于 Web 内容的挖掘也是一种针对多媒体数据的挖掘。

Web 内容挖掘一般从两个不同的观点来进行研究。从资源查找的观点来看，Web 内容挖掘的任务是从用户的角度出发，怎样提高信息质量和帮助用户过滤信息。而从数据库的角度讲

Web 内容挖掘的任务主要是试图对 Web 上的数据进行集成、建模，以支持对 Web 数据的复杂查询。

（2）Web 结构挖掘：Web 结构挖掘的对象是 Web 本身的超链接，即对 Web 文档的结构进行挖掘。对于给定的 Web 文档集合，应该能够通过算法发现他们之间连接情况的有用信息，文档之间的超链接反映了文档之间的包含、引用或者从属关系，引用文档对被引用文档的说明往往更客观、更概括、更准确。Web 结构挖掘在一定程度上得益于社会网络和引用分析的研究。把网页之间的关系分为 Incoming 连接和 Outgoing 连接，运用引用分析方法找到同一网站内部及不同网站之间的连接关系，有助于用户找到相关主题的权威站点，而且对网络资源检索结果的排序有很大意义。此外，Web 结构挖掘另一个尝试是在 Web 数据仓库环境下的挖掘，包括通过检查同一台服务器上的本地连接衡量 Web 结构挖掘 Web 站点的完全性，在不同的 Web 数据仓库中检查副本以帮助定位镜像站点，通过发现针对某一特定领域超链接的层次属性去探索信息流动如何影响 Web 站点的设计。

（3）Web 使用记录挖掘：基于 Web 使用的挖掘，也称为 Web 日志挖掘（Web Log Mining）。通过挖掘 Web 日志记录，分析其中的规律，了解用户的网络行为数据所具有的意义，发现用户 Web 页面的模式，识别 Web 网站的潜在用户和电子商务的潜在客户，进而改进 Web 服务器系统的性能。

（4）Web 用户性质挖掘：Web 用户性质挖掘是伴随着 Web 2.0 的出现而出现的。基于 RSS、Blog、SNS、Tag 以及 WiKi 等互联网软件的广泛应用，Web 2.0 帮助人们从 Web 1.0 时代各大门户网站"填鸭"式的信息轰炸，过渡到了"人人对话"，每个普通用户既是信息的获取者，也是信息的提供者。在 Web 2.0 时代，网络彻底个人化了，它完全允许客户用自己的方式、喜好和个性化的定制服务创造自己的互联网，它一方面给予互联网用户最大的自由度，另一方面给予有心商家有待发掘的高含金量信息数据。通过对 Web 用户自建的 RSS、Blog 等 Web 2.0 功能模块下客户信息的统计分析，能够帮助运营商以较低成本获得准确度较高的客户兴趣倾向、个性化需求及新业务发展趋势等信息。

4.XML 技术在基于 Web 的数据挖掘中的应用

（1）XML 技术简介：XML（Extensible Markup Language）是 SGML（Standard General Markup Language）的一个子集，近年来为 IBM、Microsoft 等公司大力推崇。和 HTML（Hyper Text Markup Language）类似，XML 也是一种标示语言，可提供描述结构化资料的格式，它们都可以用于可视化和用户界面标准。

目前，Internet 只是文本和图片的访问媒体，并没有智能搜索、数据交换、自适应表示和个人化的标准。为了超出设置信息访问和显示标准的限制，Internet 必须设置信息理解标准（表示数据的通用方式），以便软件能够更好地搜索移动显示和处理上下文中隐藏的信息。由于 HTML 是一种描述如何表示 Web 页的格式，并不表示数据，所以它并不能完成以上处理。而 XML 提供了一种独立的运行程序的方法来共享数据是用来自动描述信息的一种新的标准语言，它通过计算机通信"把 Internet 的功能由信息传递扩大到人类其他多种多样的活动中去"。

（2）XML 技术的特点及其在 Web Mining 中的应用：它最大的特点在于其 Tag 是具有语义的，可由用户定义，能够反映一定的数据的含义。此外，XML 还具有简单易用、可扩展性、开发性强、标准化等特点，非常适合应用于 Web Mining。从某种意义上说，XML 非常接近半

NOTE

结构化的数据模型，它可供操作的基础要比 HTML 好得多。XML 的文档描述的语义非常清楚，而且我们很容易就可以将之和关系数据库中的属性一一对应起来，能够支持实施十分精确的查询以及其他高级操作。而 HTML 文档只是按显示方式进行描述的。由此可见，XML 将为在 WEB 上的数据查询和模式抽取提供了一个重要的契机。

XML 由若干规则组成，这些规则可用于创建标记语言，并能用一种被称作分析程序的简明程序处理所有新创建的标记语言。XML 解决了 HTML 不能解决的两个 Web 问题，即"Internet 发展速度快而人们的接收速度慢"的问题，以及可利用的信息多得难以找到自己所需要的那部分信息。XML 能增加结构和语义信息可使计算机和服务器即时处理多种形式的信息。因此，运用 XML 的扩展功能不仅能从 Web 服务器下载大量的信息，还能大大减少网络业务量。

以 XML 为基础的新一代 www 环境是直接面对 Web 数据的，不仅可以很好地兼容原有的 WEB 应用而且可以更好地实现 Web 中的信息共享与交换。XML 可看作一种半结构化的数据模型，可以很容易地将 XML 的文档描述与关系数据库中的属性一一对应起来，实施精确地查询与模型抽取。

当用标准的 HTML 无法完成某些 Web 应用时，XML 便能大显身手。这些应用从大的方面讲可以被分成以下四类：需要 Web 客户端在两个或更多异质数据库之间进行通信的应用；试图将大部分处理负载从 Web 服务器转到 Web 客户端的应用；需要 Web 客户端将同样的数据以不同的浏览形式提供给不同的用户的应用；需要智能 Web 代理根据个人用户的需要裁减信息内容的应用。显而易见，这些应用和 Web 的数据挖掘技术有着重要的联系，基于 Web 的数据挖掘必须依靠它们来实现。

六、数据挖掘在医药领域的应用现状与展望

1. 数据挖掘在医学领域中的应用 目前，数据挖掘的研究和应用非常的热门，虽然其产生的时间较短，但已在其他领域应用广泛且成果斐然。虽然医学领域的数据挖掘起步较慢，但医学的特殊性预示着在该领域进行探索必然有着广阔的前景和价值，同时当前该领域的数据挖掘应用和研究已取得了较多的成果，给后继研究揭示了许多全新的途径和模式。

（1）基础医学领域：在基础医学领域，许多的研究者正不断探索用数据挖掘方法运用于 DNA 序列分类，以及对基因组的测序数据进行分析，结果发现非线性相关统计法，诸如 AMI、神经网络、分类及聚类算法均有重大的应用价值。

（2）疾病的诊断、治疗和治愈后的预测方面：通过比较发现这些数据挖掘的方法在预测及其他应用方面比传统的统计方法有着更多的优越性。如疾病的临床诊断和治疗方面：疾病的诊断、治疗和治愈后的预测等，由于某些疾病的错综复杂性，加之医学技术本身是个具有很强实践性、统计性的验证科学，所以诊断、治疗过程是医师知识和经验的交织作用过程。而数据的挖掘可以通过对患者资料数据库中大量历史数据处理、提炼蕴含其中的大量有价值的信息，从而为临床决策服务。经过尝试、探索而发现分类分析、粗糙集理论、人工神经网络、模糊逻辑分析在这方面有其独特的价值。例如，Bayesian 学习法对患者 CT 图像的自动诊断，模糊神经网络用于分析心脏的超声图像，决策树方法对于治疗方法的选择，粗糙集理论在宫颈癌病变阶段判断的检测中的运用等。

（3）流行病学研究和医学统计方法学方面：由于数据挖掘方法是基于机器学习基础上的，与传统统计方法在不同资料处理中各有优势。在实际的运用中常常联合使用而取长补短，如将决策树与回归、神经网络方法联合运用分析影响疾病死亡率的因素，从而弥补了神经网络产生的结果不易理解的弊端。同时数据挖掘方法在流行病学的研究中使用也效果显著。

（4）医院和卫生事业管理方面：医院信息系统（HIS）的建立为医院科学管理提供了大量的信息资源，同时也为医疗保健政策的制定、卫生资源的合理配置提供了决策支持的信息来源。但是传统的数据库方法以及分析方式多停留在了数据的录入、查询和统计功能上，而数据挖掘方法的出现和发展为从错综复杂的、庞大的医学信息库中提取有价值的决策支持信息提供了有效的途径和方法，从而为提升医院服务质量和管理水平。

（5）其他方面：如数据挖掘在药物的研发、毒理学研究等方面，亦有探索和应用性研究。

数据挖掘还用于分析病例及病人特征、药方管理、安排医疗方案、判断药方的有效性、验证药物的治疗机理、分析健康数据及确定偏差等。生物信息或基因（bioinformatics/genomics）的数据挖掘是目前研究的热点。Incyte 生物软件公司利用 MineSet 工具挖掘基因数据库，分析基因和疾病之间的关系，成功地发现新的基因模式。旧金山心脏研究所每年对来自全球各地的数百名患者提供心脏监视和治疗服务。他们用数据挖掘技术对超过两万个患者的治疗医师的表现和疗效进行跟踪，使医院的运作效率大大提高，提高了医生诊断的准确性，减少了患者的留医时间。例如，在对冠状收缩治疗的过程中，通过对有关因素进行分析，将平均留医时间由七晚缩减到三晚。这样，每年节约了 50 万美元，并且有效地改进了治疗质量。

2. 数据挖掘在中医药领域的应用

（1）数据挖掘在中医药领域的应用背景：在中医药领域，数据库技术已经得到广泛应用。数据挖掘作为数据库知识发现的主要环节，后台数据库的建立是十分重要的。随着计算机技术的飞速发展，数据库技术已变得越发重要。中医药数据库的建设起源于 20 世纪 80 年代，经过20 余年的建设已经取得了初步的成果，中医药领域已经建设了不同类型和规模的中医药信息数据库，比如，古代文献数据库、结构型数据库、现代文献型、事实型数据库及各种中医数据仓库等。另外，自 2002 年起，国家中医药管理局中国中医药文献检索中心利用虚拟研究中心平台，联合全国十多家中医药大学、学院及科研机构进行结构型中药科技基础信息数据库的创建。近些年，中医药治疗信息的数据挖掘技术也被一些研究者或研究机构在一定程度上进行了研究。由于中医药治疗体系包括辨症论治、辨证论治和辨病论治，因此，各家研究者与研究机构主要从症、证与病之间的关联开展了大量的研究工作。数据挖掘作为一个对隐含的、非平凡知识获取技术，决策支持系统的建立是必要的。

（2）数据挖掘在中医药配伍规律研究的应用：数据挖掘作为数据库知识发现的主要环节，知识获取是其主要功能，特别是对隐含的、非平凡知识的获取，以数据仓库为数据存储工具，将现有不同结构、不同地点的中医药相关数据库进行整合的"多库融合"平台系统正在建成。建立数据挖掘与数据仓库、在线分析处理、知识库和模型库等结合的智能决策支持系统，以OLAP、数据挖掘为数据分析与知识获取工具，对数据仓库中的数据进行有目的分析，以获取其中对于事物发展有用的、可理解的知识，并将获得的知识存入相应知识库。以知识库和模型库为基础，应用专家系统对事物未来的发展趋势进行科学预测，将是加速中医药信息化、规范化和知识化进程的必要途径。数据挖掘在中药药性理论和复方配伍规律科学内涵的现代化研究中有广泛的应用，中药药性理论是中药配伍应用的核心内容之一，其内容完善的程度将直接影响到组方的准确性和治疗的有效性。中医对于中药药性的认识是一个逐渐积累和完善的过程，至今还存在某些药物的药性不完善的情况，对于中药的功效归类也因专家对药物认识程度的不同，而导致同一药物分属于不同类别。数据挖掘技术可以在分析大量历史数据的基础上，协助中药药性的完善研究。如数据挖掘中的分类方法可以依据药性特征的辨识结果，将一些还未归类的中药进行分类；也可用聚类方法将药味聚类后，根据同类药物的药性相近，归类也应相近的特点进行分类预测；用关联规则分析可以自动对方剂中各药物药性的联系进行关联模式或规则研究，进行中药药性特征的数据挖掘研究，对于进行中药复方配伍的科学规律研究有着重要意义。中药复方在中医药科学中扮演着非常重要的角色，几千年来积累的数十万首中药复方和已建立的众多中医药复方数据库，是中医药最为宝贵的资源和财富，中医专家系统虽然在一定程度上实现了对专家知识的挖掘和再现，但"百花齐放、百家争鸣"的局面使得复方经常出现药味和药量千差万别的情况，无法形成中医在整体上对疾病及配伍规律深入的认识与研究。应用数据挖掘方法对数十万首中药复方全面整理和挖掘，将会比较全面地获得对中医药基础理论和临床实践规律的全面的认识，进而进行配伍规律研究。中药复方是按照"君臣佐使"的原则，在辨证论治的基础上，由两味或两味以上的药物组成的有机共同体。用数据挖掘方法进行对中医药复方配伍历史数据的智能分析，实现针对中医病证与复方配伍的本质规律认识，能为有效地精简复方和合理配伍提供理论支持。其中频率模式、关联规则、贝叶斯网络等方法，可以在不同配伍层次上分析药物配伍的模式或规则，实现对复方共性规律的认识。数据挖掘技术在研究症状与复方组方、中医证候与复方组方的关系等方面也有广泛应用。对于中药复方配伍规律的数据挖掘研究目前尚处于起步阶段。

3. 数据挖掘在医药领域的应用展望　从医药学领域庞大而繁杂的数据中挖掘知识，以指导今后的工作是富有较好的前景和应用价值，但又是困难复杂的课题。医学数据的挖掘是计算机技术、人工智能、统计学与现代医学相融合的产物，是面向整个医学信息库提取知识的过程，是医疗服务整体决策科学化的重要组成成分。而由于医学数据挖掘对象的广泛性、算法要求高效性地提取知识，以及决策建议要求更高的准确性，加之现有医学信息库相对于数据挖掘的要求还存在不完备性，这些都需要计算机、数学、统计学及广大医疗工作者的多方协作，从而在信息的多方融合、算法的高效性、获取知识准确性等关键技术上得以更大的突破。相信随着数据挖掘技术的广泛应用、方法的不断改进、可实现软件的发展，数据挖掘在医学领域的应用将更为广泛和深入，从而带来更大的社会和经济效益。

小结七

1. 数据挖掘概述。数据挖掘的产生、数据挖掘的概念、数据挖掘的对象等。重点掌握关系数据库、数据仓库、文本数据库、多媒体数据库等对象。

2. 数据挖掘的常用技术。数据挖掘特点与过程、常用数据挖掘方法和数据挖掘与决策支持系统。

3. 数据挖掘工具。数据挖掘工具的分类与选择、现行数据挖掘的工具等。

4. 数据挖掘在药学领域的应用。主要有生物信息知识发现、药品销售中的数据挖掘、科学和统计数据挖掘、化学数据挖掘、Web 挖掘等五个方面的应用，以及数据挖掘在医药领域的应用现状与展望。

第八章 * 网络药学信息安全

第一节　网络药学信息安全概述

一、网络药学信息安全简介

网络药学信息安全主要是指药学网络信息系统中的硬件、软件及其系统中的数据受到保护，不因偶然或恶意原因而遭到破坏、更改或泄露；系统可以连续、可靠、正常地运行；网络服务不中断。

医院引进医院信息系统（HIS）时，首先考虑的是系统的稳定性、可靠性和安全性。由于药学信息在整个医疗过程中具有举足轻重的地位，因此，更应该强调其信息的安全性。一个没有任何防范、缺乏信息防护的信息系统，一旦上网，带来的后果是不堪设想的。

1. 网络药学信息安全的概念　随着计算机网络技术的发展，网络中的安全问题也显得越来越突出。网络药学信息系统建立后，药物信息资源高度共享，医疗技术各个领域的网络用户都高度依赖这些资源，这些用户分散在各个部门和各个角落，他们之间的大量数据均在网络中存储和传输。这些数据在存储和传输过程中，存在被盗用、暴露、篡改或破坏的可能。另外，由于计算机网络本身也存在一些不完善之处，网络软件也有可能遭受到一些恶意程序的攻击，严重的使整个网络陷于瘫痪，从而造成难以估量的损失。据统计，全球约20秒就有一次计算机入侵事件发生；约1/4的网络防火墙被突破；约70%以上网络信息主管人员报告因机密信息泄露而受到了损失。

由于药学网络安全所保护的对象是网络系统中存储和传输的药学信息，因此药学网络安全又称为网络药学信息安全。一般认为药学网络安全的内容主要包括药学网络实体安全、药学软件安全、药学网络数据安全和药学网络安全管理等方面。

网络信息安全涉及计算机科学、通信技术、网络技术、信息安全技术、密码技术、应用数学、数论和信息论等多种学科。网络安全涉及的内容既有技术方面的问题，也有管理方面的问题，两者相互补充，缺一不可。技术方面主要侧重于防范来自外部非法用户的攻击，管理方面侧重于防止单位内部人为因素对信息网络造成的破坏。如何有效地保护重要的信息，提高计算机网络系统的安全性，已经成为所有计算机网络应用中必须考虑和解决的一个重要问题。

我们所说的安全是指在多长时间之内花多少成本可以保证计算机网络安全，因此，网络信息安全不是绝对的，安全是有成本、有时间限制的。安全问题的解决要依赖于法律、管理机制和技术保障等多方面相互协调和配合，形成一个完整的安全保障体系。

2. 网络药学信息安全的需求　网络药学信息系统是随着计算机网络广泛应用于药学信息系统而发展起来的，用系统的观点来看，计算机网络其实就是一个扩大了的计算机系统，许多关于计算机安全的概念和机制也同样适用于计算机网络。虽然网络安全同单个计算机安全在目标上没有本质的区别，但由于网络环境非常复杂，因此网络安全比单个计算机安全要复杂得多。主要表现在：①网络资源的共享范围更加广泛，不容易控制。共享既是网络的优点，同时又是风险的根源，它会导致更多的用户（友好与不友好的）远程访问系统，从而有可能使数据遭到拦截与破坏，以及对数据、程序和资源的非法访问。②网络支持多种操作系统，网络安全更复杂，安全管理与控制更为困难。③网络的扩大使网络的边界和网络用户群变得不确定，对用户的管理较单台计算机困难得多。④单机用户可以从自己的计算机中直接获取敏感数据，但网络中用户的数据可能存放在离自己较远的服务器上，在数据传送过程中，可能经多次转发，因而也可能受到多处攻击。⑤由于网络路由选择的不固定性，很难确保网络信息在一条安全通道上传输。

基于以上五个特点的分析可知，保证计算机网络的安全，就是要保护网络信息在存储和传输过程的保密性、完整性、可用性、可控性和真实性。

（1）保密性：保密性是网络药学信息不被泄露给非授权用户或实体供其利用的特性。药学信息一般以允许的方式供授权用户使用，即只有授权用户才能访问到相应的数据，对非授权用户的访问是限制的，从而防止药学信息泄漏给非授权个人或实体。保密性是保障药学网络信息安全的重要手段，常用的保密技术包括：防侦听（使对手侦听不到有用的信息）、防辐射（防止有用信息以各种途径辐射出去）、信息加密（在密钥的控制下，用加密算法对信息进行加密处理）、物理保密（利用各种物理方法保护信息不被泄露）等。

（2）完整性：完整性是药学信息未经授权不能进行改变的特性，药学信息在存储或网络传输过程中保持不被偶然或蓄意地删除、修改、伪造、乱序、重排、插入等破坏和丢失的特性。完整性是一种面向药学信息的安全性，其目的是要保持药学信息的原貌，使信息处于一种完整和未受损害的状态，即药学信息的正确生成、存储和传输，不会因有意或无意的事件，在存储或传输时被改变或丢失。完整性与保密性不同，保密性要求信息不被泄露给未授权的人，而完整性则要求信息不会受到各种原因的破坏。影响药学信息完整性的主要因素有：设备故障和失效、误码、人为攻击、计算机病毒和自然灾害等。药学信息完整性的丧失会直接影响到药学信息的可用性。

（3）可用性：可用性是网络药学信息可被授权实体访问并按需求使用的特性，即需要网络信息服务时允许授权用户或实体访问的特性，或者网络部分受损或需要降级使用时，仍能为授权用户提供有效服务的特性。如在医院信息系统中，门诊药房普通药剂师只有调用信息进行发药的权限，而相关负责人则有通过网络向一级药库申请领药的权限。可用性是药学信息系统面向用户的安全性能。药学信息系统最基本的功能是面向用户提供服务，而用户的需求是随机的、多方面的，有时还有时间上的要求。可用性一般用系统正常使用时间和整个工作时间之比来度量。可用性一般应该满足以下要求：身份识别与确认、访问控制、业务流控制、路由选择控制、审计跟踪等。影响网络可用性的因素包括"人为"和"非人为"两种，前者有非法占用网络资源，切断或阻塞网络通信，通过病毒或拒绝服务攻击降低网络性能，甚至使网络瘫痪等；后者有灾害事故（火灾、水灾、雷击等）和系统死锁、系统故障等。

（4）可控性：可控性是控制授权范围内网络信息流向和行为方式的特性，如对药学信息的访问、传播及内容具有控制能力。首先，药学信息系统要能够控制谁具有控制权限、谁能够访问系统或网络上的数据，以及如何访问等，这一般都通过访问控制等授权方法来实现。其次，即使拥有合法的授权，系统仍需要对访问的用户进行验证。通过握手协议和密码进行身份验证，以确保其确实是所声称的那个用户。最后，系统还要将用户的所有网络活动记录在案，包括网络中计算机的使用时间、敏感操作和违法操作等，为系统进行事故原因查询、定位，事故发生前的预测、报警，以及为事故发生后的实时处理提供详细、可靠的依据或支持。审计对用户的正常操作也有记载，可以实现统计、计费等功能。有些诸如个性数据等的"正常"操作恰恰是攻击系统的非法操作，同样需要加以警惕。

（5）真实性：数据的真实性又称为不可抵赖性或不可否认性，指网络信息系统的信息交互过程中参与者的真实同一性，即所有参与者都不可能否认或抵赖曾经完成的操作和承诺。利用信息源证据可以防止"发送方"否认已发送信息，利用递交接收证据可以防止"收信方"事后否认已经接收了信息。必须以某种方式对通信双方进行确认和鉴别，以防止假冒和欺骗。

3. 网络药学信息安全的发展趋势　从管理和技术两个角度推进网络安全工作不仅是现阶段解决好网络安全问题的需要，也是今后网络安全的发展趋势。从管理的角度讲，应遵循以下原则。

（1）整体考虑，统一规则：网络安全取决于系统中最薄弱的环节。"一点突破，全网突破"，单个系统考虑安全问题并不能真正有效地保证安全。

（2）战略优先，合理保护：网络安全工作应服从组织信息化建设的总体战略，在此前提之下，追求适度安全，合理保护组织信息资产，安全投入与资产的价值应相匹配。

（3）集中管理，重点保护：统筹设计安全总体架构，建立规范、有序的安全管理流程，集中管理各系统的安全问题，避免安全"孤岛"和安全"短板"。

（4）七分管理，三分技术：管理是网络安全的核心，技术是安全管理的保证。只有制定完善的规章制度、行为准则并和安全技术手段合理结合，网络系统的安全才会得到最大限度的保障。

二、网络药学信息安全的技术要求

简单地讲，网络药学信息安全就是指在网络药学信息的感测、通信、处理和控制过程中，没有危险，不出事故，不受威胁。从技术角度而言，可以采用以下技术。

1. 逻辑隔离技术　以防火墙为代表的逻辑隔离技术逐步向大容量、高效率、基于内容的过滤技术，以及与入侵监测和主动防卫设备、防病毒网关设备联动的方向发展，形成具有统计分析功能的综合性网络安全产品。

2. 防病毒技术　防病毒技术将逐步实现由单机防病毒向网络防病毒方式过渡，而防病毒网关产品的病毒更新效率和服务水平，将成为今后防病毒产品竞争的核心要素。

3. 身份认证技术　80％的攻击发生在内部，而不是外部。内部网的管理和访问控制相对外部的隔离来讲要复杂得多。在一般人的心目中，基于 Radius 的鉴别、授权和管理（AAA）系统是一个非常庞大的安全体系，它主要用于网络运营商，企业内部不需要这么复杂的东西。这种看法越来越过时，实际上，组织内部网同样需要一套强大的 AAA 系统。根据 IDC 的报告，内部的 AAA 系统是目前安全市场增长最快的部分。

4. 入侵监测和主动防卫技术　入侵监测和主动防卫作为一种实时交互的监测和防卫手段，

正越来越多地被政府和企业应用，但如何解决监测效率和错报、漏报率矛盾，需要进一步进行研究。

5. 加密和虚拟专用网技术 在一个单位中，员工外出、移动办公、单位和合作伙伴之间、分支机构之间通过公用的互联网通信是必需的，因此，加密通信和虚拟专用网有极大的市场需求。

6. 网管 网络安全越完善，体系架构就越复杂。管理网络的多台安全设备需要集中网管，集中网管是目前安全市场的一大趋势。

三、网络药学信息安全的关注重点

观察者的角度不同，网络药学信息安全的具体含义和重点会随之发生变化。

1. 用户的角度（药师、医生、医院） 他们主要考虑的是如何保证涉及个人隐私或利益的网络数据在传输过程中受到保密性、完整性和真实性的保护，避免被其他人用窃听、冒充、篡改、抵赖等手段对其利益和隐私造成损害和侵犯。

2. 网络运行管理者角度（医院信息科、网络中心、药学网站网管） 他们主要考虑的是如何保护和控制其他人对本地网络信息的访问、读写等操作，避免出现病毒、非法存取、拒绝服务和网络资源非法占用和非法控制等现象，制止和防御网络黑客的攻击。

3. 管理部门角度（医院行政单位） 他们主要考虑的是如何对非法的、有害的或涉及机密的信息进行有效过滤，避免非法泄露。有些医院因存在对信息安全手段的不信任，规定办公用计算机禁止上网。

4. 社会角度（政府机关、媒体） 他们主要考虑的是如何杜绝和控制网络上错误医药信息和不健康的内容。网络的传播速度快、影响广，错误医药信息的危害性非常大，因此对从事网上医药信息传播的实体等应进行有效监督。

四、网络药学信息安全的威胁分类

药学信息的网络化使药学资源的共享更加方便，但正是这些特点，同时增加了网络药学信息的不安全。不安全使人们对网络的信赖下降，反过来抑制了资源共享。因此，对网络药学信息的安全必须有足够的重视，应充分了解网络药学信息安全的威胁。这些威胁包括自然威胁和人为威胁两大类。自然威胁主要针对网络实体，如磁盘长霉、光盘划伤、粉尘影响等；人为威胁有恶意攻击、安全缺陷、软件漏洞和结构隐患等，下面主要介绍人为威胁。

1. 恶意攻击 通过攻击系统暴露的要害或弱点，使得网络信息的保密性、完整性、可靠性、可控性、可用性受到伤害。人为的恶意攻击是有目的的破坏，恶意攻击可以分为主动攻击和被动攻击。主动攻击是指以各种方式有选择地破坏信息（如修改、删除、伪造、添加、重放、乱序、冒充、制造病毒等）；被动攻击是指在不干扰网络信息系统正常工作的情况下，进行侦听、强行获取、窃取、破译和业务流量分析及电磁泄露等。不管是主动攻击，还是被动攻击，都将给信息安全带来巨大损失，这也是信息安全面临的最大威胁。病毒是恶意攻击的一种手段，目前，全世界已经发现了上万种计算机病毒，并且新的病毒还在不断出现。随着计算机技术的不断发展和人们对计算机系统和网络依赖程度的增加，计算机病毒已经构成对计算机系统和网络的严重威胁。

NOTE

2. 安全缺陷　网络信息系统是计算机技术和通信技术的结合。计算机系统的安全缺陷和通信线路的安全缺陷构成了网络信息系统的潜在安全缺陷。一般的安全缺陷有电磁辐射和电磁泄漏、搭线和串音等。国内还存在由技术被动引起的安全缺陷、缺乏系统的安全标准所引起的安全缺陷及人员素质问题所引起的安全缺陷等。

3. 软件漏洞　由于软件程序的复杂性和编程的多样性，在网络信息系统的软件中很容易有意或大意地留下一些不易被发现的安全漏洞，像一些后门等。这些漏洞往往发生在操作系统、数据库、TCP/IP 协议、网络软件、网络服务、口令设置等方面。

4. 结构隐患　主要涉及网络拓扑结构、网桥、路由器等，作为系统设计人员及网管应考虑到这些漏洞。

第二节　网络信息安全技术简介

网络信息安全技术是在与网络信息安全所受到威胁的较量中共同前进的，这样的较量使攻击技术变本加厉，也使防护技术日臻完美。

一、加密技术

加密技术是网络安全的重要基础之一，网络安全所需要的机密性、可认证性、完整性、不可否认性等都需要相应的加密算法作为保障。

加密技术通过信息的变换或编码，将机密的敏感消息变换成难以读懂的乱码型文字，通过变换达到以下两个目的：其一，使不知道密钥的黑客即使截获信息，也只能得到一堆乱码，得不到任何有意义的信息；其二，使黑客不可能伪造任何乱码型的信息。研究密码技术的学科称为密码学，密码学包含密码编码学和密码分析学两个部分：前者主要研究如何对信息进行编码，实现信息隐藏；后者主要研究分析破译密码的学问，两者相互对立，而又相互促进。

采用加密方法可以隐蔽和保护机密消息，使未授权者不能提取信息。被隐蔽的消息称为明文，密码可将明文转换成另一种隐蔽形式，称为密文。这种从明文到密文的变换称为加密，合法接收者从密文恢复出明文的过程称为解密，非法接收者试图从密文分析出明文的过程称为破译。对明文进行加密时采用的一组规则称为加密算法，对密文解密时采用的一组规则称为解密算法。加密算法和解密算法是一组仅有合法用户知道的秘密信息，称为密钥。加密和解密过程中使用的密钥分别称为加密密钥和解密密钥。

加密技术是一门既古老又年轻的学科，新的加密技术层出不穷，新的密码理论和应用更是令人眼花缭乱。当前有代表性的密码应用有认证系统、数字签名、信息伪装等。

1. 认证系统　认证系统的目的有两个：第一，信源识别，即检验发信人是不是真实的；第二，检验发送信息的完整性。也就是说，即使信息确实是经过授权的信源发送者发送的，也要验证在传送过程中是否被人篡改、重放或延迟。

2. 数字签名　数字签名能够实现电子文档的辨认和验证。数字签名是对传统文件手写签名的模拟，能够实现用户对电子形式存放消息的认证。数字签名方案一般包括 3 个过程：系统的初始过程、签名产生过程和签名验证过程。数字签名在开展网上药店等电子商务活动时可起到重要作用。

3. 信息伪装　信息伪装即将机密资料隐藏到一般的文件中，然后再通过网络来传递。对于非法拦截者从网络上拦截下来的是伪装后的资料，它们看起来与一般非机密资料没有什么两样，因而十分容易逃过拦截者的破解。

现代密码技术在医药电子商务方面有着非常广阔的应用前景。医药电子商务其实就是将传统商务移植到了信息网络上，与传统商务相似，医药电子商务为销售者和消费者建立了交易关系，使他们能商谈交易的药品和交易的条件，如提供何种药品或服务、适应的法律和规范、价格、付款方式、药品提供方式和保证等。不同的医药交易类型与不同的付款方式相组合可能有不同的安全要求。为了满足医药电子商务的不同安全要求，电子商务系统必须向医药商务活动参与者提供可靠的安全服务，主要包括：①鉴别服务：对人或实体的身份进行鉴别，为身份的真实性提供保证。这意味着当某人或实体声称具有某个特定的身份时，鉴别服务将提供一种方法来验证其声明的正确性。②访问控制服务：访问控制服务通过授权来对使用资源的方式进行控制，防止非授权使用或控制资源。它有助于达到机密性、完整性、可控性和建立责任机制。③机密性服务：机密性服务的目标是为医药电子商务参与者的信息在存储、处理、传输过程中提供机密性保证，防止信息泄露给非授权的人或实体。④不可否认服务：与其他威胁不同，不可否认服务针对的是来自合法用户的威胁，而不是未知攻击者的威胁。否认是指电子商务活动者否认其所进行的操作，如否认交易已发生，否认在交易过程的行为或对某消息的接收和发送。不可否认服务就是为交易的双方提供不可否认的证据来为解决因否认而产生的争议提供支持，它实际上建立了交易双方的责任机制。

二、防火墙技术

1. 防火墙概述　防火墙是目前最为流行、使用最为广泛的一种网络安全技术。当医药实体的内部网络连接到互联网上时，在内部网络和外部网络之间必须设置一个防火墙，通过防火墙可以实现网络之间的安全访问控制，防止非法入侵，确保内部网络的安全。

互联网防火墙通过加强网络间的访问控制，防止外部用户非法使用内部网的资源，保护内部网络的设备不被破坏，防止内部网络的敏感数据被窃取。防火墙系统决定了哪些内部服务可以被外界访问、外界的哪些人可以访问内部的服务及哪些外部服务可以被内部人员访问。要使一个防火墙有效，所有来自和去往互联网的信息都必须经过防火墙，并接受防火墙的检查。防火墙只允许授权的数据通过，并且防火墙本身也必须能够免于渗透。防火墙系统一旦被攻击者突破或迂回，就不能提供任何保护了。

从总体上看，防火墙应具有以下5大基本功能：①过滤进出网络的数据包。②管理进出网络的访问行为。③封堵某些禁止的访问行为。④记录通过防火墙的信息内容和活动。⑤对网络攻击进行检测和报警。

防火墙最重要的既不是软件又不是硬件，而是构造防火墙的人的思想。最初的防火墙是构造者脑海中的一种想法，即什么能被允许访问本网络。"谁"和"什么"极大地影响了如何对网络设计路由，因此构造一个好的防火墙需要直觉、创造和逻辑的共同作用。一般来说，一个好的防火墙系统应具有以下5方面的特性：①所有在内外网之间传输的数据都必须通过防火墙。②只有被授权的合法数据，可以通过防火墙。③防火墙本身不受各种攻击的影响。④使用目前最新的信息安全技术，比如现代密码技术、一次口令系统、智能卡等。⑤人机界面良好，系统管理员可以方便地对防火墙进行设置，对 Internet 的访问者、被访问者、访问协议及访问方式进行控制。

防火墙作为内外网之间的一种访问控制设备，常常安装在内外网交界点上。互联网防火墙不仅仅是路由器、堡垒主机提供网络安全的设备组合，它更是安全策略的一部分。安全策略建立了全方位的防御体系来保护机构的信息资源。安全策略应告诉用户应有的责任、公司规定的网络访问、服务访问、本地和远地的用户认证、拨入和拨出、磁盘和数据加密、病毒防护措施及雇员培训等。所有可能受到网络攻击的地方都必须以同样安全级别加以保护。如仅建立防火墙系统，而没有全面的安全策略，那么防火墙就形同虚设。

2. 防火墙主要技术　防火墙可以从通信协议的各个层次及应用中获取、存储并管理相关的信息，以便实施系统的访问安全决策控制。到目前为止，防火墙的技术已经经历了 5 个阶段，其中主要的技术有：包过滤技术、应用网关技术、状态检测防火墙技术、电路级网关技术、空气隙防火墙技术和代理服务器技术等。

（1）包过滤技术：包过滤防火墙是第一代的防火墙，它于 1983 年问世，几乎与路由器同时问世。包过滤防火墙主要通过数据包源地址、目的地址、端口号等参数来决定是否允许该数据包通过，对其进行转发，但这种防火墙很难抵御 IP 地址欺骗等攻击，而且审计功能很差。

（2）应用网关技术：应用网关技术防火墙是贝尔实验室在 1991 年提出的第二代防火墙技术，又称为代理服务器，它用来提供网络服务级的控制，起到外部网络向被保护的内部网络申请服务时中间转接作用，这种方法可以有效地防止对内部网络的直接攻击，安全性较高。

（3）状态检测防火墙技术：1992 年的基于动态包过滤技术的第三代防火墙，后来演变为状态检测防火墙，它采用的是一种基于连接的状态检测机制，将属于同一连接的所有包作为一个整体的数据流，构成连接状态表，通过规则与状态表的共同配合，对表中的各个连接状态因素加以识别。这里动态连接状态表中的记录可以是以前的通信信息，也可以是其他相关应用程序的信息。因此，与传统包过滤防火墙的静态过滤规则表相比，它具有更好的灵活性和安全性。

（4）电路级网关技术：1997 年初，随着网络攻击和网络安全防护手段的发展与演进，具有安全操作系统的防火墙产品面世，防火墙技术也进入了第四代。电路级网关，有时也称为线路级网关，工作在会话层。它在两个主机首次建立 TCP 连接时创建一个电子屏障。它既可作为服务器接收外来请求，转发请求；又可在与被保护的主机进行连接时担当客户机的角色，起到代理服务器的作用。电路级网关的防火墙安全性比较高，但它仍不能检查应用层的数据包以消除应用层攻击的威胁。

（5）空气隙防火墙技术：空气隙防火墙是现有防火墙结构中的新成员。目前有关空气隙防火墙技术的是与非的争论还在 UserNet 新闻组的安全有关专题中进行。它的主要原理是，外部客户机连接所产生的连接数据被写入一个 SCSI 的 E-disk 中，然后内部主机再从该 SCSI 的 E-disk 中读取数据。由于切断了客户端到服务器的直接连接，并且独立地从 E-disk 中读写数据，有关厂商相信空气隙防火墙能够提供高度的安全性。

（6）代理服务器技术：自适应代理防火墙技术的推出，标志着第五代防火墙的开始，它给代理服务器防火墙赋予了全新的意义。代理服务器作用在应用层，它用来提供应用层服务的控制，在内部网络向外部网络申请时起到中间转接作用。内部网络只接代理提出的服务请求，拒绝外部网络其他节点的直接请求。

在实际应用中，构筑防火墙的真正解决方案通常是多种解决不同问题的技术的有机组合，很少采用单一的技术。用户需要解决的问题依赖于他想要向其客户提供什么样的服务及愿意接受什么等级的风险等，采用何种技术来解决哪些问题依赖于用户的时间、金钱、专长等各种因素。

三、虚拟专用网技术

VPN 是 Visual Private Network 的缩写，中文叫虚拟专用网，它将物理上分布在不同地点的网络通过公用网，尤其是 Internet 连接成一个逻辑上的虚拟子网。为了保障信息的安全，VPN 技术采用鉴别、访问控制、保密性、完整性等措施，以防止信息被泄露、篡改和复制。VPN 中用到了密码技术、密钥管理技术、隧道技术、身份认证技术等计算机网络的安全技术。

虚拟专用网可以帮助远程用户、公司分支机构、商业伙伴及供应商同公司的内部网建立可信的安全连接，并保证数据的安全传输。通过将数据流转移到低成本的 IP 网络上，一个企业的虚拟专用网解决方案将大幅度地减少用户花费在城域网和远程网络连接上的费用。同时也能简化网络的设计和管理，加速连接新的用户和网站。另外，虚拟专用网还可以保护现行的网络投资，随着用户的商业服务不断发展，企业的虚拟专用网解决方案可以使用户将精力集中到自己的生意上，而不是网络上。虚拟专用网可用于不断增长的移动用户的全球互联网接入，以实现安全连接，可用于实现企业网站之间安全通信的虚拟专用线路。虚拟专用网至少应能提供如下功能：①加密数据，以保证通过公网传输的信息即使被他人截获也不会泄露。②信息认证和身份认证，保证信息的完整性、合法性，并能鉴别用户的身份。③提供访问控制，不同的用户有不同的访问权限。

VPN 主要有三种类型：① Access VPN 类型（远程访问 VPN）；② Intranet VPN（企业内部 VPN）；③ Extranet VPN（企业扩展 VPN）。这三种类型的 VPN 分别对应于传统的远程访问网络、企业内部的 Intranet 及企业和合作伙伴的网络构成的 Extranet。

VPN 具有成本低、易扩展、安全性高等优点，但也有安全边界变大、需要安全验证、处理大量的加密解密等缺点。

四、病毒与反病毒技术

1. 计算机病毒概述

（1）计算机病毒定义：在《中华人民共和国计算机信息系统安全保护条例》中明确指出：计算机病毒是指编制或在计算机程序中插入的破坏计算机功能或者毁坏数据，影响计算机使用，并能自我复制的一组计算机指令或者程序代码。

计算机病毒的特点是：它是人为的特制程序，具有自我复制能力，很强的感染性，一定的潜伏性，特定的触发性和很大的破坏性。

计算机系统的信息需要存储、读取、复制和传送，这就为计算机病毒的传播提供了途径，计算机病毒就会伴随着计算机系统正常的存储、读取、复制、传送而繁殖、感染、破坏。

当今的计算机病毒往往利用计算机操作系统自身的弱点进行攻击和传播，提高计算机系统的安全性是防病毒的一个非常重要的方面。病毒与反病毒将作为一种技术对抗长期存在，两种技术都将随计算机技术的发展而得到长期的发展。

（2）计算机病毒的产生：可以肯定计算机病毒完全是人为的特制程序，所有的计算机病毒都是人为故意编写的，甚至多数病毒可以找到开发者的个人信息。

病毒开发者编写病毒的主要目的有以下几种：①计算机专业人士为表现自己和证明自己的能力而编写的特殊的程序，如 CIH 病毒等；②对上司或社会不满，为满足自己的报复心理而编写的特殊程序，如"熊猫烧香"病毒；③为了对自主开发软件产权的保护而预留的陷阱；④用于特殊目的，如为了达到军事目的或某组织的特殊目的而编写的破坏性程序。

（3）计算机病毒的特征：计算机病毒的种类很多，但通过病毒代码的分析比较可知，它们的结构是相似的，都包括三个部分：引导部分、传染部分和表现部分。引导部分是将病毒加载到内存，作好传染的准备；传染部分将病毒代码复制到目标；表现部分根据特定的条件触发病毒。

概括的讲，计算机病毒具有如下特征：①传染性：计算机病毒有很强的再生机制，病毒程序一旦加到运行的程序体上，就能感染其他程序，并且迅速扩散到整个计算机系统，当与网络进行数据交换时，病毒也随之在网上传播。②寄生性：病毒依附在其他程序体内，当该程序运行时病毒就进行自我复制。③潜伏性：计算机病毒入侵系统后，病毒一般不会立即发作，而是具有一定的潜伏期，当时机成熟才发作。④隐蔽性：计算机病毒的传播都没有外部表现，它是隐蔽在正常程序中，另外，病毒都是具有很高编程技巧的短小精悍的程序，如不经过代码分析，很难识别正常程序和病毒程序之间的区别，不到病毒发作，很难发现。⑤破坏性：病毒的破坏能力是不一样的，有的占用资源，有的造成计算机硬件损坏，有的修改或删除文件及数据等。

2. 计算机病毒分类

（1）按照病毒寄生方式分类：①网络型病毒：通过计算机网络传播，感染网络中的可执行文件；②可执行文件型病毒：主要感染可执行文件，被感染的可执行文件在执行的同时，病毒被加载并向其他正常可执行文件传染；③引导型病毒：主要感染软盘、硬盘的引导扇区，在用户对软盘硬盘进行读写操作时进行感染；④复合型病毒：不仅传染可执行文件而且还传染硬盘引导区，被这种病毒传染的系统用格式化命令都不能消除此类病毒。

（2）按照病毒破坏后果分类：①良性病毒：干扰用户工作，但计算机系统无损；②恶性病毒：删除程序、破坏数据、清除系统内存区和操作系统中重要的信息。

（3）按照病毒发作条件分类：①定时发作型：具有查询系统时间功能，当系统时间等于设置时间时，病毒发作；②定数发作型：具有计数器，能对传染文件个数等进行统计，当达到数值时，病毒发作；③随机发作型：没有规律，随机发作。

（4）按照连接方式分类：①源码型：主要攻击高级语言编写的源程序；②入侵型：主要攻击特定的程序，用自身替代部分模块或堆栈区；③操作系统型：主要攻击操作系统，用自身替代操作系统功能；④外壳型：主要是附在正常程序的开头或结尾。

3. 计算机病毒发展　从计算机诞生到现在，计算机病毒和计算机发展一样经历了几个阶段，具体如下。

（1）DOS 引导阶段：计算机发展初期，计算机病毒主要是指引导型病毒，引导型病毒利用修改启动扇区而获得计算机的控制权。

（2）DOS 可执行阶段：在引导型阶段之后，就是可执行病毒和复合型病毒阶段，这种可执行病毒在系统执行文件时取得控制权，然后感染系统的可执行文件（如 .exe、.bat 和 .com 等）。

（3）变体阶段：这个时期许多种类型病毒出现，主要为生成同文件名的伴随型文件病毒和多种变体的病毒。

（4）Windows 阶段：随着 Windows 操作系统的广泛使用，这种病毒日渐增多，主要是利用了操作系统的保护模式及 API 调用接口及相关的系统漏洞。

（5）网络阶段：随着网络的普及，网络已经成为病毒的最佳传播途径，大部分的病毒都借助于网络这一现代化的工具而迅速在全世界传播，而邮件的各类病毒更是不胜枚举。所以现在的病毒都属于网络阶段的病毒。

4. 计算机病毒破坏现象　知道计算机病毒出现的特征，才能更好地查杀这些病毒，下面介绍常见病毒发作时计算机产生的相关现象。

（1）引导时死机。

（2）引导失败。

（3）开机运行几秒后突然黑屏。

（4）外部设备无法找到。

（5）计算机出现异样声音。

（6）计算机处理速度明显变慢。

（7）系统文件字节变化或系统日期发生改变。

（8）驱动程序被修改。

（9）计算机经常死机或重新启动。

（10）应用程序不能进行一些必要操作。

（11）系统内出现大量文件垃圾。

（12）文件的大小和日期改变。

（13）系统的启动速度慢。

（14）键盘、打印、显示有异常现象。

（15）文件突然丢失。

（16）系统异常死机的次数增加。

5. 计算机病毒防治策略　计算机病毒的防治要从防毒、查毒、解毒三方面来进行，系统对于计算机病毒的实际防治能力和效果也要从防毒能力、查毒能力和解毒能力三方面来评判。

防毒能力是指预防病毒侵入计算机系统的能力。通过采取防毒措施，应可以准确地、实时地监测光盘、软盘、硬盘的不同目录之间、局域网、因特网（包括 FTP 方式、EMAIL、HTTP 方式）或其他形式的文件下载等多种方式进行的传输；能够在病毒侵入系统时及时发出警报，记录携带病毒的文件，并即时清除其中的病毒；对网络而言，能够向网络管理员发送有关病毒入侵的信息，记录病毒入侵的工作站，必要时还要能够注销工作站，隔离病毒源。

查毒能力是指发现和追踪病毒来源的能力。通过查毒应该能准确地发现计算机系统是否感染有病毒，能准确查找出病毒的来源，并能给出统计报告；查解病毒的能力应由查毒率和误报率来评判。

解毒能力是指从感染对象（感染对象包括内存、引导区、可执行文件、文档文件、网络等）中清除病毒，恢复被病毒感染前的原始信息的能力；解毒能力应用解毒率来评判。

对一般用户来说，对付病毒要注意以下各点：

（1）经常下载、安装安全补丁程序和升级杀毒软件：随着计算机病毒编制技术和黑客技术的逐步融合，下载、安装补丁程序和杀毒软件升级是防治病毒的有效手段。

（2）新购置的计算机和新安装的系统，一定要进行系统升级，保证修补所有已知的安全漏洞。

（3）使用高强度的口令。尽量选择难于猜测的口令，对不同的账号选用不同的口令。

（4）经常备份重要数据。要做到坚持每天备份。较大的单位要做到每周做完全备份，每天进行增量备份，并且每个月要对备份进行校验。

（5）选择、安装经过公安部认证的防病毒软件，定期对整个硬盘进行病毒检测、清除工作。

（6）在计算机和互联网之间安装使用防火墙，提高系统的安全性。

（7）当计算机不使用时，不要接入互联网，一定要断掉连接。

（8）重要的计算机系统和网络一定要严格与互联网物理隔离。这种隔离包括离线隔离，即在互联网中使用过的系统不能再用于内网。

（9）不要打开陌生人发来的电子邮件，无论它们有多么诱人的标题或者附件。同时也要小心处理来自于熟人的邮件附件。

（10）正确配置、使用病毒防治产品。一定要了解所选用产品的技术特点。正确配置使用，才能发挥产品的特点，保护自身系统的安全。

（11）正确配置系统，减少病毒侵害事件。充分利用系统提供的安全机制，提高系统防范病毒的能力。

（12）定期检查敏感文件。对系统的一些敏感文件定期进行检查，保证及时发现已感染的病毒和黑客程序。

6. 计算机病毒检测方法

（1）特征代码法：特征代码法早期应用于 SCAN、CPAV 等著名病毒检测软件中，是检测已知病毒的最简单、开销最小的方法。

特征代码法的实现步骤如下：采集已知病毒样本，抽取特征代码，将特征代码纳入病毒数据库。打开被检测文件，在文件中搜索，检查文件中是否含有病毒数据库中的病毒特征代码。如果发现病毒特征代码，由于特征代码与病毒一一对应，便可以断定被查文件中患有何种病毒。

采用病毒特征代码法的检测工具，面对不断出现的新病毒，必须不断更新版本，否则检测工具便会老化，逐渐失去实用价值。病毒特征代码法对从未见过的新病毒，自然无法知道其特征代码，因而无法去检测这些新病毒。

特征代码法的优点是：检测准确快速、可识别病毒的名称、误报警率低、依据检测结果，可做解毒处理。其缺点是：不能检测未知病毒、搜集已知病毒的特征代码，在网络上效率低（在网络服务器上，因长时间检索会使整个网络性能变坏）。

（2）校验和法：将正常文件的内容，计算其校验和，将该校验和写入文件中或写入别的文件中保存。在文件使用过程中，定期地或每次使用文件前，根据文件现在内容算出的校验和与原来保存的校验和是否一致，来发现文件是否感染，这种方法叫校验和法。在 SCAN 和 CPAV 工具的后期版本中除了病毒特征代码法之外，还纳入校验和法，以提高其检测能力。

校验和法既能发现已知病毒，也能发现未知病毒，但是，它不能识别病毒类别，不能报出病毒名称。由于病毒感染并非文件内容改变的唯一的非他性原因，文件内容的改变有可能是正常程序引起的，所以校验和法常常误报警，而且此种方法也会影响文件的运行速度。

校验和法对隐蔽性病毒无效。隐蔽性病毒进驻内存后，会自动剥去染毒程序中的病毒代码，使校验和法受骗，对一个有毒文件算出正常校验和。

（3）行为监测法：利用病毒的特有行为特征性来监测病毒的方法，称为行为监测法。通过对病毒多年的观察、研究，有一些行为是病毒的共同行为，而且比较特殊。在正常程序中，这些行为比较罕见。当程序运行时，监视其行为，如果发现了病毒行为，立即报警。

行为监测法的长处：可发现未知病毒、可相当准确地预报未知的多数病毒。行为监测法的短处：可能误报警、不能识别病毒名称、实现时有一定难度。

（4）软件模拟法：由于多态性病毒每次感染都会改变其病毒密码，对付这种病毒，特征代码法失效。又因为多态性病毒代码实施密码化，并且每次所用密钥不同，把染毒的病毒代码相互比较，也无法找出相同的可能作为特征的稳定代码。虽然行为检测法可以检测多态性病毒，但是在检测出染毒后，因为不知病毒的种类，也难于做消毒处理。软件模拟法是通过对虚拟机进行查毒，采用启发式查毒技术对多态性病毒进行查杀。

五、数据库安全技术

数据库在社会各个领域的应用范围日益广泛，数据库中存放的信息价值往往远远超过系统本身的价值，因此，数据库系统的安全是绝对应该重视的事情。

数据库是一种特殊的信息系统，它的安全保密措施与普通网络信息系统的安全措施有很多地方是相同的，当然也有它自身的特点。数据库的安全与保密措施的主要目的是保证数据库的完整性、保密性和可用性：①完整性：包括物理上的完整性（数据不受物理故障如断电的影响，并在发生灾难性毁坏后能够重组数据库）、逻辑上的完整性（数据库逻辑结构的保护）、数据库中元素的完整性（确保每个元素所含的数据准确无误）；②保密性：包括用户身份鉴别（保证每个用户是唯一的、绝对可识别的，从而可对其进行审计跟踪，可保证对特定数据的访问保护）、访问控制（保证用户只能访问授权数据，并保证同一组数据的不同用户可以被赋予不同的访问权限）、可审计性（跟踪哪些用户访问了数据库中的哪些元素）；③可用性：是指数据库系统对用户应该有比较友好的界面，可以用简单方法访问数据库中所有授权访问数据。

为达到上述完整性、保密性和可用性的安全目的，数据库系统需要采取相应的安全措施：①为了防止数据库中的数据受到物理破坏，应当定期对数据库系统备份系统中所有文件，以保护系统的完整性。②为了在系统出错时可以恢复数据库，数据库管理系统应当及时维护数据库系统的事务日志，一旦系统出现故障，可用事务日志来恢复丢失的数据。③可以采用两阶段修改技术来保护数据的完整性。两阶段修改技术的第一阶段叫做准备阶段，第二阶段称为永久性修改阶段。准备阶段的最后一步叫作"提交"，它的任务是将"提交"标志写入数据库，只有写入了提交标志后，才能进行永久性的修改，才能确保数据的完整性。④为了保证数据库元素的完整性，数据库管理系统应当在数据输入时帮助用户检查、发现并修改错误。⑤数据库管理系统要求严格的用户身份鉴别。⑥数据库管理系统应采取相应的访问控制机制。许可级别和保密级别一般有：公开、秘密、机密和绝密。⑦采用多层数据库系统，即把操作系统的多级安全模型引入"安全数据库系统"设计之中。

六、计算机安全技术

我国公安部对计算机安全提出的定义是：计算机系统的硬件、软件、数据受到保护，不因偶然的或恶意的原因而被破坏、更改、泄露，系统能够连续正常运行。

计算机安全的主要目标是保护计算机资源免受毁坏、替换、泄密和丢失。计算机资源主要包括计算机设备、存储介质、软件、数据等。计算机安全的策略和解决方案主要有以下几种：①访问控制：即对人们访问计算机系统进行有效控制。只允许合法用户使用，拒非法用户于门外。②选择性访问控制：对不同的合法用户授予不同的权力，使他们在访问系统资源具有不同的权力。③防病毒：这是计算机安全长期要面对的问题。④加密：把数据转换成不可读的形式，保证只有授权的用户才能阅读该信息。⑤系统计划和管理：根据用户要求制定安全策略并组织实施。⑥物理安全：保证计算机装置和设备的安全。⑦生物特征统计：用生物唯一性特征来识别用户，如指纹、声音、视网膜等。⑧网络和通讯安全。

其中，访问控制是阻止非法访问的最重要措施之一。访问控制是通过对访问系统和数据的用户进行识别，检验其身份。最常用方法是对登录的用户进行口令识别。如果没有访问控制，任何人只要愿意都可以进入别人的计算机系统并做他们想做的事情。

实现访问控制有 3 种常用的方法：①要求用户输入一些如用户名和口令等的保密信息；②采用一些物理识别设备，常用的有钥匙、访问卡或令牌等；③采用生物统计学系统，利用各种特殊的物理特征对人进行唯一性识别，如指纹、视网膜血管分布图等。由于最后两种方法较昂贵，所以目前最常见的访问控制方法是口令。

七、物理安全技术

所谓物理安全就是指以物理方法和技术手段来保障信息系统的设备、线路和信息的安全。物理安全主要防范由各种人为和自然因素引起的安全和保密问题。物理安全，包括基础设施安全、设备安全、故障处理、电磁兼容和防电磁泄漏等，以及与其密切相关的记录媒体的防护和信息系统运行环境的安全等。

1. 记录媒体的防护　记录媒体是指记录信息的各种物理媒介，包括硬盘、光盘、软盘、磁带、磁卡、记录纸、胶片等。保护各种记录媒体是信息安全与保密的重要内容之一。记录媒体的存放和管理应该注意以下几个方面：①凡规定密级的各种记录媒体，都应建立相应的文件库和登记制度，并严格借用手续，中途不得转借他人，归还时要严格复核；②文件库应有相应的安全措施；③对于日常使用的记录媒体也应放在保险柜中，并指定专人保管；④对于磁记录媒体应特别注意防磁和温度适当；⑤对于重要的记录媒体应建立备份，并单独隔离在远离文件库的地方存放；⑥应注意防拷贝、防复制。

2. 信息系统运行环境的安全　包括整个药学信息系统的配套部件、设备和设施的安全性能、所处的环境安全及整个系统可靠运行等方面，是信息系统安全运行的基本保障。主要包括：①机房与设施安全，它是保证系统正常工作的基本环境，包括机房环境条件、机房安全等级、机房场地的环境选择、机房的建造、机房的装修和计算机的安全防护等。②环境与人员安全，通常是指防火、防水、防震、防振动冲击、防电源掉电、防温度湿度冲击、防盗及防物理、化学和生物灾害等，是针对环境的物理灾害和人为蓄意破坏而采取的安全措施和对策。③防其他自然灾害，主要包括湿度、洁净度、腐蚀、虫害、振动与冲击、噪音、电气干扰、地震、雷击等。④设备安全，主要包括计算机设备的防盗、防毁、防电磁泄漏发射、抗电磁干扰及电源保护等。依据 GB/T20271-2006 可以把物理安全分为五个安全等级，分别对应物理安全技术的不同要求，提供相应的物理安全保护能力。第一级物理安全平台为第一级用户自主保护级提供基本的物理安全保护，第二级物理安全平台为第二级系统审计保护级提供适当的物理安全保护，第三级物理安全平台为第三级安全标记保护级提供较高程度的物理安全保护，第四级物理安全平台为第四级结构化保护级提供更高程度的物理安全保护，第五级物理安全平台为第五级访问验证保护级提供最高程度的物理安全保护。随着物理安全等级的依次提高，信息系统物理安全的可信度也随之增加，信息系统所面对的物理安全风险也逐渐减少。

第三节　网络药学信息安全的攻防

作为一个非计算机专业出身的药师，一般都是在受到惨痛损失后，才会建立起信息安全的概念，然后在上网的过程中，因为威胁的增大，导致不断磨炼并提高自身的网络药学信息安全能力。这个能力重要的指标之一就是对各种信息安全技术在网络药学实践中的综合运用。以下根据实际情况，选择几个常见的网络安全应用做简要的介绍。

一、黑客攻击手段

为了把损失降低到最低，我们一定要有安全观念，并掌握一定的安全防范措施，让黑客无机可乘。下面我们就来研究一下那些黑客是如何找到计算机中的安全漏洞的，只有了解了他们的攻击手段，才能采取准确的对策对付这些黑客。目前黑客常用的攻击方法有以下几种。

1. 获取口令　获取口令有三种方法：①通过网络监听非法得到用户口令，这类方法虽有一定的局限性，但危害性极大，监听者往往能够获得其所在网段的所有用户的账号和口令，对局域网安全威胁巨大。②在知道用户的账号后（如电子邮件 @ 前面的部分）利用一些专门软件强行破解用户口令，这种方法不受网段限制，但黑客要有足够的耐心和时间。③在获得一个服务器上的用户口令文件（如 Shadow 文件）后，利用暴力破解程序破解用户口令，该方法的使用前提是黑客获得口令的 Shadow 文件。此方法在所有方法中危害最大，因为它不需要像第二种方法那样一遍又一遍地尝试登录服务器，而是在本地将加密后的口令与 Shadow 文件中的口令相比较就能非常容易地破获用户密码，尤其对那些弱智用户（指口令安全系数极低的用户，如某用户账号为 xyz，其口令就是 xyz888、888888 或干脆就是 xyz 等）更是在短短的一两分钟内，甚至几十秒内就可以将其破解。

2. 放置特洛伊木马程序　特洛伊木马程序可以直接侵入用户的电脑并进行破坏，它常被伪

NOTE

装成工具程序或者游戏等，诱使用户打开带有特洛伊木马程序的邮件附件或从网上直接下载的文件，一旦用户打开了这些邮件的附件或者执行了这些程序之后，它们就会留在用户电脑中，并在用户的计算机系统中隐藏一个可以在 Windows 启动时悄悄执行的程序。当您连接到因特网上时，这个程序就会通知黑客，来报告您的 IP 地址及预先设定的端口。黑客在收到这些信息后，再利用这个潜伏在其中的程序，就可以任意地修改用户的计算机参数设定、复制文件、窥视用户整个硬盘中的内容等，从而达到控制用户计算机的目的。

3. www 的欺骗技术   在网上用户可以利用 IE 等浏览器进行各种各样的 Web 站点的访问，如阅读新闻组、咨询产品价格、订阅报纸、电子商务等。然而一般的用户恐怕不会想到有这些问题存在：正在访问的网页已经被黑客篡改过，网页上的信息是虚假的，例如黑客将用户要浏览的网页的 URL 改写为指向黑客自己的服务器，当用户浏览目标网页的时候，实际上是向黑客服务器发出请求，那么黑客就可以达到欺骗的目的了。

4. 电子邮件攻击   电子邮件攻击主要表现为两种方式：①电子邮件轰炸和电子邮件"滚雪球"，也就是通常所说的邮件炸弹，指的是用伪造的 IP 地址和电子邮件地址向同一信箱发送数以千计、万计甚至无穷多次的内容相同的垃圾邮件，致使受害人邮箱被"炸"，严重者可能会给电子邮件服务器操作系统带来危险，甚至瘫痪。②电子邮件欺骗，攻击者佯称自己为系统管理员（邮件地址和系统管理员完全相同），给用户发送邮件要求用户修改口令（口令可能为指定字符串）或在貌似正常的附件中加载病毒或其他木马程序，这类欺骗只要用户提高警惕，一般危害性不是太大。

5. 通过一个节点来攻击其他节点   黑客在突破一台主机后，往往以此主机作为根据地，攻击其他主机（以隐蔽其入侵路径，避免留下蛛丝马迹）。他们可以使用网络监听方法，尝试攻破同一网络内的其他主机；也可以通过 IP 欺骗和主机信任关系，攻击其他主机。这类攻击很狡猾，但由于某些技术很难掌握，如 IP 欺骗，因此较少被黑客使用。

6. 网络监听   网络监听是主机的一种工作模式，在这种模式下，主机可以接收到本网段在同一条物理通道上传输的所有信息，而不管这些信息的发送方和接受方是谁。此时，如果两台主机进行通信的信息没有加密，只要使用某些网络监听工具，例如 NetXray、Sniffer 等就可以轻而易举地截取包括口令和账号在内的信息资料。虽然网络监听获得的用户账号和口令具有一定的局限性，但监听者往往能够获得其所在网段的所有用户账号及口令。

7. 寻找系统漏洞   许多系统都有这样那样的安全漏洞（Bugs），其中某些是操作系统或应用软件本身具有的，如 Sendmail 漏洞、Windows 的漏洞和 IE 漏洞等，这些漏洞在补丁未被开发出来之前一般很难防御黑客的破坏，除非你将网线拔掉；还有一些漏洞是由于系统管理员配置错误引起的，如在网络文件系统中，将目录和文件以可写的方式调出，将未加 Shadow 的用户密码文件以明码方式存放在某一目录下，这都会给黑客带来可乘之机，应及时加以修正。

8. 利用账号进行攻击   有的黑客会利用操作系统提供的缺省账户和密码进行攻击，例如许多 UNIX 主机都有 FTP 和 Guest 等缺省账户（其密码和账户名同名），有的甚至没有口令。黑客用 Unix 操作系统提供的命令如 Finger 和 Ruser 等收集信息，不断提高自己的攻击能力。这类攻击只要系统管理员提高警惕，将系统提供的缺省账户关掉或提醒无口令用户增加口令一般都能克服。

9. 偷取特权   利用各种特洛伊木马程序、后门程序和黑客自己编写的导致缓冲区溢出的程序进行攻击，前者可使黑客非法获得对用户机器的完全控制权，后者可使黑客获得超级用户的权限，从而拥有对整个网络的绝对控制权。这种攻击手段，一旦奏效，危害性极大。

二、黑客攻击步骤

1. 攻击的准备阶段　首先需要说明的是，入侵者的来源有两种，一种是内部人员利用自己的工作机会和权限来获取不应该获取的权限而进行的攻击。另一种是外部人员入侵，包括远程入侵、网络节点接入入侵等。

进行网络攻击是一件系统性很强的工作，其主要工作流程是：收集情报，远程攻击，远程登录，取得普通用户的权限，取得超级用户的权限，留下后门，清除日志。主要内容包括目标分析、文档获取、破解密码、日志清除等技术。

2. 攻击的实施阶段　当收集到足够的信息之后，攻击者就要开始实施攻击行动了。作为破坏性攻击，只需利用工具发动攻击即可。而作为入侵性攻击，往往要利用收集到的信息，找到其系统漏洞，然后利用该漏洞获取一定的权限。有时获得了一般用户的权限就足以达到修改主页等目的了，但作为一次完整的攻击是要获得系统最高权限的，这不仅是为了达到一定的目的，更重要的是证明攻击者的能力，这也符合黑客的追求。

能够被攻击者所利用的漏洞不仅包括系统软件设计上的安全漏洞，也包括由于管理配置不当而造成的漏洞。前不久，因特网上应用最普及的著名 www 服务器提供商 Apache 的主页被黑客攻破，其主页面上的 Powered by Apache 图样（羽毛状的图画）被改成了 Powered by Microsoft Backoffice 的图样，那个攻击者就是利用了管理员对 Webserver 用数据库的一些不当配置而成功取得最高权限的。

当然大多数攻击成功的范例还是利用了系统软件本身的漏洞。造成软件漏洞的主要原因在于编制该软件的程序员缺乏安全意识。当攻击者对软件进行非正常的调用请求时造成缓冲区溢出或者对文件的非法访问。其中利用缓冲区溢出进行的攻击最为普遍，据统计80%以上成功的攻击都是利用了缓冲区溢出漏洞来获得非法权限的。

无论作为一个黑客还是一个网络管理员，都需要掌握尽量多的系统漏洞。黑客需要用它来完成攻击，而管理员需要根据不同的漏洞来实施不同的防御措施。有一些网站，如：www.rootshell.com、www.packetstorm.securify.com、www.securityfocus.com 等，上面有最新最多的漏洞信息，可以经常上这些网站进行查找。

系统漏洞分为远程漏洞和本地漏洞两种，远程漏洞是指黑客可以在别的机器上直接利用该漏洞进行攻击并获取一定的权限。这种漏洞的威胁性相当大，黑客的攻击一般都是从远程漏洞开始的。但是利用远程漏洞获取的不一定是最高权限，而往往只是一个普通用户的权限，这样常常没有办法做黑客们想要做的事。这时就需要配合本地漏洞来把获得的权限进行扩大，常常是扩大至系统的管理员权限。

只有获得最高的管理员权限之后，才可以做诸如网络监听、打扫痕迹之类的事情。要完成权限的扩大，不但可以利用已获得的权限在系统上执行利用本地漏洞的程序，还可以放一些木马之类的欺骗程序来套取管理员密码，这种木马是放在本地套取最高权限用的，而不能进行远程控制。例如一个黑客已经在一台机器上获得了一个普通用户的账号和登录权限，那么他就可以在这台机器上放置一个假的 su 程序。一旦黑客放置了假的 su 程序，当真正的合法用户登录

NOTE

时，运行了 su，并输入了密码，这时 root 密码就会被记录下来，下次黑客再登录时就可以使用 su 变成 root 了。

3. 攻击的善后工作　如果攻击者完成攻击后就立刻离开系统而不做任何善后工作，那么他的行踪将很快被系统管理员发现，因为所有的网络操作系统一般都提供日志记录功能，会把系统上发生的动作记录下来。所以，为了自身的隐蔽性，黑客一般都会抹掉自己在日志中留下的痕迹。

攻击者在获得系统最高管理员权限之后就可以随意修改系统上的文件了（只对常规 Unix 系统而言），包括日志文件，所以一般黑客想要隐藏自己的踪迹，就会对日志进行修改。最简单的方法当然就是删除日志文件了，但这样做虽然避免了系统管理员根据 IP 追踪到自己，但也明确无误地告诉了管理员，系统已经被入侵了。所以最常用的办法是只对日志文件中有关自己的那一部分做修改。

管理员想要避免日志系统被黑客修改，应该采取一定的措施，例如用打印机实时记录网络日志信息。但这样做也有弊端，黑客一旦了解到你的做法就会不停地向日志里写入无用的信息，使得打印机不停地打印日志，直到所有的纸用光为止。所以比较好的避免日志被修改的办法是把所有日志文件发送到一台比较安全的主机上，即使用 loghost。即使是这样也不能完全避免日志被修改的可能性，因为黑客既然能攻入这台主机，也很可能攻入 loghost。

只修改日志是不够的，因为百密必有一漏，即使自认为修改了所有的日志，仍然会留下一些蛛丝马迹的。例如安装了某些后门程序，运行后也可能被管理员发现。所以，黑客高手可以通过替换一些系统程序的方法来进一步隐藏踪迹。这种用来替换正常系统程序的黑客程序叫作 rootkit，这类程序在一些黑客网站可以找到，比较常见的有 Linux Root Kit，现在已经发展到了 5.0 版本了。它可以替换系统的 ls、ps、netstat、inetd 等一系列重要的系统程序，当替换了 ls 后，就可以隐藏指定的文件，使得管理员在使用 ls 命令时无法看到这些文件，从而达到隐藏自己的目的。

一般黑客都会在攻入系统后不只一次地进入该系统。为了下次再进入系统时方便一点，黑客会留下一个后门，特洛伊木马就是后门的最好范例。

三、口令设置技巧

口令是网络信息系统中最常用、最简单但极其重要的安全与保密措施之一。如果用户采用了适当的口令，那么他的信息系统安全性将得到大大加强。但是，实际上网络用户中谨慎设置口令的却很少，这对计算机信息的安全保护带来了很大的隐患。曾有人在互联网上选择了几个网站，用字典攻击法，在给出用户名的条件下，测出 70% 的用户口令用了 30 多分钟，80% 用了 2 小时，83% 用了 48 小时。

网络信息系统的设计安全性再强，如果用户选择的口令不当，仍然存在被破坏的危险。用户对口令的选择，存在着以下几个误区：①用“姓名＋数字”作口令，许多用户用自己或与自己有关的人的姓名再加上其中某人的生日等作口令。②用单个的单词或操作系统（如“DOS”等）的命令作口令。③多个主机用同一个口令，将导致一个主机口令被窃，从而影响多台主机的安全。④只使用一些小写字母作为口令，这样使字典攻击法攻破的概率大增。

以上 4 个口令设置的误区，将给信息保密与网络安全带来隐患，网络用户和管理员应切实注意自己的口令设置，不给网络黑客以可乘之机。

随着计算机网络的普及，各种各样的口令也成为我们网络生活的一部分。可是，有相当多的用户安全意识不够强烈，宁可采用自己的"土方法"，也不愿意听取安全专家对于口令选取的建议，而他们的口令有很多是高风险的。为了使大家对此有一个形象的认识，这里参考常见黑客软件的工作原理，按照口令破译的难易程度，以破解需要的时间为排序指标，制作了这张危险口令排行榜：

第一名，使用用户名（账号）作为口令。尽管这种方法在便于记忆上有着相当的优势，可是在安全上几乎是不堪一击。几乎所有以破解口令为手段的黑客软件，都会首先用用户名作为口令的突破口，而破解这种口令几乎不需要时间。不要以为没有人会采用这种愚蠢的办法，根据有经验的黑客反映，在一个用户数超过一千的电脑网络中，一般可以找到 10 ～ 20 个这样的用户，而他们则成为黑客入侵的最佳途径。

第二名，使用用户名（账号）的变换形式作为口令。使用这种方法的用户自以为很聪明，将用户名颠倒或者加前后续作为口令，既容易记忆又可以防止许多黑客软件。不错，对于这种方法的确是有相当一部分黑客软件无用武之地，不过那只是一些初级的软件。一个真正优秀的黑客软件是完全有办法对付的。比如说著名的黑客软件 John，如果用户名是 good，那么它在尝试使用 good 作为口令之后，还会试着使用诸如 good123、good1、good321、godo 等作为口令，只要是用户想得到的变换方法，John 也会想得到，它破解这种口令，几乎也不需要时间。

第三名，使用自己或者亲友的生日作为口令。这种口令有着很大的欺骗性，因为这样往往可以得到一个 6 位或者 8 位的口令，从数学理论上来说分别有 1000000 和 100000000 种可能性，很难破解。其实，由于口令中表示月份两位数的数字只有 1 ～ 12 可以使用，表示日期的两位数数字也只有 1 ～ 31 可以使用，而 8 位数的口令其中作为年份的 4 位数铁定是 19xx 年，经过这样推理，使用生日作为口令尽管有 6 位甚至 8 位，但实际上可能的表达方式只有 100×12×31=37200 种，即使再考虑到年月日三者共有 6 种排列顺序，一共也只有 37200×6=223200 种，仅仅是原来 100 000 000 的 1/448，而一台普通的 P200 计算机每秒可以搜索 3 ～ 4 万种，仅仅需要 5.58 秒时间就可以搜索完所有可能的口令。如果再考虑到实际使用计算机人群的出生年份，1930 ～ 1980 就可以概括大多数的可能性，那么搜索需要的时间还可以进一步缩短。

第四名，使用常用的英文单词作为口令。这种方法比前几种方法要安全一些。前几种只需要时间一定能破解，而这一种则未必。如果选用的单词是十分偏僻的，那么黑客软件就可能无能为力了。不过不要高兴得太早，黑客大多有一个很大的字典库，一般包含 10 万～ 20 万的英文单词及相应的组合。如果用户不是研究英语的专家，那么选择的英文单词恐怕十之八九可以在黑客的字典库中找到。如果是那样的话，以 20 万单词的字典库计算，再考虑到一些 DES（数据加密算法）的加密运算，以每秒 1800 个的搜索速度也不过只需要 110 秒就能破解此种口令。

第五名，使用 5 位或 5 位以下的字符作为口令。从理论上来说，一个系统包括大小写、控制符等可以作为口令的一共有 95 个，5 位就是 95 的 5 次方 =7737809375 种可能性，使用 P200 虽说要多花些时间，但最多也不过 53h。

因此一个好口令应具有以下特点：不易被猜出、由足够多的字母和数字组成、周期性更新。创建一个好口令，至少应遵循以下 3 条规则：

（1）随意地创建口令：口令通常由 A ～ Z、0 ～ 9 这些字符组成。口令中既要包含字母，又要包含数字。通常不要选用本人的姓、名、生日等这些熟悉的字符串来作为口令，也不要选用常用的英语单词作为口令。有人统计，如果口令不是随意的，而是 60000 个单词字典中的一个 10 位字母的单词，那么非法闯入者只需 7 天就能推测出来；但如果是随机所得，其破译时间将为 12 亿年，可见差别多大。

（2）足够的长度：随机口令的长度与破解难度和破译时间成正比，每增加一位字符，所得的组合数和找出口令的破译时间都将按指数级别增长。比如选择 1 个字符作为口令，其破译时间为 6ms；而选择 2 个字符作为口令，其破译时间将为 6h；如果是选择 9 位长的口令，其破译时间是 3200 万年。通常我们可选 6 位长的口令，它的破译时间为 630 年。

（3）定期修改：用户应当定期修改口令。通常讲一个口令的使用期限最长 1 年，如果想要真正安全，最好 30 天就更换 1 次。

四、攻击预警技术

安装一个黑客攻击预警装置，对上网过程中的安全保障是十分必要的，这一技术名为入侵检测。入侵检测（Intrusion Detection），顾名思义，是对入侵行为的发觉。它通过对计算机网络或计算机系统中的若干关键点收集信息并对其进行分析，从中发现网络或系统中是否有违反安全策略的行为和被攻击的迹象。进行入侵检测的软件与硬件的组合便是入侵检测系统（Intrusion Detection System，IDS），这是非常尖端的技术。就个人用户而言，可以选择一些简单的共享软件或带有预警装置的个人防火墙，一旦黑客入侵，电脑会弹出报警窗口提示，发出设定的警报声，同时在日志中记录入侵黑客的特征。

当发现黑客入侵，势单力薄的上网者最好的对策也许是立即断开连接。随后对电脑进行扫描，因为很多黑客程序的奏效源于受攻击方电脑中木马的植入。

1. 入侵检测分类　入侵检测从时间上，可分为实时入侵检测和事后入侵检测两类。

（1）实时入侵检测在网络连接过程中进行：系统根据用户的历史行为模型、存储在计算机中的专家知识及神经网络模型对用户当前的操作进行判断，一旦发现入侵迹象立即断开入侵者与主机的连接，并收集证据和实施数据恢复。这个检测过程是不断循环进行的。

（2）事后入侵检测由网络管理人员进行：他们具有网络安全的专业知识，根据计算机系统对用户操作所做的历史审计记录判断用户是否具有入侵行为，如果有就断开连接，并记录入侵证据和进行数据恢复。事后入侵检测是管理员定期或不定期进行的，不具有实时性，因此防御入侵的能力不如实时入侵检测系统。

2. 入侵检测技术分类　入侵检测技术也可分为两类：一类是基于标识的检测技术；另一类是基于异常情况的检测技术。

（1）基于标识的检测技术：首先要定义违背安全策略的事件的特征，如网络数据包的某些信息。检测主要判别这类特征是否在所收集到的数据中出现，此方法非常类似杀毒软件。

（2）基于异常的检测技术：先定义一组系统"正常"情况的数值，如 CPU 利用率、内存利用率、文件校验等（这类数据可以人为定义，也可以通过观察系统并用统计的办法得出），然后将系统运行时的数值与所定义的"正常"情况比较，得出是否有被攻击的迹象。这种检测方式的核心在于如何定义所谓的"正常"情况。

两种检测技术的方法所得出的结论有非常大的差异。基于标识的检测技术的核心是维护一个知识库。对于已知的攻击，它可以详细、准确地报告出攻击类型，但是对未知攻击却效果有限，而且知识库必须不断更新。基于异常的检测技术则无法正确判别出攻击的手法，但它可以（至少在理论上可以）判别更广泛，甚至未发觉的攻击。如果条件允许，两者结合的检测会达到更好的效果。

入侵检测作为一种积极主动地安全防护技术，提供了对内部攻击、外部攻击和误操作的实时保护，在网络系统受到危害之前拦截和响应入侵。从网络安全立体纵深、多层次防御的角度出发，入侵检测理应受到人们的高度重视，这从国外入侵检测产品市场的蓬勃发展就可以看出。在国内，随着上网的关键部门、关键业务越来越多，迫切需要具有自主版权的入侵检测产品。

未来的入侵检测系统将会结合其他网络管理软件，形成入侵检测、网络管理、网络监控三位一体的工具。强大的入侵检测软件的出现极大地方便了网络的管理，其实时报警为网络安全增加了又一道保障。尽管在技术上仍有许多未攻克的问题，但正如攻击技术不断发展一样，入侵的检测也会不断更新、成熟。同时，网络安全需要纵深的、多样的防护，即使拥有相当强大的入侵检测系统，如果不及时修补网络中的安全漏洞的话，安全也无从谈起。

五、IP 追捕技术

通过上述的入侵检测系统，可以发现黑客攻击的记录，查到相应的 IP 地址，如想通过 IP 地址追查黑客的其他信息，则要用到 IP 追捕技术。IP 追捕一般可以通过相应的网站或软件进行查询，这样的网站有很多，如爱博网（http：//www. abkk. com/cn/ipsearch/ index. asp），输入 IP 地址后就可以查到相应的信息。如想得到更详细的信息，则要使用追捕软件，这样的软件也很多，如追捕（V1.70）、黑鹰 IP 追捕者等。

六、隐踪上网技术

通常而言，计算机技术一般的药学工作者与黑客相比，总是处于弱势。也许使用"追捕（V1.70）"的黑客要多于受攻击者，因为不设防的上网者很少想到要保护自己的 IP 地址，而真正的黑客是不会轻易暴露自己的 IP 地址的。因此，保护自己的 IP 地址是被攻击者必须重视的问题。最常用的隐踪上网技术是使用代理服务器。

代理服务器是介于浏览器和 Web 服务器之间的一台服务器，当你通过代理服务器上网浏览时，浏览器不是直接到 Web 服务器去取回网页，而是向代理服务器发出请求，由代理服务器来取回浏览器所需要的信息，并传送给用户的浏览器。

小结八

1. 网络信息系统。网络信息系统是脆弱的，网络的开放性和系统的自身缺陷使黑客及病毒等恶意程序的攻击容易成功。在具体实施时可参考网络信息系统的安全基本模型，根据系统实际情况定义好安全需求，制定相应的策略，然后由安全策略来决定采用何种方式和手段来保障

NOTE

信息系统的安全。

2. 网络安全。网络安全处理是一个综合处理的过程，单一的网络安全技术和网络安全产品无法解决网络安全的全部问题，应从体系结构的角度，用系统工程的方法，根据系统环境及应用的实际需求，提出综合的处理和安全解决方案。

3. 网络安全处理。网络安全处理是一个周而复始的连续过程，包含了风险评估、策略制定、部署、实施和培训及审计等。

第九章　药学文献信息的应用

近年来，由于信息技术的迅猛发展，呈现出药学信息总量不断增加、药学信息范围不断拓宽、药学信息质量不断提高的态势，为药学信息研究创造了良好的条件，同时也对药学研究者的信息素养、科研能力，特别是信息获取和应用能力提出严峻的挑战。因此，学好药学信息检索知识，充分利用丰富的药学文献资源，无论是对药学专业的学生，还是对药学教学工作者和科研工作者，都具有十分重要的意义。

第一节　药学文献与科学研究

药学是由化学、医学、生物学等多个相关学科知识综合形成的一门交叉型复合型学科，这就决定了药学信息研究覆盖了多个学科和多个专业领域，不仅在药品的研制、生产、流通、使用和管理等方面发挥作用，而且随着人民生活水平的日益提高，对新药及其保健品、保健食品的需求日趋旺盛，药学信息研究在新药的科学研究方面发挥的作用也日益显著。

一、药学文献与科研课题

（一）药学科研课题概述

进入 21 世纪，国内外药学研究有了突飞猛进的发展，其中绝大部分研究已经摆脱了原始研究的模式，采取以科研课题为载体，以团队式、规模型的方式开展研究工作。

1. 科研课题的概念　所谓科研课题，就是对实践中遇到的理论和实际问题，采用课题研究的方式，用科学的观点和方法对其进行分析、探索，最后得出正确结论的活动。现代科研课题研究一般应有以下几个特征：一是成立科研课题组，确定科研方向；二是进行科研课题申报，课题立项；三是制定课题研究方案，确定研究内容、方法和研究路线；四是具体实施开展理论或实践创新研究；五是进行课题论证评价；六是课题结题验收。

从以上讨论可以看出：科研课题研究的核心是以科学理论为基础，对事物进行探索、观测和分析的过程，其生命力在于创新。用科学的观点和方法进行研究的过程应当是一个严肃的思维和探索过程，包括合理的假说、周密的设计、科学的实验、细致的观测、正确的分析和严谨的逻辑推理。这其中大量课题查新和相关文献的检索是一个重要的、必不可少的环节，否则，科研活动将无法进行或走入误区。

科学研究的出发点和归宿是发展科学理论和技术，产生经济和社会效益，这是衡量科研课题成败的根本标志。在这个过程中，通过有效的课题查新和文献检索，了解前人所做的工作，借鉴他人的经验，对于减少科研活动的盲目性和重复率，提高科研活动质量和效率都具有十分

NOTE

重要的意义。简言之，在针对某一领域发生的现象或问题，探索新的未知规律，发现新情况，解决新问题，总结新经验，形成新理论的每一个科学研究过程中，都离不开文献信息的收集、开发与利用。

2. 国外重大药学科研成果简介   20世纪以来，随着人类健康水平的不断提高，国际上药学科学的基础研究、应用研究迅速发展，分子生物学等不少新兴学科渗入药学研究领域之中，使药学研究发生了巨大的变化。这些变化使药学研究更加尊重对生命现象本质的认识，更加关注对健康与疾病发展规律的探求。在对生理变化、病理机制充分认识的基础上，药学研究更加理性化、科学化。如举世瞩目的人类基因组计划及其后续研究，不仅在阐明遗传学方面的生命活动发挥巨大作用，同时也对人类疾病的诊断、治疗、预防及新药研究开发等诸多方面产生了重大影响，在很大程度上推动了药学发展的进程。下面，就国外在药学科研方面的重大成果做简单介绍。

1920年，德国的洛伊维利用两个蛙心的实验第一次证明，迷走神经末梢释放一种可抑制心脏活动的化学物质，而交感神经末梢释放另一种可加速心脏活动的化学物质，从而发现了乙酰胆碱、多巴胺等一系列药物。

20世纪20年代，巴泽特等人发现水肿病人的水浸疗法伴随着明显的多尿和氯化物的增多，1976年马理等人观察到大鼠被水浸泡时心房中颗粒数量明显增多，1981年迪博得等人将大鼠心房生理盐水提取液注射于被麻醉的大鼠，发现被注射大鼠的尿钠排泄增加了30倍，而用同样方法提取心室中的液体则无此作用，进而发现了心钠素。

1928年英国微生物学家弗莱明发现了青霉素，澳大利亚病理学家弗洛里和生物化学家钱恩经过一系列临床实验，证实了青霉素对链球菌、白喉杆菌等多种细菌感染的疗效。在这些研究成果的推动下，美国制药企业于1942年开始对青霉素进行大批量生产。1945年，弗莱明、弗洛里和钱恩因"发现青霉素及其临床效用"而共同荣获了诺贝尔生理学或医学奖。青霉素的研制成功，大大增强了人类抵抗细菌性感染的能力，带动了抗生素家族的诞生，也开创了应用抗生素治疗疾病的新纪元。

Roche公司的研究人员有针对性地进行药物分子设计，通过分子模拟确定了HIVl蛋白酶抑制剂所需的最短长度，并确定了该抑制剂中心带羟基的碳原子倾向于R构型，最后成功设计出了抗艾滋病药物Saquinavir，该药于1995年在美国上市。此后，用于治疗癌症的胸苷酸合成酶抑制剂酚百里酚酞、用于治疗心脑血管系统疾病的药物银杏内酯类化合物CoMFA也相继研制成功。

药学和其他生命基础学科形成了互相促进、共同发展的关系。基础学科的发展除了在理论策略和方法上武装药学研究外，还能够直接发现新药，使新药研制在深度和广度上发生巨大变革。同时药物研究作为应用基础学科，不断地对基础学科提出新的课题。机体每一生理或病理现象机制的新认识，每一受体、酶或基因的新发现，都能为新药的研制提供广阔的思路。

医药科学研究，一方面促进了药学科学自身的发展，为进一步的深入研究打下了基础；另一方面，又加强了人类对生命现象本质的认识，促进了人类健康水平的提高，创造了经济效益和社会效益，为人类的进步做出了贡献。而这些研究的每一项成果，都以文献信息的形式呈现出来，为后人的进一步研究提供了丰富的信息资源。

3. 我国现阶段药学科研热点与成果简介   近年来，我国药学科学研究取得了许多突破性的进展，在不断与国际接轨的同时，也越来越受到国际药学研究界的关注。2015年，来自中国的女药学家屠呦呦凭借其青蒿素与双氢青蒿素的发现，首次让"诺贝尔生理学或医学奖"花落中国，这是中国科学家在中国本土进行的科学研究并首次获诺贝尔科学奖，是中国医学界迄今为止获得的最高奖项，也是中医药成果获得的最高奖项。

目前，我国药学研究热点主要体现在以下几个方面：

（1）现代科学技术的进步为药学科学发展提供了强有力的支撑：生命科学、化学、分析科学、材料科学及制造技术的不断进步，计算机筛选、分子计算和设计、晶体结构研究、化学合成和天然产物制备等新方法的不断出现，都为药学科学的发展提供了先进的技术方法，以小分子药物为代表的现代药物研发迅速发展。

在药物化学研究方面，计算机辅助分子设计技术的广泛利用，可有目标地合成具有特定结构的化合物，使新药研发周期大大缩短；自动化合仪器的使用，令平行合成、固相合成、组合合成等多种合成理念得以实施，使药物化学研究的工作效率大大提高。

在药物制剂学研究方面，靶向技术、经皮促透技术、纳米技术、渗透泵控释技术等方面巨大发展，也体现了我国制剂学研究所取得的长足进步。

在药理学研究方面，各种组学技术、RNA干扰技术、系统生物学、网络药理学、表观药理学、干细胞技术、转化医学等，都大大影响了创新药物的研究。

在天然药物化学研究方面，我国已成为世界上天然药物化学研究最活跃、成果最丰富的国家。内生菌天然产物、苔藓天然产物、真菌天然产物等新结构的发现和生物学意义的阐明，极大地丰富了我国的药物资源。

（2）生物技术药物成为药学领域的新秀：生物技术药物是指利用基因工程、单克隆抗体工程或细胞工程技术生产的源自生物体内的天然物质，用于人体疾病的诊断、治疗或预防的药物。我国在"十二五"规划中已将生物技术列为七大战略新兴产业，此后发布的《生物产业发展规划》更是将基因药物、蛋白药物、单抗药物、治疗性疫苗等生物技术药物的研发纳入该项产业发展的核心地位。目前，已成功研发了首例人感染H7N9禽流感病毒疫苗株和世界首个肠道病毒71型（EV71）疫苗；已成功构建高产丹参酮合成前体次丹参酮二烯的酵母工程菌株，进行丹参活性物质人工合成等。

（3）传统药物的现代研究：在传统医学、现代医学、现代药学的全面交叉和融合的影响下，传统药物经过现代研究，正在为提高医疗水平、保障人类健康发挥着积极的作用。目前，在中药质量标准、中药注射剂、中药毒性和中药产业化等领域获得了较大的突破。如基于"化学分析－体内代谢－生物机制"，构建了中药复杂体系活性成分的系统分析方法学，形成了中药现代质量控制标准；建立了多种"类过敏反应"和"过敏反应"实验模型，为中药注射剂的安全性研究和工艺改进奠定基础；引入国际有关药物毒性反应的前沿技术，创建了中药毒性研究的关键技术平台；利用正交设计法等优化提取工艺，对于民间验方按现代药理研究成果进行开发等。

以上这些研究均着力解决药物研发和生产中的共性、关键性技术难题，提高了药物的质量控制技术水平，完善了药物的研究、开发、生产规范体系，强化了药物治疗重大疾病的能力，保证了人民群众能够吃上安全、优质、价廉的药物，使医药产业成为国民经济的新增长点，也促进我国医疗卫生体制改革的不断深化。

（二）药学科研课题的价值

1. 药学科研课题的意义　药学科学研究的主要对象是关系到人类健康的特殊商品，探索药物的内在规律，发明研制新药，构成了药学科学研究的主要内容，也成为了药学科技工作者的神圣使命。大量实践已经证明，为完成这一艰巨的任务，仅靠个人单枪匹马的研究方式已不能实现其目标，必须以科研课题为平台，依靠课题组成员的团队智慧和各方面的协同力量才能完成。以课题立项为主的研究方式，有利于调动政府、企业和个人多方面的积极性，有利于集中多方面的人力、物力和财力，有利于不同学科背景、不同知识结构的研究者从不同视角、不同方式、方法和技巧从事研究，其结果将大大超过个人研究的价值，呈现出1加1大于2的效果，从而保证实现以较小的投入取得较大效益的目标。

2. 药学科研课题的作用　药学科研课题的实施是一项复杂的系统工程。一般来说，良好的药物科研课题，将会在满足科学和社会发展的需要方面产生以下作用：①研究成果在理论上有新的发现，或者是与现有技术相比更为先进，具有普遍的应用价值和社会价值；②研究成果补充或完善现有理论，或者具有超出现有技术的某些优点，创造性、新颖性更为明显，具有较为广泛推广的价值；③发明了前人没有的新技术，填补了以往的研究空白，对提高疾病防治水平有重要作用，具有推广价值；④研究结果能起到验证现有理论的作用，以其研究成果进一步证明原有理论的科学性和有效性。

（三）药学科研课题的来源

药学科研课题的来源较多，一般可分为以下四类：

1. 指令性课题　指令性课题是指国家、地区或部门根据事业发展规划的要求，以行政命令方式下达的研究任务。在药学研究领域主要有国家"十五""十一五""十二五"攻关课题，国家"星火计划"课题，卫生部、国家中医药管理局及各级地方政府等下达的课题，多以招标、中标的形式进行。一般来说，这类课题体现了国家和各省、市、自治区发展的战略部署，符合人民群众的长远利益，有政策法规作保证，有国家、省、市和自治区等各级政府提供经费保证。

2. 指导性课题指　指导性课题是指基金资助课题。科学基金制是国家对科学事业的一种管理体制和拨款方式，其基本做法是：设立专门的经费，按研究项目采取同行专家评议，择优支持的制度。目前在药学研究领域主要有国家自然科学基金项目、教育部科学基金项目、卫生部和国家中医药管理局科研基金、青年科学基金等，均有招标课题和项目指南，课题中标后须签订合同书，并得到经费资助。此外各地区、各行业、各单位也逐步建立了不同类型的科学研究基金，以调动科技人员的积极性，也为部、省级等重大课题"培植青苗"，为大项目奠定前期基础。该方法克服了"大锅饭""平均主义"的弊端，有利于激发广大科技工作者进行科学探索，促进了发明创造和科学事业的繁荣。

3. 横向课题　横向课题是指企业的项目直接委托给大专院校、科研院所完成研究工作；或企业与大专院校、科研单位联合开发新产品。目前，中药新制剂多采用这种方式选题。这是因为该方法能够加速科研成果的产生，并促进科研成果的转化，实现了产、学、研一体化，实现三者的有机结合，更有利于新药的开发与利用。国外的许多新药研究就是采取这种方式进行的，取到了良好的效果。

4. 自选课题　自选课题是指研究者在医、药、研实践中，在"科、工、贸"结合的形式推动下，根据社会需要、科学发展的需求及自身的主、客观条件自行选定的研究课题。自选课题因目的不同，发展的方向也不尽相同。一般有两种目的：一是为申报课题（指令性、指导性课题）打基础；二是与其他部门合作，开发新产品。

此外，还有一些国际基金组织，以不同方式资助课题研究。这类基金均有严格的审批和管理制度，可以通过网络等多种途径查询、了解课题申报信息，积极争取支持。

（四）药学科研课题的申报简述

1.药学科研课题的选题

（1）选题依据：药学研究选题应以能否产生物质财富和精神财富为主要目标，其主要内容包括：研究人体本质和疾病机制、研制新药、促进药学科学发展、增进人民健康等。因此，药学研究必须坚持科学性、创新性、可行性和效益性的选题依据。

①科学性：选题的科学性主要体现在科研选题来源于实践，必须有客观事实或合乎逻辑推理的科学理论作为根据，而不是主观臆断。药物研究应在科学的医药理论指导下，进行合理配方、设计剂型、制定工艺质量标准及药效试验和临床研究。

②创新性：创新是科研工作的灵魂，药物研究特别需要有所发明、有所创造，要在组方、剂型、生产工艺、药效等方面进行突破性研究。创新性应包括两方面内容：一是获得新发现、总结新规律、提出新理论、形成新技术、创造新方法、研制新仪器和新设备，也可以是将已有先进技术应用于新领域；二是在前人或他人工作基础上的进一步深入、发展、补充或修正，在研究手段或研究深度上有一定的突破和提高。

③可行性：设计课题时，要充分考虑自身的实际情况，如人力、物力、财力等是否能够保证科研课题保质保量按时完成。与一般科研课题要求有所不同的是药学科研课题应特别注意：一是要强调规范化，研究者应该根据《药品注册管理办法》的要求设计研究内容和步骤；二是若为新药开发，研究结果必须正确，即新药必须是一个安全、有效、质量可靠的产品。

④效益性：衡量科研投入与预期成果综合效益高低的一个重要指标，也就是该研究是否有经济效益和社会效益。因此，选题时应注意选择常见病、多发病、疑难病等所需的药物进行研究，并善于因势利导，因地制宜，充分利用现有的人力、物力资源，以便取得更大的效益。

（2）选题方法：选择科研课题是科学研究的基础，决定着科学研究的方向。

①科研课题的选题方法有很多，但首先应从检索文献信息开始。在学习、分析、借鉴和综合前人研究工作的基础上，结合当前医药学科发展和市场实际需求情况，特别是要研究国家产业政策调整和当今疾病谱的变化，结合自身研究条件等的实际情况，选择适宜的科研课题。

②从选题内容来看，要注意以下几个方面：一是从临床上有可靠疗效苗头的方剂中选题；二是从治疗常见病、多发病、疑难病的药物中着手选择课题；三是从药理学研究中选择课题；四是引进新技术、新设备，建立新疗法、新工艺；五是在挖掘新的药用资源、新的辅料方面开拓思路，设立课题。也可以是以上两方面或多方面的结合。

③从选题的过程来看，要注意以下几个方面：一是筛选项目：就是在明确研究方向的前提下，界定研究范围，对多个有价值的课题进行反复比较、甄别，筛选出既符合医药产业发展方向、研究前景广阔，又符合量力而行的原则，课题组在人、财、物等方面能够支撑的项目；二是检验项目：通过参考咨询、查新检索等方式，验证选题是否具有原创性，界定研究的基本价值，确定能否在预定的时间内完成；三是修正项目：即根据检验的结果，找出不足，修正选

题，使之趋于完善；四是确定课题：经过筛选、检验和修正的多次论证后，确定一个满意的最终选题。

（3）选题应避免的因素：选题应避免的因素是多方面的，下面仅从三个方面进行阐述。

①选题盲目，创新性差：在对待选题上表现得比较随意，没有进行充分调研和论证，特别是没有认真进行文献信息检索、查新，未能选择富有创新意义的课题。

②选题定位不准，应用性不强：在选题或进行课题设计时，或定位不准确，贪大求全；或将研究的目标设计得过高；或研究的方法设计过难，超出研究者的能力范围；或选题空洞，应用性不强，缺少应用价值。

③研究基础薄弱，无力支撑：所谓研究基础，指研究者具备的基本条件，如前期的研究经历、研究成果、研究单位提供的条件、课题组的研究力量，尤其是占有的文献信息资源数量和质量等。药学研究需要较强的实验条件支撑，缺乏这些前期研究的积累和实验基础，成功申报课题的目标很难实现。

2. 药学科研课题申报程序

（1）药学课题标书的撰写要求：课题申报标书又称计划任务书，是提供给专家和主管部门审议和审批的重要依据，还是课题结题时检查、验收的条件，必须认真对待。填写之前，应仔细查阅课题申报有关规定和标书填写要求，特别是参阅《项目招标指南》，按照规定的格式内容，逐条填写。不同层次的标书要求还有所差异、有所侧重。填写标书，一般均用打印形式，填写时表达要明确，文字要严谨，实事求是，恰如其分。这样才能获得评委们的认可，得到主管部门的批准，获得经费支持。

（2）药学课题申报流程：药学科研项目很多，研究的内容不尽相同，申报的途径、渠道也多种多样。但申报的程序大致相同，一般课题申报流程图，如图9-1所示。

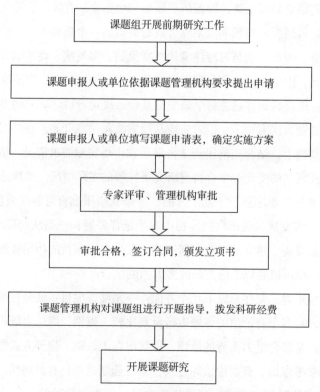

图 9-1 一般课题申报流程图

课题申报成功后，课题负责人或单位应对项目全权负责，并承担按研究计划要求完成课题的责任，每年应向课题管理部门报告研究进展情况。项目完成后，按时提交科研成果、研究报告和工作总结报告。

（3）药学课题的查新检索：随着信息社会的到来，科技信息查新检索已经得到较高的认同和广泛的应用。所谓信息查新检索，就是以文献信息检索为基础，经过综合分析、对比，对某项科研课题或成果的新颖性、创造性和实用性进行相关调查与评估的过程。国内外许多权威科研管理部门和机构都明确规定：申请科研立项、成果鉴定及各类科技奖项，必须首先进行查新检索，未经查新检索课题，将无权参与立项与评奖。

药学课题也和其他课题一样，在申报后必须经过专业性较强的科技信息查新检索环节。查新检索工作一般由专业的情报信息部门承担。经过查新检索，了解和掌握与本课题相关的最新科技动态信息，避免低水平重复选题、重复研究，并确定该项目是否具有参加立项、结题或评奖的条件。另外，运用文献检索技能，将科技信息查新和课题追踪检索工作贯穿于科研课题的申报、审查、立项、实施、预审和成果鉴定等每一个环节之中，使药学研究始终沿着正确的轨道运行。所以，无论是科技人员，还是作为科技人员后备军的大学生，学习和掌握科技信息查新知识和医药文献检索技能都是非常必要的。

（4）提高课题中标率的策略：如何让自己所研究的课题中标是广大科技工作者共同关心的话题。申报项目的成功中标不外乎两个方面：一是研究工作本身的学科实力，二是高质量的申请书。前者是基础，后者是关键。因此，研究者要通过臻于完善的申请书，将自己的科研实力和前期工作成绩较为全面地展现出来。下面我们介绍一些提高课题中标率的策略：

①选题要有特色：投标落选的主要原因是选题缺乏创新和特色。在申报课题时一定要充分地查阅文献，确保选题内容的创新性，对于同一项目，应具有不同的特色，从一个全新的观念、设计和方法去探索。

②实验方案应具体、清晰、可行：课题的技术路线和实验方案描述不能过于笼统，拟采取的研究方法必须反映当代技术水平、基本思路、基本过程，应符合选题时提出的假说，技术路线和实施方案应清晰合理、可行，具有可操作性。

③工作基础扎实：前期工作积累是完成课题的基础，没有原来的工作做积淀，课题将如水中浮萍。要密切结合自己的专业特长，贴近自己熟悉的领域开展立项工作。

④认真填报标书：标书在中标前是课题申请书，中标后就是计划合同书，是具有法律效应的正式合同文件。标书所列的项目都应填写准确、中肯切题、表达明确、结构严谨、字迹清晰、言简意赅、便于理解。

二、药学文献与药品开发研究

（一）药品开发研究概述

1. 药品开发研究的概念 "开发"与"研究"的解释有多种多样，目前还没有一个统一的定义。经济合作与发展组织将研究与开发（research and development，R & D）定义为：在一个系统基础上的创造性工作，其目的在于丰富有关人类、文化和社会的知识库，并利用这一知识进行新的发明。联合国教科文组织关于研究与开发的定义是：研究指基础研究和应用研究，开发指系统地应用科学研究所获得的知识，以得到有用的材料、器件、系统和方法等。根据上述定义，我们将新药研究的含义归纳为：利用基础研究与应用研究所获得的知识、方法与规律，创造出新药品、新剂型、新方法或新的应用领域的过程。研究的重点是发现新的化学实体。新药开发的含义可以归纳为：按照国家药政部门对新药在不同阶段的技术要求和工作准则，系统地完成各项研究工作。

新药研究开发反映一个国家药学研究的发展状况，标志着医药工业发展的整体水平，也代表整个国家的科技综合实力。创新药物研发，不但可以提高人们的健康水平，还可以促进医药工业的振兴，进而带动其他相关产业的发展。

2. 确定药品开发研究课题的原则

（1）需求性原则：需求性原则是药品研发的基础。流行病学调研显示：目前我国以疾病谱分类，需求较大的是以下 10 类药物：①治疗心脑血管疾病药（包括高血脂、高血压）；②抗肿瘤药；③肝炎防治药；④抗病毒类药（包括艾滋病类药）；⑤免疫功能调节类药；⑥功能紊乱调节类药（包括抗抑郁、内分泌失调、性功能障碍等）；⑦急性热病用药（包括抗感染和镇静药）；⑧延缓衰老药；⑨抗风湿病类药（包括类风湿类药等）；⑩补益类、养生保健类药品等。

药品开发课题研究中，应对同类产品进行调研，对其资料尽可能进行较为全面地收集、比较和分析。选择同类药品时要特别注重以下几个方面：一是疗效好，功效确切的药物；二是安全性强，毒副作用低的药物；三是价格低廉，适合我国国情的药物；四是剂型便于使用，包装简单，便于携带的药物。

（2）可行性原则：可行性原则是决定研究成败的重要环节。技术可行性又决定了研究开发的难易程度、投入的大小。药学技术性论证主要考虑以下几个因素：原材料、辅助材料、药学研究、药理毒理、临床研究、组织管理、经费预算、设备条件及课题组人员条件等。

（3）科学性原则：科学性原则是药品研究开发的核心。在广泛进行流行病学调查、市场调研和同类产品比较的基础上，还应对新药来源的可靠性、安全性、药源是否充足等问题进行全面的了解，尤其要对药品开发全过程中各个环节的科学性进行把握，确保每个步骤都具有科学依据。

（4）创新性原则：创新性原则是药品研究开发的根本。研究开发时对新药剂型设计、制备工艺、质量控制、基础研究及临床观察等方面都要在继承原有的理论和经验的基础上有所创新。

（5）效益性原则：效益性原则主要包括社会效益、经济效益和科学效益。新药的研究与开发应以社会效益和经济效益为主，以此作为衡量和验证研发正确与否的尺度和标准。但也要充分考虑科学效益的滞后性，对那些暂时不能表现出明显经济效益和社会效益，而对今后的药学研究具有较大的影响和推动作用的基础性研究，也要适当给予倾斜和关照。

（二）药学文献研究与药品开发研究的关系

药学文献内容十分丰富，涵盖了与药学密切相关的各种信息，包括药物治疗信息、药物研制信息及药品生产与销售信息等。科研人员在开发研究药品时，面对浩如烟海的药学信息，能否做到在研发工作的各阶段，都能快速、准确、全面地获取有价值信息，已成为衡量药学科研水平高低的重要因素。

1. 药学文献研究在药品开发中的地位

（1）药学文献信息是科学研究规律的体现：科学研究是一种寻求真理的活动，黑格尔曾指出："真理是在漫长的发展着的认识的过程中被掌握的，在这一过程中，每一步都是它前一步的直接继续。"科学研究具有积累、接力、继承与创新的规律。以中药药性理论为例，其间经历了从简单到复杂、从低级到高级的逐步发展、完善的过程。

（2）药学文献研究是药品开发信息的传承：科学研究的积累性、接力性与继承性是通过文献的记载与传递来完成的。药品开发研究的创新也是基于前人创造成果的基础上取得的。不继承利用，就无法创新。明代医药学家李时珍能编撰出举世瞩目的《本草纲目》，除了他本人的刻苦学习、精于实践和善于总结以外，还在于他充分继承了前人的成果。李时珍编撰《本草纲目》时，以《证类本草》（全称为《经史证类备急本草》）为蓝本，参阅了历代典籍，把百余种"上自坟、典，下及传奇，凡有相关，靡不采备"（王世贞《本草纲目序》）。但是，我们也不得不承认，当今有不少医药科研项目低水平重复，究其根本原因，或者是情报信息不灵，或者是根本就没有很好地查阅文献资料。所以，强调文献信息在整个药品开发过程中重中之重的地位是十分必要的。

（3）药学文献研究是药品开发的重要支撑：无数事实证明，具备了丰富的文献信息资源，科研才有依据，才能得出正确的结论。没有文献信息资源，药品开发就成了无源之水，无本之木。文献信息资源不全、不新、不准，将导致药品开发的进度、质量和水平都要受到影响。由于药品开发的成果将直接服务于人类健康，因此比一般的课题研究更为复杂，对文献信息的依赖程度更高，需求与利用信息亦显得更为迫切。

（4）药学文献是药品开发研究的保障：有学者指出，图书资料和科研情报是科学研究的眼睛，贯穿于整个科研工作中，从选题、制订方案、观测试验乃至理论分析等都需要以此作为依据。在药品开发研究过程中，要通过对课题查新和文献检索，了解相关课题的当前研究水平、重复点、研究程度、存在问题等一系列情况，这是开展科研工作的前提，是十分重要的基础工作。在制定研究方案时，又要通过对文献情报的查阅分析，借鉴他人的研究成果，来修正和完善本课题的研究内容、技术路线和研究方法等；在药品开发实施过程中，又要通过对文献情报的查阅分析，利用他人的实验方法、检测手段和有关数据等，掌握当前与本课题有关的新设备、新工具、新技术并为己所用，借以提高研究水平；在药品开发研究完成后进行总结时，还要通过对文献情报的查阅分析，及时了解与本课题有关的最新发现、最新进展和最新理论，并加以汲取，来丰富和完善自己的科研报告。因此，我们在研究文献信息时需要特别关注的内容为：问题的发展与趋向，理论内容和框架，变量定义及其关系，研究方法与设计，实证性的研究结果等。

2. 药学文献信息在药品开发中的作用

（1）探索作用：药学文献的检索与查新是科研工作的起点。药品研制开发中的文献信息研究，是科研工作中具有战略意义的重要环节，直接关系到科研工作的成败。药品研制开发立项前的信息探索，其作用绝不亚于一次大型战役之前深入前沿阵地的侦查；研发过程中，根据所获得的各种有效信息，探明研发方向，确定研究内容，选择适宜方法和路径。所以，我们完全可以说，文献信息研究在药品开发过程中的作用是帮助发现问题、提出问题的探索性研究。

（2）方案设计中的导向作用：为更好地开展研究工作，必须设计一个科学的研究方案，这是决定研究工作取得成功的重要环节。研究方案设计要以大量的文献信息为依据，确定方向，集中构思，形成具体的研究内容、技术路线、实验方法，并提出最终目标，以便进行考核与评

NOTE

估。因此，文献在科研设计的初始阶段就开始得到充分的利用，文献信息在科研设计中发挥了重要的导向作用。

（3）整合作用：在药品研制开发实施过程中，鉴于药品开发需要的周期较长，且工作十分复杂，而国内外药学研究呈现出日新月异的发展态势，信息不断产生和变化，为了确保科研成果的先进性，在整个研究进程中，必须不断吸收新信息，掌握新方法，随着信息的变化随时充实调整自己的研究路径。这种将各类信息不断整合的过程，使药品研发不断完善。

（4）增殖与增值作用：对研究中各种数据和资料进行分析、综合、归纳、整理，结合最新药学信息，或者形成有关科学规律性的结论，或者进行合理推论，形成具有指导意义的技术和方法。这些成果又以新的文献形式，为更多的研究者提供丰富的信息。在创造新信息、产生新价值的过程中，实现了文献信息自身的增殖与增值。

（5）成果中的转化促进作用：药品研究开发的目的是将其成果尽快转化为经济效益和社会效益。近年来，各国政府都十分重视将科研成果转化为生产力。新药的申报、审批和成果转化等多个环节均需要丰富的文献信息作支撑，否则将无法完成。我们知道，国家有关方针政策与法律法规均以文献信息为载体，医药市场，特别是企业的需求情况也必须通过信息的形式才能为我们所知晓。因此，只有充分了解这些有价值的信息，才能确保药品专利的申报成功，才能实现科研成果的如期转化，才能在成果转化中切实保护研究人员的合法权益。

综上所述，文献信息与药品的研究、开发与利用密切相关，贯穿于药品研究开发的全过程，并在其中发挥重要作用。

（三）药品研究方案的设计

药品研究方案是整个研究工作的纲领性文件，是研究者综合能力的集中表现。药品研究方案的撰写对研究者的能力提出较高要求：一是表达能力，能够清楚地表明课题组的研究思路；二是归纳能力，能够从新的角度对所研究的问题提出新观点；三是把握能力，能够把握研究中所需的理论与技术能力；四是调控能力，能够对研究内容和研究人员进行合理调配和安排。

一般认为药学研究方案应包括以下几个方面。

（1）明确工作思路：围绕选定的研究课题，进行文献检索、查新，明确工作思路。

（2）设计制剂处方：在设计处方时要注意处方的类型、设计原则及处方的设计内容。

（3）选择适宜剂型：在选择剂型时要综合考虑到研究的目的、药物本身的性质，以及目前的生产设备条件等。

（4）研究制备工艺：包括药材提取工艺的研究，分离、纯化、浓缩与干燥工艺的研究，制剂成型性研究，中试研究等。

（5）建立质量标准：包括质量评价标准的内容、方法及质量控制的主要环节。

（6）药品稳定性试验：包括试验是如何设计的，试验方法是什么等。

（7）临床前药效学研究。

（8）临床前毒理学研究：包括急性毒性试验、长期毒性试验。

（9）新药的注册申请。

（10）药品临床研究：研发出的药品还要进行临床试验，包括试验的设计、总结与评价。

第二节　药学信息咨询

一、药学信息咨询概述

当前，人们越来越清醒地认识到信息已成为国家政治、经济、科技发展中一项极为重要的战略资源，信息咨询作为一门科学、一个产业也应运而生了。

随着人们生活水平的日益提高，人们对医药信息的需求也不断增长。药学信息咨询是信息咨询的一个重要分支，属于专业咨询类。我们这里所说药学信息，包含了药品的研究、开发、生产、流通、使用和管理信息，也包括与药学事业相关的其他方面的信息。它横跨科学研究、工业、农业、商业、医药卫生、教育、管理等多个行业和系统。随着科技，尤其是计算机、网络、通讯等信息技术的进步，药学新知识、新技术、新产品信息层出不穷，如药品研究信息、生产信息、供求信息、价格信息、临床用药信息、药品质量信息、药品监督管理信息、药学教育信息等。

20世纪90年代，一个新的药学用语 pharmaceutical care（PC）在国内外药学领域出现，学术界将其译为"药学保健"。药学保健是以直接达到提高病人生命质量为目的与药学密切相关的保健服务。PC是美国提出的一种药学模式，反映了美国药学发展的一个新动态，而PC的开展更是必须紧紧依赖药学信息咨询。

（一）药学信息咨询的概念

1. 咨询　在现代汉语中，"咨询"含有询问、谋划和商量的意思。在西方，相当于"咨询"的词汇均来源于拉丁文"Consuho"，英文对应词为"Consult、Consultation、Consultative"。其早期含义有同他人商量、向别人或书籍寻求知识，共同商议提出或接受建议。后来，又演绎出以重要之事与能给予明智劝告的人作商量之意，即同有关专家谋划、向有关专家请教的意思。

2. 信息咨询　信息咨询是以信息理论为基础，以信息分析、研究为主要手段的咨询过程。它是系统运用现代科学知识、技术手段和分析方法，为解决人类面临的各类复杂的经济、科技和社会问题而进行的创造性智力劳动。信息咨询主要是向管理者提供战略性建议，为决策者提供综合性分析报告，为用户提供可行性研究成果或可供选择的方案，或者提供一般性建议的活动。信息咨询可以分为简单咨询和高级咨询两种形式。

（1）简单形式的信息咨询：多为参考咨询和查新咨询，这是图书馆和其他文献信息服务机构进行信息咨询的主要形式。这类咨询更多的是进行原始文献和数据的提供，一般是针对具体的提问而提供的一种事实性或数据型的咨询服务。

（2）高级形式的信息咨询：是一种具有研究性、创造型的复杂脑力劳动，它要求提问者和咨询者均具有浓厚的信息意识。咨询者还应具有较强的信息能力，能够遵循信息活动和咨询活动规律，有效利用信息研究方法和信息技术，在充分收集、整理、分析和提炼信息和数据的基础上，利用专家个人和集体的智慧，根据用户需求，以研究报告的形式，向用户提供解决问题的方案、策略、建议、规划或措施等信息产品或信息商品。

3. 药学信息咨询　药学信息咨询是以药学信息资源为基础，根据委托用户意向，运用信息

NOTE

研究的方法对医药信息进行加工、分析和研究，形成研究成果，并提供建议性研究报告。药学信息咨询主要是面向医药领域内的专业信息咨询，是整个信息咨询中的一个重要分支领域。与一般信息咨询工作相比，对从业者的素质提出了更高的要求：医药信息咨询人员应该具备较强的信息素质、信息能力和医药专业的知识背景。

4. 信息咨询业　信息咨询业是现代信息社会的产物，是以信息为基础，系统运用现代科技手段和方法，综合多学科知识、技术和经验，进行咨询、策划、中介、代理等服务的新兴产业。它是从事创造性劳动的智力密集型行业，以其特定的组织形式生产信息咨询产品，为社会提供智力支撑，以较少的投入产出较高的社会效益和经济效益。

信息咨询业得益于科技进步和社会发展，但同时又成为科技进步和社会发展的推进器。信息咨询业作为一个有潜力、有作为的智力服务业，对我国的工业化建设、市场经济的发展、基础设施的现代化、提高社会生产力和保持国际竞争优势等方面都发挥着重要的作用。

承担医药信息咨询的专业科技咨询人员，虽不直接从事具体的药学实验或技术开发活动，但是以药学信息情报这些有价值的信息，对新药研发、技术引进、产品销售及医药产业发展战略、规划、新技术、新产品、新资源的开发等提供保证，为政府、企业和个人提供多层次的咨询服务，同样为社会创造很高的价值。

（二）药学信息咨询的作用

1. 支持医药产业发展助推器　药学信息咨询对政府和企业发展均发挥积极作用。就政府而言，药物信息咨询通过提供相关的背景资料、事实分析、调查论证、产业前景预测、对策建议等，对政府有关部门决策具有辅助参考意义，能够提高政府决策的科学性和民主性。对企业而言，随着医药行业竞争日趋激烈化，信息的掌握、应用程度关系到医药企业的生死存亡。药学信息咨询服务可以为医药企业在项目投资、产品开发、技术设备引进及市场开发、营销、服务策略制定等过程中提供信息搜集、分析和论证，帮助企业规避风险，把握机遇，促进发展。

2. 促进科研成果转化的重要媒介　将药物信息咨询服务作为纽带，促进医药科研成果转化为生产力，以创造良好的经济效益和社会效益。首先，科研项目立项是否合理，从基础上决定了科研项目成果转化率的高低。在科研项目立项前，就做好信息咨询工作，如项目可行性分析，包括技术分析、市场分析和潜在的成果受让方分析，明确科研项目的技术领先性及潜在市场需求，有利于科研成果顺利地完成转化过程。其次，药物信息咨询为科研成果的转让方和受让方双方提供良好的沟通和交易平台，建立科研成果情报检索和推广网络，组织专家筛选确定推广项目，在主要目标市场上建立信息反馈中心和技术贸易信息数据库，达到保证推广各环节畅通的目的，为医药科研成果的推广和应用创造良好的信息环境

3. 药品不良反应的监测和反馈　近年来，药品不良反应的发生率和严重性在不断提升，引起政府管理部门、医药界乃至全社会的广泛关注。自20世纪60年代开始，许多国家制定、颁布了药品不良反应监测报告制度，并成立了相应的机构。药品信息咨询对于安全用药起到了良好的监测和反馈作用。经专家及权威机构收集、整理、分析，发现药品不良反应信息，监测人群中存在的各种用药不安全因素，提醒医务工作者提高药品安全意识，增强人民群众在药品使用方面的自我保护能力，促进合理用药、科学用药。同时也提醒医药研发部门、生产部门，研制更为安全有效的新药，不断地淘汰疗效欠佳、安全性差的药物。因此可以说，药学信息咨询服务为药品不良反应的监测与报告提供了准确、全面而高效的信息资源。

（三）药学信息咨询的发展现状

1. 国外药学信息咨询的发展现状　有关资料显示，国外药学信息咨询业的发展较早，服务范围较广，有许多值得我们学习和借鉴的地方。

美国的医药信息咨询机构有营利与非营利之分，经营的模式也各不相同。一般以公司形式出现，其客户主要为制药企业、生物技术公司、学术研究机构和风险投资企业。国外的这类咨询公司一般不对外透露委托客户的情况，对咨询的项目和内容均采取保密措施。如果客户不对外宣布聘请咨询公司情况，一般无从得知。这种保密制度既保护了咨询对象的利益，在某种意义上也促进了咨询业效益的增长。

国外医药信息咨询机构类型的划分，一般有两种方式。

（1）根据咨询机构的功能划分

①为政府决策提供咨询服务的机构：这类信息咨询机构为政府部门提出新兴产业和医药行业发展方向和前景预测，对某些重要课题进行技术经济论证，将科研部门的成果向医药企业推广。有的信息咨询机构还承担着诸如行业标准制定、行业内各种评估等职能，这类机构已成为政府有关部门的"外脑"和智囊，作为政府决策高参，一些国家的政府部门也在相当程度上依赖这些智囊团，进而实现其"小政府、大社会"的良性运转。

②具有投资功能的咨询机构：主要工作目标是企业，一般多为集团性的咨询机构，有的还在多国设立分支机构。它以行业协会、学会或科技部门作为后盾，具有强大的科技支撑。在对医药企业提供信息咨询的同时，由于其自身在信息领域占有强大的优势，能够对医药行业、医药企业前景进行清晰的判断和洞察，所以，也对于那些条件好的医药企业进行投资或资助，以取得丰厚的回报。

③中介服务型咨询机构：这类机构与高等院校和科研院所有着千丝万缕的联系，能够较早发现"青苗"并予以培植。这类带有中介性质的咨询机构，主要将科研部门和高校的最新成果推向企业，成为产、学、研之间的链条，在研究和生产之间起到了桥梁的作用。

④赢利性咨询机构：这类咨询公司主要是为企业服务，如帮助医药企业研究其产品的促销手段，预测销售市场前景，提出新技术发展方向，协助企业提高管理水平等。

（2）根据咨询机构提供的服务内容划分

①综合性的医药信息咨询：为医药企业提供长期、全套的信息咨询服务。在药品研发的早期提供药品科技信息，在医药公司上市时提供市场信息，这种服务一直持续到该药品的专利期满的各个阶段，进行全程信息咨询服务。服务的内容包括：新药的研发、公司前景、产品标准分析、原材料市场、竞争对手监测、药品质量评估、药品价格走势等。具有 50 年历史的英国 IMSHEALTH 信息咨询公司，2001 年收入 13 亿美元，可以说是一个成功的案例。这种方式代表了药品信息咨询的方向，我们应重点学习借鉴。

②新药开发项目信息咨询：咨询机构通过对高等院校和科研机构提供项目鉴定和成果评估，可以对该药学科研成果进行透彻的了解。在此基础上，为制药企业提供新药开发的项目，为制药研究人员选择新药的靶点，为管理者确定研发的方向，为投资者评价新的商业前景提供咨询服务。这类信息咨询需要从业者具有较高的医药知识背景和较强的信息捕获能力。

③市场调查分析咨询：这种方式占信息咨询公司服务业务的主流，其研究领域为药物研发市场动向，还要关注宏观形势的变化，工作重心放在竞争信息和消费者信息上。他们往往对

NOTE

直接影响制药企业产品和服务的政治、经济、金融、法律等因素进行追踪，包括定量和定性分析，帮助企业把握市场变化，使之对市场反应更加迅速、快捷。

2. 我国药学信息咨询的发展现状　我国医药行业信息咨询服务起步较晚，但发展较快。较为系统的咨询服务是从 20 世纪 80 年代兴起的。在计划经济向市场经济转轨的过程中，信息咨询服务也得到一定的发展，但是服务的内容还不够完善，服务的范围都还不够宽泛。当时承担咨询服务的机构主要是政府部门下设的情报研究所，高等院校、科研院所、国有大中型企业内部设立的情报信息机构，他们主要为本单位或本行业服务，从事的是较为初级的咨询业务，信息服务职能的发挥极其有限。

进入 20 世纪 90 年代，一批民营、私营的信息咨询公司和市场调查公司开始出现，外资信息咨询公司也开始进入中国的一些大城市，打破了医药信息市场由国有机构垄断的局面，服务范围开始拓宽，呈现出可喜的发展态势。目前，我国从事药物信息咨询的机构有图书馆、信息（情报）研究机构、国有和民营的咨询或数据公司、市场调查公司及证券投资部门等。这些部门或机构，从不同角度和侧面为医药行业提供多种类型的信息咨询服务，对药学事业的发展起到了积极的促进作用。但总体上讲，我国的医药信息咨询业的发展与我国医药大国的地位十分不匹配，这种局面必须尽快扭转。

二、药学信息咨询服务类别

关于信息咨询的类别，各国没有统一的标准，学术界认识也各不相同。国际知名的麦肯锡公司把咨询业划分为以下四种类型：

一是管理咨询：一般是指以企业的经营管理为主要咨询对象的咨询，有人又称为企业诊断。如麦肯锡、安达信、贝恩公司、波士顿咨询集团。二是信息技术咨询：主要为企业信息化建设服务，如安达信、波士顿。三是市场咨询：主要以市场调查为主要手段。如 A.C 尼尔森、盖洛普、Frost & Sullivan 等。四是专业咨询：主要运用专业知识和经验等才能，提供咨询服务，涉及会计、广告、法律、工程、人力资源等领域。

我们认为，药学信息咨询属于信息咨询中的较高层次，既具有信息咨询的一般特点，又有其特殊属性，可分为以下几种。

（一）参考咨询

参考咨询也叫文献信息咨询，所谓参考咨询是发挥信息机构的情报职能，开发文献资源，提高文献利用率的重要手段。许多图书馆和信息（情报）服务机构都设有专门的参考咨询部门，集中参考工具书、检索工具书和网络技术设备等信息资源，配备具有一定专业知识和熟悉检索工具的专职情报信息人员，开展参考咨询工作。如医药院校的图书馆都配有专职的参考咨询馆员，他们多为信息专业出身，具有较强的信息意识和信息捕获能力，负责解答用户提出的问题，辅导用户通过多种方式查找所需医药信息资料。

参考咨询与信息服务不同之处在于，参考咨询人员是用户信息查询的辅导者和导航员，提供的是检索信息的线索，而不是直接为用户进行信息查询。参考咨询作为信息服务的一个重要方法，目前在广泛应用。

（二）综合咨询

综合咨询也叫管理决策咨询，是一类带有全局性、战略性的咨询服务。综合咨询主要针对医药卫生管理机构和部门，进行管理体制、管理机制等宏观管理方面的咨询。如管理目标的确立、管理方法的优化、管理手段的改革，特别是管理理念的更新等。可以为用户提供计划的制订、实施的方法和效果的评估等全程性、综合型咨询服务。

（三）研发咨询

研发咨询的主要服务对象为科研院所和高等院校，针对其开展的药学科学研究与成果的开发与利用进行研发咨询活动。如跟踪某一新药研究课题的定题咨询服务；依据课题申报、研究、鉴定和评奖所要求的查新检索咨询等。这一类咨询服务对科技成果的研究、开发与利用有很大帮助。

（四）专业咨询

专业咨询主要是面对企业和社会开展的咨询服务。它更贴近群众，有的咨询可以直接满足社会需求。如对医药企业进行的发展战略咨询、科技咨询、市场调研和产品营销的专项咨询等。

（五）个人用户药品使用信息咨询

目前，个人用户药品使用咨询服务主要有以下几种方式。

1. 柜台药物咨询　主要是为门诊患者开设，有其独特的优势。在临床药学室、门诊药房和零售药店开设咨询柜台，及时解决患者的疑问，不让患者带着疑问离开医院和药店，确保患者用药的安全、合理、有效。

2. 通过药品说明书或使用"打印药袋"进行咨询　有的医院创造了"打印药袋"配药模式。具体方式为，医生在计算机上开出处方，患者交费后，信息传送到药房，药房把处方上每种药品信息分别打印在药袋上，在药袋除标明患者的姓名、年龄、性别外，还清楚的显示药品名称、规格、数量、用法、用量、药品价格等。药袋上文字采用中文打印，格式统一、规范，字体清晰，表述完整，患者容易理解掌握。

3. 药学咨询服务热线电话或医药网站在线咨询　近年来，许多医疗部门和信息机构都设立了药物咨询服务热线和网络在线服务，用户可以就自己所关心的问题进行咨询，如孕妇、哺乳期妇女用药咨询，如儿童、老人用药咨询，服用药物后出现异常现象咨询，药品质量咨询，药品适应证和药理作用的咨询，药品的选择使用咨询，误服药物后解救办法的咨询等。利用热线电话和在线服务，一方面药师可以发现潜在或实际存在的用药问题，解决实际发生的用药问题，防止潜在的用药问题发生；另一方面，调动了患者的自主意识，使其更主动地搜索所需要的医药信息。

4. 通过参加药学知识讲座和培训进行咨询　用户可以积极参加医院和有关单位统一组织的对外医药知识讲座。通过专家、学者进行的医药信息传播，了解药学信息。这种咨询范围广，效果好。

5. 加盟医院义诊活动进行咨询　利用医院开展义诊活动的时机，与专家近距离接触，就自己所关心的问题直接进行现场咨询。

三、药学信息咨询的一般流程与方法

除使用个人用户的信息咨询药品的方法比较灵活外，一般机构用户、团体用户多采用以下流程和方式进行咨询。

NOTE

1. 委托　委托人一般为药学信息咨询用户。委托人要提出申请，并提交课题相关资料，例如课题申报书或成果鉴定的相关资料及参考文献等。

2. 受理　信息咨询机构审查，确定符合本机构的服务范围，经双方协商，明确咨询的目的、要求、内容、方法、时间期限和所需费用等相关问题，并达成一致意见。确定接受咨询委托后，填写"信息咨询申请单"，进行登记编号和收取咨询费用，通知用户计划完成的时间。

3. 制订方案　信息咨询机构受理后，信息咨询员要详细阅读有关文件，分析和理解课题要求、咨询内容、技术路线等情况，拟定咨询策略，确定咨询方法，形成工作方案。

4. 收集、整理信息　根据课题需要进行文献信息检索，制定检索策略，手工、上机或联机检索；还要依据课题需要，进行社会调查和实地考察，收集与课题相关的各类信息，以确保信息的全面、真实、准确。在此基础上，按信息分类标准进行分类、整理。

5. 分析、综合信息　将收集、整理的信息进行统计学分析，并进一步进行综合汇总，反复推敲，认真研究，进行归纳、推理，形成科学的初步结论。这一步非常重要，关系到整个成果的水平。为保证质量，往往要运用"头脑风暴法""集脑会商法"等多种创新研究方法。这一过程可为一人分析、加工，也可以是团队作战，利用集体智慧，形成初步研究成果。

6. 撰写报告　对咨询的初步成果进行分析之后，形成结论，草拟咨询报告，一般要经过咨询员及其主管两级审核后，方可形成最终咨询报告。

7. 出具正式报告　咨询员、咨询中心主管签字、盖章，形成正式咨询报告，提交给用户。

8. 咨询报告文件归档备案　将咨询过程中的有关材料进行分类保存，以便查询。

这里要特别提醒注意的是，药学信息咨询涉及范围十分广泛，以上介绍的流程只是一般过程。对不同用户提出的不同要求，可以采用不同的方法，灵活掌握，不必拘于形式。如对有长期服务要求的用户，咨询单位还要进行跟踪服务，定期或不定期提供信息咨询报告，以满足不同类型用户的需求。

第三节　引文检索与循证医学文献检索

文献之间互相引证关系可以反映学术研究之间的相关度和学术交流情况，还可以评价科研人员的科研绩效及期刊质量。

一、引文检索基础知识

（一）基本概念

1. 引用文献　也称引证文献或施引文献，指列有参考文献或脚注的文献。引用文献的作者称为引用作者。

2. 被引文献　指被列在文献末尾或脚注中的参考文献。被引用文献的作者称为被引作者。

在一篇文献中，引用文献和被引文献是相互的。在一篇刚发表的文献中，因其后列有参考文献，因此这篇文献被称作引用文献，该篇文献中的参考文献均称为被引文献。经过一段时间的积淀，这篇新发表的文献可能会被列于其他新文献的参考文献中而成为被引文献。

3. 自引和他引 自引分作者自引和期刊自引。作者自引指作者引用自己发表的文献，期刊自引指同一期刊上文献的互相引用。非同一作者之间或者非同一期刊之间的引用称为他引。在考察科研人员学术水平时，往往不包含作者自引。

4. 引文检索 以被引文献为检索起点来检索引用文献的过程，引文检索中最常见的检索词是被引作者、被引刊名、被引年份、被引文献标题等字段。

5. 引文数据库 指含有引文检索的数据库。引文数据库除了提供引文检索之外，还提供篇名、作者、来源出版物等常规检索。

（二）引文检索的意义

引文检索作为揭示科技文献之间关联性的检索方式，其发展历经了依附在期刊论文库中检索、独立的引文数据库、与期刊论文库相连的引文数据库三个阶段。而基于引文分析的文献计量研究也越来越受到研究人员的青睐，文献的被引情况常用作评价科研机构、科研人员的学术水平的客观指标之一，同时也用于评价学术期刊的质量。

引文检索在学术活动中常常有下列几点意义：

（1）提供查找相关文献的线索：通常在对某一项研究课题进行调研时，通过查找文献的参考文献来获取更多的相关文献。

（2）表达对被引作者的尊重：将科研过程中所参考的文献以引文形式体现出来，是对被引作者的尊重，也反映出文献作者的科学态度。

（3）反映文献的研究起点：可以通过对文献所引用的参考文献，考察文献研究内容的新颖性和文献的质量。

（4）通过对文献计量学研究，实现科技文献的评价：对引文分析是文献计量学的重要研究内容。目前科技期刊的总被引频次和影响因子已成为评价科技文献和科技期刊质量高低的重要指标。

二、常用引文检索工具介绍

目前，引文检索工具主要以独立的引文数据库、与期刊论文库相连的引文数据库两种方式提供检索。常用的英文引文检索工具主要有美国科学引文索引（SCI）、NTSL 国际科学引文数据库等；中文引文检索工具包括中国科学引文数据库、中国知网中国引文数据库、维普中文科技期刊数据库（引文版）、万方中国科技论文引文分析数据库；此外，百度学术、Google 学术、bing 学术等学术搜索引擎因其免费提供使用而备受关注。

（一）美国科学引文索引（Web of Science、SCI）

1. 资源概述 Web of Science(WOS) 是最常用的文摘数据库之一。由美国科技信息所 (Institute of Science Information，ISI) 编辑出版。它包含 3 个引文索引：科学引文索引 (Science Citation Index Expanded，SCI)、社会科学引文索引 (Social Sciences Citation Index，SSCI) 以及艺术及人文科学引文索引 (Arts&Humanities Citation Index，A&HCI)，包含了近 9000 种学术期刊。

SCI 的内容涉及 150 多个学科领域，涵盖了自然科学、工程技术、生物医学等所有科技领域，所收录的文献侧重基础科学学科，以生命科学、医学、化学、物理比重最大。2004 年收录近 8600 多种期刊，数据年代回溯至 1900 年，并提供 1991 年以来的作者摘要。

NOTE

SSCI 收录 1800 多种社会科学期刊，数据年代回溯至 1956 年，并提供 1992 年以来的作者摘要。SSCI 所涉及的学科有人类学、商业、经济学、教育、环境研究、历史、图书馆学和信息科学、法律、社会学等。

A & HCI 收录 1100 多种艺术与人文类期刊，数据年代回溯至 1975 年，并提供 2000 年以来的作者摘要。A&HCI 所涉及的学科有：考古学、建筑、艺术、亚洲研究、电影／广播／电视、民俗、历史、哲学、语言、语言学、文学评论、文学、音乐、哲学、诗歌、宗教、戏剧等。WOS 收录的文献主要是期刊，并有少量专著和书评等。在期刊文章中，文章级别最高的为 review(综述性或评述性文章)，级别最低的为 correction(订正类)。其编排特点是：按 WOS 收录期刊上发表文献的著者和被引文献的著者之间引用和被引用的关系来报道文献。其中，在 WOS 收录期刊上发表的文献称为来源文献，对应的著者称为来源著者；来源文献中所附的参考文献称为引文文献或被引文献，对应的著者称为引文著者或被引著者。

2. 检索方法　Web of Science 检索界面有中文、英文和日语等多种语言供用户选择，国内可以使用中文版检索界面，方便使用，但检索词必须为英文。Web of Science 提供基本检索、作者检索、被引参考文献检索、化学结构式检索和高级检索五种方式。其中论文的收录检索主要选择基本检索和高级检索，论文的被引用检索选择被引参考文献检索。

Web of Science 的检索规则包括：①根据实际情况选用"添加一个字段"，提供逻辑运算符 AND、OR、NOT 进行组配运算；Same 表示它所连接的检索词出现在同一个句子中或者一个关键词短语里。②可以进行语言及文献类型限制，并定义检索结果的排列方式。③如果需要优先检索一组词，可以用"（ ）"将一组词概括起来，这组词将作为一个整体概念优先处理。④ 3 个通配符和截词符：*——代表 0 或多个任意字符，如输入"acupunct*"，可以检出以 acupunct 开头的所有单词；输入"tum*or*"，可检出该单词的所有变化形式和单复数，包括 tumor、tumour、tumors、tumouigenesis 等。? ——代表 1 个任意字符；$——代表 0–1 个任意字符。⑤检索词及逻辑算符均不区分大小写。

（1）基本检索（search）：进入 Web of Science 检索界面默认的检索方式即为基本检索，提供主题、标题、作者、团体作者、编者、出版物名称（包括刊名等）、出版年、地址、会议、语种、文献类型、基金资助机构、授权号等字段供用户检索时选择。

【检索示例】查找研究红景天苷提取方法被 SCI 收录的文献，哪些文献高被引。

检索步骤：

第一步：在图 9-2 所示的 Web of Science 首页，选择"Web of Science 核心合集"数据库。

第二步：确定检索词，需要考虑同义词。

红景天苷：Salidroside

提取：extract、isolation、purification

第三步：选择检索途径。结合题目的要求，选择"主题"途径，可检索论文的标题、关键词、扩展词及文摘。

组成检索表达式：Salidroside AND (extract OR isolation OR purification)

第四步：查看检索结果，以被引排序，筛选高影响力论文（具体参见 3. 检索结果管理）。

Web of Science 可供选择的检索字段的基本用法：

主题（Topic）：选主题字段检索时，是表示在文献标题、关键词、摘要、增补关键词四个字段中查询。由于 Web of Science 不设主题词，在检索时要考虑同义词情况。

作者（author）：在 Web of Science 中检索作者姓名的方式是：先输入姓，然后输入空格，之后再输入不超过 5 位的名的首字母。也可以利用作者索引（Author Index）选择并添加到检索框中。对于比较复杂的姓名或者姓名中含有特殊符号情况，应检索该姓名可能的各种写法。

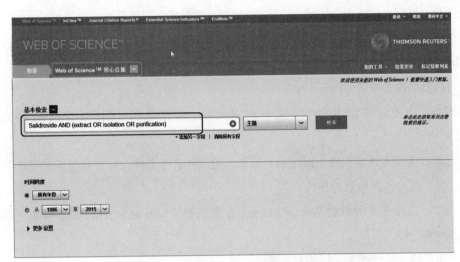

图 9-2 Web of Science 核心合集首页基本检索界面

团体作者（group author）：应输入团体作者可能出现的各种写法。例如应包括作者名的全拼方式和可能的缩写形式。可以通过右侧给出的团体作者索引来锁定团体作者的具体写法。

来源刊名（source title）：用期刊的全称检索，或用期刊刊名的起始部分加上通配符"*"检索，刊名全称列表（full source titles list）列出了 Web of Science 收录的全部期刊，可以通过它粘贴拷贝准确的期刊名称。

地址（address）：按作者所在机构或地理位置检索，包括大学、机构、公司、国家、城市等的名称和邮政编码等。当选择地址检索途径时，界面会提示"查看缩写列表"供选择。系统将缩写的地址检索词映射为已知的完整的地址检索词，反之亦然。例如：

※Ave 映射为 Avenue；Avenue 也映射为 Ave。

※Med 映射为 Medicine、Medical 和 Medicinal；而 Medicine、Medical 和 Medicinal 也映射为 Med，并且这三个检索词也互相映射。

※Pkwy 映射为 Parkway，并且 Parkway 映射为 Pkwy；

※Univ 映射为 University，并且 University 映射为 Univ。

当通过著者机构进行地址检索时，可以输入机构名称中的单词或短语（经常采用缩写形式）；从机构名称检索时，可输入公司或大学的名字；检索某一地点的机构时，可用"SAME"连接机构及地点；检索某一机构中的某个系或部门时，可用"SAME"连接机构、系或部门名称。地址检索中可使用逻辑算符（AND、OR、NOT、SAME）。

（2）作者检索：顺序完成三个部分：输入作者姓名，选择研究领域，选择组织。如图 9-3 所示。也可以单独一个部分完成检索。

【检索示例】查找 2010-2014 年福建中医药大学刘献祥教授作为第一作者或通讯作者被 SCI 收录的文献。哪一篇论文的被引次数最多？他的研究方向是什么？

检索步骤：有两种检索方式。

NOTE

第一种，通过基本检索的方式。

第一步：在图 9-3 所示的 Web of Science 首页选择"Web of Science 核心合集"数据库的基本检索。

第二步：输入作者姓名：首先分开输入作者姓名，先姓（必须是全称），后名（只需写拼写的首字母，最多允许 4 个首字母），可以添加作者姓名的不同拼写形式输入框。

第三步：输入作者地址：福建中医药大学（Fujian Univ Trad* Chin* Med*）或者（Fujian Univ Chin* Trad* Med*）或者（Fujian Univ Chin* Med*）等。

也可以直接输入福建（Fujian）。

第四步：限定时间 2010-2014。共有 57 条记录，经过筛选得到符合条件的 40 条结果。（2014.8.8. 检索）

※ 注意：无法在检索条件上限定第一作者、通讯作者等条件。需要经过浏览筛选辨别。

第二种：通过作者检索的方式。

第一步：在图 9-3 所示的 Web of Science 首页选择"Web of Science 核心合集"数据库，选择作者检索途径。

第二步：输入作者姓名，如图 9-3 所示。

第三步：在选择研究领域的条件下，全选（因为无法判断）。

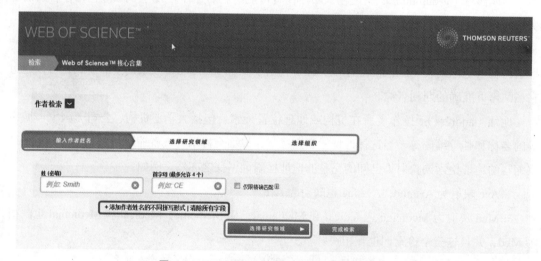

图 9-3　Web of Science 核心合集作者检索界面

第四步：在选择组织机构的条件下，选择 F 开头的机构，勾选"FUJIAN COLL TRADIT CHINESE MED""FUJIAN UNIV TCM""FUJIAN UNIV TRADIT CHINESE MED"。

第五步：限定时间，完成检索，得到符合条件的检索结果。按照被引次数排序，得知刘献祥教授的论文最高被引频次 20，是 2011 年发表在《CHEMICAL COMMUNICATIONS》47 卷，44 期，12158-12160 页的论文。刘教授的研究领域涉及：Chemistry；Biochemistry & Molecular；Integrative & Complementary Medicine；Oncology 等。

※ 对比两种检索方式，如果能提前准确知道作者所在的机构，应该首选作者检索。研究领域界面提供"生命科学""物理学""社会科学""技术"等四个领域供选择，如图 9-4 所示。

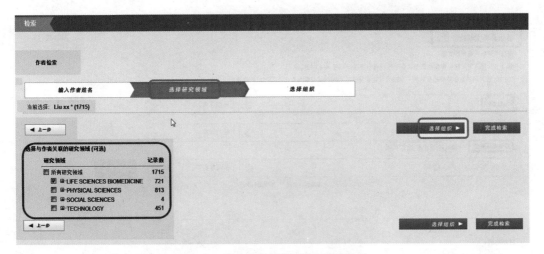

图 9-4　作者检索的选择研究领域界面

组织机构选择界面，按照首字母顺序排列组织机构及分布的收录论文数，如图 9-5 所示。

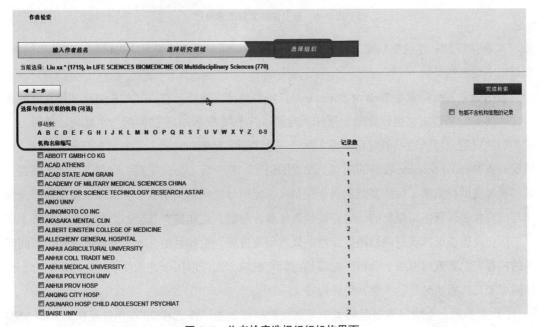

图 9-5　作者检索选择组织机构界面

（3）被引参考文献检索：提供"被引作者""被引著作"和"被引时间和出处（包含年份，卷、期、页）""被引标题"等多种检索入口，如图 9-6 所示。

"被引作者"为输入被引用的作者姓名。

"被引著作"为输入被引用的研究文献。可检索被引期刊、被引会议、被引书籍和被引书籍章节等引用的著作，提供索引列表供选择。输入期刊标题缩写，可在"查看缩写列表"中查找被引期刊的缩写列表。期刊可能有一个以上的缩写形式，应使用截词符以便与同一标题的几种不同缩写形式相匹配。使用 OR 检索运算符连接多个期刊标题。检索被引会议时，应提供标题、地点、日期和赞助方。如，输入 Mark* Sci* 可查找发表于 Marketing Science 中的被引著作的标题；输入 Geol* 可查找发表于 Geology、Geology Journal（缩写为 Geol J）和其他以 Geol 开头的出版物中的被引著作的标题；输入 J Mech* Mat* Struct* 可查找发表于 J Mech Mat Struct、J Mech Mats Structs、J Mech Mater Struct 等处的被引著作的标题。

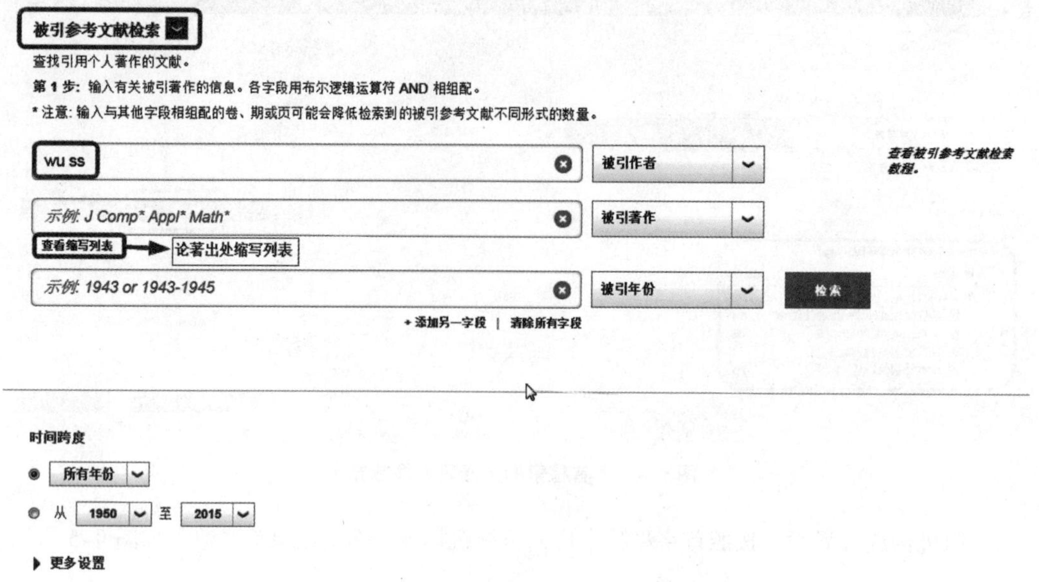

图 9-6　被引参考文献检索界面

※ 特别提醒：建议在检索式中使用星号通配符（＊），否则可能无法提供所有的检索结果，或是根本没有结果。

被引参考文献检索是 Web of Science 最具特色的检索途径。它直接检索引用某篇文献的参考文献（无论是论文、会议文献、著作、专利、技术报告等），不受时间、主题词、学科、文献类型的限制，特别适用于发现一篇文献或一个课题的起源和发展，了解和掌握研究思路。即使没有被 Web of Science 收录的期刊上发表的论文，或专著、会议文献、专利等，也能够通过被引参考文献检索来了解该文献的被引用情况。能引导检索包括期刊、会议录、图书章节及揭示与研究相关的任何出版物的信息，而且既能越查越旧，也能越查越新，旧是向前了解某个课题的历史发展情况，新是向后跟踪课题的最新研究进展。正如我们在本节开始时提到的新闻联播的内容，引文数据可用于分析、追踪热点研究领域，也可以用于评估学术论文的影响力、评估国家宏观科研状况及学术期刊的评价等。

【检索示例】查找福建中医药大学吴水生教授作为通讯作者在 2013 年发表在 FOOD AND CHEMICAL TOXICOLOGY 上的论文 "A 90-day subchronic oral toxicity study of triterpene-enriched extract from Alismatis Rhizoma in rats" 的被引用情况。

检索步骤：

第一步：选择"被引参考文献检索"，如图 9-6 所示。

第二步：在"被引作者"框中输入 wu ss；在"被引著作"框中输入期刊名"FOOD AND CHEMICAL TOXICOLOGY"；限定时间 2013，点击检索。

第三步：返回的是同一年期刊的符合条件被引参考文献索引，如图 9-7 所示，核对所有的已知信息，查看记录。

（4）化学结构检索：自 2003 年升级到 6.0 版始，ISI Web of Science 将 ISI Chemistry 与 SCIE 完全整合到一起，从而为 ISI Web of Science 提供了化学结构信息的检索和更为丰富的化学内容，化学结构检索包括 Current Chemical Reactions（简称 CCR）和 Index Chemicus（简称 IC）两个数据库的化学信息。

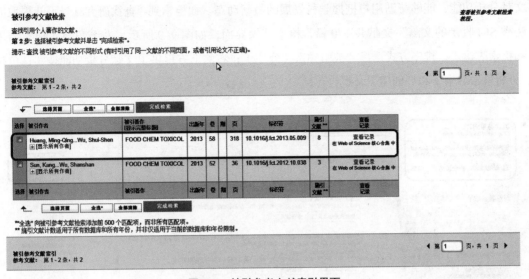

图 9-7 被引参考文献索引界面

CCR 和 IC 的主要用途：①取得分子合成反应的信息，检查某类分子是否已被分离、合成的有关文献资料。②了解最新的催化剂，各类分子的生物活性、天然来源等信息资料。③新的有机金属化合物设计、合成与应用。④各种单体分子的合成，催化剂的利用，材料的各种合成途径。⑤了解化合物、药物分子的生物活性，迅速发现潜在的药物母体及其合成；"组合化学"所必需的固相合成反应。⑥缩短项目的研究周期，减少不必要的重复开发，提高工作效率。⑦信息来源：期刊、专利、会议录文献。

（5）高级检索：如图 9-8 所示，可以使用右边的字段标识符，运用较复杂的检索策略，多字段组合检索。允许使用布尔逻辑运算符和通配符。

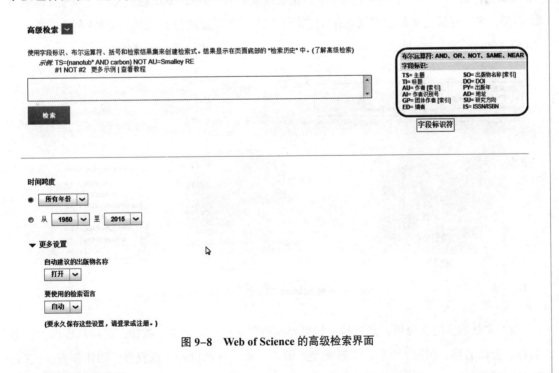

图 9-8 Web of Science 的高级检索界面

3. 检索结果管理

（1）检索结果界面：Web of Science 除了具备强大的引文检索功能外，还提供了多层次的文献分析功能，能够帮助用户把握学科发展的最新动态。如检索到"查找研究红景天苷提取方法被 SCI 收录的文献"文献共 170 篇，检索结果界面，如图 9-9 所示，左上角显示检索结果和检索表达式；排序方式选择"被引频次（降序）"；右侧上方提供了文献分析功能按钮，包括"分析检索结果"和"创建引文报告"。

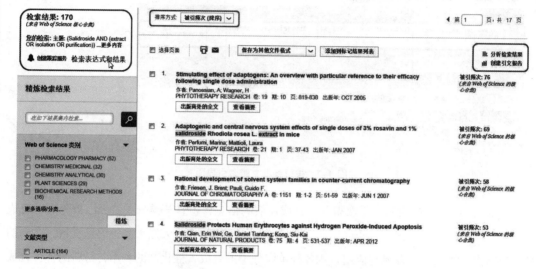

图 9-9　Web of Science 的检索结果输出界面

1）引文分析报告：从上面的检索结果中勾选文献，点击检索结果右上角的"创建引文报告"按钮，即可生成一份有关红景天苷提取方法命中文献数为 170 篇的引文报告，如图 9-10 所示。该报告包括 170 篇论文的总被引频次、自引频次、他引频次、施引文献、H 指数（h-index），表明针刺治疗脑卒中的 170 篇论文在发表后一共被 2003 篇论文作为参考文献进行了引用，平均每篇论文的被引用数是 11.78 次，当前 H 指数是 26，说明在 2003 篇论文里，有 26 篇文献每一篇的被引用次数都大于或等于 26，是本次检索结果中的高影响力论文。

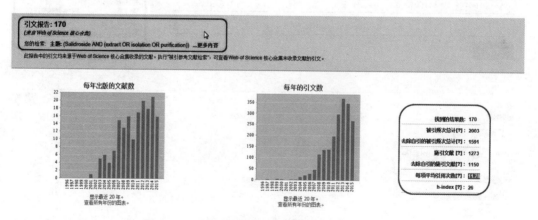

图 9-10　Web of Science 检索结果的引文报告界面

2）文献的多层次分析：点击检索结果界面的"分析检索结果"按钮，可以从作者、丛书名称、会议名称、国家/地区、文献类型、编者、资金资助机构、授权号、团体作者、机构、语种、研究方向、出版年、来源出版物、Web of Science 类别等 15 个角度对检索结果的数据集进行分析，如图 9-11 所示。

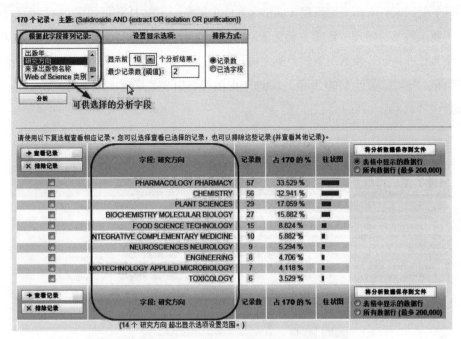

图 9-11　Web of Science 检索结果的引文分析界面

（2）施引文献输出界面：包括施引的次数、被引频次统计的来源数据库、分析检索结果、创建引文报告等。

施引文献进行检索结果的分析可以了解：

1）了解哪一个作者引用了选定论文的次数最多，从而确定谁在延续跟踪并从事这一领域的研究工作。

2）知道引用选定论文的文献主要以什么文献类型进行发表。

3）知道哪一个机构最经常引用您感兴趣的研究论文。

4）知道引用了您选定的文献的主要语种是什么。

5）知道选定论文的文章主要发表在什么时间，从而显示这篇文章被引用的时间趋势。

6）了解选定的论文经常被哪些杂志所引用，以便选择未来发表论文的投稿方向。

7）了解一篇论文被不同领域的研究论文引用的状况从而了解该课题研究的学科交叉趋势，如图 9-11 所示。

（3）数据输出：除了在检索结果列表上方有数据输出按钮外，在检索结果列表下方也有输出选项。先勾选需要输出的记录，再选择输出方式输出；或将选中的记录添加到标记结果列表，再点击标记结果列表，选择需要输出的字段，再选择输出格式和输出方式。可供选择的输出方式有打印、e-mail 发送、存盘，或保存到 Endnote、Endnoteweb 等文献管理软件。

（4）全文获取：Web of Science 是个引文数据库，本身并不收录全文，但用户可以通过 Web of Science 提供的强大的链接功能获取全文。①通过每条记录下方的全文链接按钮直接下载全文。②通过基于 OpenURL 协议的链接获取全文线索。③通过本地图书馆馆藏链接获取全文。④直接联系论文作者获取原文。

（二）中国科学引文数据库

1. 数据库简介　中国科学引文数据库（Chinese Science Citation Database，CSCD）1989 年

由中国科学院国家科学图书馆研发（http://sdb.csdl.ac.cn），CSCD首页如图9-12所示。该数据库收录了我国数学、物理、化学、天文学、地学、生物学、农林科学、医药卫生、工程技术、环境科学和管理科学等领域出版的中英文科技期刊，目前已积累从1989年到现在的论文记录400多万条，引文记录近5000万条。2007年中国科学引文数据库实现了与Web of Science的跨库检索。

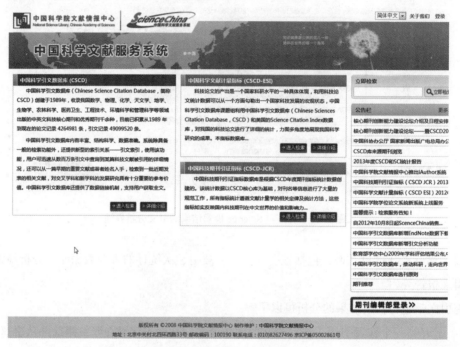

图9-12   CSCD首页

该数据库具有以下特点：

（1）具有一定的权威性：数据库的来源期刊经过大范围的遴选，是各学科领域中具有权威性和代表性的核心期刊，被引数据有一定的权威性，被誉为"中国的SCI"。其被引数据在课题查新、基金资助、项目评估、成果申报、文献计量与评价等方面作为主要参考数据。但是由于其来源期刊经过筛选，往往造成未入围的期刊文献的引用情况不能检出。

（2）集成科学文献服务系统，检索功能较完善：该系统除了提供引文检索外，还提供中国科学文献计量指标、中国科技期刊引证指标、中国科学文献数据库等检索服务，可供机构和个人检索，但是检索功能需要获得授权。

2.检索方法   数据库提供来源文献检索和引文检索。引文检索有简单检索和高级检索两种方式。

（1）简单检索：提供在选定字段（题名、作者等）针对检索词进行检索，多个字段系统可提供逻辑关系选择。若系统默认的两个检索字段不能满足检索要求，用户可增加检索词输入框，如图9-13所示。

系统可供选择的字段包括题名、被引作者、被引第一作者、被引来源、被引机构、被引出版社等字段。此外还提供时间、学科范围的限定。

（2）高级检索：通过在特定的字段输入检索词后，点击"增加"按钮将该检索词及字段信息添加到检索式输入框。当添加多个检索词时，应注意逻辑运算符的选择和检索词的顺序问题。系统提供被引作者、被引第一作者、被引来源、被引机构、被引实验室、被引文献主编、被引出版社、被引时间、出版时间等 10 个字段的检索框供用户构建检索表达式，此外还有一个核心库的限定。核心库的限定是针对中国引文库的核心版和扩展版而限定的。用户若不增加对核心库的限定，系统则默认在核心库和扩展库都进行检索。与简单检索不同的是，用户在字段列表前输入检索词后，不能直接执行检索，而是需要通过点击"增加"来构建检索表达式。

　　如在被引机构中输入"福建中医药大学"后，点击增加，系统会将被引机构转换成系统能识别的检索字段与检索词组合，点击确定，即可执行高级检索，如图 9-14 所示。

图 9-13　CSCD 引文检索简单检索界面

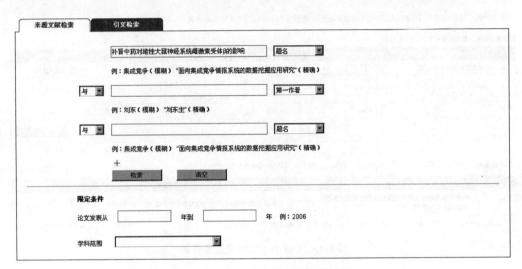

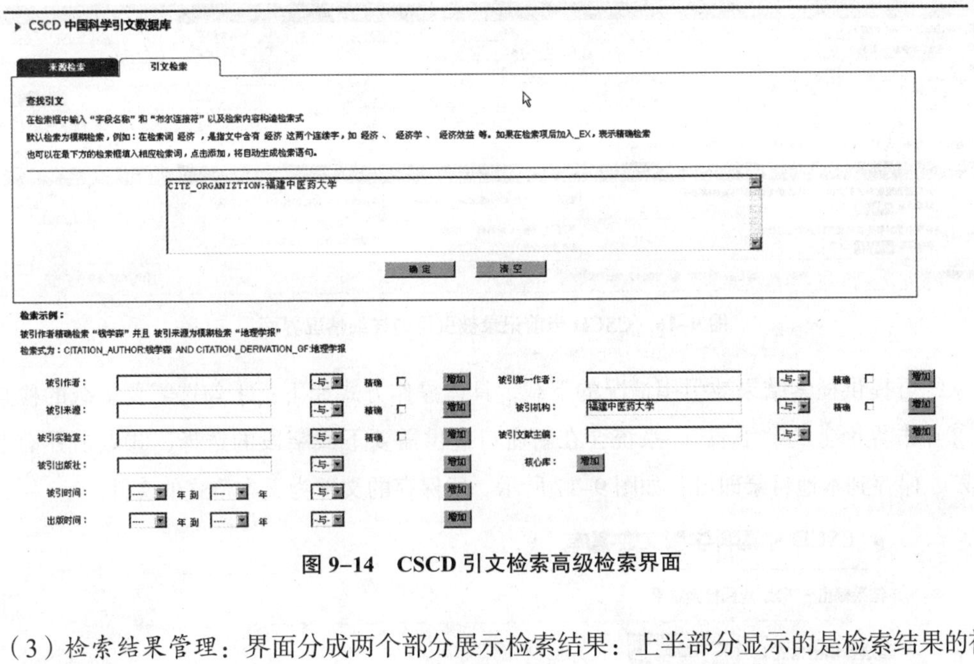

图 9-14　CSCD 引文检索高级检索界面

　　（3）检索结果管理：界面分成两个部分展示检索结果：上半部分显示的是检索结果的初步分析情况，主要围绕来源、年代、作者、学科等字段进行分析；下半部分是检索结果的列表显示，按照题名、作者、来源、被引频次四个字段依次显示，如图 9-15 所示。

　　【检索示例】检索"补肾中药对雄性大鼠神经系统雌激素受体 β 的影响"论文的被引用情况。

检索步骤：

第一步：选择"题名"字段，输入论文题名。

第二步：题名为"补肾中药对雄性大鼠神经系统雌激素受体 β 的影响"的论文被引用的情况。

其中文献题名后有一个 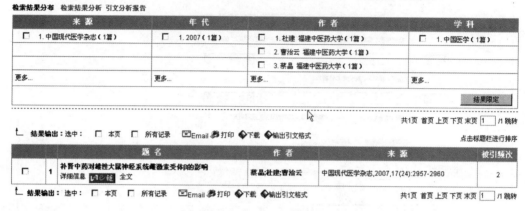 的图标，该图标是针对当前文献的全文链接服务，可提供原文传递和原文下载服务。

用户如需查看被引用的详细情况，可点击被引频次列表中的数字实现，如图 9-16 所示。

图 9-15　CSCD 引文检索显示界面

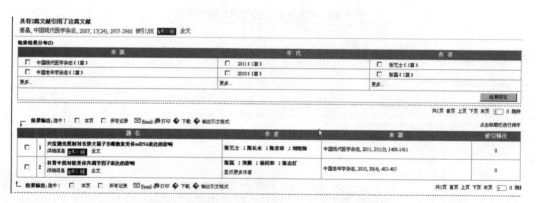

图 9-16　CSCD 当前记录被引用的详细情况界面

系统可提供检索结果被引用情况的下载，具体操作方式如下：①勾选需要下载的检索结果；②点击界面上的"下载"，系统会在新窗口提供需要下载字段的选择；③点击界面上的"下载"，保存到本地目录即可，如图 9-17 所示。所保存的文件为文本格式的文件。

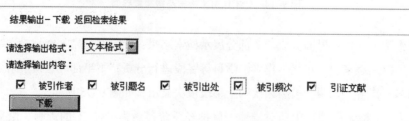

图 9-17　CSCD 当前记录被引情况的下载界面

（三）中文社会科学引文索引

1. 数据库简介　中国社会科学引文索引数据库（简称 CSSCI）精选了国内外出版的重要的中文人文科学、社会科学学术期刊 419 种，包括来源文献和被引用文献，如图 9-18 所示。所收录的期刊严格按期刊影响因子的学科排序位次和国内知名专家的定性评价相结合而产生出来。该数据库所收录的论文和被引情况可作为社会科学研究的重要评价指标之一。该数据库的使用需要获得授权。

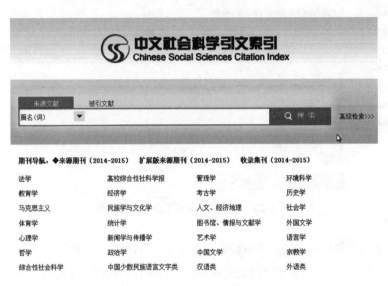

图 9-18　CSSCI 首页界面

2. 检索方法　该数据库主要包括来源文献检索和被引文献检索两种检索功能。两种检索功能均有简单检索和高级检索两种检索方式。其中，高级检索支持 and（+）、or（ ）、and/or、not（-）逻辑算符检索及 same、""精确检索等检索运算符。

下面以被引文献检索为例，介绍两种检索方式。

（1）简单检索：【检索示例】检索"邵运峰,翁捷.非相关文献知识发现法在中医研究中的应用[J].江西中医药大学学报,2005,17:8-9"的被引用情况。

检索步骤：

第一步：简单检索：选择"题名"字段，输入论文题名，如图 9-19 所示。点击 **Q 搜索**，即得检索结果。

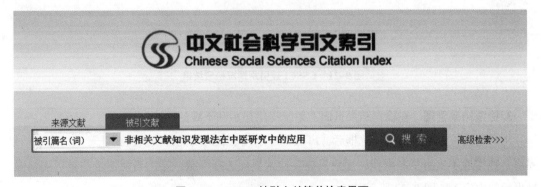

图 9-19　CSSCI 被引文献简单检索界面

（2）高级检索：在被引文献篇名检索框内，输入论文题名，点击检索，如图 9-20 所示。数据库的高级检索还提供了被引年份、被引文献类型、排除自引的情况等条件的选择。

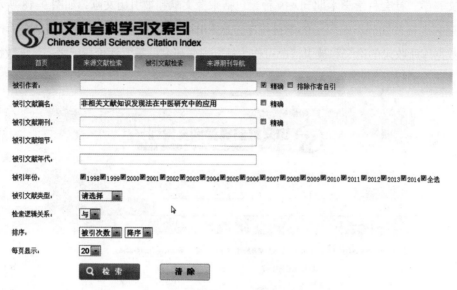

图 9-20 CSSCI 被引文献高级检索界面

第二步：不管是简单检索还是高级检索，系统都呈现相同的检索结果页面。在检索结果页面，如图 9-21 所示，点击题名"非相关文献知识发现法在中医研究中的应用"，获取论文被引用的情况，如图 9-22 所示。此外，值得注意的是在文献检索界面，如果用户有下载全文的权限，即可查看全文。

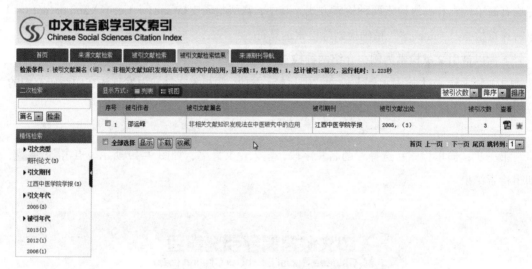

图 9-21 CSSCI 被引用情况检索结果

3. 检索结果管理 在检索结果页面，系统提供显示和下载的功能链接。

用户勾选检索结果前的复选框后，可选择显示或下载的功能链接。需要注意的是显示结果界面，数据库不支持复制操作，用户只能在检索界面选择下载，导出当前记录的被引用情况。导出后的内容，如图 9-23 所示。

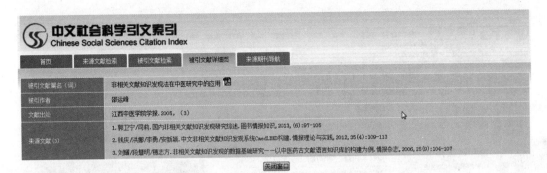

图 9-22　CSSCI 被引用情况显示

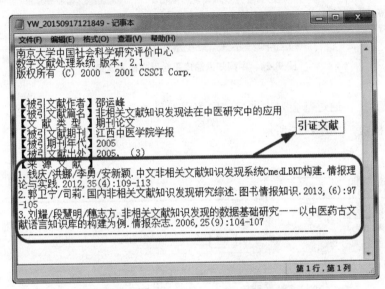

图 9-23　CSSCI 被引用情况导出结果

（四）CNKI 引文检索

1. 资源概括　CNKI 引文检索是基于 CNKI 旗下中国学术期刊全文数据库、中国博士学位论文全文数据库、中国优秀硕士学位论文全文数据库、中国重要会议论文全文数据库等产品的参考文献，涉及期刊类型、学位论文类型、会议论文类型、图书类型、专利类型、标准类型、报纸类型等超千万次被引文献。

2. 检索方法　在 CNKI 平台中，系统提供了引文检索入口，如图 9-24 所示。

此外，CNKI 平台还将文献的被引情况融合在了源文献检索的结果中。在文献检索结果界面，会显示文献的被引频次，点击被引频次即可查看该篇文献的被引用情况。用户可以通过复制粘贴操作实现对当前文献的被引用情况的下载。一般而言，用户如果需要了解某一类文献的被引情况，则通过总库平台检索，在检索结果界面使用检索结果列表中的"被引频次排序"功能，能快速发现高被引频次的文献；如果用户仅仅需要了解某一篇被引文献的被引用情况，使用平台的引文检索和源文献检索两种检索模式均可。

【检索示例】检索国家自然科学基金资助的关于泽泻的论文被引用情况，并发现最高被引频次论文是哪一篇。

NOTE

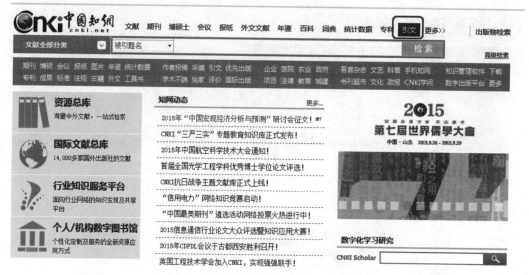

图 9-24　中国知网总库平台引文检索入口

在总库平台上，通过基金列表选择"国家自然科学基金"，选择主题字段，输入检索词"泽泻"，执行检索，如图 9-25 所示。

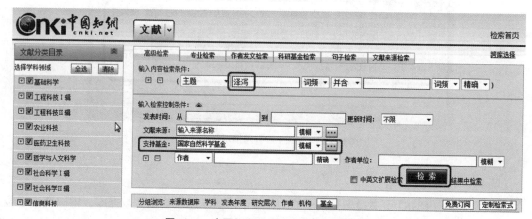

图 9-25　中国知网总库平台高级检索界面

在检索结果界面，选择"被引"的排序方式，即可获得 166 篇文献检索结果中被引频次最高的那篇文献，如图 9-26 所示。由图可知最高被引频次的文献是尹春萍 2001 年发表在《中草药》的论文——泽泻及其活性成分免疫调节作用研究进展。

勾选一条检索结果，点击"查看引证文献"，可通过新窗口查看所选文章的被引用情况，执行期刊文献检索结果的存盘操作，实现所选文章被引用情况的选定格式下载。需要注意的是，一次只能查看一篇检索结果的被引用情况，如同时勾选两条检索结果，所查看的引证文献则不好进行区分。

（五）万方知识服务平台引文检索

万方知识服务平台的引文检索融合在文献检索结果中。在万方平台中，文献的被引情况直接显示在文献题名之后，若没有显示"（被引用次数）"，则表明当前文献在万方平台中未找到引用情况，如图 9-27 所示。

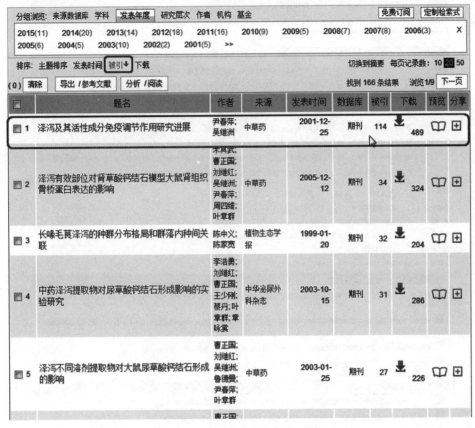

图 9-26 泽泻高被引检索结果界面

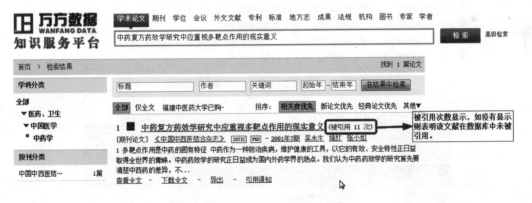

图 9-27 万方平台检索结果显示界面

如果需要查看该文献的被引用情况，则需点击文献题名，进入文献内容显示界面，通过"引证文献"字段，采用复制粘贴的方式获取当前文献的引用情况，如图 9-28 所示。

（六）维普平台的引文检索

维普平台的引文检索与万方数据库类似，在检索结果页面中，文献题名之后所显示的为当前文献的被引用频次。所不同的是当前文献被引用情况的展示和导出不一样。

用户可以通过被引频次的链接，如图 9-29 所示，查看当前文献的被引用情况，如图 9-30 所示，并选择相应的引用文献后，批量导出题录。

NOTE

中药复方药效学研究中应重视多靶点作用的现实意义

The Real Significance of Multiple Targets Effect in Pharmacologic Study of Chinese Composite Recipe Should be Stressed

▣ 查看全文　▣ 下载全文　➕ 导出　➕ 添加到引用通知　➕ 分享到 | 🔲🔲　　　　　下载PDF阅读器

摘要：　1 多靶点作用是中药的固有特征 中药作为一种防治疾病，维护健康的工具，以它的有效、安全特性正日益取得全世界的青睐。中药药效学的研究正日益成为国内外药学界的热点。我们认为中药药效学的研究首要弄清楚中西药的差异，不应脱离中药的固有特性(1)，即西药的化学实体为单一化合物，有特定的作用靶点，具有专一性、针对性的作用方式，对抗其主要作用机理；而无论是单味中药或复方，它们的物质基础是活性物质群，这些活性物质群按一定要求配伍组合，作用于多个靶点，经多途径的整合而发挥作用，呈现多效性。就以研究得较为透彻的单味人参为例，其化学成分含人参皂甙类、脂肪酸、挥发油、氨基酸、糖类、黄酮、维生素、核苷及其碱基等，而人参皂甙又包含R0、Ra、Rb1、Rb2、Rc、Re、Rg1…等二十多种。人参具有改善中枢神经系统、循环系统、血液和造血系统、内分泌系统、免疫系统等等多方面的功能。人参的这些功效并非某一单体的作用，而是其中所含人参皂甙等活性物质群共起的效用。单味药就已如此，何况复方？

作者：　　👤 吴水生　　👤 施红　　👤 张小如
作者单位：　福建中医学院
刊名：　　　中国中西医结合杂志　[ISTIC] [PKU]
Journal：　CHINESE JOURNAL OF INTEGRATED TRADITIONAL AND WESTERN MEDICINE
年，卷(期)：　2001，21(7)
分类号：　　R28

参考文献(4条)

▣ 姜廷良. 论中药复方药效物质基础和作用机理研究的意义[J]. 中国中西医结合杂志, 1999, (04):195-196. doi:10.3321/j.issn:1003-5370.1999.04.001.

▣ 杜力军, 徐丽珍, 杨世林. 试论中药新药研制过程中的三个必要性[J]. 中国中西医结合杂志, 1999, (04):239-241. doi:10.3321/j.issn:1003-5370.1999.04.017.

▣ 施红, 陈玉春. 石斛复方制剂的抗氧化和免疫功能的相关研究[J]. 福建中医学院学报, 1997, (04):13-14.

▣ 施红, 黄玲, 阮景绰. 石斛复方制剂的抗氧化和降血糖作用[J]. 福建中医学院学报, 1997, (03):26-28.

引证文献(11条) 🔲　　　当前文献的被引用情况

▣ 江铁军 HPLC指纹图谱用于人参提取物不同干燥工艺评价研究 [期刊论文] -西北药学杂志2008(4)

▣ 王颖 高效液相色谱指纹图谱用于人参皂苷不同干燥工艺评价研究 [期刊论文] -中原医刊2008(8)

▣ 张云杰、田昭春 血必净注射液对小肠缺血再灌注大鼠肠道组织形态学的影响 [期刊论文] -中国中西医结合外科杂志2009(2)

▣ 郭娟、寇廷花、闫谨、吴咸中、崔志清 复方丹参合剂与大承气汤合用对小肠梗阻肠黏膜屏障的协同保护作用 [期刊论文] -天津医科大学学报2009(2)

▣ 王耘、张燕玲、史新元、乔延江 中药功效网络的构建及应用 [期刊论文] -世界科学技术-中医药现代化2008(5)

▣ 吴铢 中药的整体调节作用机制浅析 [期刊论文] -现代中西医结合杂志2006(17)

▣ 吴水生、叶苓、林渊、刘蔚雯、林求诚 论脊病理用药是传统方剂配伍理论的补充与发展 [期刊论文] -中医杂志2004(11)

▣ 吴铢 从"平衡医学"视角浅析中药治病的作用机制 [期刊论文] -中国现代医生2011(8)

图9-28　万方平台论文引证文献显示界面

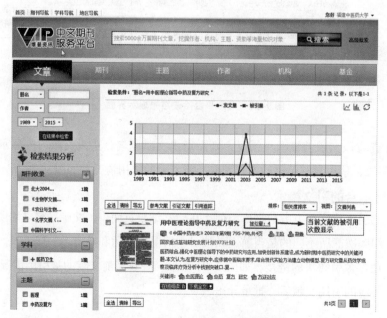

图9-29　维普平台的检索结果界面

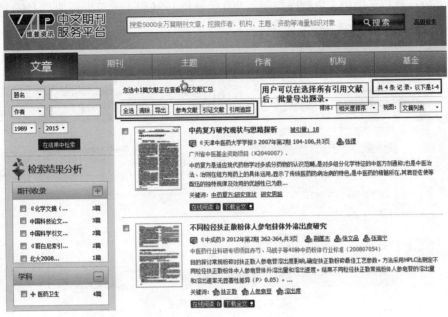

图 9-30　维普平台详细引用文献界面

（七）NTSL 国际科学引文数据库

国际科学引文数据库（DISC）是国家科技图书文献中心（NSTL）投入建设的集文献发现、引文链接、原文传递为一体的服务系统（http：//disc. nstl. gov. cn），可以免费执行检索，并查看检索结果。数据库集成了 NSTL 外文期刊文献数据库（来自 17000 多种外文期刊）和优选的理、工、农、医各学科领域的部分优秀西文期刊（来自 3000 多种西文期刊）的引文数据，并揭示和计算了文献之间的相关关系和关系强度。

该数据库提供快速检索和字段逻辑组配检索两种方式，可执行文献检索、引文库收录文献检索、参考文献检索等检索类型。其中文献检索融合了引文收录文献检索和参考文献检索。数据库提供的检索字段包括 ISSN、作者、题名、文摘、关键词、机构、刊名、出版时间、被引时间等。

该数据库还提供检索结果的可视化分析功能，可以通过检索结果分组、关键词云图、论文发表年代分布、被引年代分布、作者合作关系状态、引用强度等可视化分析图形实时联机分析检索结果。检索结果与 NSTL 文献原文传递和代查代借系统无缝链接，支持用户快速获取文献全文，如图 9-31 所示。

（八）搜索引擎学术搜索的引文检索

当前百度学术、Google 学术、好搜学术、微软学术等学术搜索引擎以其方便的检索及资源优势而深受欢迎。上述学术搜索引擎除了能提供学术文献的检索之外，还能查找图书和期刊的被引用情况，如图 9-32 所示。在其检索结果页面均有被引用次数的链接显示，通过该链接可以查看当前文献被引用的详细情况。需要注意的是百度学术、google 学术、好搜学术均可直接通过引用频次链接直接查看当前文献被引用的详细情况；但引用的详细情况导出操作不方便，无法批量导出。

（九）中国生物医学期刊引文数据库（CMCI）

中国生物医学期刊引文数据库（CMCI）是由解放军医学图书馆开发的医学专业引文数据

库，收录 1995 年以来的中文生物医学期刊 900 余种和 1994 以来的被引用期刊 1600 种。目前该数据库支持网络版的检索，但需要获得授权。

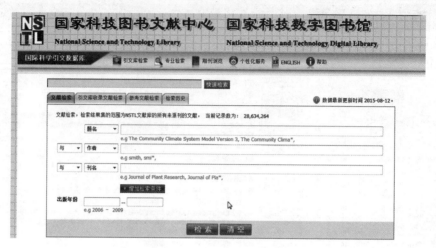

图 9–31　DISC 检索界面

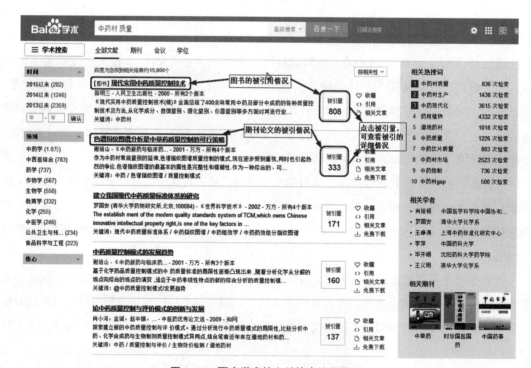

图 9–32　百度学术的文献检索结果界面

（十）读秀知识库

读秀知识库提供图书的被引用情况检索。引文检索功能已经融合在图书检索的平台中，用户需要在图书检索的项目下，才能实现对图书的被引用情况查看，如图 9–33 所示。通过图书题名的链接进入图书详细信息查看界面，在界面中间的"引用图书（以下图书均引用了本图书）"可以看到当前查看的图书被其他图书引用的详细情况。

读秀知识库还提供较为宏观的年度图书引用情况报告。用户可通过读秀首页的"图书被引用情况报告"查看。

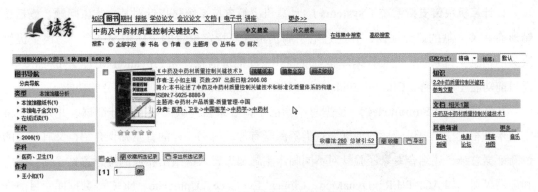

图 9-33 读秀图书检索结果界面

三、循证医学资源介绍

（一）循证医学资源的 5S 模型

近年来，循证医学的证据量不断增加，随着信息技术的发展，循证医学信息资源的整理也日趋成熟。有的学者认为，根据文献加工的深度，循证医学的证据主要有一次文献和二次文献两种类型，此观点与国外有的医学图书馆的证据来源分类类似，即背景资源（如叙述性文献综述）、前景资源（如 Cochrane Review）和原始研究资源等。加拿大 McMaster 大学临床流行病学与生物统计学教授 R.Brian Haynes 2006 年提出了循证医学证据资源的"5S"金字塔模型，如图 9-34 所示。Haynes 的模型最下面一层的"S"为 Studies，即原始研究，该层是基础；由此向上一层的"S"为 Syntheses，指的是系统评价，如 Cochrane 系统评价；再向上一层"S"为 Synopses，指那些出现在循证医学杂志中对原始研究和系统评价进行简介的文献；再上一层的"S"为 Summaries，指的是整合来自此层次级以下的最佳证据，并为某个特定的疾病相关选项提供全面的证据，如各类临床实践指南、循证医学教科书等；最上一层的"S"为 Systems，即将患者个体信息与来自研究证据适用信息相匹配的计算机决策服务系统。Haynes 等人认为，最上一层的"Systems"中的最佳证据可从其他"S"获取。目前"5S"的循证医学资源种类得到大多数学者的共识。在循证医学证据检索的过程中，应根据实际条件，首选高级别的证据，以指导临床决策。

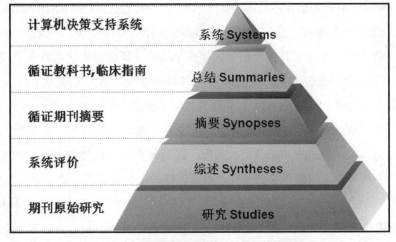

图 9-34 循证医学证据资源的"5S"金字塔模型

1. 计算机决策支持系统（Systems） 计算机决策支持系统是指针对某个临床问题，概括总结所有相关文献的研究证据，并通过电子病例系统与特定患者的个体情况结合，为医生提供决策的信息支持系统。此类数据库整合度高，主动推送信息，如 Provation MD、ZynxCare 等，但目前功能还不完善，Clinical Evidence、PIER、UptoDate 等数据库具有部分的功能。

2. 证据总结（Summaries） 证据总结指的是整合来自此级以下的最佳证据，并为某个特定的疾病相关选项提供全面的证据。这类资源既有像教科书一样的背景知识介绍，又有相关的最新证据总结，还结合专家经验针对不同临床主题和患者人群给出相应的推荐意见、推荐强度和证据级别，如 ACP PIER、DynaMed、Clinical Evidence、UptoDate、NGC 等数据库，目前进行循证医学实践检索临床证据主要应用此类数据库。

3. 证据摘要（Synopses） 证据摘要即循证期刊摘要。为了帮助临床医生快速、有效地查找文献，临床专家和方法学家一起对主要医学期刊上发表的原始研究和二次研究证据进行严格评估后，对所收集整理的文献做出综合、简述，附上专家推荐意见，并以摘要形式再次出版。常用的资源有 ACP Journal Club、Evidence-Based Medicine、InfoPOEM、Bandolie 和《中国循证医学杂志》。

4. 系统评价（Syntheses） 系统评价是针对某一具体的临床问题（如疾病的病因、诊断、治疗、预后）系统、全面收集已完成或正在开展的研究，经严格评价后，筛选出符合质量标准的文献，进行定性或定量分析（Meta 分析）后得出可靠的综合结论。系统评价可以分为 Cochrane 系统评价和非 Cochrane 系统评价，前者由 Cochrane 协作网制作并发表在 Cochrane 图书馆，后者发表在杂志上。常用的数据库资源有 Cochrane 系统评价数据库和 DARE。

5. 原始研究（Studies） 原始研究数据库主要包括前面各个章节所述的各种全文、文摘型的数据库。通常只有在上述 3 种数据库资源中未能实现检索需求时，才检索原始研究数据库。具有一定特色的原始资料库有 Pubmed Clinical Queries（http：//www.ncbi.nlm.nih.gov/Pubmed）和 Cochrane 临床对照实验中心注册库（Cochrane Central Register of Controlled Trials，CENTRAL）

（二）循证医学数据库的选择与分类

按照图 9-34 所示的"5S"模型，理论上选择数据库的方法为：①优先选择 Systems 类数据库，如所在单位没有此类数据库或不能解决问题时，再依次逐级选择 Summaries、Synopses、Syntheses 和 Studies 类数据库。②按"5S"模型逐级使用数据库检索，一旦在某一级数据库获得临床证据，就不需要去检索其他级别的数据库。③临床证据检索之前首先需明确临床问题及类型，从而选择相对应的数据库。例如，一个外科的临床问题，选择 ACP PIER 检索临床证据，很可能会令人失望。因为 ACP PIER 数据库内容主要以内科内容为主。

实际检索中，Systems 类数据库太复杂且极少，功能也不够完善，很少能用到。实际检索中具有分水岭意义的是 Summaries 类数据库，因为此类库是高度整合的知识库，提供一站式服务平台，囊括与临床问题相关的所有证据及背景信息，检索简单易上手，数据更新及时。Summaries 以下级别的数据库包含的内容通常零散发表在期刊上，可通过 PubMed、Embase 等其他索引数据库检索到。循证医学数据库可分为 Summaries 和非 Summaries 两种。

1. Summaries 类数据库 目前常用的 Summaries 类数据库主要有 ACP PIER、DynaMed、

Clinical Evidence、UptoDate、NGC、First Consult 等。从内容覆盖面、质量和更新周期 3 个方面比较，综合评价最高的数据库是 DynaMed。

（1）DynaMed：由数据库出版商 EBSCO 公司出版。提供 3200 多个主题的临床证据总结，每一个主题主要包括疾病概况、病因和危险因素、并发症和相关疾病、病史、物理诊断、分期、预后、治疗措施、预防和筛查、质量改进、参考文献（包括综述和指南）等。支持个人掌上电脑查询。可以按照主题浏览数据库的内容，也可以直接输入关键词检索。DynaMed 将证据质量分为三级，一级证据为最有效的且以患者为中心的研究结论。基于对证据的分级给予 ABC 三级推荐意见，A 级最高，为一致且高质量的证据。该数据库需要付费使用。

（2）UptoDate（http：//www.uptodate.com）：数据库采用统一的结构提出问题，较全面收集相关的循证医学文献，采用分级评价证据的质量，并提出推荐意见。UptoDate 覆盖了 14 个医学专业，7700 个临床主题，并与 MEDLINE 摘要、26 万余条参考文献、一个药物数据库链接。该数据库需要付费使用。

（3）NGC（National Guideline Clearinghouse，美国国家指南交换中心，http：//www.guideline.gov）：NGC 收集了全球 2000 多个指南的摘要，涉及所有的主题，指南的制定遵照循证医学的原则和方法。系统提供结构式摘要，并能进行指南之间的比较，对指南内容进行分类，部分指南全文可链接，对指南的参考文献、指南制作方法、指南的评价、指南使用等提供链接、说明或注释。

（4）Clinical Evidence：由英国医学会组织研究、英国医学杂志出版集团（BMJ）（http：//www.clinicalevidence.com/ceweb/conditions/index.jsp）出版，是目前世界上最具权威性的医学数据库之一，以治疗为主，涉及 200 多种疾病的 2500 多种治疗方法。该数据库不断拓展新的题目和领域，针对每一种疾病，采用严格的过程评估每一种治疗方法的疗效和安全性，告诉查检者哪些治疗方法有益，哪些可能有益，哪些利弊相当，哪些不可能有益，哪些可能无益，或者甚至有害或哪些疗效不确定。该数据库需要付费使用，北京大学的循证医学中心于 2008 年与 BMJ 达成协议，出版了《临床证据》中文版。

（5）ACP PIER（Physicians Information and Education Resource）：ACP PIER 是美国内科医师学会的产品（http：//pier.acponline.org/index.html），主要包括疾病诊治、筛查与预防、补充/替代医学、伦理和法律问题、流程、质量测量方法和药物信息。PIER 采用多层次结构指导临床医生应用研究证据，所有的问题均采用同样的结构，所有的推荐意见均与研究证据相连。PIER 主要涉及内科和初级保健方面的治疗问题。目前 PIER 需要付费使用。

2. 非 Summaries 类数据库　此类数据库的临床证据易用性不佳，数量多甚至庞大，篇幅冗长，质量参差不齐甚至无保障，需要使用者自己判断其质量，更新无保障。

（1）Cochrane 系统评价数据库（Cochrane Database of Systematic Reviews，CDSR，http：//www.thecochranelibrary.com）：发表在 Cochrane 图书馆。Cochrane 系统评价是 Cochrane 协作网的评价员按照统一的工作手册，在相应 Cochrane 评价小组编辑部的指导和帮助下所完成的系统评价。Cochrane 协作网采用固定格式和内容，统一的系统评价软件录入和分析数据、撰写系统评价计划书和报告，发表后根据新的研究定期更新，有完善的反馈和修改机制，因此 Cochrane 系统评价的质量优于收录在 MEDLINE 的系统评价数据。Cochrane 系统评价既可以

NOTE

从该数据库获得，也可从 Ovid、PubMed 和 Wiley 等检索系统获取。Cochrane 论文摘要可以免费检索。

（2）ACP Journal Club（http：//www. acpjc. org）：美国内科医师学会主办的双月刊，数据库需付费使用，旨在通过筛选和提供已出版的研究报道和文献综述的详细文摘，使医护人员掌握治疗、预防、诊断、病因、预后和卫生经济学等方面的重要进展。ACP Journal Club 先由工作人员从 130 种杂志中筛选出方法学严格、涉及临床问题、报告了重要临床结局指标的高质量原始研究和系统评价，再让临床医生从中选择对临床有重要价值和影响的文献，以结构摘要形式进行总结，并由 1 名临床专家评估文献的方法和提出临床应用的建议。

（3）Evidence-Based Medicine（EBM 循证医学杂志，http：//ebm. bmjjournals. com/）：由 BMJ 和美国内科医生学院（ACP）联合主办的双月刊，可免费获取全文，主要为医疗卫生工作者提供大量国际性医学杂志中经筛选的全科、外科、儿科、产科和妇科方面研究的证据，属于 ACP Journal Club 的系列产品之一。

（4）Pubmed Clinical Queries（http：//www. ncbi. nlm. nih. gov/Pubmed）：可检索整个 MEDLINE 数据库，其 Clinical Queries 检索可直接获得与临床应用相关的文献资料。

（5）DARE（Database of Reviews of Effects，http：//www. crd. york. ac. uk/crdweb/）：DARE 是评价干预措施疗效的免费系统评价数据库，是采用非 Cochrane 系统评价方法评价的摘要，涉及主题较广。DARE 既是独立的信息资源，同时也包含在 Cochrane 图书馆中。DARE 每年收录 600 篇文献，检索简单方便。

（6）中国循证医学/Cochrane 中心数据库（http：//www.hxyx.com/corchrane_new）：包括 RCT、CCT（半随机对照试验）和诊断试验数据库。

（7）Cochrane 临床对照实验中心注册库（Cochrane Central Register of Controlled Trials，CENTRAL）：这是随机对照试验和半随机对照试验的数据库，由 Cochrane 协助网组织、协调和编制，对期刊、会议论文集、MEDLINE 和 EMBASE 及其他文献数据库收录的刊物进行检索，确定其中的随机对照试验和半随机对照试验，为系统评价提供原始资料。

利用中国知网、万方数据和维普也可检索到零散发表在期刊上的 Meta 分析、随机对照试验等原始研究的临床证据。

四、检索循证医学证据的实践

（一）Summaries 类数据库的检索实践

【检索示例】节食加运动是减肥的有效方法吗？针灸减肥效果如何？

检索步骤：

分析：按前述原则，优先选择 Summaries 类数据库，以 DynaMed 为例。

第一步：简单输入检索词 Obesity，按数据库页面智能选词提示选择 Obesity in adults 检索词，查看检索结果如图 9-35 所示。

检索结果页面左侧为 Obesity in adults 的内容大纲，包括疾病概况、病因和危险因素、并发症和相关疾病、病史、物理诊断、分期、预后、治疗措施、预防和筛查、质量改进、参考文献（包括综述和指南）等。

第二步：该案例属于肥胖的治疗措施，通过点击其中的"Treatment"链接，结果如图 9-36 所示。

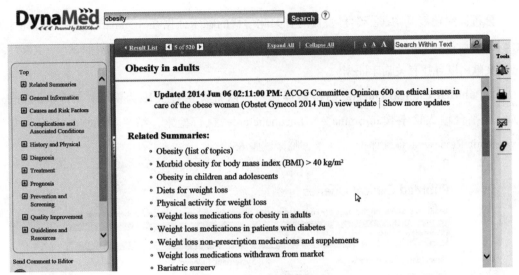

图 9-35 DynaMed 检索结果

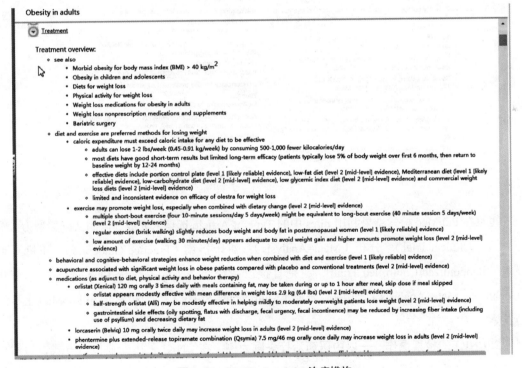

图 9-36 Obesity in adults 治疗措施

成人肥胖症的治疗措施中，节食和运动为首先治疗方案，推荐级别为 1 级证据（是最有效的且以患者为中心的研究结论，为可靠的临床证据）。针灸治疗也是方案之一，推荐级别为 2 级证据（2 级证据是运用科学的研究方法但未满足一级证据要求，以患者为中心的研究结论，并不是可靠的证据）。

NOTE

（二）非 Summaries 类数据库的检索实践

【检索示例】查证中药调理和针灸治疗失眠是否真的有效。

检索步骤：

分析：问题涉及中医药学科，目前有关此学科的临床证据在 Summaries 类数据库基本没有，需要通过非 Summaries 类数据库来检索系统评价 /Meta- 分析、随机对照试验（RTC）类型的文献，以寻找有关临床证据。

1. PubMed Clinical Queries 的检索操作——以针灸治疗失眠为例　在 PubMed Clinical Queries 平台输入检索式 insomnia AND acupuncture，执行检索，结果如图 9-37 所示，得到 Systematic Reviews（系统评价）24 条，临床试验 65 条。

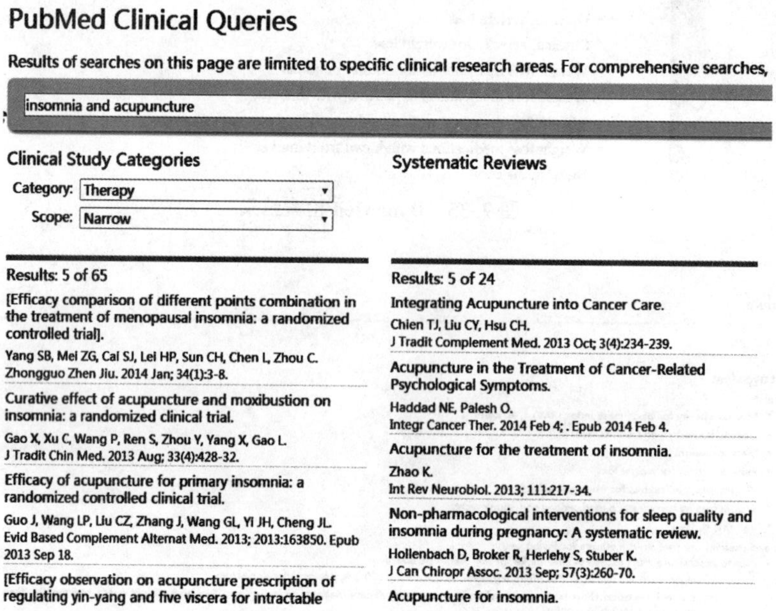

PubMed Clinical Queries

Results of searches on this page are limited to specific clinical research areas. For comprehensive searches,

insomnia and acupuncture

Clinical Study Categories

Category: Therapy

Scope: Narrow

Systematic Reviews

Results: 5 of 65

[Efficacy comparison of different points combination in the treatment of menopausal insomnia: a randomized controlled trial].
Yang SB, Mei ZG, Cai SJ, Lei HP, Sun CH, Chen L, Zhou C.
Zhongguo Zhen Jiu. 2014 Jan; 34(1):3-8.

Curative effect of acupuncture and moxibustion on insomnia: a randomized clinical trial.
Gao X, Xu C, Wang P, Ren S, Zhou Y, Yang X, Gao L.
J Tradit Chin Med. 2013 Aug; 33(4):428-32.

Efficacy of acupuncture for primary insomnia: a randomized controlled clinical trial.
Guo J, Wang LP, Liu CZ, Zhang J, Wang GL, Yi JH, Cheng JL.
Evid Based Complement Alternat Med. 2013; 2013:163850. Epub 2013 Sep 18.

[Efficacy observation on acupuncture prescription of regulating yin-yang and five viscera for intractable

Results: 5 of 24

Integrating Acupuncture into Cancer Care.
Chien TJ, Liu CY, Hsu CH.
J Tradit Complement Med. 2013 Oct; 3(4):234-239.

Acupuncture in the Treatment of Cancer-Related Psychological Symptoms.
Haddad NE, Palesh O.
Integr Cancer Ther. 2014 Feb 4; . Epub 2014 Feb 4.

Acupuncture for the treatment of insomnia.
Zhao K.
Int Rev Neurobiol. 2013; 111:217-34.

Non-pharmacological interventions for sleep quality and insomnia during pregnancy: A systematic review.
Hollenbach D, Broker R, Herlehy S, Stuber K.
J Can Chiropr Assoc. 2013 Sep; 57(3):260-70.

Acupuncture for insomnia.

图 9-37　PubMed Clinical Queries 检索结果

也可在 PubMed 检索结果利用 filtes 中的 Type of Article 选项来完成，限制文献类型为：临床试验（Clinical Trial）、分析（Meta-Analysis）、临床指南（Practice Guideline）、随机对照试验（Randomized Controlled Trial），或是直接以系统综述（Systematic Review）、荟萃分析（Cochrane、Meta-Analysis）、多中心研究（Multicenter-Study）等为检索词在 PubMed 主页进行检索。

2. CNKI 的检索操作——以中医药治疗失眠为例　在 CNKI 采用专业检索方式，检索式为 SU =（失眠＋睡眠）*（随机对照＋ meta ＋系统评价）-（针刺＋电针＋针灸），并在文献分类目录中选择学科领域中医学、中药学和中西医结合。检索结果如图 9-38 所示。从检索结果中可挑选出系统评价 /Meta- 分析、随机对照试验（RTC）类型的文献。从已有文献可知，中医药治疗失眠的疗效目前尚无法定论，需要严格设计的多中心随机对照试验予以证实。

NOTE

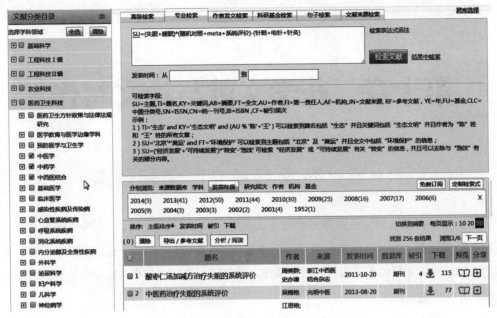

图 9-38　CNKI 检索结果

小结九

　　1. 药学文献与科学研究。科学研究的概念、我国现阶段药学重大科研课题、药学科研课题的来源、药学科研课题的申报、药学文献研究与药品开发的关系和药学文献信息在药品开发中的作用。

　　2. 药学文献与信息咨询。药学信息咨询的概念、药学信息咨询的作用、国外医药信息咨询机构类型的划分、药学信息咨询服务的类别，以及药学信息咨询的一般流程与方法。

　　3. 引文检索与循证医学文献检索。引文检索基础知识、常用引文检索工具、循证医学资源和检索循证医学证据的实践步骤。

第十章 药学文献与论文写作

第一节 药学参考文献书写规范

目前中文的科技期刊文后参考文献的著录参照 GB/T 7714-2015《信息与文献参考文献著录规则》的规范和标准。该标准采用国际标准 ISO 690 和 ISO 690-2，规定了各个学科、各种类型出版物的参考文献的著录项目、著录顺序、著录用的符号、各个著录项目的著录方法及参考文献在正文中的标注法。

一、药学参考文献的书写格式

1. 参考文献常用术语

（1）参考文献：为撰写或编辑论文和著作而引用的有关文献信息资源的总称。

（2）主要责任者：对文献的知识内容或艺术内容负主要责任的个人或团体，包括著者、编者、学位论文撰写者、专利申请者或专利权人、报告撰写者、标准提出者、析出文献的作者等。

（3）专著：以单行本形式或多卷册形式，在限定的期限内出版的非连续性出版物，包括普通图书、古籍、学位论文、技术报告、会议文集、汇编、多卷书、丛书等。

（4）连续出版物：一种载有卷期号或年月顺序号、计划无限期连续出版发行的出版物，包括期刊、报纸等。

（5）析出文献：从整本文献中析出的具有独立篇名的文献。

（6）电子文献：以数字方式将图、文、声、像等信息存储在磁、光、电等介质上，通过计算机、网络或相关设备使用的，记录有知识内容或艺术内容的文献信息资源，包括电子书刊、数据库、电子公告等。

（7）顺序编码制：一种参考文献的标注体系，即引文采用序号标注，参考文献表按照引文的序号排序。

（8）著者 – 出版年制：一种参考文献的标注体系，即引文采用著者 – 出版年标注，参考文献表按著者字顺和出版年排序。

（9）数字对象标识符：针对数字信息资源的全球唯一永久性标识符，具有对信息资源进行永久命名标志、动态解析链接的特性。

2. 参考文献常用符号与代码

（1）常用符号：GB/T 7714-2015 标准规定，著录用符号为前置符。文献中的第一个著录项目，如主要责任者等前面不使用任何符号。参考文献表中文献序号可用方括号，如［1］，［2］……

参考文献常用下列规定的标志符号：

. 用于题名项、析出文献题名项、其他责任者、析出文献其他责任者、版本项、出版项、出处项、专利文献的"公告日期或公开日期"项、获取和访问路径以及著者 – 出版年制中的出版年。每条文献的结尾可用"."号。

: 用于其他题名信息、出版者、引文页码、析出文献的页码、专利号前。

, 用于同一著作方式的责任者、"等"或"译"字样、出版年、期刊年卷期标志中的年或卷号、专利号、科技报告号前。

; 用于期刊后续的年卷期标志与页码、同一责任者的合订题名前。

// 用于专著中的析出文献的出处项前。

（ ）用于期刊年卷期标志中的期号、报纸的版次、电子文献更新或修改日期及非公历纪年。

［ ］用于文献序号、文献类型标志、电子文献的引用日期及自拟的信息。

/ 用于合期的期号间及文献载体标志前。

– 用于起讫序号和起讫页码间。

（2）常用代码：通常参考文献表中需要标明文献类型及代码。常用文献及电子文献类型及代码如下：

文献类型和标志代码：普通图书 M，会议录 C，汇编 G，报纸 N，期刊 J，学位论文 D，报告 R，标准 S，专利 P，数据库 DB，计算机程序 CP，电子公告 EB。

电子文献载体和标志代码：磁带 MT，磁盘 DK，光盘 CD，联机网络 OL。

3. 参考文献著录格式　国标中参考文献按著录对象将参考文献分为专著、专著中的析出文献、连续出版物、连续出版物中的析出文献、专利文献、电子文献等六大类型。

（1）专著著录格式：主要责任者 . 题名：其他题名信息［文献类型标识 文献载体标识］. 其他责任者 . 版本项 . 出版地：出版者，出版年：引文页码［引用日期］. 获取和访问路径 . 数字对象标识符 .

示例：

［1］么厉，肖诗鹰，刘红 . 中国当代新医药论丛［M］. 南昌：江西高校出版社，2004：119.

［2］赵耀东 . 新时代的工业工程师［M/OL］. 台北：天下文化出版社，1998［1998–09–26］. http：//www. ie. nthu. edu. tw/info/ie. newie. htm.

［3］瓦希列佐夫 . 搅拌设备［M］. 姚兆生，译 . 北京：化学工业出版社，1983：12.

［4］全国信息与文献工作标准化技术委员会出版物格式分委员会 .GB/T 12450–2001 图书书名页［S］. 北京：中国标准出版社，2002.

［5］King MB，Bott TR. Extraction of Natural Products Using Near–Critical Solvents［M］. London：Blackie，1993：36.

（2）专著中的析出文献著录格式：析出文献主要责任者 . 析出文献题名［文献类型标识 文献载体标识］. 析出其他责任者 // 专著主要责任者 . 专著题名 . 出版地：出版者，出版年：析出的页码［引用日期］. 获取和访问路径 . 数字对象标识符 .

示例：

［1］白书农 . 植物开花研究［M］// 李承森 . 植物科学进展 . 北京：高等教育出版社，

1998：146-163.

［2］王锦山.原子（基团）转移自由基聚合（ATRP）［M］//何天白，胡汉杰.海外高分子科学的新进展.北京：化学工业出版社，2001：5.

［3］WEINSTEIN L，SWERTZ M N.Pathogenic properties of invading microorganism［M］//SODEMAN W A，Jr.，SODEMAN W A.Pathologic physiology：mechanisms of disease.Philadephia：Saunders，1974：745-772.

（3）连续出版物著录格式：主要责任者.题名：其他题名信息［文献类型标识 文献载体标识］.年，卷（期）-年，卷（期）.出版地：出版者，出版年［引用日期］.获取和访问路径.数字对象标识符.

该著录项目及格式应用较少。

示例：

［1］中国图书馆学会.图书馆学通讯［J］.1957（1）-1990（4）.北京：北京图书馆，1957-1990.

［2］American association for the advancement of science.Science［J］.1883，1（1）-.Washington.D.C.：American association for the advancement of science，1883.

（4）连续出版物（期刊、报纸）中的析出文献著录格式：析出文献主要责任者.析出文献题名［文献类型标识 文献载体标识］.连续出版物题名：其他题名信息，年，卷（期）：页码［引用日期］.获取和访问路径.数字对象标识符.

示例：

［1］X.L. Li，Y.Zhao，Xiao Cheng，etc.Japonicumins A.D.：Four New Compounds from Lycopodium japonicum［J］.Helv.Chim.Acta.2006，89（7）：1467-1473.

［2］郑海兴.伸筋草煎剂对小鼠抗炎镇痛药理实验研究［J］.牡丹江医学院学报，2005，26（2）：10.

（5）专利文献著录格式：专利申请者或所有者.专利题名：专利号［文献类型标识 文献载体标识］.公告日期或公开日期［引用日期］.获取和访问路径.数字对象标识符.

示例：

［1］西安电子科技大学.光折变自适应光外差探测方法：中国，01128777.2［P/OL］.2002-03-06［2002-05-28］.https://libvpn. jxutcm. edu. cn/Grid2008/Dbpub/，DanaInfo=dbpub. cnki. net+Detail. aspx? DBName=SCPD2010&FileName=CN1338652&QueryID=64&CurRec=1

［2］姜锡洲.一种温热外敷药制备方案：中国，88105607.3［P］.1989-07-26.

［3］Wildsmith E.Aminodeoxoerythromyeins：DE，2106615［P］.1971-10-28.

［4］McGill JM.One step process of dirthromycin：EP，0535900A1［P］.1992-09-28.

（6）电子文献著录格式：凡属电子图书和电子图书、电子报刊等中的析出文献的著录格式分别按（1）（2）（4）中的有关规则处理。除此以外的电子文献的著录格式为：主要责任者.题名：其他题名信息［文献类型标志 文献载体标志］.出版地：出版者，出版年（更新或修改日期）［引用日期］.获取和访问路径.数字对象标识符.

示例：

［1］PACS-L：the public-access computer systems forum［EB/OL］.Houston，Tex：

University of Houston Libraries.1989［1995–05–17］.http：//info.lib.uh.edu/ pacsl.html.

［2］Online Computer Library Center，Inc.History of OCLC［EB/OL］.［2000–01–08］.http：//WWW.oclc.org/about/history/defauh.Htm.

4. 参考文献著录注意事项

（1）主要责任者或其他责任者：个人著者采用姓在前名在后的著录形式。欧美著者的名可以用缩写字母，缩写名后省略缩写点。欧美著者的中译名可以只著录其姓；同姓不同名的欧美著者，其中译名不仅要著录其姓，还需要著录其名的首字母。用汉语拼音书写的人名、姓均要大写，其名可缩写，取每个汉字拼音的首字母。

著作方式相同的责任者不超过3个时，全部照录。超过3个时，只著录前3个责任者，其后加"，等"或与之相应的词。如：

吕翼，芦金清，裴学军.

谢红星，潘仲平，余世春，等.

Tobari A，Teshina M，Koyanagi J，et al.

（2）参考文献表：参考文献表可以按顺序编码制组织，也可以按著者–出版年制组织。

参考文献表按顺序编码制组织时，各篇文献要按正文部分标注的序号依次列出。如：

［1］中华人民共和国药典.［S］.一部.2005.

［2］王永茂.菝葜的临床应用事例［J］.四川中医，1991，2：18.

［3］Kasai T.Acidic N–acylarginine derivatives in arginine–accumulating plant tissues［J］.Phytochemistry，1983，22（1）：147.

参考文献表按照著者–出版年制组织时，各篇文献首先按语种集中，可分为中文、日文、西文、俄文、其他文种5部分；然后按著者字顺和出版年排列。中文文献可以按汉语拼音字顺排列，也可按笔画顺序排列。如：

汪冰.1997.电子图书馆理论与实践研究［M］.北京：北京图书馆出版社.

杨宗英.1996.电子图书馆的现实模型［J］.中国图书馆学报（2）：24.

BAKER S K，JACKSON M E.1995.The future of resource sharing［M］.New York：The Haworth press.

5. 参考文献标注法 正文中引用的文献标注方法可以采用顺序编码制，也可以采用著者–出版年制。

采用顺序编码制时按正文中引用文献出现的先后顺序以上角标形式连续编码，并将序号置于方括号中。如：

类风湿关节炎（RA）是最常见的一种关节炎，是最主要的致残性疾病之一。在中国RA的患病率约为0.3%，有近400万患者[1]。……放射线上关节周围的骨质疏松和侵蚀损害（囊性变）是RA诊断的重要标准之一[2]。

同一处引用多篇文献时，只需将各篇文献的序号在方括号内全部列出，每个序号间用"，"。如遇连续序号，可标注起讫序号。如：

莫拉德对稳定区的节理格式的研究[255-258]。

多次引用同一著者的同一文献时，在正文中标注首次引用的文献序号，并在序号的"[ ]"外著录引文页码。如：

由于"思想"的内涵是"客观存在反映在人的意识中经过思维活动而产生的结果"[2]1194，所以……理性的成熟与热点的凝聚[3]，表明……"引导事业前进的方向和目标"[2]354。

采用著者－出版年制时，各篇文献的标注内容由著者姓氏与出版年构成，并置于"（ ）"内。如只标注著者姓氏无法识别该人名时，可标注著者姓名，例如中国人用著者姓名、日本人用汉字姓名的著者等。集体著者著述的文献可标注机关团体名称。如正文中已经提及著者姓名，则在其后的"（ ）"内只需著录出版年。如：

The notion of an invisible college has been explored in the science（Crane 1972）. Its ab– sence among historians is notes by Stieg（1981）……

在正文中引用多著者文献时，对欧美著者只需标注第一个著者的姓，其后附"et al"；对中国著者应标注第一著者姓名，其后附"等"，姓氏与"等"之间留适当空隙。

在参考文献表中著录同一著者在同一年出版的多篇文献时，出版年后应用小写字母 a，b，c……区分。

多次引用同一著者的同一文献，在正文中标注著者与出版年，并在"（ ）"外以角标的形式著录引文页码。如：

指"引导事业前进的方向和目标"（中国社会科学院语言研究所词典编辑室 .1996）354。

二、药学信息索引的书写格式

索引是查找图书、期刊或其他文献中的语词、概念、篇目或其他事项的检索工具，通常由一系列按字顺或其他逻辑次序排列的款目组成，其基本功能是揭示文献的内容和指引读者查找文献。

索引的种类繁多。按照索引款目的标引，可分为著者索引、题名索引、语词索引、主题索引、分类索引、引文索引、文献序号索引和代码索引等；按照索引收录文献的类别，可分为书后索引、期刊索引、报纸索引、专利索引、标准索引等；按照索引的载体形式可分为卡片式索引、附录式索引、单卷式索引和期刊式索引（即索引期刊）等。

1. 手检式索引简介 虽然在网络时代，手检工作不再是主流的检索方式，但是在没有自动化设备的中小型图书馆期刊阅览室及高校院系资料室，编制手检期刊论文篇名主题索引，仍然具有重要作用。

（1）主题索引的编制：主题索引是以文献内容主题为标目的索引。按照采用的索引语言的类型，可分为标题（词）索引、元词索引、叙词索引和关键词索引。它是对文献进行主题分析，并赋予相应主题标识的过程。

手检索引编制一般遵循几个原则，即适度标引原则：是指标引员所标出的主题词概念与文献实际主题概念基本一致，按适度标引的要求，一般不超过 3 个主题词，复合主题一般不超过 5 个；混合标引原则：是指标引时既使用词表中规范化的语言，同时也使用文献中未经规范的自由词和关键词，意义在于它能够解决主题标引中无表可依的许多新名词与新概念的标引问题，同时能保证标引的专指度；强化文献主体因素，免去类型因素，弱化通用因素的标引原则：即在主体－通用－位置－时间－文献类型的主题标引结构模式中强化主体面（能作为检索入口的主题词），弱化通用面（无独立检索意义的主题词如研究、规划等），免去文献类型。

各种不同类型的索引编排方式及格式不同，但大体按分类、笔画或字顺编排，格式基本为：主题词、副主题词、著者、刊物名称、出版项（年月、卷、期、起止页码等）、语种、馆藏项等。

（2）著者索引：是以著者的名称为标目的索引，可分为个人著者索引和团体著者索引两种。它可使读者了解某一著者有哪些著作及著者从事研究的专门领域。著者名称简短、稳定和易记，其索引编制简单，应用相当广泛。

著者索引编制相对简单，一般结合工作实际和使用频率，选择有关学科和作为研究对象的著者为标引对象。格式也随索引类型不同有所变化，一般为著者、篇名、刊物名称、出版项（年月、卷、期、起止页码等）、馆藏项等。

2. 网络及数据库索引方式简介 由于计算机的广泛应用，索引工作开始向现代化大步迈进，索引研究的内容也发生了翻天覆地的变化。索引工作与计算机技术的结合，标志着现代索引理论的诞生。

（1）自动标引：索引是一个理论化的、宏观的概念，而标引则是索引的具体化实现。所谓标引工作是指根据文献的特征，赋予某种检索标识的过程。在索引基础理论、索引编制、自动索引理论、自动索引算法等方面研究的基础上，建立了自动标引理论和方法。

由于西文词与词之间有空格，自动标引比较容易实现，而汉语的语素和单字词、合成词和短语之间没有清晰的界限，因此，中文自动标引涉及汉语的自动分词问题。中文自动分词算法可分为基于规则的分词算法和基于语料库的分词算法两类。目前，大多采用第一种分词算法。现有的中文分词算法主要有最长匹配法、最短匹配法、单汉字标引法等。

自动标引方法主要有：

①词频统计分析标引法：这是一种统计标引法，主要是在原文中根据词频选择重要的概念，这些概念反映了文献的主题。基本的过程和方法是计算机根据输入的题名、文摘等，识别其中所有的词，并完成自动分词，用禁用词表排除通用词，对剩余的词进行标引。

②句法分析标引法：它是在分析句子中每一个词的语法作用及词与词之间的语法关系的基础上，选择具有标引意义的词或短语，通常需要借助一定的解析规则或语法词典，且需要较多的人工干预。句法分析标引方法包括浅层句法分析和深层句法分析两种。

③词法分析标引方法：词法分析的主要目的是找出词汇的各个词素，从中获得语言信息，中文自动分词属于词法分析。

④语义分析标引方法：语义分析标引是指通过分析词及短语真实含义，选择与主题含义相同的标引词来描述信息，它是目前语言分析所能达到的最深层次。

⑤概率标引法：是指文献检索系统根据文献满足提问的概率来估计输出文献并对其进行分级。概率标引法所依据的概率主要有三类：相关概率、决策概率和出现概率。

⑥人工智能标引法：人工智能是计算机科学的一个分支，目的在于研究如何利用计算机设计一种系统来模仿人类的智能系统。该标引法的目的是让计算机模拟标引员完成文献的标引工作。

（2）网络信息索引：随着网络的发展，网络资源成为当今信息社会中信息的主要载体。要想对大量的、无序化的网络信息资源进行检索，离不开对网络信息进行索引。网络信息索引系统主要有两种。

①基于网络机器人的索引：该索引主要用于搜索引擎中。搜索引擎一般由网络机器人程

NOTE

序、索引与搜索程序、索引数据库等部分组成。它首先通过网络机器人程序收集大量网页，将网页按照需要建立索引，以倒排文件的格式存放，并及时更新。

搜索到的信息建立索引后，用户就可以搜索使用了。网络机器人在记录新的 URL 时，可以进行分析和判断，去掉不需要的 URL，将 HTML 格式文件取到本地之后由索引软件去掉其中的辅助部分，并按一定的策略将具有检索意义的部分存储到数据库中，经过处理形成本地索引数据库。

②基于元数据方式的索引：元数据作为一种新的网络资源描述标准或格式，基本上可以解决基于网络机器人的索引中出现的查全率和查准率相矛盾的问题。国际上元数据的代表是 Dublin Core（DC），元数据的开发与利用已经进入一个全面深化的阶段。由于元数据在知识组织和发现方面的突出作用，用元数据来进行管理的系统正在逐渐增多。

元数据应用领域非常广泛，比如数字图书馆、地理空间信息系统、视频导航、图像检索、电子政务、结构化的文献管理及网络信息资源的组织等。

可扩展标记语言 XML 是新一代的元数据语言，它是继 HTML 之后的又一种网络标记语言，为用户提供了灵活的标记扩展机制，可以用格式良好的自定义的标记元素来表现不同内容的网络信息资源。它是用于定义不限定数量的特殊标识语言的一种元数据语言。每种标识可以有多种属性标识，而且不限定标识顺序，灵活性较强。

第二节　药学论文写作

药学论文的两种主要形式是科研型论文和综述型论文。前者是将研究人员的实验成果或对某些问题、理论等的独特见解以论文形式发表；后者是对某科研领域或课题国内外研究状况进行综合评述。二者在科学研究中都占有重要的地位。

一、药学文献综述的写作

1. 文献综述概述　文献综述是一种重要的科研论文形式。它是研究者在阅读某一主题的文献后，经过理解、整理、融会贯通、综合分析和评价而形成的一种不同于研究型论文的文体，是信息检索过程中的重要环节，也是进行科学研究的第一步。通过撰写或阅读综述型文章，研究者可以对某一课题的历史、现状、新水平、新动态、新技术和新发现等有一个全面的了解，为科研选题和开题奠定良好的基础。文献综述的撰写是高年级本科生及研究生必须掌握的基本技能，也是科研人员的最基本素质之一。

（1）综述的文献特征：文献综述属于整理性论文，是作者对某一学科领域在一定时间范围内公开发表的文献进行广泛收集和阅读后，就其中的主要观点或结论加以汇总，并有目的地对大量分散的文献资料进行整理、分类、归纳、总结、分析、评价和预测，撰写出的能揭示该学科专业研究现状和发展动态的一种专题情报研究论文。从文献学角度看，综述是建立在一次文献和二次文献的基础上产生的三次文献，可继续作为文献检索的重要资源。

（2）综述的类型：由于角度不同，文献综述的类型有很多种划分方法。各种划分方法的类型间有交叉。

①按照文献综述信息含量的不同划分：可将文献综述分为叙述性综述、评论性综述和专题研究报告。

叙述性综述是针对某一问题或专题，广泛搜集相关的文献资料，进行分析、整理和综合，并用高度概括的语言对相关的理论、观点、数据、方法、发展概况等做综合、客观的描述。叙述性综述的最主要特点是客观地介绍和描述原始文献中的各种观点和方法，一般不包括作者褒贬等评论。它使读者可以在较短时间内了解到本学科、专业或课题中的各种观点、方法、理论、数据，获取翔实有用的资料。

评论性综述是在对某一问题或专题进行综合描述的基础上，从纵向或横向上进行对比、分析和评论，并提出作者自己的观点和见解，提出最终的评论结果，其主要特点是分析和评价。此类综述可以给读者以启迪，引导读者寻找新的研究方向。

专题研究报告是就某一专题，一般是涉及国家经济、科研发展方向的重大课题，进行反映与评价，并提出发展对策、趋势预测。其最显著的特点是预测性，对于科研部门确定研究重点和学科发展方向，领导部门制定各项决策等具有参考和依据的作用。

②按照文献综述报道内容的时间范围划分：可分为动态性综述、回顾性综述和预测性综述。

动态性综述主要描述近期内各类现实动态，具有时效性强，反映最新发展态势的特点。

回顾性综述描述过去一定时期内的成果和发展历程，一般按时间顺序介绍历史性成就，特点是总结性较强，可以作为当前的借鉴参考。

预测性综述是在综述的基础上，对未来一定时期内的发展方向和目标提出预测。

③按照综述报道的时空范围划分：可分为纵向综述和横向综述。纵向综述按年代顺序展开叙述，可揭示综述主题的发展概况；横向综述不分时序，按照主题或地域、国家等展开叙述，对比性较强。

此外还有按照综述的服务对象划分，可分为决策性综述、研究性综述和普及性综述。按照综述文献报道的对象划分，可分为学科综述、文献综述、会议综述和专题综述等。

（3）综述的作用和目的：综述是对各种专题文献进行搜集、分析、归纳和综合，是高度浓缩的情报信息，其作用大致如下：

①一切合理研究的前提和基础：随着信息在现代社会中的作用越来越大，全球信息化的趋势越来越明显。各学科的文献量激增，交叉学科、边缘学科大量涌现，其他语种文献日益增多，文献分散程度日益增大。综述是在大量的原始文献基础上凝聚成的情报性文献，提供综合信息，指导科学研究。通过阅读综述型文章，研究者可以花较少的时间获取最新的综合信息，了解学科新进展、存在问题、努力方向，在把握学科动态的基础上及时指导自己的工作，并作为确定新的研究方向的参考，同时还可以避免重复开发研究。

②信息检索的重要工具：综述文章一般都在文后附参考文献及其有关信息，且因综述一般是按一个或几个专题、问题进行综述的，因此参考文献一般也属于同一类的或具有相关性，读者可从文后的参考文献入手进行回溯检索，直接查找或阅读自己感兴趣的原始文献，并集中掌握一批相关文献。尤其在缺乏专门检索工具的情况下，经常可将综述作为检索工具来使用，从而省时省力地获取所需原始文献的线索。

③培养学生的基本科研素质：文献信息研究能力是本科生、研究生必须掌握的基本技能之

一。撰写综述需要查阅大量原始文献，并对其进行整理和研究。这是科研人员获取第一手情报信息，把握自己所从事的专业研究状况的重要手段。通常撰写综述文章是优选申报课题、撰写学位论文的前期准备工作。同时，撰写综述是培养学生的文献检索、快速阅读、分析整理、综合归纳和写作等各种能力的重要手段。

2. 药学文献综述的写作方法　药学文献综述不是文献的简单罗列或组合，而是一个研究性的创作过程，大致编写流程如下：确定选题，文献资料的搜集、阅读、跟踪与积累，文献资料的整理、分析、评价及筛选，综述撰写。

（1）药学文献综述的选题：选题是写好文献综述的首要条件，可以从以下几个方面考虑：①药学某一领域近些年来研究进展；②反映药学某一分支学科当前的研究进展；③介绍药学某一研究专题的最新研究成果及某一类或一个药物的研究进展等。

选题要从实际需要出发，必须具有明确的目的性，在理论或实践上有一定意义。注意选题不要过大，要根据各方面的客观条件，结合自己的实际工作，选择与自己学科专业及研究方向有密切关系的课题；还要考虑课题的新颖性问题，主要选择当今科学研究、教学工作和临床医疗中经常遇到，而目前尚未解决又迫切需要解决的一些问题。

（2）文献资料的搜集、阅读、跟踪与积累：文献资料的广泛搜集是写好综述的基础，除平时积累的资料外，在选定题目后要进行大量的有目的地资料搜集和阅读。

有计划、有步骤地搜集资料可以起到事半功倍的效果。首先要明确查找范围，必须明确本综述课题所涉及的内容主题有哪些方面，从而明确所需资料的大致范围，进而确定资料查找的范围和重点，哪些是与综述主题密切相关的核心资料源，哪些是撰写综述所需的背景资料源，哪些是参考资料源和工具资料源，划定检索范围。

搜集文献的方法主要有两种：一是通过各种检索工具、光盘及网络数据库进行系统检索，全面、广泛地搜集一切可能的相关资料；二是从综述性文章、专著或教科书等的参考文献中，摘录相关文献目录。在检索过程中，要将检索到的资料的有关信息记录下来，对每一项资料的来源需注明完整的出处，以备获取原始文献。

另外，伴随着资料搜集的过程，资料的积累也在同步进行着。这个跟踪积累的过程一直要延续到综述文章定稿为止。

阅读文献时，应首先选读一些近期发表的综述、述评，然后再看远期的。具体阅读某一篇文献时，应先读摘要和结论，初步了解文献的主要内容，权衡其学术价值，确定其对撰写综述是否有用，可将搜集到的文献分成"价值不大""有价值"和"很大价值"三类，做好摘要，记录文献作者、题目、刊名、年、卷、期、页和重要内容（研究方法、研究结果、结论等）。在广泛阅读资料的基础上，选定重点参考资料，重点资料必须找到原文，详细阅读。

（3）文献资料的整理、分析、评价及筛选：系统化整理资料的主要任务是对搜集和积累的资料进行分类，以方便利用。事实上在搜集和阅读资料过程中，就一直伴随着资料的整理工作。而这一阶段的整理工作，则要将经过筛选的资料，按照应用领域、观点、方法、技术、产品等详细分类，在大类下还可将资料按照地区、年代等进一步分类归纳。在分类归纳的同时，将重点内容进行提炼和摘录，将文献中的重点句、重点节和重点段直接摘抄下来；对于仅供一般参考的非重点文章，以"提要""文摘"的形式记录下来，使得资料的脉络分明，层次清晰。总之，在这一阶段需要对原始文献的内容进行系统地分析与综合，理论、观点与方法按类总结在一起，并提炼出主要内容，这样就构成了文献综述的主要组成部分。

（4）综述撰写：综述的撰写过程主要涉及以下几个方面。

①设计论文的总体框架：撰写论文的首要工作是构建文章的总体框架，实际上在搜集资料、筛选资料和不断跟踪积累资料的同时，就已经开始在撰写者的脑子里逐步形成了基本框架，在此基础上考虑将已经系统化的资料如何有机地组织起来，各种内容在文章中如何安排，从哪些方面进行综述。文章的框架设计出来后，撰写者就有了此篇综述的基本全貌。

②拟定提纲：提纲是按照一定的逻辑关系逐级展开的，由序号和文字组成的有层次的大小标题，也是整体构思及框架设计的具体化。也就是决定先写什么，后写什么；哪些是重点阐明的内容，哪些是次要的或者可以省略的内容；何处应融入自己的观点。

首先设计综述文章的一级标题，列举要论述的各个综述主题，然后对一级标题的大纲进行细化，根据各个问题的具体情况列出二级、三级标题或是论据资料，通过大纲的细化明确文章各部分的逻辑关系及各部分要阐述的具体内容。

拟定提纲需要注意编排顺序是否合理、标题与内容是否一致、各段落之间是否呼应、论证是否符合逻辑和学科原理等问题。

③撰写初稿：撰写初稿是根据提纲的逻辑顺序，逐个问题、逐个层次地加以展开阐述，注意重点突出、说理透彻、论点明确、论据充分，大体完成综述文章的撰写工作。

④审稿定稿：初稿完成后，还需对论文的结构、内容及形式进行全面的审查，反复修改和补充，最终定稿。

3. 综述的格式　综述与研究性论文不同，综述的形式与结构是多种多样的，一般包括题目、作者和作者单位、摘要、关键词、前言、正文、结语、参考文献等。

（1）题目：题目应对综述内容起到概括和揭示的作用，要确切、简明、一目了然，且文题相符，准确反映论文内容，一般采用名词词组表达，字数一般控制在20字之内。

（2）摘要：综述类文章，各种期刊要求不同，有些不需要摘要，但一般字数在3000字以上的文章应附有摘要。摘要是对文章内容的简短陈述，是一个完整的部分，但是一般不加注释和评论，字数控制在100字以内。

（3）关键词：选用能够反映文章的特征和主要内容的3～5个词组。

（4）前言：又称引言、导言、绪言等。前言是文章的开端，是核心主题的引子，可使读者能对全文有一个基本了解和初步的认识，简明扼要地介绍该综述的学术意义、内容主题和撰写目的，与文章题目相呼应，字数一般控制在300～500字之内。

（5）正文：正文是全文的主体部分，一般是先提出问题，然后围绕问题展开讨论，罗列证据，分析论点，得出结论，期间还包括历史回顾和现状介绍等。正文大多采用大标题下分列小标题方式展开，每一个小标题下论述一个观点、事件或内容，以论点引路，以论点加论据方式进行叙述。正文的字数一般应控制在3000～5000字以内。

（6）结语：即对综述内容所得出的最后结论做扼要论述。作者在此对全文进行一个简要的概括和总结，指出本综述所涉及的专题研究中主要成果、存在的问题和未来发展动向，并表明自己的见解或评价，字数一般在300～500字之内。

（7）参考文献：文章末尾附有较多参考文献，是综述的重要组成部分，是衡量综述质量和水平的标志。这些文献应是作者亲自阅读过的主要参考文献，如引用的是外文文献，直接用外

NOTE

文，不必译成中文。

4. 写作文献综述的注意事项

（1）文献搜集不全面：全面搜集资料是写好综述的前提，不能只掌握片面的资料就动手写综述。

（2）去粗取精：搜集的文献一定要仔细阅读，剔除陈旧的、重复的及与主题相关性差的内容。

（3）忠实文献内容：采用文献中的观点或数据等，一定要认真核对以保证引用的数据、观点、人名、术语等准确无误。忠实原文，不能任意删减或添枝加叶，不要把原始文献的观点与综述作者自己的观点相混淆。

（4）概括性、逻辑性差：将收集的文献生搬硬套，简单摘抄罗列，缺乏概括性；没有用自己的思路、方式和语言来表达，缺乏逻辑性。

（5）切忌剽窃行为：不能将国内外期刊上一篇或多篇综述改头换面拼凑成自己的综述文章再行发表。

二、药学科研论文的写作

1. 药学科研论文概述

（1）药学科研论文的概念：药学科研论文是某一药学领域课题在实验性、理论性或观测性上具有新的科学研究成果或创新见解和知识的科学记录；或是某种已知原理应用于实际中取得新进展的科学总结，用以供学术会议上宣读、交流或讨论；或在学术刊物上发表；或作其他用途的书面文件，是药学科研成果的文字体现。其特点为科学性、首创性、逻辑性和有效性。

（2）药学科研论文的类型：论文种类较多，可从不同角度进行分类。按资料来源分为原著（各学科论文）和编著（教科书、综述、专著等）；按写作目的分为学术论文和学位论文；按学科可分为基础性实验研究、临床药学及临床应用方面的研究、回顾性临床评价等；按课题性质、研究内容可分为调查研究、实验研究、实验观察、资料分析和经验体会等。

（3）药学科研论文的要求：各种类型的药学论文的目的、内容和格式各不相同，但是都应遵循一定的要求，除上述所说的论文的特点外，还要做到数据可靠、论点明确、实事求是、结构严谨、层次清楚、语句通顺、合乎文字修辞要求。另外，所使用的计量单位、名词术语、符号及缩略语等都应符合规范。

（4）药学科研论文的作用：药学科研论文是用来探讨药学学术问题，进行学术研究的重要凭据；是描述药学研究成果、传播药学信息的主要工具；是展示研究成果的平台；是考察某个人或者某个集体的学术水平的重要依据；是培养人才的重要手段；是获得研究经费的重要基础。

（5）药学科研论文的结构：不同类型、不同内容的论文结构稍有差异，不同杂志也可能有不同的结构要求。一般药学科研论文的基本结构包括前置部分和主体部分。前置部分包括文题、作者（作者单位）、摘要（英文摘要）、关键词、文献标识码、英文摘要及关键词；主题部分包括引言、材料和方法、结果、讨论和结论、致谢、参考文献。

2. 药学科研论文的写作方法　对社会来讲，药学知识积累和学术交流是撰写科研论文的社会意义；对研究者个人来讲，通过撰写、发表学术论文，将科学研究成果公之于世，研究者个人的劳动成果才能得到社会的承认，也才能使科学研究的社会价值得以实现，论文质量的好坏体现了作者的研究能力，也直接影响研究者持续发展的机会。所以，无论对社会还是对个人，都应该重视论文的写作。

（1）论文的文题：文题也称标题、题目、题名或篇名等，是对文章高度的概括和浓缩，是反映报告、论文中最重要的特定内容的最恰当、最简明词语的逻辑组合。好的文题会引起读者的兴趣，文题好坏直接影响你的文章被阅读的频次，继而影响该文章的价值。国家标准也从文献学角度对文题做了规定，即题名所用每一词语必须考虑到有助于选定关键词和编制题录、索引等二次文献，可以提供检索的特定实用信息。

一个好的文题应经过反复推敲，选择能够反映论文核心内容的关键词，基本要求是简洁、明了、准确。此外还应注意：忌用冗长、主谓宾均有的完整句子；切忌过分笼统、空泛、文题不符、题目大内容小；所用概念要准确，逻辑性强；避免使用结构式、公式、同行不熟悉的符号与缩写，药品名称应使用通用名。文题一般不超过 20 个字，外文文题实词不宜超过 10 个。

（2）作者和作者单位：论文的作者系文稿的法定主权人、责任者。

由于药学属于多学科研究领域，科研项目多数需要团结协作完成，但是论文署名不能全部列出。论文作者应只限于那些对于选定研究课题和制订研究方案、直接参加全部或主要部分研究工作并做出主要贡献，以及参加撰写论文并能对内容负责的人。至于参加部分工作的合作者、按研究计划分工负责具体小项的工作者、某一项测试的承担者，以及接受委托进行分析检验和观察的辅助人员等，均不列入。这些人可以作为参加工作的人员——列入致谢部分，或排于脚注。作者署名次序按其对论文的贡献大小排序。第一作者或通讯作者须事先征得其他作者的同意。多数期刊对作者人数有规定，一般最多不超过 6 人。

作者单位和通讯方式有助于研究者之间的交流探讨，所以在署名的同时应按各期刊稿约的要求注明作者单位及通讯地址等详细信息，一般将第一作者或者通讯作者简介、单位、地址、邮编等都要列于文章首页的页脚，如属基金资助课题还应注明基金项目名称和编号。其他作者只写工作单位，如单位不同，可用上标数字分别标注。

（3）摘要：摘要是报告、论文内容不加注释和评论的简短陈述。论文一般均应有摘要，为了国际交流，还应有与中文摘要同义的外文（多为英文）摘要。

摘要应具有独立性，即避免与文题、正文中的大小标题及结论部分重复，同时具有自明性，即不阅读报告、论文的全文就能获得必要的信息。

摘要中有数据、有结论，是一篇完整的短文，可以独立使用，可以引用，可以用于工艺推广。摘要的内容应包含与论文同等量的主要信息，供读者确定有无必要阅读全文，也提供文摘等二次文献采用。

摘要一般应说明研究工作目的、实验方法、结果和最终结论等，而重点是结果和结论。

除了实在无变通办法可用以外，摘要中不用图、表、化学结构式、非公知公用的符号和术语。

摘要是在正文的基础上完成的，一般要在论文初稿完成后书写。中文摘要一般不宜超过 300 字；外文摘要不宜超过 250 个实词，如遇特殊需要，字数可以略多。用于评审的学位论文和参加会议的会议论文可按要求写成变异本式摘要，字数不受限制。

根据论文的类型、内容和发表方式及写摘要的目的等，可将摘要类型分为：①指示性摘要，表明文章主题范围与内容概括的一种"简介"，篇幅短，一般 50 ~ 150 字，仅适用于综述、述评、泛述等文章。②报道性摘要，以浓缩信息及具体数据介绍研究工作的目的、方法、结果、结论，一般 200 ~ 300 字。研究报告、科研论文等都应当附有报道性摘要。③指示 / 报道性摘要（150 ~ 250 字）。④资料性摘要（1000 ~ 2000 字），如会议论文和学位论文摘要。

（4）关键词：关键词是为了文献标引工作从报告、论文中选取出来用以表示全文主题内容信息款目的单词或术语。每篇论文选取 3 ~ 8 个词作为关键词，科研论文一般 3 ~ 5 个，以显著的字符另起一行，排在摘要的左下方。如有可能，尽量用《汉语主题词表》等词表提供的规范词。为了国际交流，应标注与中文对应的英文关键词，以上述同样方式列于英文摘要的下方。

关键词是为快速检索文献而设置，贵在确切、规范，应准确反映论文的研究领域、研究对象、研究方法和结果等，它决定着文章被检索和应用的次数。

（5）正文：论文的正文是核心部分，占主要篇幅。

由于研究工作涉及的学科、选题、研究方法、工作进程、结果表达方式等有很大的差异，对正文内容不能作统一的规定。但是，必须实事求是，客观真切，准确完备，合乎逻辑，层次分明，简练可读。一般正文包括：

①引言：引言（或绪论）简要说明研究工作的目的、范围、相关领域的前人工作和知识空白、理论基础和分析、研究设想、研究方法和实验设计、预期结果和意义等，起到一个定向的作用。

引言应言简意赅，不要与摘要雷同，不要成为摘要的注释。一般教科书中或者一般研究者具备的知识，在引言中不必赘述；切忌离题、公式化和大而全；不要过多地叙述历史与罗列文献，不要与正文尤其是讨论部分内容过多重复，这样会有头重脚轻、喧宾夺主的感觉。不同期刊对引言的要求不同，但一般掌握在 300 字左右。

②材料与方法：这一部分是论文的关键部分，决定论文是否具有科学性，贵在尊重事实，逻辑性强，应着重阐述有创新和有实质性改革等重要内容，表明如何研究和用什么方法研究。该部分可供他人重复（应用）或验证，同时可以使读者根据其介绍判断设计的科学性和结果的可信性。

主要内容及注意事项如下：

研究的对象（人、动物、年龄、性别、体重、病种等），材料（药品、试剂）要注明规格、批号及提供单位；仪器要注明型号及生产厂家。用动物做科研实验时，应遵循爱护和使用动物的准则。

详细介绍具体方法和实验步骤，采用他人的文献方法可简要描述并注明文献出处。所创建的方法或改进之处，应详细描述，并说明理由和评价其应用范围。

临床研究要说明诊断标准、治疗方法、药品剂量、疗程长短等，要有严格的疗效判断标准，要设对照组（双盲对照更理想）。

文中文字、量与单位的使用应规范，符合现行标准。计量单位、使用各种量、单位和符号，必须遵循国家标准的规定执行。单位名称和符号的书写方式一律采用国际通用符号；符号和缩略词应遵照国家标准的有关规定执行。如无标准可循，可采纳本学科或本专业的权威性机构或学术团体所公布的规定；也可以采用全国自然科学名词审定委员会编印的各学科词汇的用词。如不得不引用某些不是公知公用的，且又不易为同行读者所理解的，或系作者自定的符号、记号、缩略词、首字母缩写字等时，均应在第一次出现时——加以说明，给予明确的定义。

③结果：结果是科学研究的最终状态，它是研究成果的结晶，也是论文的核心部分。结果不是对实验数据、现象的简单罗列，应是全面分析得到的数据和资料，包括实验结果及数据处理。

科学取舍实验数据，不能随意删减或选取、添加偶发性现象和数据，注意有效数字问题，所有统计方法均应阐述清楚；不能回避实验中出现的与实验设计不符的结果或现象。

④图表：文中可适当采用图表。凡文字可表达清楚的不列图表；如要表达精确的数据，则用图表来表示比较好；若要表示形象直观的量变关系趋势，则用图；应避免文字描述与图表表达的重复。

图应具有"自明性"，即只看图、图题和图例，不阅读正文，就可理解图意。图应编排序号。每一图应有简短确切的题名，连同图号置于图下。必要时，应将图上的符号、标记、代码，以及实验条件等，用最简练的文字，横排于图题下方，作为图例说明。曲线图的纵横坐标必须标注"量、标准规定符号、单位"，此三者只有在不必要标明（如无量纲等）的情况下方可省略。坐标上标注的量的符号和缩略词必须与正文中一致。

表的编排，一般是内容和测试项目由左至右横读，数据依序竖排。表应有自明性。表应编排序号。每一表应有简短确切的题名，连同表号置于表上。必要时应将表中的符号、标记、代码，以及需要说明事项，以最简练的文字，横排于表的题目下方，作为"表注"，也可以附注于表格的下方。表内附注的序号宜用小号阿拉伯数字并加圆括号置于被标注对象的右上角，如：（×××1），不宜用星号"*"，以免与数学上共轭和物质转移的符号相混。表的各栏均应标明"量或测试项目、标准规定符号、单位"，只有在无必要标注的情况下方可省略。表中的缩略词和符号，必须与正文中一致。表内同一栏的数字必须上下对齐。表内不宜用"同上""同左"","和类似词，一律填入具体数字或文字。表内"空白"代表未测或无此项，"—"或"……"（因"–"可能与代表阴性反应相混）代表未发现，"0"代表实测结果确为零。现多数期刊建议采用三线表。

（6）讨论与结论：讨论是论文的精华部分，是对研究结果的说明、评价和推论，目的是说明本研究的结果揭示了什么。

讨论的内容可包括实验结果所揭示的原理、论文在理论上与实用上的价值与意义、实验中例外情况及论文尚难以解释或解决的问题、实验条件的不足之处及解决办法，提出进一步研究的方向、建议和设想等。不用图表。

讨论一定要立论严谨，突出重点，紧紧围绕结果展开，要突出新发现和新认识；切忌重复方法与结果项下已叙述过的内容，篇幅不宜过长。

论文的结论是对研究结果的进一步推断，它是最终的、总体的论述，不是正文中各段小结的简单重复。结论应该准确、完整、明确、精练，不要轻易使用"首次报道""前人未见研究""国内外首创"等词句。

（7）致谢：致谢是对给予研究工作支持，而没有被列为或者不能列为作者的人或单位表示感谢，可以在正文后对下列方面提出致谢：①国家科学基金、资助研究工作的奖学金基金、合同单位及资助或支持的企业、组织或个人；②协助完成研究工作和提供便利条件的组织或个人；③在研究工作中提出建议和提供帮助的人；④给予转载和引用权的资料、图片、文献、研究思想和设想的所有者；⑤其他应感谢的组织或个人。

致谢文中应客观描述被致谢者所起的作用，避免使用感情色彩强烈的语气和词汇。

（8）参考文献：按照 GB 7714-87《文后参考文献著录规则》的规定执行。

文后参考文献是科技论文不可缺少的一部分，目的在于体现科学的继承性和对他人劳动的尊重，指出论文的科学论据，节约文章的篇幅，有助于评估论文的学术水平，便于检索有关资料，提供参阅资料。

引用参考文献需要注意下列问题：①引用学科权威人士及单位署名的经典文献，只列出关键性文献；②忠实反映文献作者的真实观点；③引用较新的文献，尽量少用陈旧的文献，一般要求近 5 年的文献占 50％以上；④只能引用公开出版的文献，内部资料不能引用；⑤论文作者没有阅读的文献不能引用。

文中参考文献亦应少而精，国内期刊一般要求研究性论文不超过 10 篇，综述类论文可引用 20 ～ 30 篇。

第三节　学术不端文献检测系统

一、学术不端文献检测系统简介

诚信是科学研究的基石，科研诚信既是对科学研究过程可信性的保证，也是科学繁荣发展的保证。长期以来，广大科研人员坚持严谨治学，为科研事业做出了重要贡献。但极个别也会出现或潜在一些令人忧虑的学术失范问题和学术不端行为，败坏学术风气，制约学术发展，造成了不良社会影响。

学术行为规范迫切性获得国际公认。英国、德国、加拿大等普遍采用"保证体系"，要求研究机构定期提交关于学术不良行为的报告，引导和促使研究机构树立诚信意识、加强学术诚信教育和管理，但这只是自我约束的规则，而不是法律的一部分；美国对学术不端的查处是最为有力的，有多种惩处措施，情节严重者将面临法律的制裁。美国政府部门中负责处理学术不端行为的机构是研究诚信办公室，该机构随时公布违规者的姓名、单位、违规情节和处置决定。近年来我国高校和出版机构相继公布了学术道德守则，例如 2010 年，南开大学通过了《南开大学学风建设委员会章程》，设置委员会对学术不端行为进行判定和惩罚；教育部研究决定成立学风建设协调小组，对学术不端行为者会有被开除公职甚至判刑的处罚，而后者是迄今最为严厉的惩罚，等等。

整体来讲，现有的学术不端行为主要分为四类：抄袭、伪造、篡改及其他。"其他"主要包括不当署名、一稿多投、一个学术成果多篇发表等不端行为。传统上学术不端现象发现多是举报等手段，这种方法耗时耗力，还会因专业知识的不足无法进行准确的判断。随着互联网的发展，在线检测技术逐渐成熟，学术不端文献检测系统实现了对抄袭与剽窃、伪造、篡改等学术不端行为的准确、快速检测，成为编辑初审稿件时的主要工具。

二、国内学术不端文献检测系统

（一）CNKI 学术不端文献检测系统（简称 CNKI）

CNKI 科研诚信管理系统研究中心是同方知网出版集团旗下从事科研诚信管理产品研发的专门机构，研究中心开发的学术不端检测系统分为"学术不端文献检测系统"和"科研诚信管理系统（人事版）"两部分。其中"学术不端文献检测系统"根据用户群的特点分为科技期刊学术不端文献检测系统（AMLC）、社科期刊学术不端文献检测系统（SMLC）、学位论文学术不端行为检测系统（TMLC）、大学生论文抄袭检测系统（PMLC）；"科研诚信管理系统（人事版）包括英文检测系统和中英文对照检测系统。

1. CNKI 特点

（1）资源数量庞大、种类丰富：CNKI 检测范围涵盖中国学术期刊网络出版总库、中国博士学位论文全文数据库、中国优秀硕士学位论文全文数据库、中国重要会议论文全文数据库、中国重要报纸全文数据库、中国专利全文数据库、互联网资源、英文数据库（涵盖期刊、博硕、会议的英文数据及德国 Springer、英国 Taylor&Francis 期刊数据库等）、港澳台学术文献库、优先出版文献库、互联网文档资源、个人比对库，包括期刊全文文献 2480 万篇、63 万篇优秀硕士学位论文、8.7 万篇博士学位论文、会议论文 94.7 万篇、报纸 462 万篇、年鉴 787 万篇，以及国家标准、专利、字典、词典、百科全书、图录、表谱、手册、名录、第三方数据库资源，等等。资源类型和数量明显优于其他同类产品。

（2）检测结果准确：CNKI 采用基于数字指纹的多阶快速检测方法，对用户指定的文档做数字指纹分析，与相关文档进行指纹比对，按照文档类型与内容特征不同，支持从词到句子、段落、篇章级别的数字指纹比对，使得检测结果更准确。

（3）指标体系详细：检测结果中除总复制比外，还有复制比（去除引用文献检测结果复制比、去除本人文献检测结果复制比）、总检测指标（重合字数、总字数、总段落数、疑似段落数、前部重合字数、后部重合字数）、子检测指标（重合字数、小段落数、大段落数、最大段长、平均段长、前部重合度、后部重合度）。

另外在检测结果中能详细显示比对源文献的篇名、作者、发表刊物、发表时间等信息。如果点击抄袭来源篇名，可以查看文件相似内容对比情况；也可以删除系统给出的某些抄袭来源文献，得到新的检测结果。

2. CNKI 学术不端检测系统的使用方法 文章检测功能是学术不端文献检测系统的核心所在，每个检测系统功能范围不同。下面以 AMLC 为例详细介绍学术不端检测系统的使用方法。

（1）创建文件夹：根据不同需求创建多个文件夹，设定该文件夹下稿件的检测范围、检测数据库与检测时间。以下三种限定条件可以任意组合：

1）检测范围限定只和某些特定学科领域内文献进行比较。

2）检测时间限定只和特定时间段内发表的文献进行比较。

3）检测数据库限定只和特定类型的文献进行比较。

（2）提交稿件：系统支持单篇提交或多篇稿件压缩后提交。多篇稿件时需按照系统要求填写详细的稿件信息。具体操作如下：

1）选择稿件保存的文件夹，稿件可以保存为 doc、txt、caj、kdh、nh 及 pdf 格式。

2）选择检测方式，包括自动检测、手动检测、服务器自主检测。其中自动检测是检测后台依据自动分配检测到任务从而进行排队处理。手动检测通过触发实时检测提交内容。服务器自主检测是最低优先级检测，只在服务器空闲时检测。

3）上传至服务器进行检测。

3. 检测结果 检测结果可以通过提交稿件与文献的重合字数、文字重合度、引证关系和诊断类型（AMLC 诊查规则，见表 10-1 和表 10-2）等多个方面判断。

表 10-1　按照字符数量与相似比例划分的检测结果

检测结果	重合文字条件	总相似比例条件
轻度句子抄袭	各连续重合文字均 <200	<10%
句子抄袭	各连续重合文字均 <200	≥ 10%
轻度段落抄袭	存在连续重合文字 ≥ 200	<30%
段落抄袭	存在连续重合文字 ≥ 200	≥ 30% 且 <50%
整体抄袭	≥总字符数的一半	≥ 50%

表 10-2　按照作者与相似比例划分的检测结果

检测结果	作者（或部分作者）是否相同	文字重合度
整篇抄袭	不同	≥ 60%
疑似抄袭	不同	30% ～ 60%
轻度复制	不同	10% ～ 30%
轻微复制	不同	5% ～ 10%
未复制	不同	<5%
一稿多投	相同	≥ 75%
一个学术成果多篇发表	相同	50% ～ 75%
不当署名	部分相同	≥ 75%
学术不严谨（自抄）	相同	30% ～ 50%

（二）维普——通达论文引用检测系统

维普——通达论文引用检测系统 (VTTMS)，是由维普公司与通达恒远（北京）信息技术有限公司及北京多所重点高校共同研制而成，是论文写作辅导及管理的一站式平台。VTTMS 与 CNKI 划分方式相同，提供个人自检测服务、高校学生论文检测服务、期刊稿件检测服务及其他类型的检测服务等，可以满足教育界、出版社、媒体、科研机构等行业客户及各类论文撰写者等不同用户的需求。

1. VTTMS 特点

（1）检测方法科学，检测速度快：VTTMS 单句检测速度可达到毫秒级，处于领先水平。系统采用自主研发的业界领先的"F&V"算法，集合了 VSM、语义指纹、自动分类三种方式的计算模型。语义指纹用于对整段文本进行检测、VSM 用于对语义片段进行分析、自动分类用于将被检测文档自动定位到专业的比对源中进行检测。检测颗粒度最小支持词组级语义，能够精确快速地命中并识别出论文与比对资源相似的内容。

（2）跨学科领域比对资源：VTTMS 突破了单一学科领域比对资源的限制，可以同时与规模庞大的、跨学科领域的、跨文献类型的文本资源进行高速的比对。

（3）特殊的检测指标：VTTMS 通过对文档关键语义片段的识别和检测，将一篇论文的语义片段分为明确引用其他文献内容、与其他文献内容存在雷同部分、其他内容三部分。VTTMS 根据这三部分的语义贡献比率定义了"引用率""复写率"和"自写率"三个指标，对论文的创新性进行评价。

2. 使用方法 VTTMS 使用方法简便易行。与 CNKI 不同，VTTMS 仅支持 doc、docx、txt 格式，且无须建立文件夹，在线自主选择数据库进行检测。

3. 检测结果 检测结果显示论文的复写率、引用率及自写率。系统默认相似度 ≥ 50% 为相似片段。

（三）万方论文相似性检测系统

万方相似性检测系统可以对新论文、已发表论文和大学生论文进行检测，检测范围包括中国学术期刊数据库、中国学位论文全文数据库、中国学术会议论文数据库和中国学术网页数据库。

1. 万方相似性检测系统特点 系统采用独创算法对论文的相似性进行评价，计算检测论文的总相似比、参考文献相似比、剩余相似比。

2. 使用方法 在线上传 pdf、word、txt、rtf 格式的文件后，系统自动与数据库资源进行比对。与 CNKI 不同，系统还支持断点续传及可与既有业务系统集成、检测任务管理功能。

3. 检测结果 检测结果显示论文的总相似比、参考文献相似比、剩余相似比，比对源文献的篇名、作者、发表刊物、发表时间等信息，便于用户参考。

（四）PaperPass 检测系统

PaperPass 网站诞生于 2007 年，是全球首个中文文献相似度比对系统，已经发展成为最权威、最可信赖的中文原创性检查和预防剽窃的在线网站。

1. ParperPass 检测系统特点

（1）海量比对库：ParperPass 由超过 9000 万的学术期刊和学位论文及一个超过 10 亿数量的互联网网页数据库组成，资源丰富。

（2）检测方法先进：ParperPass 自主研发的动态指纹越级扫描检测技术，已经领先于国内外其他检测系统所用技术，成为论文抄袭检测技术的领导者。

（3）检测结果准确：论文提交后，系统以句子为单位对论文进行检测，准确率可以达到 99%。

2. 使用方法 ParperPass 使用方法简单，用户在线提交论文后系统自行进行检测。

3. 检测结果 结果以不同颜色标示，红色和橙色表示相似度高。

（五）国内其他文献检测平台

除上述常用检测系统外，国内还有其他学术不端文献检测系统。如由武汉大学信息管理学院出版科学系沈阳教授带领课题小组开发成功的文档相似性检测工具 ROST 反剽窃系统，该系统目前不对个人开放；采用动态语义跨域识别技术的 PaperRater 论文检测系统；通达恒远（北京）信息技术有限公司研制的基于五维的比对源，以语义指纹 +VSM+ 算法为核心技术的 Gocheck 论文引用检测系统；超星公司推出的大雅相似性分析系统，对比库资源类型齐全，包括图书、报纸、期刊等。

三、国外学术不端文献检测系统

国外高校对于反剽窃的研究高度重视，其反剽窃领域研究较国内相关研究提前，技术比较成熟。目前反学术不端、反剽窃系统作为论文初筛工具已经成为欧美高校的常用软件。

（一）Turnitin

Turnitin 是由 ROGEAM DIGITAL 推出的一款数字图书馆平台建设产品，是目前唯一有技术能力来检测是否是购买的论文、伪造或是学生之间的相互剽窃的系统，也是全球最权威、应用最多的英文检测系统。

1. Turnitin 特点

（1）资源丰富：ROGEAM DIGITAL 与国内外出版社和资源商紧密合作，为系统平台提供了 1.5 亿的海量论文数据库、90000 多种世界知名期刊杂志数据库、200 多亿的网页数据库，涵盖自然科学、社会科学、人文科学、管理科学等诸多领域的学术文献、专利信息等科技资源。

（2）版本不同：Turnitin 系统分为两个版本，一个是国际版，另外一个是 UK 版。

两个版本是有区别的，国际版适用于 30 多种语言；UK 版有个专门的英国文献的数据库，适合绝大多数英国学校。UK 版的这个特点在国际版中是不存在的，所以两个版本的检测结果也是不同的，使用的时候要注意选择。

2. 使用方法　在线上传需检测的论文后，系统自动与数据库文献进行比对，无任何人工的干预。

（二）CrossCheck

CrossCheck 是由国际出版链接协会研发，全球六家国际出版集团共同参与实验，由 CrossRef 推出的用于帮助检测论文原创性的反剽窃工具。

1. CrossCheck 特点　CrossChec 与 Turnitin 不同，CrossCheck 更注重保护用户的隐私，被检测文献不会被 CrossCheck 数据库收录，可以放心使用。但 CrossCheck 只是最擅长比较英文论文，对其他语种并不支持。

2. 使用方法　CrossCheck 工作原理简单。通过客户端将论文上传，然后系统将该论文与 CrossCheck 数据库中的已发表文献进行比较。

3. 检测结果　结果中显示检测稿件与数据库中已发表文献的相似度，并将相似的文本标示出来。当其相似度总量超过 50% 时，系统会自动显示黄色背景。

（三）SafeAssign 和 PlagiarismSearch

SafeAssign 是 Blackboard 教学管理平台下强有力的反抄袭检测工具。系统采用独特的原创性检测算法，将提交的文章与数据库内批量收藏的文章进行对比，结果中显示相似百分比，作为评价文章原创性的指标；结果中还详细显示比对源文献的信息，用户可以删除系统给出的某些抄袭来源文献，得到新检测结果。

PlagiarismSearch 因为其安全高效的特点，已经在全球数百个国家应用。PlagiarismSearch 操作简单，系统支持所有文件格式，方便用户使用。

（四）国外其他文献检测平台

除上述几家著名的学术不端文献检测平台外，国外还有相当多数量的学术不端文献检测平台。如 Article Checker 公司、plagiarism detect 公司，以及艾斯维尔的 PERK 检测系统等。

学术不端文献检测系统，这个由计算机数字信息处理系统所组成的功能平台实际上起到的作用是预防剽窃，防止该作者将文献投稿并公开出版后被公众指认为剽窃而后悔莫及。但检测系统的数据库有限，文字复制比只是经过执行一系列查询与比较算法后生成的数字和提示而已，至于可疑论文是否真的是剽窃而来，一定需要由相关研究领域的专家对相似论文进行仔细比较，才能做出比较客观的结论。

小结十

1. 结合国家标准（GB7714–2005 和 GB7713–87），就科研型论文、综述型论文及文后参考文献书写规范，做了系统介绍，并指出了书写论文常见的问题，从而使学生论文书写更加规范，提高学生论文书写能力。

2. 简要介绍了手检和机检索引的编制。

3. 介绍了常用的国内学术不端文献检测系统和国外学术不端文献检测系统。

NOTE

附　录

附录 1　中文药学主要期刊

刊物名	编辑单位	刊期
1. 安徽医药	安徽省药学会	双月刊
2. 安徽中医药大学学报	安徽中医药大学	双月刊
3. 北京中医药大学学报	《北京中医药大学学报》编辑部	双月刊
4. 长春中医药大学学报	长春中医药大学	季刊
5. 成都中医药大学学报	成都中医药大学	季刊
6. 大连医科大学学报	大连医科大学	季刊
7. 大众中医药	《大众中医药》编辑部	双月刊
8. 第一军医大学学报	第一军医大学	月刊
9. 第二军医大学学报	第二军医大学	月刊
10. 第三军医大学学报	第三军医大学	半月刊
11. 第四军医大学学报	第四军医大学	半月刊
12. 福建医药杂志	《福建医药杂志》编辑部	双月刊
13. 福建中医药大学学报	福建中医药大学	双月刊
14. 福建中医药	福建中医学会，福建中医药大学	双月刊
15. 甘肃中医药大学学报	甘肃中医药大学	季刊
16. 广东药学	广东省药学会	双月刊
17. 广东药科大学学报	《广东药科大学学报》编辑部	季刊
18. 广东医科大学学报	广东医科大学	双月刊
19. 广西医学	广西医学情报研究所	月刊
20. 广西中医药大学学报	广西中医药大学	季刊
21. 广西中医药	《广西中医药》编辑部	双月刊
22. 广州医科大学学报	广州医科大学	季刊
23. 广州医药	《广州医药》编辑部	双月刊
24. 广州中医药大学学报	广州中医药大学	季刊
25. 贵阳医科大学学报	贵阳医科大学	双月刊
26. 贵阳中医学院学报	贵阳中医学院	季刊
27. 贵州医药	《贵州医药》杂志社	月刊
28. 国内医药信息总览	国家食品药品监督管理局信息中心	半月刊

29. 国外医学药学分册	军事医学科学院毒物研究所	双月刊
30. 国外医学中医中药分册	中国中医研究中医药信息研究所	双月刊
31. 哈尔滨医科大学学报	哈尔滨医科大学	双月刊
32. 哈尔滨医药	《哈尔滨医药》编辑委员会	季刊
33. 河北医药	河北医学科学情报研究所	月刊
34. 河北中医学学报	《河北中医学学报》编辑部	季刊
35. 河北中医药学报	河北医科大学	季刊
36. 黑龙江医药	《黑龙江医药》编辑部	双月刊
37. 黑龙江中医药	《黑龙江中医药》杂志社	双月刊
38. 湖北医药	《湖北医药》编辑委员会	月刊
39. 湖北中医药大学学报	湖北中医药大学	季刊
40. 湖南中医药导报	《湖南中医药导报》杂志社	月刊
41. 湖南中医药学刊	《湖南中医药学刊》编辑部	双月刊
42. 华西药学杂志	华西医科大学	双月刊
43. 江苏药学与临床研究	《江苏药学与临床研究》编辑部	季刊
44. 江苏医药	《江苏医药》编辑部	月刊
45. 江苏中医药	《江苏中医药》编辑部	月刊
46. 江西医药	《江西医药》编辑部	双月刊
47. 江西中医药	《江西中医药》编辑部	双月刊
48. 江西中医药大学学报	江西中医药大学	月刊
49. 昆明医科大学学报	昆明医科大学	季刊
50. 内蒙古中医药	内蒙古自治区中蒙医研究所	双月刊
51. 南京中医药大学学报	《南京中医药大学学报》编辑部	双月刊
52. 青海医药杂志	《青海医药杂志》编辑部	月刊
53. 全国医药信息	《全国医药信息》编辑部	旬刊
54. 山东医药	山东卫生报刊社	半月刊
55. 山东中医药大学学报	《山东中医药大学学报》编辑部	双月刊
56. 山西医药杂志	《山西医药杂志》编辑部	双月刊
57. 上海医药	《上海医药》杂志社	月刊
58. 上海中医药大学学报	《上海中医药大学学报》编辑部	季刊
59. 上海中医药杂志	《上海中医药》杂志社	月刊
60. 沈阳药科大学学报	《沈阳药科大学学报》编辑部	双月刊
61. 时珍国医国药	《时珍国医国药》杂志社	月刊
62. 实用中医药杂志	《实用中医药杂志》编辑部	月刊
63. 世界科学技术 – 中医药现代化	《世界科学技术》编辑部	双月刊
64. 数理医药学杂志	《数理医药学杂志》编辑部	双月刊
65. 天津药学	天津市药学会	双月刊
66. 天津医药	天津医学杂志社	月刊

NOTE

67. 天津中医药大学学报	天津中医药大学	季刊
68. 天津中医药	天津中医药大学	双月刊
69. 现代中药研究与实践	《现代中药研究与实践》杂志社	双月刊
70. 新疆中医药	新疆维吾尔自治区中医药学会	双月刊
71. 药物分析杂志	中国药学会	双月刊
72. 药学进展	中国药科大学	双月刊
73. 药学实践杂志	第二军医大学	双月刊
74. 药学学报	中国药学会主办，中国医学科学院	月刊
75. 云南中医中药杂志	《云南中医中药杂志》编辑部	双月刊
76. 浙江中医药大学学报	浙江中医药大学	双月刊
77. 中草药	中国药学会与天津药物研究所	月刊
78. 中成药	国家食品药品监督管理局信息中心中成药	月刊
79. 中国生物学文摘	《中国生物学文摘》编辑部	月刊
80. 中国新药与临床杂志	中国药学会	月刊
81. 中国新药杂志	中国药学会	月刊
82. 中国药房	《中国药房》杂志社	月刊
83. 中国药科大学学报	《中国药科大学学报》编委会	双月刊
84. 中国药理学报	中国药理学会、中国科学院上海药物研究所	月刊
85. 中国药理学通报	中国药理学会	月刊
86. 中国药理学与毒理学杂志	中国药理学会	双月刊
87. 中国药物化学杂志	中国药学会	双月刊
88. 中国药物与临床	中华医院管理学会	双月刊
89. 中国药学文摘	《中国药学文摘》编辑部	月刊
90. 中国药学杂志	中国药学会	月刊
91. 中国医药学报	中国中医药学会期刊编辑部	双月刊
92. 中国医院药学杂志	中国药学会	月刊
93. 中国中药杂志	《中国中药杂志》编辑委员会	月刊
94. 中国中医药科技	《中国中医药科技》编辑部	双月刊
95. 中国中医药信息杂志	全国中医药科技信息工作委员会、《中国中医药信息杂志》编辑委员会	月刊
96. 中药材	国家食品药品监督管理局中药材信息中心站	月刊
97. 中药经济与信息	《中药经济与信息》编委会	旬刊
98. 中药新药与临床药理	《中药新药与临床药理》编辑部	双月刊
99. 中药研究与信息	《中药研究与信息》编辑部	月刊
100. 中药药理与临床	《中药药理与临床》编辑部	双月刊
101. 中医药管理杂志	《中医药管理杂志》编辑部、中国中医研究院中医药信息研究所、中国中医药学会	双月刊
102. 中医药信息	黑龙江中医药大学《中医药信息》编辑委员会	双月刊

103. 中医药信息月刊　　　　　《中医药信息月刊》编辑部　　　　　月刊

附录 2　外文药学主要期刊

Name	Publlsher
1. Advanced Drug Delivery Reviews	Elsevier Science
2. Adverse Drug Reaction Bulletin	Lippincott Williams & Wilkins
3. Adverse Drug Reactions and Toxicological Reviews	Adis International Ltd
4. American Journal of Botany	Botanical Society of America
5. The American Journal of Chinese Medicine	World Scientific Publishing Co. Pte. Ltd
6. Amino Acids	Springer Verlag Wien
7. Analytical Biochemistry	Elsevier Science
8. Analytical Chemistry	American Chemical Society
9. Annals of Applied Biology	Association of Applied Biologists
10. Annals of Botany（prior to Jan. 1，2002）	Elsevier Science
11. Annals of Clinical Biochemistry	Royal Society of Medicine Press
12. Annals of Pharmacotherapy	Harvey Whitney Books Company
13. Annual Review of Biochemistry	Annual Reviews Inc
14. Annual Review of Pharmacology and Toxicology	Annual Reviews Inc
15. Applied Spectroscopy	Society for Applied Spectroscopy
16. Aquatic Botany	Elsevier Science
17. Archiv der Pharmazie	WILEY–VCH Verlag GmbH
18. Arzneimittel–Forschung（Drug Research）	Editio Cantor Verlag GmBH
19. Asian Chemical News	Reed Business Information Ltd
20. Assay and Drug Development Technologies	Mary Ann Liebert
21. Australian Journal of Botany	CSIRO Publishing
22. Australian Systematic Botany	CSIRO Publishing
23. Biochemical Engineering Journal	Elsevier Science
24. Biochemical Pharmacology	Elsevier Science
25. Biochemical Society Transactions	Portland press Limited
26. BioDrugs	Adis International Ltd
27. Bioelectrochemistry	Elsevier Science
28. BioEssays	John Wiley & Sons，Ltd
29. Bioinorganic Chemistry	Elsevier Science
30. Biologia Plantarum	Kluwer Academic Publishers
31. Biological and Pharmaceutical Bulletin	Maruzen Company Ltd
32. The Biological Bulletin	Marine Biological Laboratories

33. Biological Chemistry	Walter de Gruyter GmbH & Co
34. Biomacromolecules	American Chemical Society
35. Biomedical Chromatography	John Wiley & Sons，Ltd
36. Bioorganic Chemistry	Elsevier Science
37. Biopharmaceutics & Drug Disposition	John Wiley & Sons，Ltd
38. Bioseparation	Kluwer Academic Publishers
39. Biotechnology & Bioengineering	John Wiley & Sons，Inc
40. Biotechnology and Applied Biochemistry	Portland press Limited
41. Biotechnology Progress	American Chemical Society
42. British Journal of Pharmacology	Nature Publishing Group
43. Bulletin of the Chemical Society of Japan	Chemical Society of Japan.
44. Canadian Journal of Botany	NRC Research Press
45. Carbohydrate Polymers	Elsevier Science
46. Carbohydrate Research	Elsevier Science
47. Catalysis Reviews	Marcel Dekker，Inc
48. Cell	Cell Press
49. Cell and Tissue Research	Springer–Verlag Heidelberg
50. Chembiochem	WILEY–VCH Verlag GmbH
51. Chemical and Pharmaceutical Bulletin	Maruzen Company Ltd
52. Chemical Communications	The Royal Society of Chemistry
53. Chemical Reviews	American Chemical Society
54. Chemistry & Biology	Elsevier Science
55. Chemistry–A European Journal	WILEY–VCH Verlag GmbH
56. Chemistry International	IUPAC
57. Chemistry Letters	Chemical Society of Japan
58. Chemistry of Natural Compounds	Consultants Bureau
59. ChemPhysChem	WILEY–VCH Verlag GmbH
60. Clinical Acupuncture and Oriental Medicine	Elsevier Science
61. Clinical and Experimental Pharmacology and Physiology	Blackwell Science Asia Pty Ltd
62. Clinical Drug Investigation	Adis International Ltd
63. CNS Drugs	Adis International Ltd
64. Critical Reviews in Biochemistry and Molecular Biology	CRC Press LLC
65. Critical Reviews in Plant Sciences	CRC Press LLC
66. Critical Reviews in Toxicology	CRC Press LLC
67. Current Drug Metabolism	Bentham Science Publishers Ltd
68. Current Drug Targets	Bentham Science Publishers Ltd
69. Current Drug Targets–Cardiovascular & Hematological Disorders	Bentham Science Publishers Ltd

70. Current Medicinal Chemistry — Bentham Science Publishers Ltd

71. Current Medicinal Chemistry–Anti–Cancer Agents — Bentham Science Publishers Ltd

72. Current Medicinal Chemistry–Anti–Inflammatory & Anti–Allergy Agents — Bentham Science Publishers Ltd

73. Current Opinion in Pharmacology — Current Biology Ltd

74. Current Pharmaceutical Biotechnology — Bentham Science Publishers Ltd

75. Current Pharmaceutical Design — Bentham Science Publishers Ltd

76. Current Topics in Medicinal Chemistry — Bentham Science Publishers Ltd

77. Designed Monomers and Polymers — VSP/International Science Publishers

78. DNA and Cell Biology — Mary Ann Liebert

79. DNA Repair — Elsevier Science

80. Doklady Biological Sciences — MAIK Nauka/Interperiodica

81. Drug and Chemical Toxicology — Marcel Dekker, Inc

82. Drug Design and Discovery — Taylor & Francis Health Sciences, part of the Taylor & Francis Group

83. Drug Development and Industrial Pharmacy — Marcel Dekker, Inc

84. Drug Development Research — Wiley–Liss, Inc

85. Drug Discovery Today — Elsevier Science

86. Drug Metabolism and Disposition — American Society for Pharmacology and Experimental Therapeutics

87. Drug Metabolism Reviews — Marcel Dekker, Inc

88. Drug News and Perspectives — Prous Science Publishers

89. Drug Resistance Updates — Elsevier Science

90. Drug Safety — Adis International Ltd

91. Drug Utilization Review — American Health Consultants

92. Drugs — Adis International Ltd

93. Drugs of the Future — Prous Science Publishers

94. Enzyme and Microbial Technology — Elsevier Science

95. EPPO Bulletin — Blackwell Science Ltd

96. European Journal of Medicinal Chemistry — Elsevier Science

97. European Journal of Pharmaceutical Sciences — Elsevier Science

98. European Journal of Pharmaceutics and Biopharmaceutics — Elsevier Science

99. European Journal of Pharmacology — Elsevier Science

100. European Journal of Pharmacology: Molecular Pharmacology — Elsevier Science

101. Experimental Biology Online — Springer–Verlag Heidelberg

102. Experimental Cell Research — Elsevier Science

103. Flora — Urban & Fischer Verlag Jena

NOTE

104. Functional Plant Biology（formerly Australian Journal of Plant Physiology）   CSIRO Publishing

105. Gas Separation & Purification   Elsevier Science

106. Gene Analysis Techniques   Elsevier Science

107. Gene Expression   Cognizant Communication Corporation

108. Genes & Development   Cold Spring Harbor Laboratory Press

109. Genes and Function   Blackwell Science Ltd

110. Genes to Cells   Blackwell Science Ltd

111. GeneScteen   Blackwell Science Ltd

112. Helvetica Chimica Acta   Verlag Helvetica Chimica Acta AG

113. Heteroatom Chemistry   John Wiley & Sons，Inc

114. Heterocycles   Elsevier Science

115. Hippocampus   John Wiley & Sons，Inc

116. The Histochemical Journal   Kluwer Academic Publishers

117. Histochemistry and Cell Biology   Springer–Verlag Heidelberg

118. Hospital Pharmacy   Facts & Comparisons

119. Human and Experimental Toxicology   Arnold

120. Industrial & Engineering Chemistry Research   American Chemical Society

121. The International Journal of Biochemistry & Cell Biology Elsevier Science

122. International Journal of Biochromatography   Taylor & Francis Health Sciences, part of the Taylor & Francis Group

123. International Journal of Mass Spectrometry   Elsevier Science

124. International Journal of Mass Spectrometry and Ion Physics   Elsevier Science

125. International Journal of Mass Spectrometry and Ion Processes   Elsevier Science

126. International Journal of Pharmaceutical Medicine   Lippincott Williams & Wilkins

127. International Journal of Pharmaceutics   Elsevier Science

128. International Journal of Plant Sciences   The University of Chicago Press

129. Internet Journal of Chemistry   Northern Illinois University

130. Investigational New Drugs   Kluwer Academic Publishers

131. JAAS（Journal of Analytical Atomic Spectrometry）   The Royal Society of Chemistry

132. Journal of Aging & Parmacotherapy   Haworth Press

133. Journal of Analytical Chemistry   MAIK Nauka/Interperiodica

134. Journal of Applied Spectroscopy   Consultants Bureau

135. Journal of Biochemical Toxicology（now called Journal of Biochemical and Molecular Toxicology）   John Wiley & Sons，Inc

136. Journal of Biochemistry and Molecular Biology   Springer–Verlag Singapore

137. The Journal of Biological Chemistry   American Society for Biochemistry and Molecular Biology

138. Journal of Biomedical Informatics   Elsevier Science

139. Journal of Biomedical Materials Research   John Wiley & Sons，Inc

140. Journal of Biomolecular NMR   Kluwer Academic Publishers

141. Journal of Biomolecular Structure and Dynamics   Adenine Press Inc

142. Journal of Biopharmaceutical Statistics   Marcel Dekker，Inc

143. Journal of Bioscience and Bioengineering   Elsevier Science

144. Journal of Biotechnology   Elsevier Science

145. Journal of Carbohydrate Chemistry   Marcel Dekker，Inc

146. The Journal of Cell Biology   Rockefeller University Press

147. Journal of Cellular Biochemistry   Wiley–Liss，Inc

148. Journal of Chemical Research（Synopses）   The Royal Society of Chemistry

149. Journal of Chromatography A   Elsevier Science

150. Journal of Chromatography B   Elsevier Science

151. Journal of Chromatography B：Biomedical Sciences and Applications   Elsevier Science

152. Journal of Electron Spectroscopy and Related Phenomena   Elsevier Science

153. Journal of Herbal Pharmacotherapy   Haworth Press

154. Journal of Herbs，Spices，& Medicinal Plants   Haworth Press

155. Journal of Heterocyclic Chemistry   Hetero Corporation

156. Journal of Histochemistry and Cytochemistry   The Histochemical Society

157. Journal of Liquid Chromatography & Related Technologies   Marcel Dekker，Inc

158. Journal of Marine Biotechnology   Springer–Verlag New York

159. Journal of Mass Spectrometry   John Wiley & Sons，Ltd

160. Journal of Medicinal Chemistry   American Chemical Society

161. Journal of Molecular Structure   Elsevier Science

162. Journal of Near Infrared Specetroscopy   NIR Publications

163. Journal of Nutraceuticals，Functional & Medical Food   Haworth Press

164. Journal of Pharmaceutical and Biomedical Analysis   Elsevier Science

165. Journal of Pharmaceutical Sciences   John Wiley & Sons，Inc

166. Journal of Pharmacoepidemidemiology   Haworth Press

167. Journal of Pharmacokinetics and Pharmacodynamics   Plenum Press

168. Journal of Pharmacological and Toxicological Methods   Elsevier Science

NOTE

169. Journal of Pharmacy and Pharmacology   Pharmaceutical Press

170. Journal of Pharmacy Practice   Sage Publications

171. Journal of Pharmacy Teaching   Haworth Press

172. Journal of Plant Research   Springer-Verlag Tokyo

173. Journal of Sol-Gel Science and Technology   Kluwer Academic Publishers

174. Journal of Structural Chemistry   Consultants Bureau

175. The Journal of Supercritical Fluids   Elsevier Science

176. Macromolecular Bioscience   WILEY-VCH Verlag GmbH

177. Magnetic Resonance in Chemistry   John Wiley & Sons, Ltd

178. Marine Biology   Springer-Verlag Heidelberg

179. Marine Biotechnology   Springer-Verlag New York

180. Mass Spectrometry Reviews   John Wiley & Sons, Inc

181. Medical Letter on Drugs & Therapeutics   Medical Letter

182. Medicinal Research Reviews   John Wiley & Sons, Inc

183. Microscopy Research and Technique   Wiley-Liss, Inc

184. Mini Reviews in Medicinal Chemistry   Bentham Science Publishers Ltd

185. Molecular and Cellular Biochemistry   Kluwer Academic Publishers

186. Molecular and Cellular Biology   American Society for Microbiology

187. Molecalar Cell Biology Research Communications Elsevier Science

188. Molecular Marine Biology and Biotechnology   Springer-Verlag Heidelberg

189. Natural Product Research   Taylor & Francis Health Sciences, part of the Taylor & Francis Group

190. Natural Product Updates   The Royal Society of Chemistry

191. Nature Biotechnology Nature America Inc

192. Nature Reviews Drug Discovery   Nature America Inc

193. Nature Reviews Molecular Cell Biology   Nature Publishing Group

194. New Journal of Chemistry   The Royal Society of Chemistry

195. NMR in Biomedicine   John Wiley & Sons, Ltd

196. Organic and Biomolecular Chemistry   The Royal Society of Chemistry

197. Patent Fast-Alert（Formerly Investigational Drugs Patent Fast-Alert）   Current Drugs Ltd

198. Perspectives in Drug Discovery and Design   Kluwer Academic Publishers

199. Pharmaceutica Acta Helvetiae   Elsevier Science

200. Pharmaceutical Biology（Formerly International Journal of Pharmacognosy）   Swets & Zeitlinger BV

201. Pharmaceutical Chemistry Journal   Consultants Bureau

202. Pharmaceutical Development and Technology   Marcel Dekker, Inc

203. Pharmaceutical Journal   Pharmaceutical Press

204. Pharmaceutical Research	Plenum Press
205. Pharmaceutical Science & Technology Today	Elsevier Science
206. Pharmaceuticals Policy and Law	IOS Press
207. Pharmacoepidemiology and Drug Safety	John Wiley & Sons, Ltd
208. The Pharmacogenomics Journal	Nature Publishing Group
209. Pharmacological Research	Elsevier Science
210. Pharmacology	S Karger AG
211. Pharmacology & Toxicology	Munksgaard International Publishers Ltd
212. Pharmacology and Therapeutics	Elsevier Science
213. Pharmacology and Toxicology-Supplement	Munksgaard International Publishers Ltd
214. Pharmacology, Biochemistry and Behavior	Elsevier Science
215. Pharmacotherapy	Pharmacotherapy Publications Inc
216. Pharmacy and Pharmacology Communications	Pharmaceutical Press
217. Pharmacy Education	Taylor & Francis Health Sciences, part of the Taylor & Francis Group
218. Pharmacy World & Science	Kluwer Academic Publishers
219. Phytochemical Analysis	John Wiley & Sons. Ltd
220. Phytochemistry	Elsevier Science
221. Phytochemistry Reviews	Kluwer Academic Publishers
222. Phytomedicine	Urban & Fischer Verlag Jena
223. Phytotherapy Research	John Wiley & Sons. Ltd
224. The Plant Cell	American Society of Plant Biologists
225. Plant Cell, Tissue and Organ Culture	Kluwer Academic Publishers
226. The Plant Journal	Blackwell Science Ltd
227. Plant Molecular Biology	Kluwer Academic Publishers
228. Plant Molecular Biology Report	NRC Research Press
229. Plant Physiology and Biochemistry	Elsevier Science
230. Plant Science	Elsevier Science
231. Planta	Springer-Verlag Heidelberg
232. Planta Medica	Georg Thieme Verlag (Stuttgart and New York)
233. Polycyclic Aromatic Compounds	Taylor & Francis
234. Progress in Biophysics and Molecular Biology	Elsevier Science
235. Rapid Communications in Mass Spectrometry	John Wiley & Sons. Ltd
236. Regulatory Toxicology and Pharmacology	Elsevier Science
237. Russian Chemical Bulletin	Consultants Bureau

NOTE

238. Russian Chemical Reviews	Turpion Ltd
239. Russian Journal of Bioorganic Chemistry	MAIK NAUKA/Interperiodica
240. Russian Journal of Marine Biology	MAIK NAUKA/Interperiodica
241. Separation and Purification Methods	Marcel Dekker，Inc
242. Separation and Purification Technology	Elsevier Science
243. Separation Science and Technology	Marcel Dekker，Inc
244. Separations Technology	Elsevier Science
245. Solvent Extraction and Ion Exchange	Marcel Dekker，Inc
246. Spectroscopy	IOS Press
247. Spectroscopy Letters	Marcel Dekker，Inc
248. Theoretical and Experimental Chemistry	Consultants Bureau
249. Toxicology and Applied Pharmacology	Elsevier Science
250. Transgenic Biological Analysis Through DNA Transfer	Harwood Academic Publishers
251. Trends in Biochemical Sciences	Elsevier Science
252. Trends in Biotechnology	Elsevier Science
253. Trends in Pharmacological Sciences	Elsevier Science

附录3 药学文献检索主要工具及数据库

（一）国内检索工具

1.《国外科技资料目录》（医药卫生） 中国医学科学院图书馆和医学情报研究所编辑出版，是当前国内编译出版的用中文查找国外医药文献资料的唯一题录性检索工具。

2.《国外医学》 是我国出版的报道国外医学科技信息的重要情报系列刊物。

3.《国外医药》 是经国家科技情报编译委员会批准，于1980年出版的报道国外药学的科研、教学、生产、临床应用等各种情报信息的检索系列刊物。

4.《全国报刊索引》（科技版） 由上海图书馆编辑出版，是一套综合性的国内期刊、报纸的主要检索工具。

5.《医学论文累积索引》 由南京医学院（现南京医科大学）图书馆编辑出版的一套大型医学文献检索工具书。

6.《中国生物学文献》 由中国科学院上海文献情报中心编辑出版，主要报道我国生物科学领域的研究成果与进展，沟通国内生物学文献信息，促进我国生物学科研工作的进展，为专业人员检索国内的生物学文献信息提供方便。

7.《中国药品专利》 以摘要或题录形式报道在我国申请的有关药品、医药包装等方面的发明专利和外观设计专利，向公众宣传国家对药品专利的方针、政策等。

8.《中国药学文摘》 由国家医药科技情报研究所编辑出版，是中文药学信息的重要检索工具。

9.《中国医学文摘》 是国内出版的系列性医学文献信息检索刊物。

10.《中国专利公报》　是中国专利局编发，由《发明专利公报》《实用新型专利公报》《外观设计专利公报》三种刊物组成，编排形式基本一致。

11.《中文科技资料目录》（化学工业）　由化学工业部科技情报研究所编辑出版，是查找中文化学工业文献的全国性检索刊物。

12.《中文科技资料目录》（医药卫生）　由中国医学科学院情报研究所编辑出版，是当前国内医药文献的主要检索工具之一。

13.《中文科技资料目录》（中草药）　由科学技术出版社出版，是查阅国内中草药及有关方面文献资料的主要检索工具。

14.《专利文献通报》　是我国出版的、适合我国使用的、系统的中文专利检索刊物。

15.《中国专利年度索引》　分为《中国专利索引·分类年度索引》和《中国专利索引·申请人·专利权人年度索引》两个分册，是检索中国专利最有效的工具书。

（二）国外检索工具

1. 荷兰《医学文摘》（Excerpta Medica，简称 EM）　由荷兰阿姆斯特丹医学文摘基金会（The Excerpta Medica Foundation）编辑出版，是一套大型国际性医学文摘检索刊物。

2.《WPI 目录周报》（Weekly WPI Gazette，简称 WPIG）　是以题录形式出版，主要报道现期专利，每周出版一次，共四个分册。

3. 美国《化学文摘》（Chemical Abstracts，简称 CA）　是由美国化学协会化学文摘服务社（Chemical Abstracts Service of the American Chemical Society，简称 CAS）编辑出版，是当今世界上公认的最完美的化学化工文献检索工具和最有权威的文摘刊物之一。

4. 美国《科学引文索引》（Science Citation Index，简称 SCI）　由美国科学情报所（Institute for Scientific Information, ISI, http：//www.isinet.com/）编辑出版，目前最有代表性的引文索引。

5. 美国《生物学文摘》（Biological Abstracts 简称 BA）　由美国生物科学情报服务社（Bioscience Information Service of Biological Abstracts，简称 BIOSIS）编辑出版，是以文摘形式报道生物学及相关学科文献的一种。

6. 美国《医学索引》（Index Medicus，简称 IM）　由美国国立医学图书馆（National Library of Medicine，简称 NLM）编辑出版，是目前世界上使用最广、影响最大的题录型医学文献检索工具。

7.《美国专利分类表》（Manual of Classification of U.S.Patents）　由美国专利局出版，用于查阅美国（专利公报）（Official Gazette）和《年度索引》（Patent Index）的必备工具书。

8.《美国专利分类表索引》（Index to Classification of U.S.Patent）　是一种指导人们使用专利分类表的辅助工具书。

9. 美国《专利公报》（Official Gazette）　是经专利局和商标局批准的专利，以文摘形式出版的一种检索性刊物。

10. 美国《专利年度索引》（Index of patent）　是查阅美国专利说明书、专利公报的主要工具，相当于专利公报分类索引的年度累积索引。

11.《世界专利索引》（World Patent Index.WPI）　是目前世界上最完备的专利文献检索工具，是由英国的温特公司出版。

12.《世界专利文献》（World Patents Abstracts Journal，简称 WPA）　由德温特公司出版。

（三）国内数据库

1.万方数据资源镜像系统　由中国科技信息研究所万方数据股份有限公司开发的万方数据资源系统，是一个以科技信息为主，涵盖经济、文化、教育等相关信息的综合性信息服务系统。

2.中国国家知识产权局专利全文数据库　由中华人民共和国国家知识产权局提供。

3.《中国科学引文索引》(1997–CD 版)　收集了我国出版的 582 种中、英文重要期刊上 1989–1996 年间发表的越 28 万篇论文及其 85 万条中国引文，它是目前我国收集引文文献最多的电子出版物。

4.中国期刊网专题全文数据库　是中国学术期刊（光盘版）电子杂志社和北京清华同方光盘股份有限公司合作研制的中国知识基础设施工程（China National Knowledge Infrastruc– ture，简称 CNKI)。

5.《中国生物学文献数据库》(Chinese Biological Abstracts，简称 CBA)　经中国科学院立项，由中科院上海文献情报中心于 1987 年研建，是目前国内容量最大的生物学文献综合性文摘数据库之一。

6.《中国生物医学文献数据库》(CBMDISC)　是中国医学科学院医学信息研究所开发研制的综合性医学文献检索数据库。

7.《中国学术期刊（光盘版)》文数据库由　全清华大学主办，《中国学术期刊》电子杂志社编辑出版，是目前全球最大的中文科技文献全文数据库之一。

8.《中国药学文摘数据库》　是国内唯一的中西药学文献大型数据库。

9.《中国医药产品数据库》　是由中国中医研究院（现中国中医科学院）中医药信息研究所研制。

10.《中国医药科技成果数据库》　是由中国中医研究院中医药信息研究所研制，共收录了 1979 年以来中国医药科研获奖成果 4033 条。

11.《中国医药企业数据库》　收录了中国国内共 7000 余个企业的各类信息。

12.《中国中医药文献数据库》　是中国中医研究院中医药信息研究所开发的大型中医药文献检索系统。

13.《中国藏药数据库》　是由中国中医研究院中医药信息研究所研制。

14.中国专利数据库　是中国专利局检索咨询中心和长通正华信息技术有限公司共同创建的中国专利信息网上的免费数据库。

15.中国专利文献数据库和失效专利文献数据库　是北京经济信息中心和北京市专利局共同开发的，具有全面性、权威性和实用性。

16.中国专利文摘数据库　是由北京经济信息网上提供的免费专利数据库。

17.《中文科技期刊数据库》　简称《中刊库》，是由西南信息中心编辑出版的以自然科学为主的大型中文数据库。

18.《中文生物医学期刊数据库》(Chinese Medical Current Contents，简称 CMCC)　是解放军医学图书馆研发的，便于用户查询收录期刊的出版信息。

（四）国外数据库

1. First Search　是由美国联机计算机图书馆中心公司（Online Computer Library Center，

Inc. 简称 OCLC）于 1991 年起向公众提供的一种网络数据库检索系统。

2. MEDLINE 光盘数据库是目前世界公认的最具权威性和代表性的医学文献数据库，由美国国立医学图书馆出版。

3. 国际药学文摘光盘数据库（International Pharmaceutical Abstracts，简称 IPA） 是由 American Society of Heath-system Pharmacists，Inc（美国医院药剂师学会）于 1970 年首次推出的药学文献数据库。

4. 荷兰医学文摘（药物与药理学）光盘数据库 是由荷兰阿姆斯特丹爱尔泽维科学出版社（Elsevier Science Publishers B.V）编辑出版的生物医学数据库。

5. 美国《化学文摘》光盘数据库（Chemical Abstracts on CD-ROM，简称 CA on CD） 是目前公认的最具权威性和代表性的化学文献数据库。

6. 美国专利数据库 由美国专利和商标局（United States Patent and Trademark Office）在因特网上提供全免费检索服务。

附录 4　网络药学信息主要资源

1. http：//www. baidu. com/ 百度是全球最大的中文网站、最大的中文搜索引擎，全球第一的数据挖掘、分布式索引和检索技术与处理速度。

2. http：//www. google. com/ Google 开发出了世界上最大的搜索引擎，提供了最便捷的网上信息查询方法，整合了全球的信息。

3. http：//www. yahoo. com/ Yahoo 是著名的搜索引擎，全球第一门户搜索网站，由美国斯坦福大学研制。

4. http：//www. altavista. com/ Alta Vista 是功能全面的搜索引擎，它被认为是功能较完善、搜索精度较高的全文搜索引擎之一。

5. http：//www. infoseek. com/ 是 1995 年由 Infoseek 公司研制的网上收费查询系统，但检索结果在 100 个以内不收费。

6. http：//www. go. com/ 是由 Infoseek 和 Disney 共同开发的一种高效率的搜索引擎，它提供全文检索功能。

7. http：//www. excite. com/ 创建于 1995 年底，是一个内容全面的搜索引擎。

8. http：//www. lycos. com/ 是因特网上资格最老的搜索引擎之一，由卡耐基·梅隆大学的机器翻译中心开发。

9. http：//www. medexplorer. tom/ 是目前最重要的医学专业搜索引擎。

10. http：//www. mwsearch. corn/ 是一个独特的医学搜索引擎，能够使医务工作者或任何具有医学基础知识的用户进行精确、恰当的查询，并获得所需的确切信息。

11. http：//www. healthatoz. com/ Health A to Z 是一个功能强大的 Internet 免费全文医学信息资源搜索引擎，它能对与医学有关的信息进行准确、有效地搜寻。

12. http：//www. who. org/ 世界卫生组织（WHO）的网站。

13. http：//www. moh. gov. cn/ 中华人民共和国卫生部的网站。

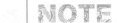

14. http：//www. sda. gov. cn/   国家食品药品监督管理总局的网站。

15. http：//www. fda. gov/   是美国食品药品监督管理局的网站。

16. http：//www. ashp. com/pub//index. html/   是美国医院药剂师协会（ASHP）的网站。

17. http：//pctgazette. wipo. int/   是由世界知识产权组织（WIPO）提供，收录了 1997 年 1 月 1 日至今的 PCT 国际专利。

18. http：//ipdl. wipo. int/   是由世界知识产权组织建立的知识产权电子图书馆。

19. http：//www. european–patent–office. org/   是欧洲专利局提供，可用于检索欧洲各国的专利。

20. http：//www. isinet. com/   提供的信息是制药公司发现的新的药物，为企业优化其知识产权和发现竞争情报。

21. http：//www. patent. com. cn/   是由中国专利数据库集中了我国自 1985 年实施专利制度以来的全部发明专利和实用性专利。

22. http：//www. patents. ibm. com/   是由美国 IBM 公司提供，用户可通过该网站免费检索多个专利数据库。

23. http：//www. nal. usda. gov/bic   农业生物技术专利库，是由美国农业局的全国农业图书馆提供。

24. http：//patents. uspto. gov/   艾滋病专利数据库，记录了与艾滋病有关的专利全文和影像文件。

25. http：//stneasy. cas. org/html   化学文摘专利累积库，本库可免费搜索自 1971 年至今的美国专利文献全文。

26. http：//www. ncbi. nlm. nih. gov/pubmed/   是当今世界上最具权威性的医学文献数据库检索系统，可以检索出大量的药学信息。

27. http：//www. cpi. gov. cn/demo/index. html/   是由国家食品药品监督管理总局信息中心研制的《中国药学文献数据库》的网络版。

28. http：//www. zybh. gov. cn/   是由国家中药保护品种委员会开发，收录了自我国实施中药保护品种以来所批准的所有保护品种。

29. http：//www. biomednet. com/   它向用户免费提供多个生物医药数据库。

30. http：//www. bmn. com/   是由美国许多大学、政府机构、非盈利学术机构合作的 Internet Community for Biological and Medical Researches 支持。它向用户免费提供多个生物医学和药学数据库。

31. http：//www. cas. org/   是世界上最大、最具综合性的化学信息数据库，也是最著名的化学商业数据库。

32. http：//www. chemfinder. com/   提供权威和可靠的化学信息导航，整合文献信息资源系统及其检索利用，并逐步支持开放式集成定制。

33. http：//www. mdx. corn/   提供药学、毒理学、紧急救护、职业卫生等综合数据库。

34. http：//www. dialogweb. com/   其数据库范围涉及自然科学和社会科学的 17 个学科，50 多种语言。

35. http：//www. imicams. ac. cn/cbmdisc/   是由中国医学科学院医学信息研究所开发的、

面向生物医学领域的综合性医学文献数据库——中国生物医学数据库。

36. http://www.chinanfo.gov.cn/ 是由中国科技信息研究所万方数据（集团）公司建立在因特网上的大型中文网络信息资源系统——万方数据资源系统。

37. http://www.nj.cnki.net/ 是由清华同方光盘股份有限公司、清华大学光盘国家工程研究中心、中国学术期刊（光盘版）电子杂志社、清华同方光盘电子出版社、清华同方知识网络集团、清华同方教育技术研究院联合开发。

38. http://202.195.136.17/ 是由重庆维普资讯有限公司出品的国内最大的综合性文献数据库——中文科技期刊数据库。

39. http://webbook.nist.gov/ 可在线访问美国国家标准与技术研究所（NIST）标准参考数据计划所编辑和发布的全部数据。

40. http://physics.nist.gov/asd/ 为美国国家标准与技术局（NIST）的原子光谱数据库，含原子和离子中辐射跃迁和能级的数据，数据较为完整。

41. http://www.aist.go.jp/RIODB/SDBS/menu-e.html 里约热内卢数据库光谱数据库的有机化合物网站。

42. http://www.matrixscience.com/ 它提供质谱数据，以确定蛋白质的主要序列数据库。

43. http://www.tcmt.com.tw/ 是由中国台湾中医药委员会开发的电子中医药古籍文献（TCMET）。

44. http://www.hon.ch/MedHunt/ HON code 已成为网上非营利性质的、最受尊敬的提供医学信息的门户网站之一。

45. http://www.Medscape.com/ 是因特网上最大的免费提供临床医学全文文献和继续医学教育资源的网点。

46. http://www.medmatrix.org/index.asp 有分类检索和关键词检索两种检索方式。只要订阅它的邮件表，即可定期收到网上新增医学节点的通知。

47. http://www.fastsearch.com/med.Med Engine/ 是美国 Goldberger & Associates 公司在因特网上建立的生物医药信息资源的专业搜索。

48. http://www.medweb.com/ 由美国埃默里大学卫生科学中心图书馆建立的生物医学资源导航系统，很有国际影响力。

49. http://www.healthweb.org 由美国国家医院图书馆主办，通过 Healthweb 检索的信息来源可靠、可信度高。

50. http://www.reutershealth.com/frame/drug.html/ 健康信息网，及时报道 FDA 批准的药物资料。

51. http://www.freemedicaljournals.com/ 是由德国的一个医药科研机构开发的，可免费下载期刊全文。

52. http://www.pharmweb.net/ Pharmweb 是检索搜寻器，可按检索方向（如药学会议、药剂等）进行关键词查找。

53. http://www.fda.gov/cder/ 可以查阅国际药品编码、药物词典、新药审批和其余各种信息。

54. http://www.pharminfo.com/pharInfo/ 是介绍新药动态、药物应用的英文网站。

55. http：//www. gm. net. cn/　中国金药网是医药卫生行业信息化产业工程，可进行全面的药品搜索。

56. http：//www. chinapharmarket. com/　中国医药市场是 B to B 的电子商务专业性网站。

57. http：//www. yyjm. net. cn/　医药网较早从事中国医药招商、药品招商、医药代理、药品代理、中国医药网、药品网、医药、药品、药交会的医药招商网站。

58. http：//www. chinapharm. com. cn/　药网 – 中国医药门户网站，可以进行药品信息和公司信息查询、新闻文章的阅读和查询、药品名称翻译、各种医药数据库查询等。

59. http：//www. drugstore. com. /　是关于药品销售的网站。

60. http：//www. rxlist. com/Rxlist/　是美国的一个处方药物查询网站。

61. http：//mcb. harvard. edu/BioLinks. html　Medall 是哈佛大学收集医药网点的列表，按字序和主题排列，特别是有大量网上医学院校和图书馆的链接。

62. http：//www. 37c. com. cn/literature/literature07/literature07. html　提供医药卫生、疾病防治、保健养生等网站分类导航，并按学科进行分类。

63. http：//www. cintcm. ac. cn/　由中国中医科学院信息中心制作，提供中医药方面的 Web 界面文献检索服务。

64. http：//www. ohsu. edu/cliniweb/wwwvl/　是一个分布式的资源系统，以这些医药相关虚拟图书馆为起点，通过它与分布在 INTERNET 上的信息连接，提供关键词查找，并有按字序排列的列表。

65. http：//www. golgi. harvard. edu/　由哈佛大学建立，其文献覆盖了生物医学的全部领域。

66. http：//www. bio. net/　为斯坦福大学的"生物科学论坛"，可提供 www 界面的医学讨论组，可直接进行全文检索、浏览、张贴消息等。

67. http：//www. netsci–journal. com/　是一个生物化学杂志的网站，涉及化学的所有方面，但特别着重于研究生物的重要分子。此外，该杂志注重促进计算机在化学方面的应用，如分子模拟、化学信息学和生物信息学。

68. http：//www. docguide. com/dgc. nsf/　Doctor's Guide 是临床医生最大的在线帮助网点，特别提供网上在线报道的医学会议查询。

69. http：//www. cancer. org/　美国癌症协会网站，提供关于癌症的各方面的信息。

70. http：//www. indiana. edu/–cheminfo/　是由美国印第安纳大学开发，它汇集了美国印第安纳大学的重大化学信息内容。

71. http：//www. chinweb. con. cn/　是由中国科学院化工冶铁研究所建立，是目前国内最好的化学化工网站。

72. http：//www. cisti–icist. nrc–cnrc. gc. ca/cisti–e. shtml　加拿大科学和技术信息研究所（核管理委员会，CISTI）网站，是加拿大国家科学图书馆领先的科学资料。

73. http：//www. iso. ch/　国际标准化组织（ISO）是世界上最大的开发和发行国际标准的组织。

附录 5　参考文献

［1］张基温.大学信息检索［M］.北京：中国水利水电出版社，2004.

［2］刘振西，李润松，叶茜.实用信息检索技术概论［M］.北京：清华大学出版社，2006.

［3］汤韧，易涛，张宜.现代药学信息技术［M］.北京：人民军医出版社，2003.

［4］胡滨，蒋永光.中医药文献检索［M］.上海：上海科学技术出版社，2006.

［5］严季澜.中医文献检索［M］.北京：学苑出版社，1995.

［6］樊爱国，薛德钧.现代信息检索［M］.北京：北京大学出版社，2006.

［7］于占洋.药学检索与利用［M］.北京：中国医药科技出版社，2005.

［8］孙忠进，何华.药学信息资源检索［M］.南京：东南大学出版社，2002.

［9］胡佐超.专利基础知识［M］.北京：知识产权出版社，2004.

［10］沃联群.药学文献检索［M］.北京：中国医药科技出版社，2000.

［11］赵安军，曾应员，徐邦海，等.网络安全技术与应用［M］.北京：人民邮电出版社，2007.

［12］葛秀慧，田浩，金素梅.计算机网络安全管理［M］.2 版.北京：清华大学出版社，2008.

［13］汤韧.现代药学信息技术［M］.北京：人民军医出版社，2004.

［14］孟庆树，王丽娜，傅建明.密码编码学与网络安全 -- 原理与实践.4 版.北京：电子工业出版社，2006.

［15］中国国家标准化管理委员会.文后参考文献著录规则［S］.GB7714-2005，2005.

［16］全国文献工作标准化技术委员会.科学技术报告、学位论文和学术论文的编写格式［S］.GB7713-87，1987.

［17］蒋光祖.药学类综述文章的撰写［J］.药学教育，2000，16（2）：10.

［18］张学军.中英文医学科研论文的撰写与投稿［M］.北京：人民卫生出版社，2008.

［19］孙月梅.手检式主题索引的著录与编排［J］.曲靖师专学报，1997，16（4）：75.

［20］陈伟.手检期刊论文篇名主题索引编制之探讨［J］.图书情报知识，1999.3：39.

［21］孙月梅.著者索引的作用与编制方法［J］.曲靖师专学报，2000，19（4）：69.

［22］王乐.现代索引理论与方法概述［J］.图书馆建设，1999，1：48.

［23］郭清容.国内索引研究的回眸与思考［J］.新世纪图书馆，2007，6：41.

［24］章新友.药学文献检索［M］.中国中医药出版社，2009.